Medienästhetik

Ralf Schnell

Medienästhetik

Zu Geschichte und Theorie
audiovisueller Wahrnehmungsformen

Verlag J. B. Metzler
Stuttgart · Weimar

Der Autor

Ralf Schnell, geb. 1943; von 1988 bis 1997 Ordinarius für Deutsche Literaturgeschichte in Tokio; seit 1998 Professor für Neuere Deutsche Literaturwissenschaft an der Universität Siegen. Bei J.B. Metzler sind erschienen: »Die verkehrte Welt. Literarische Ironie im 19. Jahrhundert«. 1989; »Geschichte der deutschsprachigen Literatur seit 1945«. 1993; Mitarbeit an der »Deutschen Literaturgeschichte«. 5. Auflage 1994.

Die Deutsche Bibliothek – CIP-Einheitsaufnahme

Schnell, Ralf:
Medienästhetik : zu Geschichte und Theorie audiovisueller Wahrnehmungsformen /
Ralf Schnell. – Stuttgart ; Weimar : Metzler, 2000
ISBN 3-476-01331-6

Gedruckt auf chlorfrei gebleichtem, säurefreiem und alterungsbeständigem Papier

ISBN 3-476-01331-6

© 2000 J.B. Metzlersche Verlagsbuchhandlung
und Carl Ernst Poeschel Verlag GmbH in Stuttgart.
Einbandgestaltung: Willy Löffelhardt
Satz: Dörr + Schiller GmbH, Stuttgart
Druck und Bindung: Franz Spiegel Buch GmbH, Ulm

Printed in Germany
Verlag J.B. Metzler Stuttgart · Weimar

Vorwort

Der Anspruch, den der Titel dieses Buches erhebt, spricht von der Zeit, in der wir leben. Fernsehen und Video, Computer und Internet, die digitalen Speicher- und Informationstechnologien bestimmen die Signatur unseres Zeitalters, Faktoren wie Dynamisierung und Akzelerierung prägen seine Kommunikations- und Verkehrsformen. Daß deren Effekte die Konzeption der Darstellung nicht unberührt lassen konnten, versteht sich von selbst.

Ursprünglich entworfen als eine Ästhetik des Films, wurde das Ungenügen an einer solchen Konzeption in dem Maße sichtbar, wie dem Medium Film, der dominanten Kunst des 20. Jahrhunderts, Konkurrenten und Substitute in neuen audiovisuellen Medien erwuchsen, vor allem in Gestalt des Fernsehens. Erkennbar wurde damit zugleich, daß es einer zweifachen Historisierung des Gegenstandes bedurfte: zum einen in Form einer Vorgeschichte kinematographischer Wahrnehmung, zum anderen in Form einer Fortschreibung über die – nicht abgeschlossene – Geschichte des Films hinaus, bis hin zur TV- und Videoästhetik.

Doch auch dieses Konzept erwies sich rasch als unzulänglich. Die Digitalisierung der audiovisuellen Medien hat einerseits die analogen Bildmedien in eine historische Perspektive gerückt und andererseits zur Entwicklung einer eigenständigen Bilderästhetik geführt, die einer eigenen, historisch und theoretisch orientierten Wahrnehmung und Wertung bedarf. Sie erforderte die Verlängerung der Darstellungsperspektive bis hin zu den audiovisuellen Medien unserer Tage, zu Videospielen, CD-ROM und Computerkunst.

Unmittelbar begleitet wird die Entwicklung der Neuen Medien zudem von einer kaum mehr überschaubaren Flut theoretischer Literatur und kulturkritischer Entwürfe. Vergleicht man, was allein im Verlaufe des letzten Jahrzehnts an Publikationen zur Medientheorie auf den Markt gelangt ist, mit den entsprechenden Theorie-Neuerscheinungen im Bereich der Künste Malerei, Musik, Literatur und Film, so tritt das vorrangige Bedürfnis nach Orientierung im Medienspektrum ebenso deutlich zutage wie die Beschleunigung der Theorie-Verfallszeiten, die in diesem Bereich grassiert.

Vor diesem Hintergrund und in diesem Kontext soll das vorliegende Buch nicht mehr und nicht weniger bieten als eine Art Zwischenbilanz der Ästhetik audiovisueller Medien anhand exemplarischer, ausgewählter Phänomene. Die historische Perspektive will einmal erreichte medienästhetische Standards in Erinnerung halten, die Analyse gegenwärtiger Medienwirklichkeit deren Möglichkeiten im Licht ihrer Grenzen reflektieren. Die Tatsache, daß die Entwicklung der audiovisuellen Medien beschleunigt voranschreiten wird, läßt sich als Herausforderung verstehen, das Projekt einer Medienästhetik fortzuschreiben.

Siegen, im Juli 1999   Ralf Schnell

Inhalt

I. Einleitung:
Plädoyer für eine Schule des Sehens

>»Man müßte die Geschichte des Sehens zeigen,
das sich mit dem Kino, das die Dinge zeigt,
entwickelt hat, und die Geschichte der Blindheit,
die daraus entstanden ist.«
>
> Jean-Luc Godard, *Einführung
in eine wahre Geschichte des Kinos*

Ich beginne mit drei alten Geschichten.

In Ägypten existierte einst der Gott Theut, ein großer Gott, ein Gott der großen Erfindungen. Zahl und Rechnen hatte er erfunden, dann die Meßkunst und die Sternkunde, ferner das Brett- und Würfelspiel, nicht zuletzt auch die Buchstaben. Dieser Gott Theut nun ging eines Tages zum König Thamus von Ägypten, um ihn über seine Erfindungen zu unterrichten und um sodann alle Ägypter in diesen Künsten unterweisen zu lassen. Der König hörte sich alle Erläuterungen aufmerksam und geduldig an, stellte Fragen, erhob Einwände, lobte und tadelte, was der Gott ihm an Wissenswertem zur Nachahmung und zum Lernen anbot. Als er nun zu den Buchstaben kam, sagte der Gott Theut: »Diese Kunst, o König, wird die Ägypter weiser machen und gedächtnisreicher, denn als ein Mittel für Erinnerung und Weisheit ist sie erfunden.« Worauf der König Thamus erwiderte: »O kunstreichster Theut, einer weiß, was zu den Künsten gehört, ans Licht zu bringen; ein anderer zu beurteilen, wieviel Schaden und Vorteil sie denen bringen, die sie gebrauchen werden. So hast auch du jetzt, als Vater der Buchstaben, aus Liebe das Gegenteil dessen gesagt, was sie bewirken. Denn diese Erfindung wird den Seelen der Lernenden vielmehr Vergessen einflößen aus Vernachlässigung der Erinnerung, weil sie im Vertrauen auf die Schrift sich nur von außen vermittels fremder Zeichen, nicht aber innerlich sich selbst und unmittelbar erinnern werden. Nicht also für die Erinnerung, sondern für das Erinnern hast du ein Mittel erfunden, und von der Weisheit bringst du deinen Lehrlingen nur den Schein bei, nicht die Sache selbst. Denn indem sie nun vieles gehört haben ohne Unterricht, werden sie sich auch allwissend zu sein dünken, obwohl sie größtenteils unwissend sind, und schwer zu behandeln, nachdem sie dünkelweise geworden statt weise.« (Platon: *Phaidros*, S. 55).

Im Paris des Jahres 1839 nimmt ein Mann eine Silberplatte in die Hand. Er putzt diese überaus sorgfältig, bis er eine absolut reine Silberoberfläche hergestellt hat, die er schließlich noch mit einem sogenannten Silberputzstrich versieht. Dann räuchert er diese Silberoberfläche über Joddämpfen so lange, bis sich eine Schicht von Silberjodid gebildet hat. Diese Schicht unterzieht er nun einer Art Sensibilisierung, das heißt einer Nachräucherung über sogenannten beschleunigenden Substanzen, unter ihnen Chlor und Brom unter verschiedenen Anwendungsformen und Zusammensetzungen. Das Ergebnis seines Arbeitsprozesses ist nunmehr eine lichtempfindliche Schicht auf einer Silberplatte. Diese Platte steckt er in eine Kamera, die nach dem Prinzip der *Camera obscura* funktioniert, und belichtet sie. Die belichtete Silberplatte entwickelt er über Quecksilberdämpfen, sodann fixiert und vergoldet er das entstandene Bild, rahmt und verglast es und verkauft es zu guter Letzt zum Preis von 25 Goldfrank. Der Mann heißt Louis Daguerre. Er ist Maler. Er gilt – nicht ganz zu Recht – als Erfinder der Photographie (Daguerre [1839] 1989). Als seine Erfindung, zumal in der Form photographisch fixierter Porträts, sich auszubreiten beginnt, schreibt der *Leipziger Anzeiger:* »Flüchtige Spiegelbilder festhalten zu wollen, dies ist nicht bloß ein Ding der Unmöglichkeit, wie es sich nach gründlicher deutscher Untersuchung herausgestellt hat, sondern schon der Wunsch, dies zu wollen, ist eine Gotteslästerung. Der Mensch ist nach dem Ebenbilde Gottes geschaffen, und Gottes Bild kann durch keine menschliche Maschine festgehalten werden. Höchstens der göttliche Künstler darf, begeistert von himmlischer Eingebung, es wagen, die gottmenschlichen Züge, im Augenblick höchster Weihe, auf den höheren Befehl seines Genius, ohne jede Maschinenhilfe wiederzugeben.« (zit. nach Benjamin [1931] 1977, S. 369).

Eine Prophezeiung aus dem Jahre 1913: »Je mehr die Menschen sich in die Kinos stürzen, desto eher wird ein Teil des Schwindels überdrüssig werden. Von den Hunderttausenden, die Kinos bevölkern, werden jährlich einige Hundert sich wieder zum Theater bekehren. Die Zahl der Theater wird in Zukunft geringer sein, aber ihre Qualität durchschnittlich unverhältnismäßig besser. Die unfähigen Direktoren, Dramaturgen, sonstigen Krachleute, die bisher am Theater schmarotzten, werden im Kinobetrieb einen geeigneteren Ort für ihre Fähigkeiten entdecken. Die vielen mittelmäßigen und schlechten Schauspieler, die jetzt noch allerorten die Preise drücken und den Weg versperren, können vorzügliche Kiniker werden. Ein talentierter Schauspieler wird künftig nicht in die Theaterschule, sondern in die Kinoschule gehen. Lispeler, Schiefe, Bucklige, Stumme, ähnliche Defizitmimiker werden ihre persönliche Note leichter und glücklicher am Kino austoben können. (Das Kino der unbegrenzten Möglichkeiten ...) Aber – das Theater wird, dank dem Kino freigeworden von hemmendem Ballast und ungünstigen Einflüssen, zurückkehren *müssen:* zur heiligen Schauspielkunst.« (Lichtenstein [1913] 1982, S. 478). Diese Prophezeiung stammt von dem expressionistischen Lyriker Alfred Lichtenstein. Ebenfalls 1913 schrieb der Kritiker, Lektor und Dramaturg Kurt Pinthus, Herausgeber des berühmt gewordenen *Kinobuchs* (1913/14), in seinem programmatischen Aufsatz »Das Kinostück«: »Wir können das Kino (trotzdem es ein Feind der höheren Kunst ist) nicht bekämpfen.« (Pinthus

[1914] 1982, S. 24). Beide Äußerungen gehören in den Kontext der berühmten ›Kino-Debatte‹ zu Beginn des 20. Jahrhunderts. Deren prophetisches Resümee zog 1919 der Dramatiker Leo L. Matthias: »Der Film wird für die Dramatik das sein, was die Photographie für die Malerei war« (Matthias [1919], zit. nach Anz/Stark [Hg.]: *Expressionismus,* 1982, S. 474).

Es ist an der Zeit, dem inneren Zusammenhang dieser drei alten, bekannten Geschichten nachzugehen. Jene Erzählung von dem aufklärerischen und fortschrittsfreudigen Gott Theut und seinem kulturkonservativen königlichen Gegenspieler findet sich in einem der großen Dialoge Platons. Kein Geringerer als Sokrates unternimmt im *Phaidros* die Deutung dieser Geschichte. »Wer also«, so erklärt Sokrates, »eine Kunst in Schriften hinterläßt, und auch wer sie aufnimmt, in der Meinung, daß etwas Deutliches und Sicheres durch die Buchstaben kommen könne, der ist einfältig genug [...]. Du könntest glauben, sie [die Schriften] sprächen, als verständen sie etwas, fragst du sie aber lernbegierig über das Gesagte, so bezeichnen sie doch nur stets ein und dasselbe. Ist sie aber einmal geschrieben, so schweift auch überall jede Rede gleichermaßen unter denen umher, die sie verstehen, und unter denen, für die sie nicht gehört, und versteht nicht, zu wem sie reden soll und zu wem nicht. Und wird sie beleidigt oder unverdienterweise beschimpft, so bedarf sie immer ihres Vaters Hilfe; denn selbst ist sie weder sich zu schützen noch zu helfen imstande.« (Platon: *Phaidros,* S. 56). Diese bekannte Passage wird hier in Erinnerung gerufen, um ein Strukturmuster der rhetorischen Polemik gegen kulturelle Paradigmenwechsel zu veranschaulichen, wie es auch Platons berühmter siebenter Brief erkennen läßt. In ihm ergänzt der Autor die Beweisführung seines großen Lehrers durch die Ansicht, der »Ohnmacht der Sprache« wegen werde »kein Verständiger es wagen, in ihr seine Gedanken niederzulegen und noch dazu in unwandelbarer Weise, was bei dem schriftlich Abgefaßten der Fall ist« (Platon: *Briefe,* S. 318).

Argumentationen wie die zitierten stimmen, bei aller Differenz im einzelnen, darin überein, neu entstehende soziokulturelle Paradigmen im Namen einer erprobten und bewährten kulturellen oder ästhetischen Technik oder Form abzuwehren. Diese neuen Paradigmen erfahren eine Ablehnung im Namen jener Leistungen, welche die bereits bekannten kulturellen Paradigmen erbracht haben oder doch zu verbürgen scheinen. Der strategische Vorzug solcher Argumentationsstruktur liegt auf der Hand: Sie braucht nicht länger auszuweisen und zu befragen, worauf sie sich beruft, weil die Dignität des Bewährten und allein deshalb zu Bewahrenden ihren Gegenstand mit der Aura der Unangreifbarkeit umgibt. Das Neue muß, noch bevor es weiß, daß es das Neue ist, sich begründen und rechtfertigen, und zwar vor einem Tribunal von Tugenden, die ihm ersichtlich fehlen. In der Tat konserviert ja die schriftliche Kommunikation das mit ihrer Hilfe fixierte Wissen und entlastet damit das Gedächtnis. In der Tat gebricht es ihr an Variabilität und Revisionsfähigkeit, macht angreifbar, was sie kodifiziert, für alle Zeit, öffnet das Wissen einer virtuell uneinschränkbaren Öffentlichkeit und kann von allen, ernsthaft oder zum Spiel, genutzt werden. Allein: Gerade das, was als Schwäche des Neuen erscheint, ist eine Schwäche nur im Vergleich zum überlieferten Paradigma mündlicher Kommunikation. Es besitzt seine eigene, unverwechselbare Stärke darin, daß es etwas anderes kann als das Mündliche. Und doch ist man so wie hier – an der historischen Schwelle zwischen Mündlichkeit und Schriftlichkeit – allemal verfahren, wenn es darum ging, vermeintliche oder tatsächliche Bedrohungen abzuwehren, um tradierte Kulturen, Techniken und Formgebungen zu verteidigen. Ob der Buchdruck als Teufelswerk verdammt oder das Lesen als grobe Modetorheit verworfen wurde, ob man die Geheimnisse der Camera obscura in den magischen Bereich verwies oder die der Laterna magica in die Obhut zweifelhafter Profiteure gab, ob man im Namen des Theaters den Film auf den Jahrmarkt verbannte, das Fernsehen verdächtigte, die Verblödung der Menschheit zu besiegeln, oder den Computer bezichtigte, die Vollendung der Entfremdung zu exekutieren – immer überwog der Gestus polemischer Abwehr die Bereitschaft, die Stärken neuer Medien oder zumindest deren Andersartigkeit zu ergründen.

»Um es klar und deutlich zu sagen«, so sagt klar und deutlich der amerikanische Medienkritiker Neil Postman in seinem Warn-Buch *Wir amüsieren uns zu Tode*: »Ich untersuche und ich beklage in diesem Buch die einschneidendste Veränderung, die sich in der zweiten Hälfte des 20. Jahrhunderts innerhalb der amerikanischen Kultur vollzogen hat: den Niedergang des Buchdruck-Zeitalters und den Anbruch des Fernseh-Zeitalters. Dieser Umbruch hat zu einer dramatischen, unwiderruflichen Verschiebung im Inhalt und in der Bedeutung des öffentlichen Diskurses geführt, denn zwei so unterschiedliche Medien können nicht die gleichen Ideen in sich aufnehmen. In dem Maße, wie der Einfluß des Buchdrucks schwindet, müssen sich die Inhalte der Politik, der Religion, der Bildung und anderer öffentlicher Bereiche verändern und in eine Form gebracht werden, die dem Fernsehen angemessen ist.« (Postman 1985, S. 17). Postman spricht hier von den Vereinigten Staaten. Aber sein Erfolg auch in den Ländern Westeuropas, die Aufmerksamkeit, die man seinen Vorträgen schenkt, die hohen Auflagen, die seine Bücher in Übersetzungen erzielen – all diese Fakten deuten auf einen gewissen Grad an Verallgemeinerbarkeit seiner kulturpessimistischen Medienkritik. Die These *Wir amüsieren uns zu Tode* bildet eine Säule von Postmans Pessimismus, eine zweite trägt das gleichfalls bestsellerträchtige Etikett *Das Verschwinden der Kindheit*. Neil Postman: »Zwischen 1850 und 1950 wurde die Kommunikationsstruktur Amerikas durch einen nicht abreißenden Strom neuer Erfindungen – Rotationsdruckpresse, Photokamera, Telephon, Grammophon, Kino, Radio, Fernsehen – aufgelöst und dann auf einer neuen Ebene wiederhergestellt. [...] Die Reichweite dieser Entwicklung läßt sich kaum überschätzen. Denn während die Übermittlungsgeschwindigkeit [der elektronischen Kommunikation] die kontrollierte Handhabung von Informationen unmöglich machte, veränderte das in Massenproduktion gefertigte Bild die Form dieser Informationen selbst – vom Diskursiven zum Nicht-Diskursiven, von der Satzform zur Bildform, vom Intellektuellen zum Emotionalen. Sprache ist eine Abstraktion aus der Erfahrung, während Bilder konkrete Darstellungen von Erfahrung sind. Ein Bild mag soviel wert sein wie tausend Worte, aber es ist auf keinen Fall ein *Äquivalent* für tausend oder hundert oder auch nur zwei Worte. Wörter und Bilder gehören unterschiedlichen Diskurssphären an, denn ein Wort ist stets und vor allem eine Idee, sozusagen ein Produkt der Vorstellungskraft. [...] Bilder zeigen keine Begriffe, sie zeigen Dinge. Man kann es nicht oft genug wiederholen: anders als der gesprochene oder geschriebene Satz ist das Bild unwiderlegbar.« (Postman 1983, S. 86 f.).

Daß der Kosmos der bewegten Bilder die Welt der Literatur bedrohe, gehört zu den Stereotypen jeder Schrift-zentrierten Kulturkritik. Diese sieht in der Konkurrenz des bewegten Bildes zum poetischen Text die Entmächtigung der Kunst angelegt, erblickt im Anbruch der Film-, dann der Fernseh-Ära den Sieg des flachen Massenvergnügens und diagnostiziert mit der Ausbreitung des Computers das Ende des Gutenberg-Zeitalters. Das zwiespältige Verhältnis, das die Aufnahme des Films in seiner Frühzeit, das später dann den Umgang mit Fernsehen und Video, Elektronik und Computer kennzeichnet, gibt offenbar auch einer als bedrohlich empfundenen Medienkonkurrenz Ausdruck. Doch diese Abwehr neuzeitlicher naturwissenschaftlich-technischer Entwicklungen besitzt ihrerseits – über den engeren Bereich der audiovisuellen Medien hinaus – ihre Vorläufer in den kritischen Technikwahrnehmungen der Literatur im Übergang vom 19. zum 20. Jahrhundert. »Der Einzug der Maschine in die Dichtung erfolgt erst mit dem Zerfall der bürgerlichen Welt des 19. Jahrhunderts, die dieses ihr liebstes, wennschon von der Dichtung verschmähtes Kind als Danaergeschenk an das 20. Jahrhundert weitergeben sollte«, so bilanzierte Karl Robert Mandelkow in seinem Aufsatz »Orpheus und Maschine« die Technik-Rezeption in der deutschen Literatur bis zu Beginn des 20. Jahrhunderts (Mandelkow [1966] 1987, S. 393). Noch in den 30er Jahren bringt, freilich unter dem Einfluß des Nationalsozialismus, der Lyriker und Essayist Eugen Gottlob Winkler diesen Affekt gegen Technik und Maschinen unverhohlen zum Ausdruck:»Wer heute triumphierend einem Dieselmotor zujubelt, wird morgen vor der nächsten Maschine, die denselben Zweck noch besser erfüllt, [...] beschämt, wenn nicht gar mit dem Odium der Lächerlichkeit schweigen müssen. Dort, wo die Maschine in der Rangordnung menschlicher Werte stehen müßte, wo sie zu Recht bestünde und uns erst wahrhaft dienlich wäre, entspringt kein ewiger Gesang.« (Winkler 1937, S. 177). Einstellungen wie diese, deren Tradition bis weit in das 19. Jahrhundert, bis zu den Anfängen von Technik und Industrie in Deutschland zurückreicht, haben, allem gesellschaftlichen Wandel zum Trotz, eine ungewöhnliche Stabilität und Kontinuität bewiesen. Selbst dort, wo die Literatur – etwa die des Naturalismus oder des Expressionismus – Technik als Thema aufgreift und problematisiert, erscheint dieser Gegenstand nicht selten in Form von Dämonisierung und Mystifikation, als Bedrohung, Unheil oder Fatum, vergleichbar anderen signifikanten Phänomenen der zivilisatorischen Moderne: Massen, Großstadt, Verkehr beispielsweise. Die Literatur und ihre Autoren waren, so zumindest scheint es, der zunehmend komplexer werdenden modernen Lebenswirklichkeit nicht eben wohlgesonnen. Diese Tatsache verlieh der umstrittenen These des Sozialwissenschaftlers C. P. Snow von den ›Zwei Kulturen‹ (1959), vom Gegensatz zwischen literarischer und naturwissenschaftlicher Intelligenz, objektiv ihre Berechtigung (Kreuzer 1975). Technik-Angst, Technik-Abwehr, ja Technik-Feindschaft bestimmen, bis hin zur Bilderstürmerei, nicht unwesentlich das Technik-Verhältnis der literarischen Intelligenz im 19. und 20. Jahrhundert.

Verschiedentlich weist Neil Postman in seiner Medienkritik auf die Differenz von Wort und Bild hin. Verschiedentlich definiert er die unterschiedlichen Leistungen beider Kulturtechniken. Verschiedentlich thematisiert er die je eigenen Ausdrucksqualitäten. Aber: Er zieht keine Konsequenz aus seinen Beobachtungen. Der Grund für diesen erstaunlichen Mangel offenbart sich bei einer kritischen Lektüre derartiger Soziologie rasch. Wie Platon, auf den sich Postman ausdrücklich mehrfach beruft, installiert auch Postman am Firmament seines Erkenntnishimmels das Phantom der reinen Idee – sei es die der Kindheit, sei es die der Bildung –, um, so gerüstet, einem Fixstern moralischer Kritik folgen zu können, da die uns umgebende Realität Orientierungen offenbar verweigert. Eine kritische Wahrnehmung und Analyse von Medien – ihrer Technik, ihrer Ästhetik, ihrer Wirkungen – kann sich aber nicht leiten lassen vom Inbild glücklicher Kindheit oder vom Ideal vollkommener Bildung, sondern hat sich einzulassen auf die Differenzqualität der Formensprache, sowohl der Medien untereinander als auch jeweils der visuellen oder textuellen Medien für sich. Diese Aufgabe ist, wenn man von einigen wenigen Initiativen absieht, auf breiter Front noch kaum in Angriff genommen worden. Nicht nur fehlt es weiterhin an institutionellen Voraussetzungen für differenzierte Forschungsmöglichhkeiten, die denen der Literaturwissenschaft in etwa gleichzusetzen wären. Sondern es fehlt vor allem an einer elementaren Bedingung solcher Arbeit: an der Sehfähigkeit. Es gibt – Ausnahmen bestätigen die Regel – keine Kompetenz des Sehens, keinen analytisch geschulten Blick auf den Film, nur in ersten Ansätzen eine Theoriebildung zur Ästhetik der neueren audiovisuellen Medien. Der beklagenswert inhaltsfixierte Zustand unserer Filmkritik mag hierfür ebenso als Beispiel stehen wie das Schattendasein, das etwa die Fernsehkritik über lange Jahre bei uns fristen mußte, oder das abrupte Abbrechen einer medienästhetischen Theoriebildung nach den einschlägigen Arbeiten von Walter Benjamin oder Siegfried Kracauer. Die wissenschaftsgeschichtlichen Gründe hierfür liegen in einer Abstinenz, die man auch als Borniertheit der Fachwissenschaften umschreiben kann.

Auf die literarische Verarbeitung von Technik und Medien hat auch die Literaturwissenschaft erst spät reagiert, zudem in einer Form von Zurückhaltung, die der eingangs zitierten Abwehr des neuen Mediums Film nicht unähnlich scheint. Zwar haben sich Literarhistoriker in den vergangenen zwei Jahrzehnten nicht ohne Erfolg bemüht, das Technik-Verhältnis der Literatur unter motiv- und entwicklungsgeschichtlichen Aspekten zu untersuchen. In zahlreichen problemorientierten Arbeiten ist gezeigt worden, daß es eine Auseinandersetzung mit den Phänomenen Technik und Industrialisierung in der deutschsprachigen Literatur über einen Zeitraum von mehr als hundertfünfzig Jahren gibt, daß das Spektrum der Autoren von Johann Wolfgang Goethe bis Rolf Dieter Brinkmann reicht, daß Technik-Phänomene und -Probleme der unterschiedlichsten Art aufgegriffen werden und daß die literarische Technik-Wahrnehmung zwar ambivalent und zwiespältig strukturiert, doch durchaus nicht nur negativ akzentuiert ist (vgl. Dithmar 1973; Sachsse [Hg.] 1974–76; Rademacher 1976; Bullivant/Ridley [Hg.] 1976; Ingold 1978; Segeberg 1987; Segeberg [Hg.] 1987; Großklaus/Lämmert [Hg.] 1989). Charakteristisch für das Technik-Verständnis dieser Forschungsarbeiten ist jedoch zum einen die Tatsache, daß ihre Autoren ›Technik‹ nahezu ausschließlich als industrielle Technik, als Technik des Industriezeitalters verstehen, zum anderen die häufig sich findende Begrenzung auf inhaltsästhetische Technik-Aspekte, auf ›Technik‹ als Thema oder Problem also, nicht jedoch als strukturelle und konstitutive Herausforderung der künstlerischen Wahrnehmung und der Formensprache verstanden wird. »Technik«, so Harro Segeberg, noch 1987 in der Einleitung zu dem von ihm herausgegebenen Band über *Technik in der Literatur,* »reicht von der antiken Mühlentechnik und der vorindustriellen Präsentationstechnik des Ballonaufstiegs bis hin zum technischen Statussymbol des 20. Jahrhunderts, dem Auto.« (Segeberg [Hg.] 1987, S. 23). Von den visuellen Medien und ihrer avancierten Technik, von elektronischer Technologie und Kommunikation, von den veränderten Dimensionen der Raum- und Zeiterfahrung im digitalen Zeitalter und einer ihr entsprechenden Ästhetik ist bis Ende der achtziger Jahre nur ausnahmsweise (Kreuzer/Prümm 1979), umfassend aber erst Mitte der neunziger Jahre die Rede (Großklaus 1995). Zwar existiert bereits in den 50er Jahren eine Germanistik, die sich mit ›Medien‹ befaßt, doch sie interessiert sich unter primär philologischen Aspekten für die Textsorte Hörspiel, nicht für die technischen und ästhetischen Implikationen des Mediums Hörfunk. Ebenso finden sich in den folgenden Jahren nur ausnahmsweise filmwissenschaftliche Seminare oder literaturwissenschaftliche Forschungsarbeiten, die sich mit den visuellen Medien auseinandersetzen. Sie tun dies, zunehmend im Übergang zu den 80er Jahren, bezeichnenderweise zunächst unter dem Aspekt der ›Literaturverfilmung‹ (Schneider 1981), der die Arbeit in einem dem Philologen fremden, wo nicht feindlichen Bereich offenbar zu legitimieren vermag. Spuren dieses literaturwissenschaftlichen Begründungszusammenhangs finden sich selbst dort noch, wo zu Beginn der 90er Jahre die intermediale Praxis visueller Kunst zum theoriefähigen Gegenstand der Geisteswissenschaften wird (Link-Heer/Roloff [Hg.] 1994; Paech [Hg.] 1994). Auch hier bleibt der Bezug zur Literatur gewahrt – Charakteristikum einer Tradition, die sich des Anderen im Zeichen des Eigenen zu versichern sucht. Lediglich zwei gewichtige Ausnahmeentwicklungen sind bereits Ende der 80er Jahre zu nennen: die Einrichtung eines Sonderforschungsbereichs »Bildschirmmedien« der Deutschen Forschungsgemeinschaft an der Universität-Gesamthochschule Siegen 1986

und die inzwischen folgenreichen medientheoretischen Arbeiten von Kulturwissenschaftlern, die durch die Schule Foucaults und des französischen Post-
strukturalismus, des Dekonstruktivismus Derridas und der Psychoanalyse Lacans gegangen sind (Kittler/Schneider/Weber [Hg.] 1987; Kittler/Tholen [Hg.]
1989; Bolz 1993). Die Literaturwissenschaft, so kann man resümieren, hat die
produktiven Potenzen der visuellen Medien, ihre ästhetische Eigenständigkeit und künstlerische Eigenwertigkeit über lange Zeit nur in geringem Maß
für eine theoretische reflektierte Öffnung und Erweiterung ihres Fachgebiets
zu nutzen gewußt. Mehr noch: Die philologischen Disziplinen haben an der
Geschichte der Abwehr und des Widerstands gegen die neuen Medien in
einem nicht geringen Maße partizipiert. Sie tun es zu einem Teil noch heute,
und sie tun es ihrerseits im Namen einer Kultur, die sie glauben hüten,
schützen, bewahren zu müssen: Schrift, Text, Literatur. Die Vertreibung der
poetischen Metapher durch das Videobild, die Aufhebung alphabetisierter
Sinnproduktion durch digitalisierte Realitätssimulation, nicht zuletzt die
drohende Ablösung des Buchdrucks durch die elektronischen Medien – in
solchen Stichworten repräsentieren sich Etappen einer kulturellen Innovation, die am Ende des 20. Jahrhunderts als Ausdruck eines epochalen Paradigmenwechsels erfahren werden. Sie setzen die unbefragte Geltung eines
Schrift-, Text- und Poesie-zentrierten Weltbildes außer Kraft – eben deshalb
stoßen sie auf Widerstand.

Nun sind Defensivhaltungen, so verständlich sie menschlich sein mögen, erkenntnistheoretisch kontraproduktiv und wissenschaftlich unergiebig. Kulturwissenschaftlerinnen und Kulturwissenschaftler werden sich deshalb
über den historischen Status ihres Gegenstandes Klarheit verschaffen müssen, wenn sie weiterhin produktiv mit ihm umzugehen wünschen, und zwar
in sehr grundsätzlicher Weise. Sie tun gut daran, sich zu diesem Zweck bewußt zu halten, daß die technologische Revolution, die auf die industrielle
(Dampfmaschine) und die naturwissenschaftlich-technische (Elektrizität und
Chemie) Revolution gefolgt ist, ihren entscheidenden innovativen Aspekt
darin hat, daß sie – so der amerikanische Soziologe Daniel Bell – »kein Son-
derbereich« ist, »sondern ein Bündel von Veränderungen, die alle Aspekte der
Gesellschaft durchdringen und alle älteren Beziehungen neu organisieren«
(Bell 1990, S. 32). Signifikante Merkmale solcher Veränderungen sind beispielsweise die Transformationen mechanischer, elektrischer und elektrome-
chanischer Systeme in elektronische Systeme, sind Prozesse der Digitalisierung und Miniaturisierung, die Entwicklung von Software, Network-Ver-
bundsystemen, Datenbasen und Hypermedia. »Computer in Verbindung mit
Bildschirmen«, so Bell, »fangen an, auch die Art und Weise zu verändern, wie
wir denken, geschäftliche Transaktionen vollziehen und Informationen erhalten und verwerten.« (S. 33). Zwar determinieren solche Prozesse nicht notwendig spezifische Gesellschaftsveränderungen, aber sie lassen die Gesellschaft insgesamt – den einzelnen und seinen Lebenszusammenhang, die
Verkehrsformen wie die Ausdrucksformen, bis hin zur Sprache und zu den
Künsten – nicht unberührt. Für Kulturwissenschaftler besitzt diese Einsicht

gravierende Konsequenzen. Wenn sie ihr Fachgebiet nicht museal verstehen wollen, werden sie sich zu der Erkenntnis bequemen müssen, daß der Umschmelzungsprozeß, dem die modernen Industriegesellschaften durch die audiovisuellen Medien und die elektronischen Technologien unterworfen sind, auch seine Gegenstände, Kunst und Literatur beispielsweise, nicht unberührt gelassen haben. Der Umschmelzungsprozeß ist aber zugleich ein Umwälzungsprozeß. Es ist deshalb wichtig, an das Wort vom »Zusammenprall alphabetischer und elektronischer Kulturfronten« zu erinnern, das der Nestor der modernen Medienwissenschaften, Marshall McLuhan, bereits vor mehr als drei Jahrzehnten formuliert hat (McLuhan 1968, S. 65; vgl. hierzu auch Innis, 1951). »Sobald die Technik einen unserer Sinne erweitert«, so McLuhan, »wird die Kultur in dem Maße umgeformt, in dem die neue Technik einbezogen wird.« (ebd., S. 60). Längst hat – darüber herrscht weithin Einverständnis – die elektronische Technologie mehrere unserer Sinne erweitert, längst ist sie auf eine Weise in unser Leben einbezogen, die die Kultur umgeformt hat. Zur Debatte steht heute das Problem eines grundlegenden gesellschaftlichen Paradigmenwechsels, der sich als Medienwechsel darstellt. Für Kulturwissenschaftler ist es angesichts dieses Befundes hilfreich, sich an einen kanonischen Text der Medienästhetik zu erinnern, nämlich an Walter Benjamins Aufsatz *Das Kunstwerk im Zeitalter seiner technischen Reproduzierbarkeit* (1936). Benjamin hat darin dem Problem der Medienkonkurrenz mit der Begründung den Boden entzogen, daß im Zeitalter der technischen Reproduzierbarkeit von Kunst der Kunstbegriff selber einer Revision bedürfe. Dies konnte nur deswegen gelingen, weil Benjamin seine Ästhetik nicht als philologische Theorie, auch nicht als Kunstphilosophie entfaltet, sondern – im getreuen Sinn des Worts – als Lehre von der Wahrnehmung. Hierzu bedurfte es freilich – und bedarf es auch heute – einer grundsätzlichen Neuorientierung des Erkenntnisinteresses an Literatur und Kunst.

Bislang war noch allzu undifferenziert von den audiovisuellen Medien im allgemeinen die Rede. Es kommt aber darauf an, hier zu unterscheiden. Wer heute für eine Schule des Sehens plädiert, muß wissen, daß er dies im Namen eines Mediums tut, das sich selber bedroht sieht: der Film. Der Beginn des Paradigmenwechsels, der heute zur Debatte steht, liegt nicht im Zeitalter des Computers, sondern in der langen Entwicklungsgeschichte visueller Medien, die im Film zu ihrem ästhetischen Höhepunkt kommt. Doch was sich das Publikum des Abends im Fernsehen als ›Film‹ zumuten läßt, hat mit dem originalen Produkt nicht viel mehr gemein als den jeweiligen Titel. Film im Fernsehen ist nichts weiter als die Dokumentation eines Films im Kleinformat, nicht dieser selbst. Es verschwindet im Fernsehformat genau das, was den Film, als Kunst wie als populäre Erzählform, definiert: die ästhetischen Valeurs, die sogenannten Nebenvalenzen, jene Ausdrucksfeinheiten und Präzisionen, die dem Film seine Stimmung verleihen können. Das Melancholische, das Märchenhafte, das Magische – längst hat es in den Videoclips seine neue Heimstatt gefunden, zu einem guten Teil auf Kosten dessen, was den Film zur prägnantesten Kunst des 20. Jahrhunderts gemacht hat. Immerhin halten auch diese rudimentären Bildelemente die Erinnerung daran noch wach, daß Film einen Teilbereich von Öffentlichkeit bildet. »Der Reichtum der Erfahrung und das Geschichtenerzählen sind die Grundlagen der klassischen Öffentlichkeit«, sagt einer, der von beidem, vom Film und von Öffentlichkeit, etwas versteht: Alexander Kluge (Kluge 1983, S. 50). Mit Kluge darf man vermuten, daß die Grenze zwischen neuen Medien und klassischer Öffentlichkeit »noch jenseits des Fernsehens an der Schwelle zur Digitalisierung und bei der Kombination von neuartiger Medientechnik und sich darauf gründendem Privatunternehmertum« liegt (ebd.). ›Digitalisierung‹ heißt nichts anderes als die künstliche Sprache des Computers. Sie baut auf einem reduktionistischen Sprachmuster von binärer Struktur auf, einem Ja/Nein-Schema, das darauf zu befragen ist, inwieweit in ihm jene Lebendigkeit und Komplexität noch bewahrt werden, die die Tradition der kinematographischen Wahrnehmung begründet haben. Chips und Datennetze, Mikroelektronik und optische Verbundsysteme – sie markieren eine Grenze, die mit einer Beschränkung der Wahrnehmungsfähigkeit identisch sein könnte. Die These:»Die Partei des Kinos und die Partei der neuen Medien gehören zu verschiedenen Sternen« (Kluge 1983, S. 52), bedarf der Überprüfung.

Der Übergang vom Text zum Bild repräsentiert einen epochemachenden Paradigmenwechsel. Fotografie und Film bilden seine prägnantesten Repräsentanten. Die Zeichenrealität der mit den audiovisuellen Medien entstehenden Bilderkultur ist universell. Sie verfügt über eine eigenständige Ästhetik von spezifischer Struktur. Ihre Rezeption folgt weithin homogenen, traditionsüberschreitenden und sozialintegrativen Determinanten. Aus diesem Befund ergeben sich Konsequenzen: Der epochale Umbruch, dem wir uns im Zeitalter der Medien gegenübersehen, verlangt Kulturwissenschaftlerinnen und Kulturwissenschaftlern die Fähigkeit ab, die Bilder-›Schrift‹ der visuellen und elektronischen Medien zu erlernen, die ihrer Produktionsseite wie ihrer Technologie eingeschrieben ist. Deren Ästhetik analytisch zu durchdringen, wäre Aufgabe einer Schule des Sehens und zugleich ein Beitrag zu Alphabetisierung des Auges. Dazu gehört die Kenntnis der filmischen Techniken und Apparaturen ebenso wie die Handhabung der Videokamera oder des Computers. Diese Umorientierung läuft keineswegs auf eine Abschaffung der traditionellen geisteswissenschaftlichen oder philologischen Fächer und ihrer Gegenstände hinaus, wohl aber auf deren Erweiterung und Neuorientierung. »Bilder zeigen keine Begriffe, sie zeigen Dinge«, schreibt Neil Postman.« (Postman 1987, S. 87). Das mag sein. Aber an diese Feststellung läßt sich keine kritische Medienanalyse knüpfen. Entscheidend bleibt, *wie* die Bilder die Dinge zeigen – die Art der Wiedergabe, die technische Realisierung der Dinge in visueller Form bedarf der Untersuchung, und sie ist nicht weniger komplex, wenngleich anders organisiert als die poetischer Strukturen. Auch die Literaturwissenschaft wird, dem gegenwärtigen Epochenwandel entsprechend, die Kompetenz erwerben müssen, das Alphabet des visuellen Zeitalters zu buchstabieren: Montageverfahren, Schnitt-Technik, Mise-en-scène, Kamerabewegungen und -einstellungen, Zeitraffer und Zeitlupe, Blenden, Interieurs. Sie wird, wenn sie auf der Höhe ihrer Zeit und ihres Gegenstandes sein will, den Horizont ihrer Gegenstände und Problemstellungen erweitern müssen: von der Schriftlichkeit zur Visualität, vom Text zum Bild, vom Buch zum Bildschirm, von Semantik und Symbol zu Rechner und Netz. Sie wird sich, mit einem Wort, an der Begründung und Entfaltung einer Medienästhetik beteiligen müssen.

Der Terminus ›Medienästhetik‹ ist zu differenzieren. Der Begriff Ästhetik besitzt – neben seiner umgangssprachlich üblichen Verwendung (das ›Ästhetische‹ oder ›Unästhetische‹ als das Schöne und Ansehnliche respektive Unschöne und Unansehnliche) – spätestens seit dem 18. Jahrhundert, seit Baumgartens *Aesthetica* (1750–58), die Bedeutung einer Lehre vom Kunstschönen. In dieser Bedeutung hat sich der Begriff für die Entwürfe Kants und Schillers, Schellings und Hegels erhalten und verfestigt, bis hin zu Friedrich Theodor Vischers programmatisch so benannter *Ästhetik oder Wissenschaft des Schönen* (1847–58). Es handelt sich um Ästhetiken, die eine philosophisch – aus dem Geist des subjektiven oder des objektiven Idealismus – begründete Bestimmung des Schönen wie des Sittlichen unternehmen, die geschichtsphilosophisch orientiert, systematisch angelegt und auf Wesens- und Inhaltsbestimmungen der Kunst konzentriert sind. Daneben und danach bildet sich seit der Frühromantik, seit dem Schlegelschen *Athenäum* (1798–1800) die Traditionslinie einer ästhetischen Theorie aus, die primär weder systematisch noch inhaltsästhetisch angelegt ist, wohl aber – wie verdeckt immer – geschichtsphilosophisch orientiert bleibt und zunehmend die ästhetische Identität des einzelnen Werks und dessen Struktur ins Zentrum der Reflexion rückt. Hierzu zählen Georg Lukács’ *Theorie des Romans* (1920), Walter Benjamins *Ursprung des deutschen Trauerspiels* (1925/1928) und Theodor W. Adornos posthum erschienene *Ästhetische Theorie* (1970). Diese darf, wenngleich unvollendet geblieben, als das letzte große Werk gelten, das den Anspruch einer ›Ästhetik‹ in dem skizzierten Sinn des Wortes noch umfassend repräsentiert, auch wenn sie diesen Begriff wegen der historisch ihm zugewachsenen Systematisierungstendenz bewußt vermeidet. Der Anspruch, der sich mit dem Titel des vorliegenden Buchs verbindet, ist bescheidener. Jede Form des audiovisuellen Ausdrucks besitzt eine spezifische, ihr zugrundeliegende und nur ihr eigene Weise der Wahrnehmung. Diese ist nicht identisch mit dem, *was* gezeigt oder gesagt wird. Sondern sie besitzt ihre Spezifik in der Art und Weise, *wie* sie die ihr eigenen Möglichkeiten und Fähigkeiten, ihre Techniken, ihre Mittel zur Verarbeitung von vorgegebenen oder hergestellten Materialien einsetzt. Das *Wie* dieser Wahrnehmung steht im Mittelpunkt dieser Medienästhetik. Der Begriff ›Ästhetik‹ in dem hier zur Diskussion stehenden Zusammenhang der audiovisuellen Medien ist insoweit in seiner urspünglichen Bedeutung, im Sinne des griechischen Wortes ›aisthanesthai‹(= wahrnehmen) als ›Wahrnehmungsform der Medien‹ zu verstehen.

Wie der Begriff ›Ästhetik‹ hat auch der Terminus ›Medium‹ seine Tücken (vgl. Hickethier 1988). Einerseits: Was wäre kein Medium? Luft, Gehirn,

Auge, Meer, Spiegel, Zeitung, Computer – allesamt ›Medien‹, die unter diesem Begriff zusammenfassen zu wollen offenbar absurd wäre. Andererseits: Wie immer man den Begriff füllt – es geht etwas verloren. Materialität oder Technizität, Form oder Funktion – das sind unterschiedliche Aspekte verschiedenartiger Medien, deren Summe dennoch ebensowenig eine Gesamtansicht des Sammelbegriffs ›Medium‹ ergäbe, wie die von Niklas Luhmann vorgeschlagenen Begrifflichkeiten »Kommunikationsmedien«, »Verbreitungsmedien« oder »Erfolgsmedien« (Luhmann 1998, S. 190 ff.). ›Medien‹: ein Terminus, der gleichzeitig zu weit und zu eng ist, zu vielfältig und zu vielschichtig, zu heteronom und zu dispers. Die Vielzahl der Wissenschaften und Theoriebildungen, die sich mit ›Medien‹ befassen, bestätigt diesen Befund auf ihre Weise: Philosophie, Systemtheorie, Informationstheorie, Kommunikationssoziologie, Publizistikwissenschaft, Gesellschaftswissenschaft, Kunstwissenschaft und, nicht zuletzt, die ›Medienwissenschaft‹ im engeren Sinne des Wortes, jene Disziplin, die sich auf die audiovisuellen Medien konzentriert. Vor diesem problemhaltigen terminologischen Hintergrund wird der Begriff ›Medium‹ im folgenden nicht abstrakt definiert, sondern in konkreten, begrenzten Untersuchungszusammenhängen instrumentell verwendet. Es handelt sich bei dieser Medienästhetik um eine historisch und theoretisch orientierte Darstellung und Analyse der Wahrnehmungsformen audiovisueller Medien. Sie setzt ein bei der Vorgeschichte kinematograpischer Wahrnehmung. Sie verfolgt die Entwicklung audiovisueller Wahrnehmungsformen am Beispiel des Films unter produktionsästhetischen Aspekten wie Kamera, Montage, Film und Literatur und Film-›Sprache‹. Sie diskutiert die weitere audiovisuelle Entwicklung am Beispiel des Fernsehens, der elektronischen Medien und der Digitalisierung bis hin zu aktuellen Phänomenen wie Internet-Ästhetik, Videoclips und Computerkunst. Sie versucht am Ende eine Bilanz der Entwicklungsgeschichte audiovisueller Wahrnehmungsformen zu ziehen, die auch den gegenwärtigen Status ›virtueller Realität‹ einbezieht. Es handelt sich also nicht um eine Gesamtdarstellung, sondern um ausgewählte Aspekte der Medienästhetik, deren Diskussion nicht abgeschlossen ist. Auch geht es nicht – oder doch nicht in erster Linie – um eine philosophische oder psychoanalytisch orientierte Analyse der Medien, noch weniger um Medienpolitik und nur am Rande um rechtliche und ökonomische Voraussetzungen der Medienentwicklung. Wohl aber geht es in dieser Medienästhetik um die Frage nach dem Schicksal der Wahrnehmungsfähigkeit. Darum, ob die modernen audiovisuellen Medien uns die Augen geöffnet – oder ob sie uns mit »Blindheit« (Godard 1981, S. 167) geschlagen haben.

II. Betrug am Auge und Bildersehnsucht.
Zur Vorgeschichte kinematographischer Wahrnehmung

Grenzen des Sehens

Das menschliche Auge ist von erstaunlicher Trägheit. Schenkt man den Erkenntnissen der modernen Seh- und Wahrnehmungsforschung Glauben, so muß man zu dem Schluß kommen: Wir sehen, aber wir schauen nicht, wir registrieren, doch wir erkennen nicht, wir nehmen auf – aber nicht wahr. Unser Auge mit der nur zweieinhalb Millimeter großen Makula – wichtigster Teil der Netzhaut und technisches Zentrum zur Organisation von Sehleistungen wie Farbunterscheidung, Detailwahrnehmung oder Lesen – bildet gleichsam nur den mechanischen Vorhof unseres Sehvermögens. Entscheidend ist: Der Wahrnehmungsapparat des Menschen organisiert sich, wie das menschliche Gehirn auch, weitgehend selbsttätig und lernt ständig autonom dazu. Es folgt dabei dem Prinzip von *trial and error,* also dem Verifizieren und Falsifizieren von Informationen mittels Prüfung und Vergleich, das in einem Wechselspiel von Nervenzellen (Neuronen) mit Hilfe von signalübertragenden Molekülen besteht. Sowenig feststehende Baupläne für ein vollentwickeltes Gehirn existieren und sowenig im Gehirn selbst ein Ort für die begrifflichen Größen ›Intelligenz‹ oder ›Persönlichkeit‹ lokalisiert ist, sowenig finden sich zentrale Steuerungsinstrumente, die den Wahrnehmungsprozeß hierarchisch dirigieren könnten (Shilo 1996, S. 109 ff.).

Was wir mittels neuronaler Zellverbindungen schon im frühesten Säuglingsalter erkennen können, sind Gesichter – daher das Lächeln des Säuglings beim Anblick der Mutter. Alle weitere Wahrnehmungskompetenz erwerben wir sukzessive, mit Hilfe unserer Umgebung. Das Gehirn, bei der Geburt ein nur wenig strukturierter Haufen von Nervenzellen, verwandelt sich im Verlauf dieses Lernprozesses binnen kurzem in ein komplexes, hochdifferenziertes Organ zur Realitätsverarbeitung. Unsere Wahrnehmungsfähigkeit wird dabei durch Faktoren wie Wissen, Gedächtnis, Erfahrung, Umweltorientierung, Handlungsdispositionen generiert und gesteuert. Einzelne Neuronen tasten sich anhand neurotroper, das Nervensystem beeinflussender Leitsignale in Richtung bestimmter Zielgebiete vor, um dort Verbindungen einzugehen, die dem ›erwachenden‹, also lernenden Gehirn das Sehen ermöglichen. Solche Lernprozesse bedingen unsere Wahrnehmung und bilden sie aus. Erst eine derart konditionierte Wahrnehmung ermöglicht dem Menschen Orientierung, Fortbewegung und Handeln. Die in diese kommunikativen Dispositionen eingehenden Elemente bilden zugleich einen ganzen Horizont von Informations- und Datenspeichern, auf den sich unsere Wahrnehmungsfähigkeit gleichsam in Form von Extrapolationen ausrichtet. Die Folge ist paradoxerweise eine gedächtnisgestützte Wahrnehmungsarmut, die

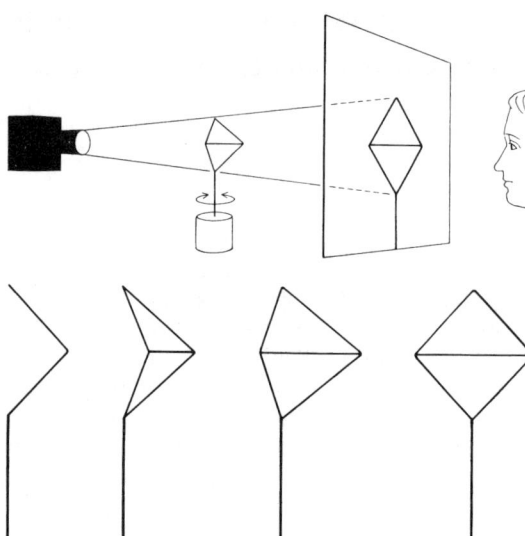

Abb. 1:
Die Projektion eines rotierenden Körpers auf einem Beobachtungsschirm wird räumlich wahrgenommen. Solange sich die Figur auf dem Schirm nicht bewegt (untere Reihe), wird sie zweidimensional gesehen. Erst aus den kontinuierlichen Veränderungen der Linien rekonstruiert das Wahrnehmungssystem die räumliche Form des Körpers.

sich auf zweifache Weise auswirken kann: als Trägheit des Auges, das nur mühsam Differenzen erkennt und Differenzierungen vornimmt, und als Schutzlosigkeit des Wahrnehmungsapparates gegenüber Neueindrücken, die zu Schockeffekten führen kann.

Die vergleichsweise langsame Reaktionsfähigkeit des menschlichen Sehorgans läßt sich beispielhaft an der Unfähigkeit des Seh-Sinns demonstrieren, einen rotierenden Körper, der ein räumliches Volumen zu haben scheint, als zweidimensionale Figur zu identifizieren und ebenso daran, daß wir nur mit

Abb. 2:
Diese beiden Figuren, die von Marvin L. Minsky und Seymour A. Pappert vom Massachusetts Institut of Technology (MIT) entworfen worden sind, zeigen die Grenzen der reinen Wahrnehmung auf. Es ist nicht ohne weiteres zu erkennen, daß die linke Figur aus einer durchgehenden in sich geschlossenen Linie, die rechte hingegen aus zwei getrennten Teilen besteht.

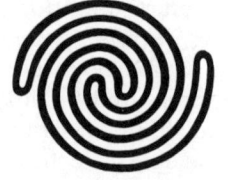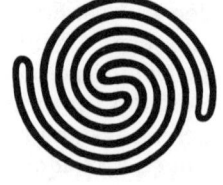

einem hohen Maß an kognitiver Konzentration die äußerst feinen Unterschiede zwischen ähnlichen Strukturen zu unterscheiden vermögen.

Ein anderer medienästhetisch folgenreicher Effekt, der des Schocks, hatte seinen historisch einprägsamsten Augenblick in der Frühzeit des Films: mit der legendären Ankunft eines Zuges der Brüder Lumière (*L'Arrivée d'un Train en Gare de La Ciotat*), dessen Lokomotive – aus der Tiefe der Leinwand auftauchend, immer größer werdend, unmittelbar an der aufnehmenden Kamera vorbeirasend – das Publikum, das sich mit der Wahrnehmungsperspektive der Kamera identifizierte, nach Augenzeugenberichten in Panik versetzt haben soll. Wahrnehmungsschwächen vergleichbarer Art hat sich die Werbung zunutze machen wollen, indem sie ›unsichtbare‹ Coca-Cola-Reklamesegmente in Spielfilme einzuschneiden begann, ein Betrug am Auge, der später mit gutem Grund gesetzlich untersagt wurde. Denn Filmzuschauer können die Segment-Kurzdauer von 40 Millisekunden nicht wahrnehmen, auf die sie gleichwohl in Form von Durst auf Coca-Cola reagierten. In beiden Fällen handelt es sich um die Unfähigkeit des Wahrnehmungsapparates, optische Reize und Informationen in angemessener Weise zu verarbeiten. Im ersten Fall, weil ein orientierender Gedächtnis- oder Erfahrungshintergrund fehlt, im zweiten, weil der zur Verfügung stehende Speicher Ordnungsschemata in hinreichendem Maße anzubieten scheint, mithin andere außer Acht läßt.

Andererseits sind wir in der Lage, Figuren zu erkennen oder zu identifizieren, die wir gar nicht sehen – beispielsweise eine rechteckige und eine L-förmige Figur als zwei sich überlappende Rechtecke oder eine Täuschungskontur, die tatsächlich nicht vorhanden ist

Auch hierfür entstammt das berühmteste Beispiel der Filmgeschichte: In Alfred Hitchcocks *Psycho* (1960) sieht der Zuschauer die Ermordung einer jungen Frau unter der Dusche durch unzählige Messerstiche. Eine genaue Analyse ergibt jedoch, daß lediglich einer dieser Messerstiche, kaum wahrnehmbar, den Körper der jungen Frau ritzt. Es handelt sich um Film im Kopf: Die Schnittfolge ist so angelegt, daß die Phantasie des Zuschauers im Zusammen-

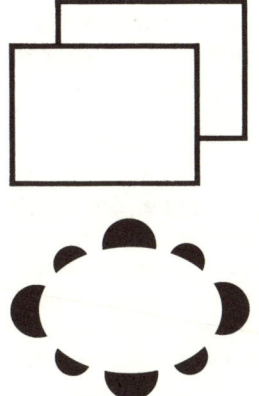

Abb. 3:
Diese Beispiele zeigen, daß ein Netzhautbild allein die visuelle Formwahrnehmung nicht erklärt, daß man auch Formen wahrnehmen kann, die auf der Netzhaut gar nicht abgebildet werden: Eine rechteckige und eine L-förmige Figur können als zwei komplette sich überlappende Rechtecke angesehen werden, obwohl eines von ihnen in Wirklichkeit unvollständig ist. Bei der Figur unten nimmt man leicht eine subjektive Kontur wahr, obwohl keine stetig verlaufende scharfe Hell-Dunkel-Grenze vorhanden ist, die im allgemeinen als auslösender Reiz für die Wahrnehmung von Konturen angesehen wird.

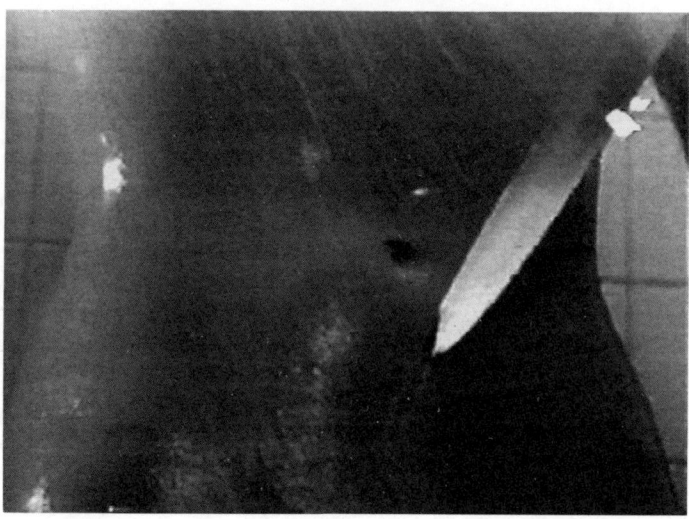

Abb. 4:
Alfred Hitchcock: Psycho

spiel mit der Trägheit seines Auges einen blutigen Mord begeht, der auf der Leinwand so nicht zu sehen ist

Auf die Frage, warum solche Täuschungen des menschlichen Auges möglich sind, hat die Wahrnehmungsforschung mittlerweile eine Reihe überzeugender Antworten vorgelegt. Sie hat jedoch, um zu ihren Einsichten zu gelangen, vielfältige Umwege gehen müssen. Traditionell bestand die Hauptstrategie ihrer Analysepraxis darin, »den Sehvorgang in möglichst einfache Aufgaben zu zerlegen und dann zu ermitteln, welche äußeren visuellen Reize zu Wahrnehmungsantworten führen«. Diese Strategie ging von der »Modellvorstellung« aus, »daß das Auge ähnlich wie eine Kamera Bilder aufnimmt, die dann für die Wahrnehmung ausgewertet werden«, eine Annahme, die sich mit fortschreitenden Differenzierungsmöglichkeiten als unhaltbar erwiesen hat: »Um den Wahrnehmungsvorgang zu verstehen, genügte es nicht, Zuordnungsregeln zwischen einfachen Reizinformationen und Wahrnehmungsinhalten zu finden« (Ritter 1987, S. 7). Vielmehr hat sich gezeigt, daß sich der Vorgang, den wir ›Sehen‹ nennen, auf die visuelle Abbildung eines Gegenstandes oder Vorgangs auf der Netzhaut keineswegs beschränkt, sondern in eine komplexere Form des Sehens, in Wahrnehmung übergeht. Das heißt: Die Seh-Leistung des menschlichen Auges, das einen Reizimpuls übermittelt, gewinnt die Qualität eines Wahrnehmungsvorgangs, wenn sie in ein dynamisches Zusammenspiel neurologischer, elektrischer, motorischer und psychologischer Faktoren eingebettet ist, zu denen wesentlich auch die Funktionen des Gedächtnisses zählen. Wahrnehmung ist insoweit niemals nur die Aufnahme eines Einzelbildes, sondern ein Vorgang, der sich in kleinen, raschen Sprüngen vollzieht, die ihrerseits einen Zusammenhang herstellen. »Es gibt nirgendwo einen wirklichen Stillstand, weder beim Sehen, noch beim Wahrnehmen, noch beim Denken« (Steinborn 1996, S. 150).

Um das Zusammenspiel der hier wirksamen Faktoren in seiner Komplexität zu verstehen, ist es hilfreich, sich zunächst über die neuronalen Voraussetzungen jenes Vorgangs Klarheit zu verschaffen, den wir gemeinhin ›Sehen‹ nennen. Mit den Worten der Neurobiologen David H. Hubel und Torsten N. Wiesel, die für ihre Arbeiten zur Neurophysiologie des visuellen Systems 1981 den Nobelpreis für Medizin erhielten, läßt sich der Sehvorgang folgendermaßen beschreiben:

»In der Netzhaut eines Auges setzen lichtempfindliche Zellen, die Zäpfchen und die Stäbchen, optische Reize in Nervensignale um, die über vier Zellarten in der Netzhaut schließlich die Ganglienzellen der Netzhaut erreichen. Bis zu diesem Punkt sind die Signale also bereits zu einem gewissen Grad analysiert und bearbeitet worden. Die Nervenfasern der Ganglienzellen (etwa eine Million pro Netzhaut) bilden zusammen den Sehnerv. Ein großer Teil dieser Fasern zieht ohne Unterbrechung zu zwei Zellanhäufungen tief im Gehirn, den äußeren Kniekörpern, und bildet dort Synapsen. Die Zellen der Kniekörper sind durch ihre Nervenfasern unmittelbar mit dem primären Sehfeld verbunden. Vom primären Sehfeld aus werden die Informationen über mehrere Synapsen zu benachbarten Rindengebieten und an tief im Gehirn gelegene Stellen weitergeleitet. Einige Nervenfasern ziehen sogar vom primären Sehfeld zurück zu den Kniekörpern. Welche Funktion diese Rückkoppelung hat, ist unbekannt. Das primäre Sehfeld ist also keineswegs das Ende, sondern eine bestimmte Straße in der Verarbeitung der visuellen Information. Hinsichtlich des Abstraktionsgrades ist sie wahrscheinlich eine frühe Station.« (Hubel/Wiesel 1987, S. 38)

Soweit der rein technische Vorgang des Sehens. Damit er zu einem Wahrnehmungsvorgang werden kann, bedarf es einer ganzen Reihe von informationellen Verarbeitungsschritten. Deren Erforschung hat zunehmend deutlich gemacht, daß das Sehen an komplexe Voraussetzungen gebunden ist. Sie haben mit einem einfachen Abbildungsverhältnis zur Wirklichkeit, wie es traditionelle ›Bildtheorien‹ verstanden haben, nichts zu tun. Lag diesen Theorien die Annahme eines hierarchisch abgestuften Systems von Komplexionsbildungen zugrunde – Umweltreize werden auf der Netzhaut abgebildet, diese Abbildungen werden in Empfindungen überführt, die Empfindungen ihrerseits durch Erfahrungen angereichert –, so geht die neuere Wahrnehmungsforschung von der Annahme aus, daß sich im Prozeß der Wahrnehmung ein Funktionsverhältnis zur Umwelt ausdrückt (hierzu Gibson 1982). Dieses Funktionsverhältnis ist orientiert am Aspekt des Handelns: Die Auswahl von Umwelt- und Körperinformationen im Wahrnehmungsvorgang bemißt sich konkret nach der Gebrauchsbedeutung von Objekten für Handlungskontexte. Dementsprechend erfolgt eine Analyse des im Sehvorgang als Umweltreiz auf der Netzhaut abgebildeten Bildes nicht abstrakt. Sehen findet statt im Kontext einer Hierarchie von Teilsystemen, von denen die Augen samt Netzhäuten und neuronalen Verarbeitungsstationen nur eine Stufe repräsentieren, eingebettet in das Zusammenspiel von Augenkoordination,

Körperbewegung und Umweltorientierung. Hinzu treten Faktoren wie Anpassungs- und Lernfähigkeit, Verifikations- und Falsifikationsimpulse, Entschlüsselungs- und Korrekturvermögen, motorische und psychische Auseinandersetzung mit der Umwelt – Faktoren also, die auf eine intelligente Auswahl und Verarbeitung von Informationen deuten. Diese Erkenntnis läßt sich bestätigen durch die in vielfältigen Versuchen erhärtete Einsicht, daß von Geburt an sehunfähige Menschen ihre Sehfähigkeit auch nach einer technisch geglückten Operation nicht zurückgewinnen, weil ihnen die nur im frühen Kindesalter ausbildbare komplexe Wahrnehmungsfunktion fehlt: Ihr Gehirn hat nicht gelernt, die von den Augen übertragenen optischen Reize zu entschlüsseln.

Von einem Wahrnehmungsvorgang – über den technischen Vorgang des Sehens hinaus – läßt sich also in einem komplexen Sinn erst dann sprechen, wenn ›intelligente‹ Faktoren wie Wissen, Gedächtnis, Erfahrung, Umweltorientierung und Handlungsdisposition hinzutreten. Dieses ›Hinzutreten‹ ist jedoch nicht im Sinne einer stufenförmigen Hierarchie zu verstehen, die sukzessiv zu qualitativ höheren Wahrnehmungsformen aufsteigt. Vielmehr legen neuere Wahrnehmungstheorien die Vorstellung eines zyklischen Verhältnisses unterschiedlicher, doch gleichwertiger Dispositionen nahe, das sich herausbildet zwischen Wahrnehmung (Zugang zu Informationen in einem weiten Sinne: Umwelt, Gegenstände, Personen), Gedächtnis (Differenzierung und Schematisierung von Informationen in einem Ordnungsrahmen) und Erkundung (gerichtetes oder ungerichtetes Suchen nach Informationen aufgrund spezifischer Motivationen und Emotionen). Dieses Verhältnis als Zyklus vorzustellen, erlaubt es dann auch, den Wahrnehmungsvorgang als eine nicht hierarchisch, sondern dynamisch strukturierte Handlungsorientierung zu deuten, mit der sich zwischen den genannten Dispositionen Interaktionen entfalten können (Leiten, Auswählen, Verändern). Demnach kann Wahrnehmung das Gedächtnis durch Informationszuwachs erweitern und verändern, so wie umgekehrt das Gedächtnis den Wahrnehmungsprozeß ordnet und wie dieser wiederum durch Emotionen und Motivationen gesteuert wird (Neisser 1979).

Die physiologischen Voraussetzungen des Gesichtssinns haben sich, wie die Wahrnehmungsforschung annimmt, über Jahrtausende hinweg unverändert erhalten. Das Auge ist und bleibt ein träges Instrument. Der menschliche Augapfel bewegt sich mit kleinen, ruckartigen Bewegungen, den sogenannten Sakkaden, die mit einer Geschwindigkeit von etwa zwei Einheiten pro Sekunde durchgeführt werden (Bahill/Stark 1987, S. 68 ff.). Diese Vibrationsbewegungen lassen sich als minimale Sprünge der Pupillen verstehen, die fortwährend und unmerklich ausgeführt werden, um Wahrnehmungsgegenstände zu fassen und Wahrnehmungseindrücke zu sichern. Das Sehen ist insoweit ein Montagevorgang, der nicht ein in sich geschlossenes Ganzes aufnimmt, sondern kleinste Wahrnehmungseinheiten aneinanderfügt. Vergegenwärtigt man sich die tausendfachen Belastungen und Reize, die unser Wahrnehmungsvermögen fortwährend beanspruchen, so ist das Auge dieser Vielfalt nur bedingt gewachsen. Deshalb bedarf es, um sich zu einem Wahrnehmungsorgan entwickeln zu können, vielfältiger, hochkomplexer Begleitfaktoren. Diese freilich sind veränderlich und modifizierbar. Sie sind es, die erlauben, von einer Geschichtlichkeit des Sehens oder des Auges – und in vergleichbarer Weise von der des Hörens oder des Ohres – zu sprechen. Denn die Wahrnehmung des Menschen ist – ebenso wie die jahrtausendealten Versuche, sie physikalisch und theoretisch zu erfassen und zu ergründen (Lindberg 1987) – Teil seiner gesellschaftlichen Praxis, seiner Arbeits- und Organisationsformen. Insoweit diese das historisch variable Element des Wahrnehmungsvorgangs repräsentieren, unterliegt das Auge als Perzeptionsinstrument ihnen in einem buchstäblichen Sinne: Es ist ihnen, als seinen materiellen Voraussetzungen, ausgesetzt, ja ausgeliefert, und bildet seinerseits einen Resonanzraum, dessen ästhetische, also wahrnehmende Qualität und Leistung sich als eine Art visueller Geistesgegenwart umschreiben läßt. Diese Geistesgegenwart ist offen und empfänglich für Neues – nur so lassen sich die Antriebsenergien deuten, die in der Geschichte der Menschheit zur Entwicklung der audiovisuellen Medien geführt haben. Daß sie zu einer Veränderung nicht des Auges in einem physiologischen Sinne, wohl aber des Gesichtssinns geführt haben, hat Walter Benjamin zu der prägnanten Beobachtung veranlaßt: »Innerhalb großer geschichtlicher Zeiträume verändert sich mit der gesamten Daseinsweise der menschlichen Kollektiva auch die Art und Weise ihrer Sinneswahrnehmung. Die Art und Weise, in der die menschliche Sinneswahrnehmung sich organisiert – das Medium, in dem sie erfolgt – ist nicht nur natürlich, sondern auch geschichtlich bedingt.« (Benjamin [1936] 1974, S. 478). Die Veränderung, von der Benjamin spricht, hängt mit der produktiven Verarbeitung von Realitätsimpulsen zusammen, die den Vorgang des Sehens historisch stets begleitet hat. Ihrem Entwicklungszusammenhang, an dem die Entfaltung der technischen Produktivkräfte sich ebenso ablesen läßt wie die Wahrnehmungsgeschichte des Individuums, gilt im folgenden das Interesse der Darstellung.

Magie und Illusion

Zu beginnen ist jedoch mit einer methodologischen Einschränkung. Jedem Versuch, die Entwicklungsgeschichte einer Technik, einer Kunst, einer politischen oder philosophischen Tradition von einem fixierbaren Ende aus zu einem gedachten Ausgangspunkt zurückzuverfolgen, haftet etwas Imaginäres, wenn nicht Gewaltsames an. Rekonstruktionen solcher Art sind in Wahrheit Konstruktionen. Sie entwerfen ex post eine Tendenz, unter deren Perspektive alle Geschichte als Vorgeschichte der Gegenwart und diese als historisch notwendiger Kulminationspunkt erscheint. Auf der Strecke bleiben dabei die Widersprüche und Umbrüche, die jeweiligen Besonderheiten eines qualitativ Neuen, das nicht der anvisierte Endpunkt ist. Das gilt auch für historisch orientierte Darstellungen der Entwicklung von Fotografie und Film. Standardwerke wie Josef Maria Eders faktenreiche *Geschichte der Photographie* (1932; Nachdruck 1979) oder Friedrich von Zglinickis instruktive Vorgeschichte kinematographischer Wahrnehmung *Der Weg des Films* (1956; Nachdruck 1979) konzipieren ihre Arbeiten jeweils aus der Perspektive des titelgebenden Endpunkts. Das zusammengetragene Material fügt sich der Rhetorik eines Darstellungspuzzles, das ein Gesamtbild aus dem Geiste des Fortschritts ergibt. Dieser Gefahr soll in Hinsicht auf die Ästhetik der audiovisuellen Medien im folgenden dadurch begegnet werden, daß lediglich einige wenige, wichtige Etappen des kinematographischen Entwicklungsprozesses beschrieben werden. Es geht nicht um eine lineare Geschichte audiovisueller Wahrnehmungsformen, sondern lediglich um exemplarische Einzelphänomene ihrer Vorgeschichte (vgl. hierzu auch Hick 1999).

Solche Phänomene finden sich, wie unterschiedlich die Mittel im einzelnen auch ausgesehen haben mögen, bereits in der Prähistorie, in den frühesten uns überlieferten Zeugnissen. Ihren Entstehungszusammenhang bildet, wie die bereits in den sechziger Jahren erschienenen Studien von André Leroi-Gourhan gezeigt haben, die Sprache, d.h. es handelt sich um eine Form symbolischer Kommunikation, die nicht – noch nicht – künstlerische Darstellungen mit Abbildcharakter repräsentiert:

»Sie ist eine symbolische Umsetzung und nicht Abbild der Realität, d.h. zwischen dem graphischen Zeichen, in dem man einen Bison sieht und dem Bison selbst besteht die gleiche Distanz wie zwischen dem Wort und dem Werkzeug. [...] Die ältesten bekannten bildlichen Darstellungen stellen daher keine Jagdszenen, Tiere oder ergreifende Familienszenen dar, es sind vielmehr graphische Pflöcke ohne deskriptiven Bezug, Stützpunkte eines mündlichen Kontextes, der unwiederbringlich verloren ist.« (Leroi-Gourhan 1988, S. 240).

Aus diesen »Stützpunkten« entwickeln sich jene pikturalen Graphismen oder »Piktographien« (Leroi-Gourhan), die wir ›Kunstwerke‹ nennen: »Die Kunst scheint sich gewissermaßen von einer wirklichen Schrift loszulösen und einen Weg einzuschlagen, auf dem sie, ausgehend vom Abstrakten, Schritt für Schritt die Darstellungsweisen von Form und Bewegung herausarbeitet, um am Ende der Kurve zum Realismus zu finden und schließlich zu verlöschen.« (ebd., S. 243). Es handelt sich also, wenn man Leroi-Gourhan folgt, nicht um frühe Formen der Schrift, sondern um eine eigenständig sich entwickelnde Form symbolischen Ausdrucks, die zunehmend religiöse Gehalte aufnimmt und vermittelt. So erscheint in den berühmten kultischen Fresken der Höhlen von Lascaux das Bild als elementares, magisches Mittel der Kommunikation, die sich an eine Gottheit oder an Elemente des Bösen richtet.

Am Anfang der medialen Wirklichkeitsreproduktion steht mithin nicht die Reproduktionsabsicht, sondern der Bezug zu einer transzendenten Realität, die wiedergegeben oder entworfen, imaginiert, beschworen oder verehrt werden soll. Jene mehr als 17 000 Jahre alten Zeichnungen vereinen in sich Religion und Zauberei, sie bilden ab, aber sie bannen auch. Im Kultischen verbinden sich auf diese Weise Religiosität und Machtaspekte, aber auch solche des Spiels. Mimesis, Abstraktion und Imagination sind eins, und zugleich dient die in den prähistorischen Zeichnungen präsente Kommunikation der

Mitteilung, etwa an Zeitgenossen, oder des Informationstransfers an nachfolgende Generationen. Entstanden ist auf diese Weise ein Ausdrucksmodus, »der die wirkliche Situation des Menschen im Kosmos restituiert, in dessen Zentrum er sich selbst stellt und den er noch nicht durch seine Vernunft zu durchdringen versucht, in der die Buchstaben aus dem Denken eine buchstäblich eindringende Linie machen« (ebd., S. 249).

Das Bild kann als Kommunikationsmedium deshalb fungieren, weil es unmittelbar einsichtig und damit verständlich ist. »Das Bild«, so Erwin Panofsky, »war stets in seiner Unmittelbarkeit und durch die Einfachheit seiner Bewußtseinsaufnahme das denkbar beste Erfassungsmittel [...]. Gegenüber dem Wort- oder Schriftgebrauch ist das Bild in hohem Maße eindeutig. Und Eindeutigkeit ist jene eine hauptsächliche Forderung für die allgemeine Übermittlung von Handlungs- oder Seinsinhalten.« (Panofsky 1940, S. 11 f.). Gerade deshalb kann das Bild unterschiedliche Funktionen wahrnehmen. Es kann eine allegorische Formel zur anschaulichen Kodifizierung abstrakter Mächte sein, die visuelle Wiedergabe von Gegenständen des Verkehrs oder der Verehrung leisten, ein Zauber- und Beschwörungsmittel darstellen, das der Präsentation kultischer Vorgänge und Bezüge dient, oder den Ausdruck kollektiver seelischer Regungen bilden, die sich über die Anschaulichkeit der Bildersprache am unverstelltesten mitteilen lassen. Daß das Bild all diese unterschiedlichen Funktionen realisieren kann, hängt mit seiner Symbol- und Abbild-Qualität zusammen. Entscheidend ist in allen Fällen das dem Bild eigene »Streben nach Verdichtung«: »Die einzelnen Inhalte müssen, wenn sie allgemein wirksam sein sollen, zusammengefaßt, in scharfen Kontrasten, in klarer Deutlichkeit übermittelt werden.« (ebd., S. 12). Als Medium dieser Art hat sich das Bild deswegen durchsetzen können, weil es mit den Formen seiner »Verdichtung« zugleich die Erfüllung einer widerspruchsvollen Sehnsucht verheißt: Identität zu finden, womöglich Geborgenheit, aber auch Grenzen zu überschreiten, durch das Sich-Verlieren an ein Anderes, und die Lust am Fremden zu erfahren. Das Bild kann beides sein: Abbild oder Entwurf, Reproduktion von Realität oder Konkretisierung von Imagination, Informationsvermittlung oder Ikon, des Schreckens wie des Ideals.

Frühzeitig verbinden sich Magie und Illusion, vermittelt über die reproduktiv hergestellte Nähe zu einem Vor-Bild, zu einer statischen visuellen Einheit, die durch Konvention verstehbar und kommunizierbar ist. Eben diese Macht des Bildes, die mit seiner Aussagekraft zusammenhängt, führte noch in der Zeit der frühchristlichen Kirche zum Bilderverbot. Die Verfolgung des Bilderdienstes, der Idolatrie, war im 7. und 8. Jahrhundert nicht allein Teil des Kampfes gegen einen noch an den Göttern der Antike orientierten ›Götzendienst‹, auch nicht nur Ausdruck einer generellen Kunstfeindlichkeit dieser Zeit. Worum es den Ikonoklasten des byzantinischen Zeitalters ging, war vielmehr eine politische Rückdämmung des Einflusses, den die Klöster, die Mönche auf breite Schichten der Bevölkerung dank der von ihnen betriebenen ikonographischen Form der Gottesverehrung, der Idolatrie, gewonnen hatten. Erst das Konzil von Nicäa im Jahre 787 erkannte an, daß man den einfachen Menschen die Verehrung Gottes in Form von Bildern nicht verwehren

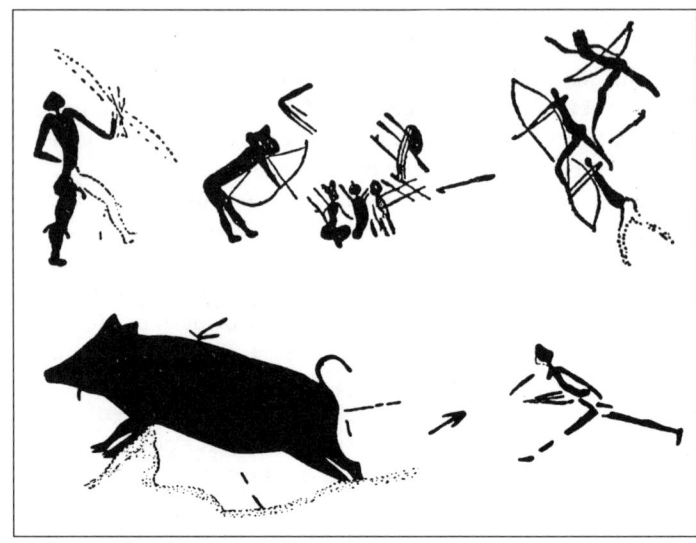

Abb. 5:
Künstlerische Darstellung von Bewegungen aus der Eisenzeit:
Wildschweinjagd

dürfe – ein Sieg der Mönche, der zum Siegeszug der statischen Abbildlichkeit der Ikone führte (Hauser 1973, S. 143 ff.). Die Ikone wurde auf diese Weise zum Inbegriff der frühchristlichen Gottesdarstellung und repräsentatives Paradigma der auf Unmittelbarkeit und Verdichtung beruhenden Ausdruckskraft des Bildes, die seine Wirkungsmächtigkeit erklärt: »Das Bild war stets die Sprache des Volkes, der glaubwürdige und leicht erfaßbare Rückhalt, an dem sich seine Einbildung und seine innere Vorstellung bilden konnte. Erst wenn man ›im Bilde ist‹, erst wenn man sich ein ›Bild machen kann‹, ist die

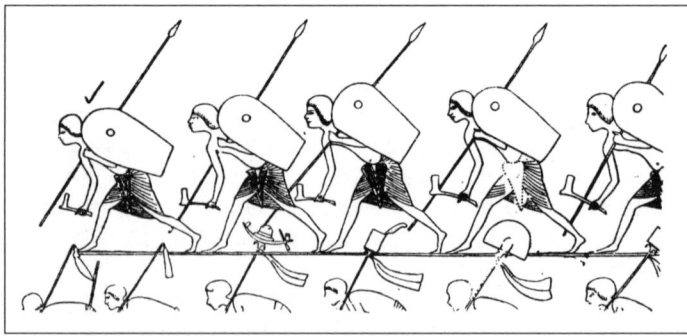

Abb.6:
Altägyptische Bewegungsphasen

Bewußtseinsaufnahme und die verstandesmäßige Registrierung vollzogen. Ob das Bild formvollendet oder primitiv gestaltet ist, ist dabei gleichgültig, es dient in jeder Gestaltung als Anhaltspunkt der phantasiegemäßen Einfühlung.« (Panofsky 1940, S. 13).

Die Verbindung von Magie und Illusion, von Bild und Religion ist so alt wie der Versuch, den statischen Charakter der frühesten Malereien zugunsten einer illusionären Bildkunst zu überschreiten, die Bewegung und Geschwindigkeit in sich zu tragen scheint. Der statischen Bildlichkeit der byzantinischen Ikonenmalerei, die bis ins 17. Jahrhundert hinein wirksam blieb, zum Trotz kann man sagen: Bereits um 10 000 bis 8000 v. Chr. geht die Wiedergabe von Tieren, die erlegt werden sollen, über in den Entwurf von Jagd- und Kriegsszenen, die dynamischen Charakter besitzen. Speerwurf und Pfeilschuß, Kampf und Opfer, Flucht und Verfolgung – es handelt sich in den meisten Fällen auch hier um Höhlenzeichnungen, denen magische Qualität zukam, Zeugnisse einer Götter- und Heldenverehrung, die sich bis hin zu den Tempeln der ägyptischen und hellenischen Antike fortentwickelt hat. Sie darf, schon in ihren frühesten Beispielen, als künstlerischer Ausdruck einer Heils- und Glücksbeschwörung verstanden werden, die zu immer perfekteren Formen der Bewegungsillusion geführt hat. Sie reicht von den frühesten Bild-Dynamisierungen der Prähistorie über die Phasenbilder der Ägypter bis zur Choreographie des balinesischen Silhouettentheaters. Es sind Spiele, die mit der menschlichen Wahrnehmungsfähigkeit getrieben werden, Spiele mit Hell und Dunkel, Licht und Schatten, die mit Hilfe kultischer oder dämonischer Bezüge die Illusion einer Kunst-Wirklichkeit von magischer Qualität herstellen. In Indien und China, in Indonesien, Sri Lanka und Thailand hat diese Kult- und Kunstform eine reiche Tradition ausgebildet, die bis heute, auch in islamischen Ländern, wirksam und lebendig geblieben ist. Insoweit kann man die Zeugnisse der Höhlen- und Grabmalerei als Etappen einer bildenden Kunst verstehen, die immer feinere Techniken der Wiedergabe realer oder imaginativer Wirklichkeiten entwickelt hat.

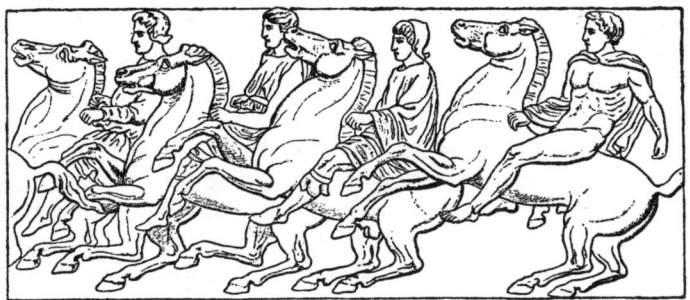

Abb. 7:
Bewegungsdarstellungen auf dem Parthenon-Fries

Unter dem Aspekt der Bewegungsdynamisierung läßt sich dieser Tradition die ganz anders geartete Entwicklungslinie an die Seite stellen, die von den griechischen Vasendarstellungen und Tempelfriesen und den Wandmalereien in christlichen Kirchen bis zu den um 1800 in Europa entstehenden Lithophanien führt: Platten aus unlasiertem Porzellan, in die Figuren und Szenen reliefähnlich eingearbeitet sind, die bei durchscheinendem Licht, im Wechselspiel von Hell und Dunkel, zu leben beginnen. Auch sie repräsentieren Visualisierungen mythischer, religiöser oder erotischer Vorstellungswelten, denen mit Hilfe der Fixierung von Bewegung die Illusion eines erhöhten Realitätsgehalts eingearbeitet wurde. Ihre profane Fortsetzung hat diese Traditionslinie in den Bildergeschichten der Neuzeit gefunden, von Albrecht Dürers Zeichnungen zum Festzug des Kaisers Maximilian (1515) über die hochmodernen, schon filmisch anmutenden Bilderzählungen Wilhelm Buschs aus dem 19. Jahrhundert bis zu den heutigen Comic-strips oder den ›Manga‹ genannten japanischen Bildstreifen. Auch diese Traditionen sind nichts anderes als sich wandelnde Ausdrucksformen der uralten Menschheitssehnsucht nach dynamischen Bildern: Repräsentationen der Visualisierung von Bewegung, die über Jahrhunderte hinweg – ganz unabhängig von ihren jeweiligen Inhalten – übereinstimmend eine illusionäre Bannung von Vorstellungswelten oder Realitätssegmenten versucht haben.

Den entscheidenden qualitativen Entwicklungssprung erlebte diese Traditionslinie mit der Entdeckung der ›perspectiva artificialis‹ durch Filippo Brunelleschi (1377–1446). Allerdings bedeutet der Übergang von der illusorischen Bewegungsdynamisierung in symbolischen Bildformen zur Perspektivierung der Wahrnehmungsformen in der Renaissance keinen Bruch innerhalb der Wahrnehmungsgeschichte. Ein Zeitgenosse Brunelleschis, Leone Battista Alberti (1404–1472), ging noch davon aus, daß die Wiedergabe der menschlichen Natur in Bewegung Mittelpunkt der Malerei sein müsse (Busch 1995, S. 402, Anm. 114). Die Perspektive läßt sich insoweit auch als die Fortschreibung eines Prinzips der bildenden Kunst verstehen.

Neu aber ist, daß mit Brunelleschi die visuelle Wahrnehmung zum Konvergenzpunkt von Erkenntnissen und Entwicklungen der modernen Naturbeherrschungswissenschaften wird. Was bislang als symbolische Wiedergabe räumlicher Dimensionen unmittelbar an die Gegenständlichkeit der Objekte wie an den Gesichtssinn der wahrnehmenden Subjekte gebunden war, erfuhr in der Renaissance eine Brechung und Distanzierung durch die Einführung mathematisch-naturwissenschaftlicher Gesetzlichkeiten und handwerklich-technischer Apparaturen. Brunelleschis historische Leistung läßt sich dann angemessen einschätzen, wenn man sich den von ihm initiierten visuellen Vorgang in seinen praktischen Dimensionen vergegenwärtigt.

Der gelernte Architekt arbeitete, um Zeichnungen beispielsweise der Kirche San Giovanni in Florenz herzustellen, mit einem ausgefeilten mathematischen System distanzschaffender Abmessungen und Brechungen, welches das Auge des Betrachters ebenso verbarg wie den wahrgenommenen Gegenstand. Er operierte mit Tafeln, in die Sehlöcher gebohrt waren, mit Spiegeln, die das Licht, die Luft, den Himmel, die Architektur reflektierten, sowie mit

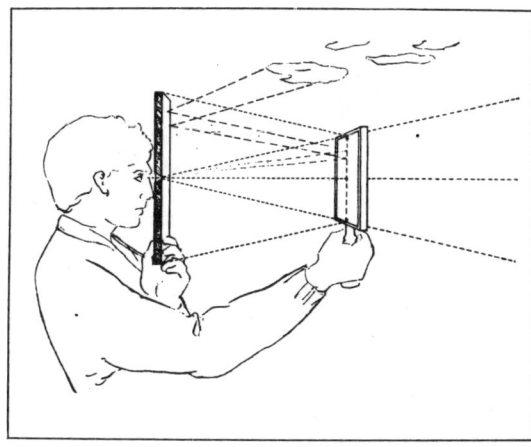

Abb. 8:
Schematische Darstellung der
von Brunelleschi verwandten
optischen Apparatur

einem fixierten Wahrnehmungspunkt, der perspektivische Veränderungen und damit Wahrnehmungsirrtümer ausschloß. Auf diese Weise entstand ein überprüfbares System präziser Realitätsabbildung Es war Brunelleschi mit seinen durchbohrten Tafeln und polierten Spiegeln bei geschickter Nutzung räumlicher Proportionen und mit Hilfe eines fokussierenden Wahrnehmungsstandorts gelungen, die bislang bekannte symbolische Prozedur der Realitätswiedergabe in ein gesetzmäßiges und berechenbares perspektivisches System zu transformieren. Diesen Transformationsprozeß ermöglichte die Installierung einer optischen Apparatur, die zwischen das betrachtende Subjekt und das wahrgenommene Objekt trat. Brunelleschis Apparatur erlaubte es, die subjektive Wahrnehmung durch eine Mathematisierung des gesamten Wahrnehmungsvorgangs zu objektivieren. Das Auge bemächtigte sich damit erstmals der Welt, und zwar kraft eines technischen, handwerklich-instrumentellen Konstrukts, das auf den Erkenntnissen der Naturwissenschaften beruhte:

»Gerade die dem perspektivischen Augenpunkt zugrundeliegende Abstraktion von konkreten Wahrnehmungsprozessen macht ihn zur Quelle einer expansiven Macht. Ein Produktionsverhältnis im strengen Sinne, kombiniert die Perspektive die geschärfte Arbeitsleistung des Wahrnehmungssinns mit den Techniken und Strategien der Wirklichkeitsdomestizierung und -konstruktion. Das von ihr gegenüber der Sinnlichkeit des Menschen und der Körperlichkeit der Dinge installierte Ausbeutungsverhältnis erzeugt einen begehrten Mehrwert: die Realitätsmächtigkeit des zur einheitsstiftenden Gewalt stilisierten und zugleich entleerten Subjekts.« (Busch 1995, S. 83).

Mit der Entdeckung der Perspektive wird der Mensch der Renaissance zum Herrn des Wahrnehmungsprozesses. Er unterwirft die Wirklichkeit seinem Blick. Sein Blickwinkel wird zum Ordnung stiftenden Prinzip, das gliedert, staffelt, hierarchisiert. Mehr als nur ein technisches Verfahren zur exakten Wirklichkeitserfassung, repräsentiert die Entdeckung der Perspektive eine

Etappe der Medienanthropologie, die ein neues Ich- und Selbstbewußtsein repräsentiert. Der Betrachter bestimmt von nun an den Winkel, unter dem die Gegenständlichkeit der äußeren Welt wahrgenommen wird. Es handelt sich, wie Erwin Panofsky gezeigt hat, um eine »Objektivierung des Sehens«, die dazu führt, »daß die Perspektive, gerade als sie aufgehört hatte, ein technisch-mathematisches Problem zu sein, in um so höherem Maße beginnen mußte, ein künstlerisches Problem zu bilden« (Panofsky [1927] 1985, S. 123), und zwar auf höchst ambivalente Weise:

»So läßt sich die Geschichte der Perspektive mit gleichem Recht als ein Triumph des distanzierenden und objektivierenden Wirklichkeitssinns und als ein Triumph des distanzverneinenden menschlichen Machtstrebens, ebensowohl als Befestigung und Systematisierung der Außenwelt wie als Erweiterung der Ichsphäre begreifen; sie mußte daher das künstlerische Denken immer wieder vor das Problem stellen, in welchem Sinne diese ambivalente Methode benutzt werden sollte.« (ebd., S. 123).

Die Perspektive bildet insoweit auch ein Disziplinierungsinstrument: Sie verkleinert, stellt zurück oder blendet aus, was in den von ihr anvisierten Horizont nicht paßt. Da die Objektivierung des Wahrnehmungsvorgangs durch ein naturwissenschaftlich-technisches Instrumentarium zugleich eine Subjektivierung bedeutet, wird wahrgenommen, was das wahrnehmende Subjekt perspektivisch wahrzunehmen wünscht. Der Reduktionismus der Perspektive präzisiert das Wahrnehmungsverhältnis von Subjekt und Objekt und beschränkt es dadurch. Aber er setzt zugleich auch ein Maß an schöpferischer Autonomie frei, das sich einem neuen, durch die Perspektive geschulten Blick auf die Wirklichkeit verdankt: »Perspektivisches Selbstsein ist zugleich mächtig, insofern es seine Welt monadologisch hat, und unmächtig, insofern seine Welt als mathematischer Horizont (Hypothese) zwar perspektivischem Entwurf entstammt, aber durch die mathematische Übereinstimmung der Horizonte untereinander [...] nicht des ausdrücklichen Rückbezuges in das Selbstsein eines Betrachters bzw. eines Erkennenden bedarf.« (Boehm 1969, S. 87).

Es verhält sich mit der Entdeckung der Perspektive wie mit allen Entwicklungen der visuellen, auch der kinematographischen Kunstformen: Der Fortschritt, den sie repräsentieren, bedeutet eine Verpflichtung durch die wissenschaftlichen Standards, dem sie sich verdanken, aber auch durch die ästhetischen Standards, die sie setzen. Ihnen hat sich, vom Zeitpunkt der jeweiligen Innovation an, alle künstlerische Arbeit zu stellen, auch in technischer Hinsicht. Die Perspektive ist keineswegs Ausdruck eines ›natürlichen‹ Sehvorgangs, sondern sie ist eine technische Konstruktion, ein Wahrnehmungsangebot, dem durch Konventionalisierung die Kraft eines quasi-natürlichen Wahrnehmungsgebotes zuwächst. Die Entdeckung der Perspektive wird dementsprechend in der künstlerischen Darstellung mit dem 15. Jahrhundert zur Doktrin, in der Kunstlehre wie in der künstlerischen Praxis, denn sie ist der »Garant eines in unendlicher Anschauung festgelegten unendlichen Raumkontinuums, dessen Leere allein von der überbordenden

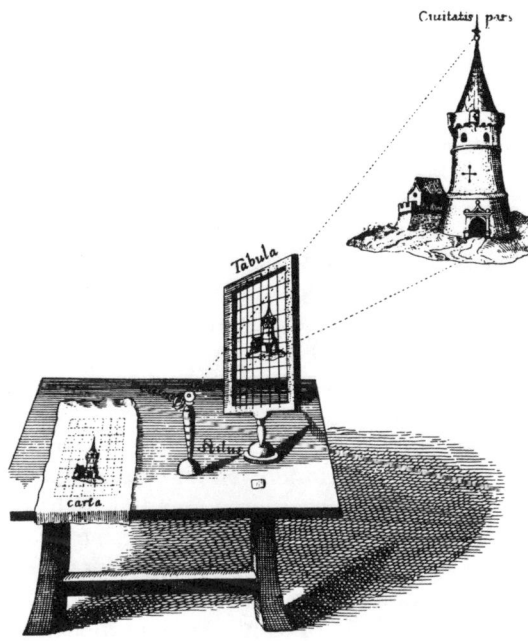

Abb. 9:
Darstellung der Technik
perspektivischen Zeichnens

Realität des Augenpunktes erschlossen wird« (Boehm 1969, S. 134). Doch setzt sich nur wenig später, zu Beginn des 16. Jahrhunderts, mit den Arbeiten Leonardo da Vincis (1425–1519) ein ästhetischer Gegenimpuls durch, der auf künstlerischer Autonomie besteht. Leonardo plädiert für das Konzept einer ›perspectiva simplice‹, die den reduktionistischen Mängeln der ›perspectiva artficialis‹ entgegenarbeiten soll. Dabei geht es nicht um eine Preisgabe der neugewonnenen ästhetischen Qualitäten. Sondern es handelt sich um den Versuch, unabhängig von Zwängen, im Blick auf die Komplexität der Natur, den eigensten Antrieben schöpferischer Arbeit zu folgen – nicht den Gesetzen der Mathematik und der Naturwissenschaften, sondern denen der Kunst. So gesehen, bedeutet die Entdeckung der Perspektive nicht nur einen epochalen, ästhetisch verpflichtenden Fortschritt in der Geschichte der Bildenden Kunst, sondern auch einen Akt der Freiheit:»In der Zentralperspektive steckt bereits, technisch verkleidet, das Schöpfungspostulat der Kunst.« (Busch 1995, S. 87).

Von der Camera obscura zur Laterna magica

Auch wenn sich für die Entdeckung der Perspektive mit Brunelleschi der Name eines originären Erfinders angeben läßt, gilt für die Vorgeschichte kinematographischer Wahrnehmung grundsätzlich: Die Vielzahl der Wissenschaftler und Techniker, die an der Erfindung optischer Geräte beteiligt waren, zeigt, daß es sich eher um kollektive Entwicklungen als um inventorische Einzelleistungen gehandelt hat. Die Fortschritte in den Naturwissenschaften und den technischen Disziplinen sind nicht vom Himmel, nicht einem genialen Einzelnen in den Schoß gefallen, sondern sie entspringen einem spezifischen Weltverhältnis. In ihnen offenbart sich, auf welche Weise dem Menschen die Entzifferung und Entzauberung der Natur und ihrer Gesetze gelungen ist, die sukzessiv zur Beherrschung der Natur geführt haben. Darum ist der in der Fachliteratur so häufig sich findende Streit um die Frage, welchem Entdecker für welche Erfindung wissenschaftsgeschichtlich das Ur-Patent zuzuschreiben sei, im Grunde müßig. Es handelt sich stets um Rationalitätsmuster, die Ausdruck von Welterkenntnis sind. Gelehrte, Forscher, Entdecker übersetzen diese in Systeme und Konstruktionen, in Instrumente und Geräte, die der Analyse, der Aufzeichnung und Speicherung von Realitätssegmenten dienen.

Beispielhaft läßt sich dies auch an der Geschichte akustischer Reizträger zeigen, die sich parallel zu der visueller Attraktionen vollzog. Ihre Entwicklung verdankt sich einer Vielzahl kleiner Schritte, deren Qualität nicht eigentlich in ihrer bahnbrechenden erfinderischen Originalität besteht, sondern in der Optimierung des jeweils erreichten Standards. So war bereits im 14. Jahrhundert eine Art Technik in Gebrauch, über die sich die Walzen und Räder der Glockenspiele in Kirchturm- und Rathausuhren steuern ließen. Der Kernbereich der Mechanik war von außen nicht wahrnehmbar. Stifte, Kerben, Walzen und Federn erlaubten die Wiedergabe von Klang, das automatische Abspielen musikalischer Motive, das sich bis ins 17. und 18. Jahrhundert großer Beliebtheit erfreute und eine stetig wachsende Verbreitung erlebte. Was an ihnen profan erscheinen mochte – profan im Vergleich zu originalen Musikdarbietungen mit ihren künstlerischen Nuancen und ihrer originären, einzigartigen Klangfülle –, das ermöglichte den Musikautomaten gerade ihren Siegeszug. Sie sind Attraktionen, entwickelt und fortentwickelt von anonymen Einzelnen und namenlosen Kollektiven, deren Reiz sich bis heute erhalten hat.

Auch mit der Entdeckung der Perspektive durch die naturwissenschaftlichen und technischen Verfahren Brunelleschis tritt ein Aspekt in der Geschichte der audiovisuellen Wahrnehmungsformen hervor, der seither alle Entwicklungen der Kinematographie begleitet hat: Bewegung wird nicht mehr allein in der bildnerischen Darstellung illusionär suggeriert, sondern sie ist in den Aufnahmeapparat selber integriert. Was bei Brunelleschi die Apparatur der Spiegelung, Vermessung und Verifizierung von Realitätssegmenten leistet, wird später im Film durch Bewegungen der Kamera, durch Schnitt und Montage, durch die Mechanik oder Elektronik der Bildwiedergabe erreicht. Der Hohlspiegel und die Spiegelschrift, die Spiegelprojektion und der mit einer doppelten Reflektion arbeitende Geisterspiegel bilden Zwischenschritte in der Geschichte der Kinematographie, in denen sich das alte Zusammenspiel von Magie und Illusion noch einmal reproduziert. Es geht auch bei diesen Instrumenten im Grunde um einen Betrug am Auge: Spiegelvorrichtungen werden so installiert, daß verborgen aufgestellte Figuren mittels zweifacher Reflektion auf eine nicht wahrnehmbare Weise in eine Kulisse hineinprojiziert werden. Sie können so – wie durch ein Wunder – auf einer Wolke schweben oder über einem Altar erscheinen, eine Technik der Illusionierung, die sich Illusionisten noch heute zunutze machen.

Entscheidend bei allen diesen technischen Entwicklungen ist der Aspekt des Apparats, der neue, illusionäre Welten generiert. Eine mediengeschichtlich innovative Stufe, die unter diesem Aspekt der Entdeckung der Perspektive in der Bildenden Kunst vergleichbar ist, erreicht die kinematographische Wahrnehmung mit der Erfindung der Camera obscura. Im Unterschied aber zu den technischen Instrumenten Brunelleschis steht die Apparatur der »dunklen Kammer« nicht in erster Linie in einem funktionalen, dienenden Wahrnehmungsverhältnis zum Betrachter, sondern in dem einer autonomen Wirklichkeitsreproduktion. Deren technische Funktionsweise hat Leonardo da Vinci auf folgende Weise beschrieben:

»Wenn die Fassade eines Gebäudes, ein Platz oder eine Landschaft von der Sonne beleuchtet werden und man bringt auf der gegenüberliegenden Seite in der Wand einer nicht von der Sonne getroffenen Wohnung ein kleines Löchlein an, so werden alle erleuchteten Gegenstände ihr Bild durch diese Öffnung senden und werden umgekehrt erscheinen. [...] Wenn diese Bilder von einem durch die Sonne erleuchteten Ort entstehen und man sie in der Wohnung auf einem Papier auffängt, so werden sie wie eigens auf dem Papier gemalt erscheinen. Das Papier muß sehr dünn sein und von der Rückseite betrachtet werden.« (zit. nach Eder 1932, S. 55).

Vorüberlegungen zur Wirkungsweise der Camera obscura finden sich bereits bei Euklid (um 300 v. Chr.) und Aristoteles (384–322 v. Chr.). In theoretische Reflexionen zu Problemen der Optik werden solche Beobachtungen dann bei dem arabischen Gelehrten Abu Ali Alhazen (965–1039) übertragen, später bei Roger Bacon (ca. 1214–1294), John Pecham (ca. 1220–1292) und Witelo (ca. 1230 – ca. 1275). Doch es bedurfte der Entwicklung der modernen Naturwissenschaften, der Einsichten des Kopernikus (1473–1543), der Entdeckungen Galileis (1564–1642), des Zerfalls der theozentrischen mittelalterlichen Welt und des Einsatzes moderner Geräte der Welterforschung und -entzauberung, bevor die Camera obscura sich als Instrument der visuellen Wahrnehmung nutzen ließ. Der italienische Naturforscher Giovanni Baptista della Porta (1538–1615) griff die Wirkungsweise der Camera obscura auf und trug mit seiner folgenreichen *Magia naturalis* (1553) nicht nur zur Popularisierung von Leonardos Entdeckung bei, sondern förderte mit seinen Schriften auch eine entscheidende Qualitätsverbesserung: die Konvexlinse. Auch wenn nicht Porta, sondern der venetianische Edelmann Danielle Barbaro (1528–1569) als deren Erfinder gilt, so hat er doch ihre Wirkungsweise in seiner 1588 erschienenen Neuausgabe der *Magia naturalis* so genau beschrieben, daß sie eine weite Verbreitung finden konnte:

»Wenn du eine Glaslinse in das Loch einfügest, wirst du alsbald alles deutlicher sehen, wie die Gesichter der vorübergehenden Leute, ihre Farben, ihre Kleidung, ihre Hand-

lungen und alles, als wenn du es aus der Nähe betrachtest. So wirst du zu deiner größten Freude sehen, wie diejenigen, die es betrachtet haben, sich gar nicht genug darüber wundern können.« (zit. nach Eder 1932, S. 63).

Es bedurfte nur noch der Lösung eines physikalischen Problems, das gleichfalls schon Leonardo beschrieben hatte, um der Camera obscura auch ein
großes Publikum zu sichern. Da die Figuren und Gegenstände nach dem
Durchgang durch das »kleine Löchlein« der Camera »umgekehrt« erschienen,
mußte man entweder schräggestellte Spiegel installieren, die den Umkehref-
fekt durch Reflexe wiederum umkehrten, oder man mußte den Effekt des
Hohlspiegels nutzen, der gleichfalls eine Bildumkehrung bewirken kann.
Zahlreiche Forscher und Gelehrte trugen zur Bearbeitung dieser Probleme
wie zur Fortentwicklung der gefundenen technischen Lösungen bei, Physiker
und Mathematiker, Optiker und Astronomen, darunter Johannes Kepler
(1571–1630) und Athanasius Kircher (1601–1680), mit deren Hilfe es gelang,
die Apparaturen zu verkleinern, die Abstimmung der Reflexspiegel zu perfektionieren, die Leistung der Kameralinsen zu optimieren und das Zusammenspiel der Brennweite mit der Bilddistanz zu präzisieren. Mit Hilfsmitteln
dieser Art ließ sich die zunehmend handlicher, schließlich – durch Entwicklungen des Würzburger Mönches Johann Zahn – transportabel werdende Camera obscura als Lehr- und Demonstrationsinstrument nutzen. Aus der alten
Camera obscura wurden Apparaturen und Werkzeuge, die der Mensch nur
noch zu bedienen hatte, um sie seinen Zwecken zuzuführen.

Geblieben aber war diesem Instrument, bei aller zweckrationalen Nutzbarkeit, sein magisch-illusorischer Charakter, der seiner Fähigkeit zur technisch
vermittelten Naturabbildung und also symbolischen Naturbeherrschung ent-
sprang. Die 1806 von Hollison entwickelte Camera lucida projizierte später
das Bild zum Abzeichnen durch ein Prisma, so daß sie sich als Hilfsmittel für
die Ausbildung unterschiedlicher Maltechniken ›nach der Natur‹ verwenden
ließ, da die projizierten Figuren und Gegenstände in Konturen und Schattie-
rungen nachgezeichnet werden konnten. Vor allem aber diente die Camera
obscura als eine Art Zauberkasten, mit dem einem seh-süchtigen Publikum
in verdunkelten Räumen an weißen Wänden staunenswerte Szenen präsentiert werden konnten. Personen, die man nicht sah, bewegten sich an der
Wand. Magische Figuren ohne leibhafte Präsenz betrieben ein buntes Spiel.
Geschichten und szenische Konfigurationen um Liebe, Tod und Teufel schienen wie herbeigezaubert. Magier und Illusionisten, Gaukler und Geisterse-
her, Scharlatane, Ganoven und clevere Geschäftemacher betrieben, von Ort
zu Ort vagierend, einen schwungvollen Handel mit dem durch die Camera
obscura ermöglichten Betrug am Auge. Die Bildersehnsucht ihrer Zeitgenossen sicherte ihnen den Erfolg, an den in jüngster Zeit nostalgische Publikationen mit Bausätzen der Camera obscura anzuknüpfen versuchen (Merz/
Findeisen 1998).

Unter dem Aspekt der Moderne hat Jonathan Crary in seinen Studien zu
den *Techniken des Betrachters* (1990) gezeigt, wie die Entwicklung vom 17. zum
19. Jahrhundert insgesamt zur Emanzipation des Blicks auf die Wirklichkeit

beigetragen hat. Die Camera obsura bedeutete einen bahnbrechenden Fortschritt in der Geschichte kinematographischer Wahrnehmungsformen, der der Entdeckung der Perspektive vergleichbar ist, weil sich in ihr eine Neu- und Umstrukturierung visueller Erfahrungsmöglichkeiten durch optische Techniken repräsentierte. Aber es ist ein ganz anderer Fortschritt als der durch die Perspektive installierte. Die Camera obscura erlaubte dem Beobachter die im Grunde unbegrenzte Reproduktion der beobachteten Realität und ermöglichte ihm zugleich eine bislang ungeahnte Produktion neuer, eigenständiger Wirklichkeiten. Bedingung hierfür ist zunächst die Isolierung des Beobachters, der sich, um die Wirkungen der Camera obscura verfolgen zu können, in einen dunklen, geschlossenen Raum zurückziehen und damit einen Individuierungsprozeß durchlaufen muß. Mit anderen Worten: Um die Welt mittels dieses Geräts wahrnehmen können, muß der Beobachter sich aus ihr entfernen, doch ist sein Standort weder vorgeschrieben noch festgelegt. Zudem wird das Sehen, das Betrachten von der leiblichen Existenz des Beobachters abgelöst. Der Weltausschnitt, den das kleine Wandloch in die Dunkelkammer einläßt, existiert – im Unterschied zum Wahrnehmungszusammenhang, den die perspektivische Zeichnung oder später die Fotografie eröffnen – unabhängig vom Betrachter. Sein Körper, seine Sinne, seine Erfahrungswirklichkeit sind nicht Teil der Darstellung, denn Bild und Realität existieren getrennt voneinander. Der Status des Beobachters ist damit auf eine bislang ungekannte Weise exponiert: »Die Camera obscura, die auf den Naturgesetzen (der physikalischen Optik) gründet, aber auf eine Ebene außerhalb der Natur extrapoliert wird, bietet einen Blickwinkel auf die Welt, der dem Auge Gottes vergleichbar ist.« (Crary 1996, S. 57). Doch bedeutet diese Exponierung nicht ein abermals hierarchisierendes Wahrnehmungsprivileg in der Tradition der Zentralperspektive, sondern einen neuen, harmonischen Einklang des Beobachterstatus mit der Wirklichkeit und der Wahrheit der Welt.

Deshalb besteht Crary nachdrücklich darauf, die Wirkung der Camera obscura von der Technik der Zentralperspektive zu unterscheiden. Es sei, so Crary,

»unbedingt zu beachten, daß die Camera obscura die Stellung eines sich in einem Innenraum befindenden Beobachters zur äußeren Welt definiert und – anders als die Zentralperspektive – nicht bloß eine zweidimensionale Repräsentation liefert. [...] Entscheidend bei der Camera obscura ist die Beziehung des Beobachtenden zu der nicht abgegrenzten, undifferenzierten Weite der Außenwelt und die scharfe Begrenzung und Umreißung des Sehfeldes durch den Apparat, wodurch es erst möglich wird, den Ausschnitt zu beobachten, ohne daß die Darstellung an Vitalität einbüßt. Die Bewegung aber und die Zeitlichkeit, die die Camera so evident macht, waren immer schon vor dem Akt der Repräsentation da; Bewegung und Zeit konnten gesehen, aber nicht abgebildet werden« (Crary 1996, S. 45).

Auf diese Weise wird, wissenschaftsgeschichtlich gesehen, der *eine,* die Realität durch Perspektivierung definierende, damit sie beherrschende, aber auch verzerrende Blick der Renaissance-Zeit abgelöst durch ein Wahrnehmungssystem, das der größeren Komplexität der Wirklichkeit durch ihre Abtrennung vom Bild gerecht zu werden sucht. Die Souveränität des Beobachters erhält dadurch eine neue Dimension. Die Objektwahrnehmung wird auf eine Weise subjektiviert, die metaphorische Qualität gewinnt: »Sie ist sowohl eine Metapher für ein nominell freies, souveränes Individuum als auch für ein privatisiertes Subjekt, das abgeschnitten von der Öffentlichkeit, der Außenwelt, in einem quasi-domestischen Raum steht.« (Crary 1996, S. 49).

Die Laterna magica stellt in gewisser Hinsicht eine Weiterentwicklung der Camera obscura dar. Man kann sagen: Was die Camera obscura für die Entwicklung von Fotografie und Film bedeutete, das leistete die Laterna magica mit den Zwischenstationen Episkop – einem Bildwerfer für undurchsichtige Bilder – und Diaprojektion für die Filmprojektion. Die Effekte der Camera obscura wurden durch den Einsatz von Doppellinsen präzisiert: Ein Objekt, das sich innerhalb der (kleinen) Brennweite einer Linse befindet, wird durch diese Linse in ein virtuelles Bild überführt, dieses wird durch eine zweite Linse mit großer Brennweite vergrößert und in ein reelles, umgekehrtes Bild verwandelt. Es handelt sich also um einen Projektionsvorgang, der sich die unterschiedliche Wirkung verschiedener Brennweiten von Linsen zunutze macht und auf diese Weise eine hohe Präzision bei der Wiedergabe von Bildquellen erreicht. Die Wirkungsweise dieser frühen Laterna magica war begrenzt, da sie in ihrer Grundform lediglich die Wiedergabe eines einzigen Bildes erlaubte. Immerhin aber ließ sie zur selben Zeit, als auch die ersten Mikroskope in Europa entwickelt und verbreitet wurden, bereits den Gedanken an eine Art Fernschreibkunst aufkommen, an eine ›Cryptologia‹ oder ›Stenographia‹, wie Athanasius Kircher sie nannte, die Übertragungen von Schrift über mehrere Kilometer ermöglichen sollte. Und als später an die Stelle des Einzelbilds, das in der frühen Entwicklungsphase der Laterna magica noch gelöscht und jeweils durch neue Bilder ersetzt werden mußte, verschiebbare Glasbildchen getreten waren, die auf mechanische Weise den Eindruck von Bewegung suggerierten, ließ sich der Siegeszug der ›Zauberlaterne‹ – mitsamt den Folgeentwicklungen des Episkops und des Epidiaskops – nicht mehr aufhalten. Die Laterna magica fand im 18. und 19 Jahrhundert große Verbreitung, von der Wissenschaft bis zur Kinderstube.

Auch die Erfindung der ›Zauberlaterne‹ läßt sich als ein Gemeinschaftswerk verstreuter Einzelner bezeichnen. Die älteste Beschreibung der Laterna magica findet sich 1420 bei Giovanni da Fontana aus Padua, populär wird sie erst im 17. Jahrhundert. Von Zglinicki (1979, S. 55 ff.) zählt im Rückgriff auf andere Quellen zahlreiche Namen auf, um sich am Ende auf den niederländischen Physiker Christian Huygens (1629–1695) als den eigentlichen Promoter des Projektionsmediums festzulegen. Doch gleichviel, ob Fontana, Johann Baptist Porta, John Reeves, Robert Hooke, Athanasius Kircher, Thomas Walgenstein oder eben Christian Huygens – entscheidend ist die Tatsache, daß im Zeichen des kinematographischen Fortschritts Wahrnehmungsschritte aufeinander folgen, die sich wechselseitig bedingen können, aber auch unabhängig voneinander bestehen.

Der Ende des 18. Jahrhunderts entstandenen Enzyklopädie von Johannes Georg Krünitz kann man auf anschauliche Weise entnehmen, welche Effekte sich mit der Laterna magica erzielen ließen:

»Wenn man mit der Zauberlaterne auf eine angenehme Art einen Seesturm vorstellen will, so muß man zwei gläserne Streifen, die etwa 15 Zoll lang sind, dazu nehmen, die aber in sehr dünne Rahmen eingefasset sein müssen, damit alle beide zugleich in die Krinne [der Schieber] hinein- und leicht darin hin und her geschoben werden können. Auf den einen Streifen zeichnet man die Wirkungen des Meeres, von seiner leichtesten Bewegung an bis auf den schrecklichsten Sturm über die ganze Länge. Auf das andere Glas malt man Schiffe von verschiedener Gestalt und Größe, doch nur denjenigen Teil derselben, der außer dem Wasser sein soll, in verschiedenen Entfernungen, nebst einigen Wolken, die ebenfalls immer stärker werden müssen. Wenn man das erstere Glas in seiner Krinne sacht fortrückt und demselben an dem Orte, wo der Sturm anfängt, einige Bewegung mitteilt, so wird man hierdurch die Wirkungen eines Meeres hervorbringen, welches allmählich unruhig zu werden anfängt und endlich einen Sturm erregt. Es ist leicht einzusehen, daß dieses alles sehr sorgfältig gemalt werden müsse, weil die Schönheit der Vorstellung ganz allein davon abhängt.« (zit. nach von Zglinicki 1979, S. 63).

Nach allem, was bereits über den Erfolg der Camera obscura gesagt wurde, versteht sich von selbst, daß erst recht ein Apparat mit den eben geschilderten Wirkungen seinen Siegeszug durch die lustvolle Profanität des Jahrmarkts, der Wirtshausveranstaltungen und der Kaffeehausszenerien antreten mußte. Es war eine Projektionstechnik, die aus dem spannungsreichen Spiel von Illusion und Realismus ihre Attraktivität bezog und durch die immer mehr verfeinerte Fertigkeit, Geschichten zu erzählen, einen unwiderstehlichen Reiz auf das große Publikum ausübte. Sie vermochte aufgrund ihrer immer weiter perfektionierten technischen Möglichkeiten einerseits immer abgründigere Phantasien zu entfalten, ließ sich andererseits aber zunehmend auch in den Dienst wissenschaftlicher Information und Dokumentation stellen und als Instrument für den Unterricht in Schulen und Hochschulen nutzen. Nicht nur Scharlatane und Geschäftemacher, sondern auch ernstzunehmende Naturwissenschaftler, Physiker und Astronomen bedienten sich des neuen Mediums. Die kinematographischen Medien sind mithin, dies macht bereits ihre Vorgeschichte deutlich, wirkungsästhetisch neutral: Mit ihrer Technik ist nicht zugleich definiert, wozu sie sich einsetzen, gebrauchen oder mißbrauchen lassen.

Diese Einsicht bestätigt auch die weitere Entwicklung der Laterna magica. Die Nebelbild-Technik, mit deren Hilfe man ein Bild verschwinden ließ, um ein neues auftauchen zu lassen; die Doppelprojektion, durch die ein Bild aus einem Projektor mit einem anderen, bewegten Bild aus einem zweiten Projektor verbunden wurde; die Chromatropen, in denen zwei runde, bemalte, über einen Zahnradkranz miteinander verbundene Glasplatten mittels einer Handkurbel gegenläufig in Rotation versetzt wurden, so daß sich plastische Bildeffekte erzielen ließen, ein Vorläufer des abstrakten Films – sie bilden

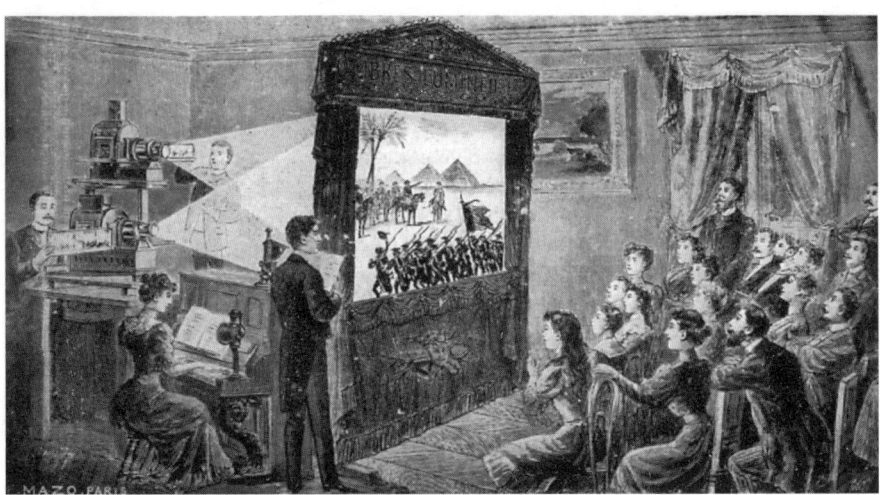

Abb. 10:
Nebelbild-Doppelprojektion

Frühformen der heute geläufigen Überblendungseffekte, die durch Auf- und Abblende oder durch Übereinanderkopieren erzielt werden. Technische Entwicklungen dieser Art ließen sich zur Erzeugung magischer oder sensationeller Einzelbildeffekte ebenso nutzen wie zur Herstellung des erzählerischen Zusammenhangs einer Geschichte in Bildern oder zur Information über entlegene Wissensgebiete. In ihrem Zusammenspiel mit neueren physikalischen Apparaturen, mit Licht-, Spiegel- und Projektionseffekten, nicht zuletzt mit der Entstehung moderner militärischer Kommunikationsformen wie dem Depeschendienst bilden sie Momentaufnahmen aus der Vorgeschichte kinematographischer Wahrnehmung. Doch es wäre zuviel gesagt, wollte man ihnen eine innere, entwicklungslogische Tendenz nachsagen, die, realisiert über kleine, rasch aufeinanderfolgende Einzelschritte, auf die Herstellung von Kontinuität durch Bewegung, also auf die Entwicklung des Films hinauslief. Eher handelt es sich um vielfältige Einzeletappen, die, jede für sich, einen neuen Status der Wahrnehmung repräsentieren. Sie voneinander zu unterscheiden, dürfte ihrer je spezifischen Leistung eher gerecht werden, als sie über den einen, immer gleich Leisten der Vorgeschichte des Films zu schlagen.

Das Panorama

In diesem Sinne wird man nach der Zentralperspektive und der Camera obscura auch das Panorama eine eigenständige und folgenreiche Etappe der Wahrnehmungsgeschichte nennen dürfen. Es ist das Verdienst der detaillierten Darstellung von Stephan Oettermann (1980), dieses Massenmedium der

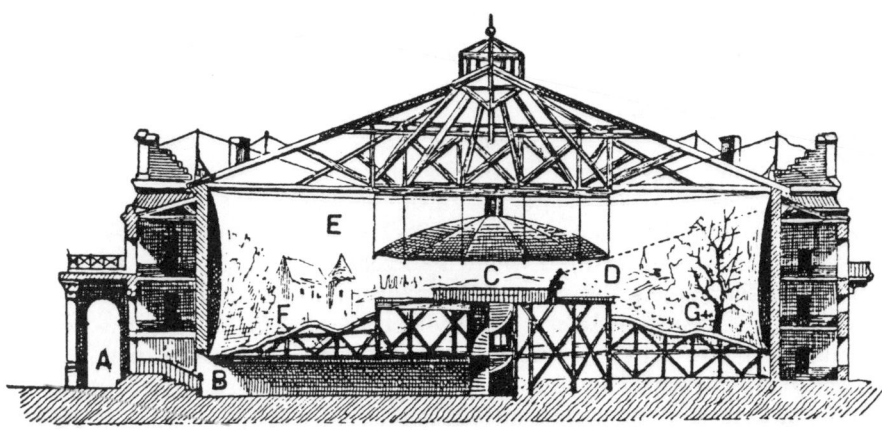

Abb. 11:
Schnitt durch ein Panorama: A. Eingang und Kasse – B. Verdunkelter Gang – C. Betrachter-
plattform – D. Sehwinkel des Betrachters – E. Rundleinwand – F. Plastisch gestalteter Vordergrund – G. in trompe-l'oeil gemalte Gegenstände auf der Leinwand

Moderne davor bewahrt zu haben, den Beschleunigungseffekten der neue-
sten Medienentwicklung anheimzufallen, das heißt: vergessen zu werden.
Zum ersten Mal bot sich in der Wahrnehmungsgeschichte die Möglichkeit eines panoramatischen Sehens gegen Ende des 18. Jahrhunderts. In England
(1794) und Frankreich (1799) werden Rotunden gebaut, die dem Beobachter
einen Rundblick von 360 Grad gestatten. Der Betrachter erhält, sich um seine
eigene Achse drehend, einen zentralen Einblick in Städte, Landschaften oder
Bewegungsabläufe. Er wird auf diese Weise zum Bildmittelpunkt, der durch
visuelle Omnipotenz und Omnipräsenz definiert ist: Die Welt erscheint ihm
als ein durch Perspektiven differenzierter Bildzusammenhang. Der natürliche Wahrnehmungshorizont wird dabei ebenso überschritten wie der begrenzte Sehwinkel des Menschen von etwa 45 Grad. Denn der Illusionie-
rungseffekt des Panoramas besteht darin, den Betrachter – mit Hilfe eigens
von Kapitalgesellschaften entwickelter und erstellter Panorama-Architektu-
ren von bis zu 40 Metern Durchmesser – so ins Wahrnehmungszentrum zu
rücken, daß dieser seine Perspektive als das bestimmende, das Wahrneh-
mungsgeschehen beherrschende Element erfährt. In einem panoramatischen Rundbau entsteht und bewegt sich unter seinen Augen, mit seinen Augen, in seinen Augen eine Realität, die ohne ihn in dieser Form nicht
vorhanden wäre. Sein Blick entspricht dem eines Schwenks in der Horizonta-
len um eine imaginäre Achse, wie ihn später die Filmkamera vollführen
wird. Der Zuschauer ist auf diese Weise buchstäblich ›im Bild‹. Er befindet
sich auf einer kleinen Empore, die ihm den ungehinderten Rundblick erlaubt. Kein Rahmen, keine Bühne begrenzt seinen Horizont. Die Bildaufhän-
gung und die Bildbegrenzungen oben und unten sind durch einen Schirm
und andere Konstruktionselemente so geschickt kaschiert, daß der Eindruck

einer höchst natürlichen Künstlichkeit entsteht – ein Effekt, den in unseren Tagen auf ihre Weise die elektronisch hergestellte ›virtual reality‹ des Cyberspace erzielt.

Es versteht sich, daß – wie bei der Camera obscura und der Laterna magica auch – wiederum der zu erwartende Erfolg bei einem Massenpublikum den entscheidenden Impuls für die Entwicklung des Panoramas bildet. Das Panorama wird – ebenso wie die bereits zuvor entstandenen Publikumsattraktionen Bänkel- und Moritatensang oder Guckkasten – bis zur Mitte des 19. Jahrhunderts ein Massenmedium. Dementsprechend setzt sich sein Programm aus attraktiven Sujets zusammen, die von der antiken Mythologie bis zu aktuellen Stadt-Ansichten reichen, von virtuos gezeichneten allegorischen Erzählungen bis zu perfekt gestalteten Landschaften, von phantasmagorischen Bildsequenzen über Schlachtengemälde bis zu realistischen Entwürfen alltäglicher Szenerien. Eine medientechnisch entscheidende Voraussetzung zur Realisierung solcher Effekte bildet die bereits in der Renaissance entwickelte perspektivische Malerei, die im Panorama optisch höchst kunstvoll in Szene gesetzt und später durch akustische Effekte (Musik, Geräusche) und durch den Einsatz von Diaprojektoren noch gesteigert wird. Der Zuschauer, als Wahrnehmungszentrum aller panoramatischen Gestaltung, steht inmitten der gezeigten Sujets, unter denen er auswählen, schweifen, flanieren kann. Dies ist freilich nur möglich, weil die nach dem Maß der Zentralperspektive entworfene Installation des Panoramas ihrerseits auf einem Betrug am Auge beruht. Denn das Panorama besteht aus Teileinheiten, die sich als ein Ganzes nur darstellen, und es ist dementsprechend auch in Teileinheiten nur wahrnehmbar. Es sei denn, der Zuschauer regiert seine Wahrnehmungen mit einer Art von imperialem Blick von einer Überblicksperspektive aus. In beiden Fällen aber bleibt er ans Bild gefesselt, wird in seiner Perspektivik durch dessen Perspektiven bestimmt und, solange er sich an seinem Wahrnehmungort befindet, auch definiert.

Auf die von Walter Benjamin anläßlich von Dolf Sternbergers Panorama-Buch *Panorama oder Ansichten vom 19. Jahrhundert* (Sternberger [1938] 1974) aufgeworfene Frage, »ob die Gesichtseindrücke des Menschen nicht nur von natürlichen Konstanten, sondern auch von historischen Variablen bestimmt werden« (Benjamin 1972, S. 573), läßt sich im Blick auf den Betrachter des Panoramas mit einer vorläufigen Antwort entgegnen: Dieser repräsentiert den Eintritt in eine Moderne, die eine wahrnehmungsgeschichtlich orientierte Medienanthropologie als Simultaneität, als Gleichzeitigkeit und Ineinandergreifen von Subjektivität und Objektivität verstehen könnte. Woran es diesem modernen Betrachter des Panoramas aber mangelt, ist jenes Element der Dynamisierung, das die entwickelten Formen der Laterna magica bereits aufwiesen: die Bewegung. Die Einführung von Bewegung ins Panorama, seine Entwicklung zum Diorama, bildet die entwicklungslogisch nächste Stufe der Medienästhetik. Sie wird erzielt durch ein Doppeleffekt-Verfahren, das Louis Daguerre, der Erfinder der Daguerreotypie, 1839 folgendermaßen beschrieben hat: »Die Leinwand wird von beiden Seiten bemalt und ebenso beleuchtet, so daß die Beleuchtung durch Reflexion und Refraction, d.h.

durch Licht, welches auf das Bild fällt, und durch Licht, welches durch das Bild hindurch scheint, bewirkt wird.« (Daguerre [1839] 1989, S. 61). Lichteinfall von vorne zeigte die Ansicht bei Tage, Lichteinfall von hinten jene bei Nacht. Allein durch eine geschickte Lichtregie ließen sich auf diese Weise mit dem Doppeleffekt-Diorama Hell-Dunkel-Wirkungen erzielen, die den Wechsel von Tag und Nacht suggerierten und damit binnen weniger Minuten, im Zeitraffer-Verfahren, den Ablauf einen ganzen Tages, vom Aufgang der Sonne bis zur Nacht, durchzuspielen erlaubten. Auf diese Weise wurden Zeit und Raum dynamisch miteinander verbunden, ein Effekt, den seit den 30er Jahren des 19. Jahrhunderts das ›Moving Panorama‹, das Reisen durch den Raum inszenierte, mittels narrativer Strukturen verstärkt hat.

Fotografie

»Mit der im Augenblick quasi schock-gefrorenen Zeit«, so behauptet Stephan Oettermann, »nimmt das Panorama die Bannung der Realität durchs Kameraobjektiv des Photographen vorweg« (Oettermann 1995, S. 81). Diese These steht erkennbar in der Tradition entwicklungslogischer Konstruktionen, denen zufolge sich die Geschichte der audiovisuellen Wahrnehmungsformen als konsequente Abfolge einzelner Fort-Schritte darstellt: der jeweils vorhergehende als Vorwegnahme des jeweils folgenden Schritts. Davon kann, hierauf wurde bereits hingewiesen, nur ausnahmsweise die Rede sein. Zentralperspektive und Camera obscura bilden mediengeschichtliche Wahrnehmungshöhepunkte, in denen sich ein einzigartiger Wahrnehmungsmodus repräsentiert, der zugleich ein Wahrnehmungsumbruch ist. Das gilt in vergleichbarer Weise auch für das Panorama. Es ist ein mediengeschichtliches Ereignis sui generis. Und doch läßt sich die zitierte These Oettermanns nicht völlig von der Hand weisen. Denn tatsächlich stellt das Panorama auf dem Weg zur kinematographischen Revolution des Films eine Etappe dar, der entwicklungsgeschichtlich nur ein vergleichsweise kleiner Schritt folgen mußte: die Bannung des Augenblicks durch den Apparat. Die Zeit einzufrieren, die Realität in ihr Abbild zu verwandeln, sie auf diese Weise wahrnehmungstechnisch zu beherrschen, den Beobachter an einen Apparat anzuschließen und sein Auge zu erweitern – das ist die historische Leistung der Fotografie, die in der Ästhetik des Panoramas virtuell bereits vorgeprägt ist. Zu vollziehen war lediglich der – allerdings entscheidende – Schritt noch: die Fixierung des einzigartigen Augenblicks und dessen Reproduktion.

Der Begriff ›Fotografie‹ bedeutet, wörtlich aus dem Griechischen übertragen, nichts anderes als ›Lichtschrift‹. Dieses Wort trifft den Vorgang, um den es sich handelt, genau. Die technische Voraussetzung der Fotografie bildet die Nutzung des Lichts in Verbindung mit sensibilisiertem, also lichtempfindlichem Material. Johann Heinrich Schulze hatte 1727 Silbernitrat mit Sonnenlicht geschwärzt und damit die Voraussetzung für die Belichtung von Bildplatten entdeckt. Er konnte die Lichtschrift jedoch noch nicht fixieren Diesen technisch entscheidenden Emanzipationsschritt, der auch die epo-

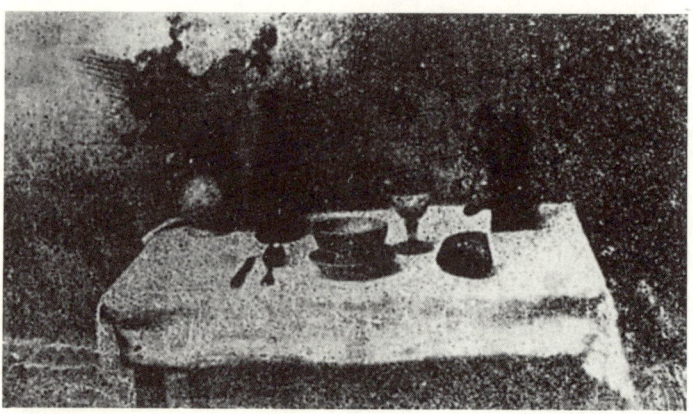

Abb. 12:
Nicéphore Niépce: Der gedeckte Tisch, 1822

chale Differenz zur Camera obscura markiert, vollzogen zu Beginn des 19. Jahrhunderts die Franzosen Joseph Nicéphore Niépce, Louis Jacques Mandé Daguerre und Hippolyte Bayard sowie der Engländer William Fox Talbot.

Bereits in den zwanziger Jahren des 19. Jahrhunderts hatte der pensionierte Offizier und passionierte Erfinder Nicéphore Niépce in verschiedenen lithographischen Experimenten und unter Einbeziehung der Camera obscura ein fotografisches Verfahren entwickelt, das einen Realitätsausschnitt auf einer asphaltbeschichteten Zinnplatte zu fixieren erlaubte. Vom Fenster seines Arbeitszimmers gelang es Niepce, nach achtstündiger Belichtungszeit eine Gartenansicht, seitenverkehrt, auf eine mit chemischen Substanzen überzogene Zinnplatte zu bannen. Niépce hat sein Verfahren folgendermaßen beschrieben:

»Die Entdeckung, die ich gemacht habe, und die ich mit dem Namen ›Heliographie‹ bezeichne, besteht darin, die durch die Camera obscura aufgefangenen Bilder durch die Wirkung des Lichtes mit den Abstufungen der Abtönungen zwischen Schwarz und Weiß von selbst festzuhalten. [...] Das Licht wirkt im zusammengesetzten wie im zerlegten Zustand chemisch auf verschiedene Stoffe ein. Es wird von ihnen absorbiert, vereint sich mit ihnen und gibt ihnen neue Eigenschaften. So vermehrt es die natürliche Dichtigkeit einiger dieser Stoffe; es macht sie sogar fest und mehr oder weniger unlöslich; je nach der Dauer oder der Intensität seiner Einwirkung. Das ist in kurzen Worten das Wesen der Erfindung.« (zit. nach Baier 1977, S. 65).

Das von Daguerre 1835 entdeckte, 1839 patentierte Verfahren zur Herstellung einer mit Hilfe von Silberjodid, beschleunigenden Substanzen wie Chlor und Brom sowie Quecksilberdämpfen sensibilisierten, also mit einer lichtempfindlichen Schicht überzogenen Silberplatte bedeutete eine Verfeinerung der Arbeiten von Niépce. Daguerre mußte seine Silberplatte nur noch in eine Kamera einlegen, die gleichfalls nach dem Prinzip der Camera obscura funktionierte, sie belichten und die belichtete Silberplatte über Quecksilberdämpfen entwickeln. Talbot benutzte statt einer Metallplatte ein mit Chlorsilber beschichtetes Papier, das auch er in einer Kamera der Lichteinwirkung aussetzte, so daß er ein fotografisches Negativ erhielt. Dieses machte er mit Hilfe von Wachs transparent, legte es auf ein weiteres lichtempfindliches Papier und belichtete auch dieses, so daß ein Positiv entstand. Talbots Entwicklung kommt insoweit unserem heutigen fotografischen Verfahren am nächsten. Etwa zur selben Zeit erfand Bayard das Direkt-Positiv-Verfahren auf Chlorsilberpapier, das er durch Sonneneinwirkung schwärzen und anschließend in der Kamera bleichen ließ, so daß helle Objekte hell, dunkle Objekte dunkel wiedergegeben wurden, ein Vorläufer der modernen Diapositiv-Verfahren, die ebenfalls ohne Negativ auskommen. Das Ergebnis war bei allen vier Verfahren ein der Realität entnommenes, analoges und fixiertes Bild, das den Wahrnehmungsstandort und die Wahrnehmungspräferenz der jeweils aufnehmenden Kamera und des sie steuernden Subjekts repräsentierte.

Fotografie ist also, von der etymologischen Bedeutung des Wortes einmal abgesehen, eine Form visueller Realitätsverarbeitung, die durch die produktive Verbindung von Physik und Chemie ermöglicht wird, von Gesetzen der Optik, wie sie bereits die Funktionsweise der Camera obscura repräsentierte, und chemischen Vorgängen, die zur Herstellung lichtempfindlicher Platten oder beschichteter Papiere führten. Dominique François Arago, der Fürsprecher Daguerres in der französischen Akademie der Wissenschaften, proklamierte die Entdeckung des neuen Mediums in der Überzeugung, daß »das Licht selbst die Formen der äußeren Objekte und ihre Verhältnisse mit einer fast mathematischen Genauigkeit« erzeugte (zit. nach Baier 1977, S. 76). Doch geht in den praktischen Umgang mit den Möglichkeiten der Fotografie, frühzeitig schon und regulierend, ein Wissen ein, das über die Camera obscura hinausweist: Wirklichkeit in der Singularität des eingefangenen Augenblicks nicht nur abbilden, sondern sie auch perspektivisch entwerfen, ausschnitthaft gestalten und, in äußerster Präzision, erzeugen zu können, anders zwar, als die subjektive Formkraft des Malers oder Zeichners dies vermag, doch dieser vergleichbar, ja an die Seite zu stellen durch den Reichtum der Auswahl- und Anwendungsmöglichkeiten des fotografischen Verfahrens. Diese Qualität hatte schon Talbot im Blick, als er die Vorzüge des neuen Mediums beschrieb: »Ein Vorteil, den die Erfindung der Fotografie gebracht hat, ist der Umstand, daß sie es uns ermöglicht, in unsere Bilder eine Vielzahl kleinster Details aufzunehmen, die die Wahrheit und Realitätsnähe der Darstellung steigern helfen und die kein Künstler so getreu in der Natur abkopieren würde.« (zit. nach Kemp 1980, S. 62).

Detailgenauigkeit und Wahrheitstreue – damit sind die kulturellen Parameter benannt, denen die Fotografie ihre Erfolgsgeschichte verdankt. Sie ist »ein Geschöpf der bürgerlichen Aufklärung und des naturwissenschaftlichpositivistischen Denkens« (Busch 1995, S. 222). Ihre Leistungen lassen sich stichwortartig umreißen: Umwandlung der Anschauung in Aufzeichnung,

Wiedergabe der Realität als Abbildung, Technifizierung des Aufzeichnungs-verfahrens, instantane Bannung des Augenblicks, dauerhafte Fixierung der Abbildung, Erweiterung der menschlichen Wahrnehmungsmöglichkeiten. Mit allen diesen Qualitäten umgibt die Fotografie – trotz ihrer, dank einfacher Handhabung, implizit ›demokratischen‹ Tendenz – eine »Aura des Demi-urgischen« (ebd., S. 216): die Fähigkeit der Weltnachbildung und -neubildung, die ein Gutteil Realitätsmächtigkeit repräsentiert, und zugleich eine zu-nächst undefinierte Nähe zu künstlerischer Produktivität.

Roland Barthes hat für diese Qualitäten der Fotografie in seinem großen Essay *Die helle Kammer* Worte gefunden, die die Faszinationskraft dieses Medi-ums aus der Sicht des Betrachters eindrucksvoll umschreiben:

»Was die Fotografie endlos reproduziert, hat nur einmal stattgefunden: sie wiederholt mechanisch, was sich existentiell nie mehr wird wiederholen können. In ihr weist das Ereignis niemals über sich selbst hinaus auf etwas anderes: sie führt immer wieder den Korpus, dessen ich bedarf, auf den Körper zurück, den ich sehe; sie ist das absolut BESONDERE, die unbeschränkte, blinde und gleichsam unbedarfte KONTINGENZ, sie ist das BESTIMMTE (eine bestimmte Photographie, nicht *die* Photographie), kurz, die TYCHE, die GELEGENHEIT, das ZUSAMMENTREFFEN, das WIRKLICHE in seinem uner-schöpflichen Ausdruck.« (Barthes 1985, S. 12).

Zwar geht, zumal in den Anfängen der Fotografie, vom Objekt, dem bewußt ausgewählten Gegenstand des Bildes, der Impuls zur fotografischen Auf-nahme aus. Barthes sagt deshalb mit Recht: »Die Photographie ist, wörtlich verstanden, eine Emanation des Referenten. Von einem realen Objekt, das einmal da war, sind Strahlen ausgegangen, die mich erreichen [...]« (ebd., S. 90 f.). Doch schon der Akt der Objektwahl ist subjektiver Natur, wie die von Barthes herangezogenen Fotografen – unter ihnen Jean-Eugène-Auguste At-get, Richard Avedon André Kertész, Robert Mapplethorpe, Nadar, August San-der, Alfred Stieglitz – mit jeder der zitierten Aufnahmen bezeugen. Die Faszi-nationskraft, die von solchen Fotografien und der Fotografie insgesamt ausgeht, entspringt ihrer der Kunst verwandten, dem Illusionismus naheste-henden, die Bildersehnsucht des Menschen weckenden und stillenden Seite. Diese Seite, ihr Kunstcharakter, hat ihren Siegeszug, von den strittigen An-fängen, den verständnislosen Vergleichen mit der Malerei, bis zu den in Form von Museen inzwischen ihr errichteten Tempeln, begründet und be-günstigt.

Ihre andere Seite ist die der Verwertbarkeit für die zweckrationale Gesell-schaft, ihre kommerzielle Nutzbarkeit, ihre Dienstbarkeit im Zeitalter der In-formation, Kontrolle und Überwachung. Kaum ein Bereich der Öffentlich-keit, der nicht durch Fotos bestimmt wäre, von der Presse bis zum Paßwesen, kein Archiv, das ohne sie auskäme, von der Polizei über die Klinik bis zum Militär. Das fotografische Verfahren ist omnipräsent, weil es ubiquitär ein-setzbar ist: in der Reportage wie in der Spionage, im Krieg wie bei Katastro-phen, in der Pornographie wie im Familienleben. In jedem Falle handelt es sich um eine Art Inbesitznahme, eine Herrschaftstechnik, die dem fotografierten Objekt Gewalt antut, indem sie dieses mittels Kamera bannt und ihren Zwecken unterwirft. Da grundsätzlich alle gegenständlich-körperliche Materialität der Fotografie als Objekt zur Verfügung steht, ist ihr Material im Prinzip unbegrenzt. Da die fotografischen Verfahren im Zuge ihrer technischen Vervollkommnung immer weiter verfeinert worden sind, ist auch ihr Mißbrauch im Prinzip unbegrenzt. Selektive Einstellungen, Retuschen und Fälschungen sind bekanntlich keine Sonderfälle in der Geschichte der Fotografie, sondern probate Mittel der politischen Propaganda, der Werbung und der Geschichtsschreibung. Dies alles spricht nicht gegen die Fotografie, es besagt lediglich, daß moderne Techniken und fortgeschrittene Technologien sich gegenüber ihren unterschiedlichen Verwendungsmöglichkeiten indifferent verhalten.

Die beiden Seiten der Fotografie, ihr Kunstcharakter und ihre Verwertbarkeit, waren der Entdeckung dieses Mediums und seiner Erfolgsgeschichte von Anfang an eingeschrieben. Man könnte auch von ihrem magischen Erbe, dem Erbe der Bannung und Illusionierung aus der Geschichte der Bilder und von ihren aufklärerisch-rationalistischen Anteilen an der Entwicklung der audiovisuellen Medien sprechen. Der letztgenannte Aspekt hängt mit dem der Technik aufs engste zusammen: Nie zuvor hatte es die Möglichkeit gegeben, die Wirklichkeit auf eine so präzise Weise einzufangen. Ausschnitthaftigkeit, Detailgenauigkeit, Perspektivierung und Rahmung – all diese Charakteristika der Fotografie repräsentieren ein durch den fotografischen Apparat vermitteltes Herrschaftsverhältnis gegenüber der abgebildeten Welt, einen Gestus der Kolonisierung, der urteilt, auswählt, zurichtet, einfängt und festhält. Der Apparat ist operatives Vollzugsorgan dieser kolonisierenden Haltung. Seine Mechanismen, in der Geschichte der Fotografie immer weiter ergänzt, verfeinert, perfektioniert, garantieren den Beobachter- und damit den Machtstatus des fotografierenden Subjekts, das sich auf seinen Streif- und Beutezügen durch die unendliche Welt des gegenständlich Wahrnehmbaren des Erfolges und damit der immerwährenden Bestätigung seines Status sicher sein kann. Seinen Lohn bildet das Resultat, das zielsichere Bild, der gelungene Schnapp-Schuß, die Aufnahme, aus der – aller Reproduzierbarkeit des fotografischen Bildes zum Trotz – etwas Auratisches spricht, ein Zauber, die Magie eines Bildeindrucks, in dem sich Konturen und Figuren, Hell und Dunkel, Licht und Schatten unwiederholbar und unwiederbringlich zum Kunstwerk verdichten können.

Von der Fotografie zum Film

Dem französischen Physiologen Jules Marey (1830–1903) und dem in England geborenen Landschaftsfotografen Eadweard Muybridge (1830–1904) kommt das Verdienst zu, den Übergang von der Fotografie zum Film technisch ermöglicht zu haben. Was Marey ebenso wie Muybridge interessierte, waren Bewegungsabläufe, genauer: das Studium von Einzelphasen rasch ablaufender Bewegungseinheiten. Um diese analysieren zu können, benötigten sie Mo-

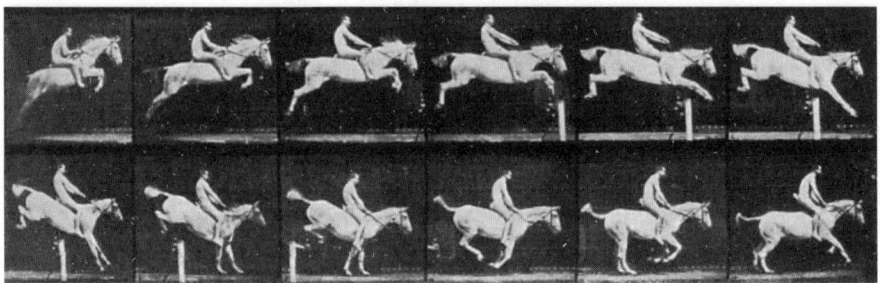

Abb. 13:
Serienfotografie eines Reiters (ca. 1883) von Eadweard Muybridge

mentaufnahmen, das heißt fotografische Fixierungen der einzelnen Bewegungsphasen in möglichst großer Zahl. Einen Bewegungsablauf – man könnte auch sagen: den Fluß der Bilder – herzustellen, setzte voraus, diesen zunächst in Einzelbilder zu zerlegen, und zwar sowohl für die Aufnahme als auch für die Wiedergabe. Das war im Grunde die Aufgabe, die der Film in technischer Hinsicht stellte. Die Arbeiten Mareys und Muybridges boten für die Lösung dieses Problems entscheidende Anregungen.

Muybridge standen hierfür durch die Unterstützung des Gouverneurs Honorable Leland Stanford optimale Forschungsmöglichkeiten in Kalifornien zur Verfügung. Sie erlaubten es ihm, mit einem Riesenaufgebot von bis zu 30 Kameras, ausgerüstet mit hochempfindlichen Linsen, Momentaufnahmen galoppierender Pferde und trabender Stiere herzustellen, von der Seite, von vorn und von hinten, und so die Einzelphasen der jeweiligen Bewegungsabläufe zu erforschen. Indem Muybridge Momentaufnahmen ausgewählter Einzelphasen in Form von Glasscheiben in ein Lebensrad einsetzte und dieses zur Rotation brachte, konnte er Betrachtern die Illusion eines ununterbrochenen Bewegungsablaufs vermitteln. ›Zoopraxiskop‹ hieß diese Erfindung, die eine zweifach bearbeitete Natur – zerlegt und synthetisch rekonstruiert – zu einer neuen, scheinbar natürlichen Einheit zusammen fügte.

Jules Marey griff, angeregt nicht zuletzt durch die Erfolge Muybridges, zur Erreichung seiner Ziele auf eine Erfindung des Pariser Astronomen Pierre Jules César Janssen zurück, der bereits 1874 in eine nach Art eines Revolvers konstruierte Kamera eine drehbare lichtempfindliche Platte eingebaut hatte. Mittels eines Uhrwerks setzte Janssen diese Platte in Bewegung, so daß er in regelmäßigen Zeitabständen jeweils 48 Aufnahmen erhielt. Diesen Effekt, der Janssen zur Beobachtung von Planeten diente, nutzte Marey für seine Bewegungsstudien. Seine ›Fotografische Flinte‹, in die ein Objektiv und eine kreisförmige lichtempfindliche Platte eingebaut waren, erlaubte es ihm, in einer Sekunde zwölf Aufnahmen buchstäblich zu ›schießen‹. Die ›Chronophotographie‹, die sich seit 1882 aus diesen Anfängen entwickelte, perfektionierte die komplexe analytische Rekonstruktion von Bewegungsfolgen. Sie ermöglichte die Reihenfotografie in Form von Mehrfachbelichtungen durch einen rotierenden Momentverschluß. Die Bewegung des Objekts konnte auf diese Weise, untergliedert in Einzelphasen, mit Hilfe eines speziellen Aufnahmewagens auf einer feststehenden Platte fotografisch fixiert werden.

Was Marey, Muybridge und andere – zu nennen sind neben Stanford und Janssen auch der Künstler Thomas Eakins, der Ingenieur Ernst Mach, der Fotograf und Physiker Ottomar Anschütz – mit ihren Experimenten, Forschungen, Inventionen und Konstruktionen erreicht hatten, war eine fotografische Wirklichkeitsverarbeitung epochalen Ausmaßes. Sie hob nicht nur, wie bereits die Fotografie, die Distanz zum Objekt auf, sondern auch die Einheit seiner Bewegungsfolgen. Indem sie die Bewegung zergliederte und das isolierte Einzelelement fixierte, schuf sie eine neue Wirklichkeit, die in dieser Form nicht existiert hatte. Diese Vorstufen der kinematographischen Medien – nicht mehr Foto, noch nicht Film – stellen künstliche Formen von Raum- und Bewegungsillusion zum Zweck einer technisch hergestellten Realitätswiedergabe dar. Um aber die Illusion eines Bewegungsflusses zu vervollkommnen, mußten zwei weitere Effekte in die kinematographische Apparatur integriert werden: der stroboskopische Effekt und die Nachbildwirkung.

Die Nachbildwirkung beruht darauf, daß Licht- oder Bildimpulse im menschlichen Auge fortwirken, auch nachdem sie nicht mehr sichtbar sind. Man kann diesen Effekt – Goethe und Nietzsche haben ihn detailliert beschrieben, bekannt war er schon Ptolemäus um 150 n. Chr. – beispielsweise bei der Betrachtung der Sonne registrieren, deren Feuerball auch dem geschlossenen Auge noch präsent bleibt, oder beim Blick auf eine rote Figur, nach deren Verschwinden diese Figur an einer weißen Wand in ihrer Komplementärfarbe Grün zu sehen ist, oder – wie d'Arcy 1750 zeigte – anhand eines an einer Schnur befestigten glühenden Holzes, das bei einer Rotationsbewegung statt eines Punktes einen Kreis zu beschreiben scheint. Solche Effekte haben ihren physiologischen Grund darin, daß der visuell aufgenommene Impuls auch nach seinem Verschwinden auf der Netzhaut weiterwirkt, gleichsam gespeichert wird, während der nächstfolgende Licht- oder Bildimpuls auf den noch vorhandenen auftrifft. Den gegenläufigen Effekt erzeugte Newton 1660 durch die Verschmelzung von Farben. Newton fand heraus, daß im weißen Licht alle Spektralfarben enthalten sind. Deren Summe läßt deshalb bei schneller Drehung im Betrachter den Eindruck von Weiß entstehen.

Man kann sagen: Die Trägheit des Auges erlaubt es dem Betrachter nicht, der jeweils vorgegebenen Geschwindigkeit zu folgen. Auf diesem Effekt basiert der Film physiologisch. Bei ausreichend rascher Bildfolge stellt sich eine Wirkung ein, die in der Gestaltpsychologie als ›Phi-Phänomen‹ bezeichnet wird. Sie vermittelt dem Zuschauer den Eindruck eines kontinuierlichen Bewegungsablaufs, ein Effekt, den schon im ersten Drittel des 19. Jahrhunderts das Thaumatrop zu erzeugen vermochte. Mit ihm wurden zwei Bilder unterschiedlicher Qualität, z.B. Vogel und Käfig, so schnell gedreht, daß die Gestalt der beiden Bilder zu einem einzigen Bild verschmilzt: Der Vogel scheint im Käfig zu sitzen. Das Thaumatrop verbindet auf diese Weise Bilder zu einer Bewegungsfolge, vergleichbar den sogenannten ›Daumenkinos‹, bei denen die Blätter eines Büchleins in rascher Folge durch Daumen und Zeigefinger laufen. Wie im Film erleben wir durch einen Verschmelzungseffekt, der auf der Nachbildwirkung beruht, den Ablauf von Bewegungen als eine zusammengehörige Folge von Bildern und nicht als Reihung einzelner Standbilder.

Diesen Verschmelzungseffekt nutzten auch andere Apparate, die große Publikumserfolge wurden. Das Lebensrad oder Phenakistiskop etwa, das Joseph Plateau bereits 1832 beschrieben hat, bestand aus einer kreisrunden Scheibe mit 16 geschlitzten Spalten, auf die ein Tänzer in 16 verschiedenen Tanzhaltungen gezeichnet war. Zuschauer, die durch einen Sehschlitz schauten, konnten nun, bei einer entsprechenden Rotationsbewegung der Scheibe, in einem Spiegel die Bewegung des Tänzers sehen, der auf der scheinbar unbewegten Scheibe eine Umdrehung ausführte. Solche Apparate arbeiteten der Entwicklung des Films vor, weil sie durch die Zusammenstellung von Bildern mit minimalen Differenzen einen kontinuierlichen Bewegungseindruck erzeugten. Sie haben die spätere Verbindung der Fotografie mit dem Lebensrad und die Entwicklung von Projektionsgeräten ermöglicht, die das bewegte Bild wahrnehmbar machten. Hierzu zählt auch das 1833 von Horner entwickelte Zoetrop-Verfahren, die sogenannte ›Wundertrommel‹, die aus einem mit Schlitzen versehenen, sich rasch um seine eigene Achse drehenden Hohlzylinder bestand. In die Innenwand des Zylinders waren Phasenbilder oder Bewegungsphasen in Form einer unendlichen Schleife eingearbeitet, die sich für den durch einen Schlitz blickenden Betrachter mittels Drehung zu einer ununterbrochenen Bewegung verbanden. Am Ende dieser durch das ganze 19. Jahrhundert sich hinziehenden Entwicklungs- und Erfindungskette steht das Tachyskop von Ottomar Anschütz (1884), ein Apparat, der Bilder – in Form von Diapositiven – äußerst rasch projizierte und seit 1887 mit einem elektrischen Antrieb ausgestattet war.

Die Nachbildwirkung ist jedoch nicht identisch mit jener kinematographischen Technik, die sich ihrer zum Zwecke der Illusionierung bedient: die Stroboskopie. Unter einem Stroboskop versteht man eine Apparatur, die mit Hilfe eines in regel- oder unregelmäßiger Folge an- und ausgehenden Lichtes Bewegungsfolgen in Einzelbilder zerlegt und damit den Eindruck eines zerhackten Bewegungsablaufs entstehen läßt – eine heute in jeder Diskothek gebräuchliche Technik. Mit dieser Technik arbeiten im Grunde auch alle Filmaufnahme- und -wiedergabeapparate: Sie machen durch den Einsatz von Lichtimpulsen in Verbindung mit der Nachbildwirkung Bewegungsabläufe sichtbar, die in Wirklichkeit aus lauter Einzelbildern bestehen. Pointiert kann man sagen: Die Verbindung des stroboskopischen Effekts mit der Nachbildwirkung ermöglichte die Entstehung des Films.

Bei der Projektion wird der Lichtstrahl durch die Umlaufblende unterbrochen, die im Lichtgang einer Kamera oder eines Projektors die Lichtöffnung regelmäßig öffnet oder schließt. Es handelt sich dabei um einen aufnahmetechnisch notwendigen Vorgang, der die Belichtung und die Projektion der Bilder reguliert. Ein störender Nebeneffekt mußte jedoch vermieden werden, nämlich das in frühen Filmen häufig noch wahrnehmbare Flimmern des bewegten Bildes. Bei der Wiedergabe der Bilder entstehen Helligkeitsschwankungen, die durch den stroboskopischen Effekt der filmischen Aufnahme- und Projektionsapparatur erzeugt werden. Die Filmrolle mußte deshalb für den Abspielvorgang mit Hilfe einer Flügelscheibe und des sogenannten ›Malteserkreuzes‹ so instrumentiert werden, daß die Belichtungs- bzw. Projektionsmomente statt der realen Einzelbilder die Illusion eines ununterbrochenen Bewegungsflusses entstehen ließen. Die Erhöhung der Bildfrequenz – seit 1927, dem Jahr der Einführung des Tonfilms, liegt sie international bei 24 statt wie zuvor bei 16 bis 18 Bildern pro Sekunde – führte schließlich zur vollständigen Aufhebung des Flimmerns und damit zu einer störungsfreien Wahrnehmung von kontinuierlichen Bewegungsphasen, die es in der Realität der kinematographischen Apparatur in dieser Form nicht gibt.

Bei von Zglinicki läßt sich auf anschauliche Weise nachlesen, welch große Zahl am Wissenschaftlern und Entdeckern zur Erforschung des stroboskopischen Effekts und der Nachbildwirkung und damit zur Entwicklung des Films beigetragen hat, darunter prominente Namen: Peter Mark Roget, Joseph Plateau, Michael Faraday, Simon Stampfer, William George Horner, Ottomar Anschütz, Emile Reynaud. Sie entwickelten, jeder auf seine Weise, Techniken und Mechanismen, die bereits eine perfekte illusionistische Nutzanwendung der Verschmelzung von stroboskopischem Effekt und Nachbildwirkung erlaubten. Diese Techniken zu einer geradlinigen Verlaufsgeschichte der Entdeckung des Mediums Film zu bündeln, ist jedoch, wie auch Jonathan Crary betont hat, problematisch:

»Die Filmhistoriker sehen in ihnen die Urformen einer evolutionären technischen Entwicklung, die gegen Ende des Jahrhunderts zu einer einzigen vorherrschenden Form führten. Sie gelten vor allem als im Werden begriffene, noch unvollständige Vorläufer des Films. Unbestritten gibt es bestimmte Gemeinsamkeiten zwischen dem Film und diesen Geräten um 1830, aber es handelt sich häufig wohl eher um eine dialektische Inversions- oder Oppositionsbeziehung, wobei die Merkmale der früheren Geräte negiert oder verschleiert wurden.« (Crary 1996, S. 113).

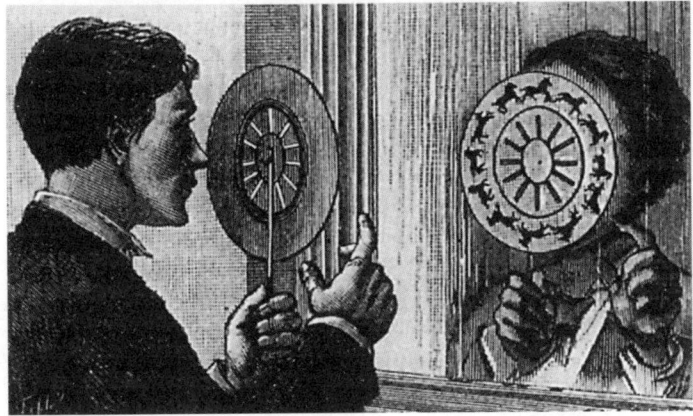

Abb. 14:
Die Handhabung eines Phenakistiskops vor einem Spiegel

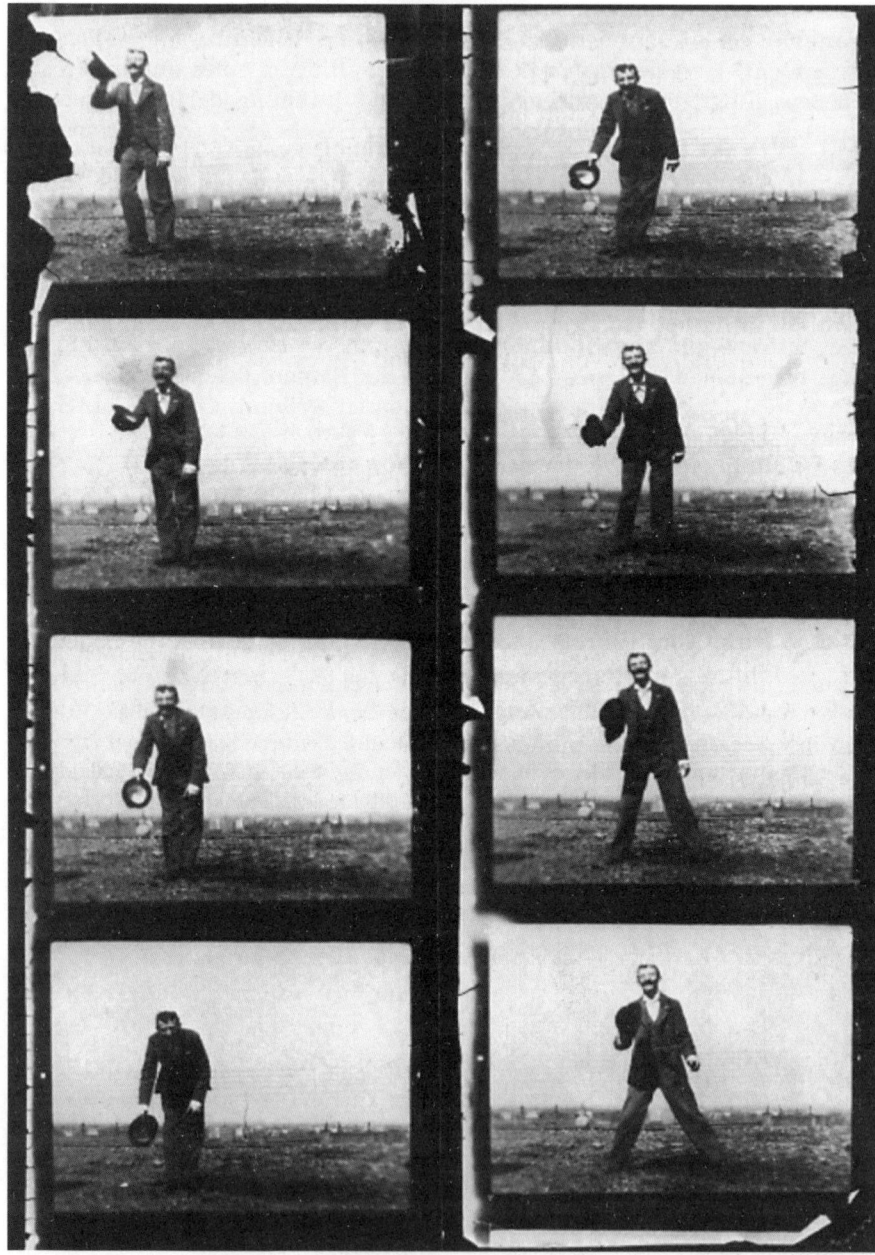

Abb. 15:
Erste Filmaufnahmen der Gebrüder Skladanowsky, 1892

Tatsächlich läßt sich von Film erst in dem Augenblick sprechen, als es gelungen war, mehrere technische Probleme der Vorgeschichte kinematographischer Wahrnehmung zu lösen und diese Einzelresultate im filmischen Verfahren zu verknüpfen. Fotografie und Einzelbildisolierung, Nachbildwirkung und Stroboskopeffekt bildeten hierfür notwendige, doch noch nicht hinreichende Voraussetzungen. So ermöglichte erst die Perforierung des von Hannibal Goodwin entwickelten, von der Eastman-Company seit 1889 industriell hergestellten Zelluloidbandes, eine Filmrolle mittels kleiner Löcher über ein Zahnrad an einem Objektiv so vorbeizuführen, daß eine Belichtungsphase entstand. Erst dieser durch Thomas Alva Edison, dem wir auch die Glühbirne und das Grammophon verdanken, in Zusammenarbeit mit W.K. Laurie Dickson technisch erstmals gelöste Vorgang erlaubt es, den Begriff des Films in einem strengen Sinn zu benutzen. Edisons und Dicksons ›Kinetograph‹ (1891) war die erste Kamera mit einem perforierten Rollfilm, der bewegte Bilder aufnehmen, ihr ›Kinetoscop‹ (1893) der erste Guckkasten, der bewegte Bilder in Form einer Endlosschleife wiedergeben konnte. Die Erfindung des Kinos stand buchstäblich auf der Tagesordnung der Technikgeschichte. Im Februar des Jahres 1895 begeisterte Ottomar Anschütz das Berliner Publikum mit seinem Tachyskop. Am 1. November 1895 zeigten die Brüder Max und Emil Skladanowsky im Berliner ›Wintergarten‹ Jahrmarkteffekte und Straßenszenen in Form bewegter Bilder. Einer der ersten Filmprojektoren, Oskar Messters ›Kinematograph‹, der Laterna magica-Effekte mit einem verläßlichen Transportmechanismus verband, ermöglichte seit 1896 die kommerzielle Nutzung des Kinos. Doch als Datum der ersten öffentlichen Vorführung eines Films gilt der 28. Dezember 1895, der Tag, an dem der ›Cinématographe‹ der Brüder Auguste und Louis Lumière der Öffentlichkeit präsentiert wurde, der Kamera und Projektor in sich vereinte. Darauf, dieses Datum als Geburtsstunde des Films anzuerkennen, hat sich die Zunft der Filmhistoriker verständigt, weil die Brüder Louis und Auguste Lumière im Grand Café am Boulevard des Capucines in Paris das Problem des Filmtransports während der Projektion mit Hilfe eines spezifischen, greiferartigen Antriebsmechanismus illusionsfördernd gelöst hatten: Der Fluß der Bilder konnte von nun an ununterbrochen und ungehindert strömen.

Wahrnehmungstechniken

Daß sich, wie Benjamin schreibt, »mit der gesamten Daseinsweise der menschlichen Kollektiva auch die Art und Weise ihrer Sinneswahrnehmung« verändert hat, läßt sich der Vorgeschichte kinematographischer Wahrnehmung an jenem Wendepunkt, den der Film bedeutet, beispielhaft ablesen. Wenngleich der Begriff ›Sinneswahrnehmung‹ den synästhetischen Aspekt des gesamten Wahrnehmungskomplexes einschließt, den Helmuth Plessner in seiner *Philosophischen Anthropologie* als »Totalmannigfaltigkeit der Sinne« (Plessner 1970, S. 198) apostrophiert hat, steht im Vordergrund der Diskussion zumeist das Wahrnehmungsorgan Auge (zum Fernsinn ›Stimme‹ vgl.

Göttert 1998). Mit gutem Grund: Es ist das Sehen, das Menschen Orientierung gestattet, natürlich im Zusammenspiel mit den übrigen Sinnen, zumal dem Gehör, doch privilegiert vor allen anderen: »Das *Auge* wurde zum alle anderen Organe an Reichweite übertreffenden Fernsinn, dem die zentrale Aufgabe zukommt, das mit der körperlichen Aufrichtung freigelegte manuelle Aktionsfeld abzusichern und vor drohenden Gefährdungen rechtzeitig zu warnen.« (Thurn 1980, S. 53). Diese »Prävalenz des Optischen«, seine »Suprematie über alle sonstigen Nah- und Fernsinne« (Plessner 1970, S. 204), hat durch die Vorgeschichte kinematographischer Wahrnehmung eine spezifische Ausprägung erfahren, die der Geschichte der modernen Naturwissenschaften seit Galilei parallel läuft und durch diese geformt und akzentuiert wird (Schipperges 1978). Mit den optischen Apparaturen bilden sich Instrumente der Zerstreuung aus, die den zentralperspektivischen Blick entlasten, indem sie den punktuell bannenden Wahrnehmungszwang außer Kraft setzen. Sie bieten Vielfalt, Wechsel, Austausch- und Reproduktionsmöglichkeiten, Wahrnehmungsdimensionen der modernen Erfahrungswirklichkeit also, die im Zusammenspiel mit Industrialisierung, Urbanisierung und Akzelerierung von Kommunikation und Verkehr das Sehen einem erhöhten Ansturm von Reizen und Anforderungen aussetzen: »Insbesondere der Gesichtssinn, die visuelle Wahrnehmung, profitierte von seiner Unverzichtbarkeit für den kulturellen Prozeß, wuchs ihm doch mit der extrazerebralen Speicherung von Informationen und der Übermittlung von Informationen, der Kommunikation, in Gestalt der Semiotisierung, und zwar als Literalisierung, Verzifferung et cetera, die zentrale Rolle unter den Sinnen zu.« (Krovoza 1995, S. 44).

Von einer »Emanzipation des Sehens« (Plessner 1970, S. 207) kann deshalb nur in einem begrenzten Sinne die Rede sein. Wenn die Revolution der perspektivischen Wahrnehmung den Raum geordnet und insoweit dem Blick unterworfen hat, so war der Blick seinerseits durch die Perspektive gebannt, eingebunden in die Ordnung, die er – als künstlerische Materialität verstanden – selber geschaffen hat. Camera obscura, Laterna magica und Panorama repräsentieren Medialisierungen des Sehens, die das Auge von seiner Fixierung durch die Perspektive emanzipieren, indem sie die menschlichen Wahrnehmungsmöglichkeiten potenzieren und schärfen, zerstreuen, illusionieren und überbieten. Sie heben auf diese Weise seine Beschränkungen auf, aber sie binden es auch in neue Limitierungen – die der Techniken des Sehens – ein. Der geometrischen Ordnung des Bildraums folgt eine Diversifizierung des Blickraums, der eindimensionalen Konvention der Perspektive die multidimensionale Funktion der optischen Apparaturen. Diese jedoch stehen nicht isoliert, sondern sind – wie Georg Simmel in seinen soziologischen Untersuchungen frühzeitig herausgestellt hat (Simmel 1908) – Teil eines vieldimensionalen Modernisierungsprozesses, der im Phänomen ›Großstadt‹ kulminiert und die Wahrnehmung nicht nur beansprucht, sondern bestürmt, attackiert und unterwirft. Das Auge ist, trotz seiner Befreiung von den Wahrnehmungszwängen der gegenstandsfixierten visuellen Kultur, nicht Herr des Wahrnehmungsprozesses, sondern eine Art Relais, das in das urbane Reich der Zeichen eingebunden ist, Aufnahme- und Rückkopplungszentrale für visuelle Zeichen und Signale aller Art. Die Stadt »überfordert in spezifischer Weise die Menschen hinsichtlich ihrer natürlichen Ressourcen, speziell ihres Wahrnehmungsapparates« (Krovoza 1995, S. 52), und sie zwingt die Menschen zugleich zu einer Veränderung ihrer Wahrnehmungstechniken, damit sie mit diesen Überforderungen leben können.

Seinen künstlerisch prägnantesten Ausdruck hat dieser Prozeß in den visuellen Provokationen der Avantgarden zu Beginn des 20. Jahrunderts gefunden, im Kubismus, im Futurismus, im Konstruktivismus und im Surrealismus. Die Zerschlagung des Zusammenhangs, die Auflösung des Gegenständlichen, die Zersplitterung von Kontinuen, die Analyse von Oberflächenphänomenen, die Perspektivierungen von Raum und Zeit in der Bildenden Kunst führen zur Demontage aller vorhandenen Wahrnehmungskonventionen. Die Montage der vereinzelten und verstreuten, heteronomen und heterogenen Dinge bildet eine ästhetische Antwort auf die Zumutungen, die dem demontierten Lebenszusammenhang entspringen. Dieser wird zum Beschleunigungsraum, zum Aggregat akzelerierender Bewegung und Dynamik, in dem die visuellen Illusionierungskünste ihre Qualitäten adäquat entfalten können. Das setzt eine entscheidende Wahrnehmungsveränderung voraus, die Jacques Aumont mit dem treffenden Wort ›variables Auge‹ benannt hat (Aumont 1992, S. 80). Es entsteht, so Aumont, »ein Fieber nach *Vision(en)*, ein Dürsten nach Erscheinungen, nach Sichtbarem und Flüchtigem. In der Schule dieser Maler, die unablässig ihren Blick über die Welt schweifen lassen, erlernt das Auge Beweglichkeit. Die Welt ist ein unablässiges Schau-Spiel, das Pittoreske ist überall, und entsprechend faßt sich der Blick als *variabler* auf; er schreibt sich in die Zeit und in den Weg ein« (ebd., S. 81).

Im Film kulminiert dieser Entwicklungsprozeß, im Kino erlebt er seinen prägnantesten Ausdruck, seine Steigerung und höchste Konzentration. Die Kinematographie ist insoweit Reflex ihrer Zeit und Replik auf sie, weil sie, »obwohl nur schattenhafte Projektion, unmittelbarer, direkter Wirklichkeit und Welt wiederzugeben« scheint und weil sie vermöge ihrer »Reproduzierbarkeit zum ersten Mal in der Darstellungskunst die Zeit beherrschbar« macht (Hickethier 1986, S. 11). Die Technik des Films, seine arbeitsteilige Produktionsweise, seine Einbindung in Industrialisierungs- und Ökonomisierungsprozesse, die mit der Kameraperspektive gewonnenen Gestaltungsmöglichkeiten, der Wechsel von Konzentration des Bildeindrucks und Verflüchtigung visueller Codierungen mittels Montage – all das bot dem Wahrnehmungssinn Auge abermals Zumutungen von bislang ungeahnter Qualität, aber es erlaubte ihm auch, den Ansturm der filmischen Wahrnehmungseindrücke in Form einer »Musikalisierung des Sehens« (Plessner 1970, S. 208) als emotive und sensuelle Entlastung von aller physischen Realität zu erleben. Illusionierung, Perspektivierung, Bewegung, Beschleunigung, Rhythmisierung – all diese dem heutigen Publikum vertrauten Strukturphänomene filmischer Ausdrucksmöglichkeiten waren zu Beginn des 20. Jahrhunderts noch zu entdecken, zu erproben und zu verfeinern. Am Anfang der Filmära steht der Zuschauer dem Bild als Beobachter gegenüber. Er sieht bewegte Abläufe,

Bewegungen vor der Kamera. Erst in dem Maße, wie sich die Kamera, der Wahrnehmungsstellvertreter des Auges im Kino, ihrerseits in Bewegung zu versetzen vermag, verwandelt sie auch das Auge des Betrachters, zieht es in sich hinein, macht es zum Zentrum der Bewegungsenergien, die es freisetzt, und tut ihm, im Zusammenspiel mit der Montage, Gewalt an. Eine Gewalt, deren Formen sich im Fortgang der Filmgeschichte gesteigert und auch wieder gemäßigt haben, Variablen einer Konventionalisierung filmischer Wahrnehmung, die funktionsspezifisch bestimmt waren und heute noch sind.

Man kann, was damit historisch gelungen ist, mit Friedrich Kittler auf die ebenso handliche wie krude Formel bringen: »Zerhackung oder Schnitt im Realen, Verschmelzung oder Fluß im Symbolischen« (Kittler 1987, S. 187). Diese Formel hat nicht nur den Vorzug, die beiden Seiten des Films, seine Technik und seine Ästhetik, zu berücksichtigen, sondern sie exponiert diese beiden Aspekte zudem in ihrem Bedingungs- und Verweisungszusammenhang. In der Tat: Film ist in technischer Hinsicht nichts weiter als die Zerlegung von Bewegungszusammenhang in Einzelbilder durch die Technik des Schnitts und in ästhetischer Hinsicht nichts anderes als die Herstellung eines Zusammenhangs zum Zweck der Illusionierung durch Montage, von den Entfesselungskünsten der russischen Avantgarde bis zu den kommerziellen Glättungen des erzählenden Hollywood-Spielfilms..

Doch es verhält sich mit solchen materialistischen Basisformeln wie mit geläufigen Vernunftbestimmungen der Liebe. Reduziert man diese auf den Aspekt, den Immanuel Kant in seiner *Metaphysik der Sitten* einmal »die Verbindung zweier Personen verschiedenen Geschlechts zum lebenswierigen wechselseitigen Besitz ihrer Geschlechtseigenschaften« mitsamt dem »Zweck, Kinder zu erzeugen«, genannt hat (Kant 1968, S. 390), so trifft man damit gewiß den harten Kern der Sache. Aber der Reichtum der Erotik, von den Kapricen der Mode und dem Zauber des Flirts bis zur Sinnlichkeit und Abgründigkeit libidinöser Strebungen und emotionaler Verstrickungen, läßt sich auf diese Weise kaum fassen. Das gilt, mutatis mutandis, auch für die Medienästhetik. Die Technik bildet deren notwendige Voraussetzung, ihren harten Kern. Aber die ästhetischen Phänomene gehen in der Technik des Films nicht auf, sowenig sie auf Technik zu reduzieren sind. Erst wenn man sich die Fülle der künstlerischen Möglichkeiten vergegenwärtigt, die diesem simplen Bedingungszusammenhang historisch entsprungen ist – erst dann beginnt die Arbeit der Medienästhetik. Die Potentialitäten der Montage, die Wahrnehmungsmöglichkeiten der Kamera, die Semiologie des Films, der Kosmos audiovisueller Innovationsschübe – erst der Analyse solcher Aspekte eröffnet sich der Reichtum an sinnlichen, zumal visuellen Wahrnehmungsformen.

III. Montage

Was Montage ist, hat Jean-Luc Godard in seiner *Einführung in eine wahre Geschichte des Kinos* mit einer schlichten, prägnanten Formel benannt: »einfach etwas in Verbindung bringen« (1983, S. 16). In dieser Formel ist der materielle Zusammenhang noch präsent, dem das Montageverfahren entspringt. ›Montage‹, der Substanzbegriff des Films, entstammt der Sphäre der industriellen Produktion. Er bezeichnet seit dem 19. Jahrhundert den Aufbau oder Zusammenbau einer Maschine oder eines Maschinensystems. Begriffsgeschichtlich aufschlußreich ist dabei, daß das Grimmsche Wörterbuch in dem von Moritz Heyne bearbeiteten einschlägigen Band diesen Terminus noch 1885 nicht verzeichnet. Der Begriff entwickelt sich, zunächst ohne lexikalische Spuren zu

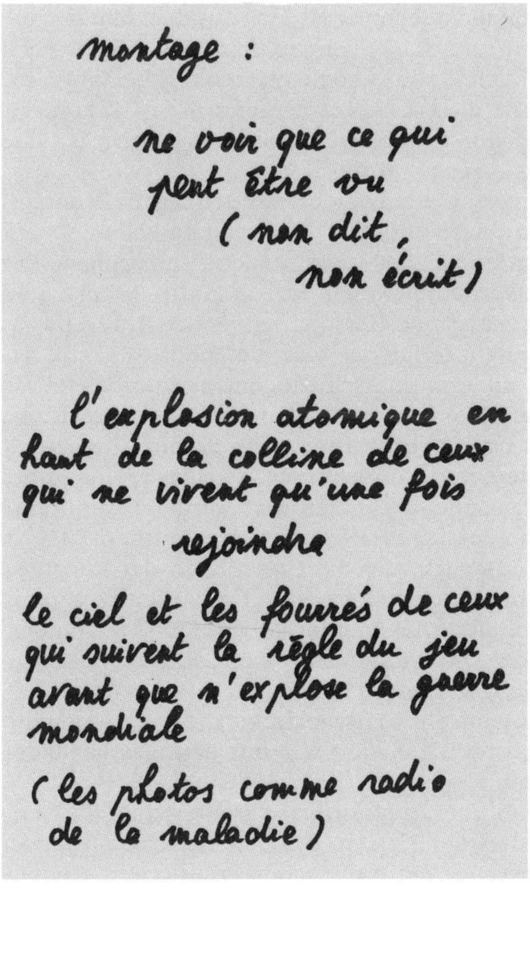

montage :

ne voir que ce qui
peut être vu
(non dit,
non écrit)

l'explosion atomique en
haut de la colline de ceux
qui ne vivent qu'une fois
rejoindre
le ciel et les fourrés de ceux
qui suivent la règle du jeu
avant que n'explose la guerre
mondiale

(les photos comme radio
de la maladie)

Abb. 16:
Montage: nur sehen, was gesehen werden kann (nicht gesagt, nicht geschrieben) die Atomexplosion oben auf dem Hügel derer, die nur einmal leben / zusammenbringen / den Himmel und das Gebüsch derer, die der Spielregel folgen, bevor der Weltkrieg ausbricht (die Fotos als Röntgenaufnahme der Krankheit) – Jean-Luc Godard (1983, S. 155).

hinterlassen, sukzessiv in enger Verbindung mit neueren Produktionsverfahren der Industrie, der Architektur, der maschinellen Produktion. Industrielle Verfahrensweise heißt dabei, getrennt voneinander produzierte, arbeitsteilig hergestellte Teileinheiten eines künftigen Ganzen zusammenzufügen. Hierfür ist der Plan konstitutiv, im Produkt eine Synthese zu schaffen, mithin als Resultat ein Ganzes vorzulegen.

Das Verfahren der Montage war jedoch, avant la lettre, als Möglichkeit der Illusionierung schon unter jenen optischen Techniken bekannt, die zuvor unter dem Stichwort »Betrug am Auge« genannt wurden (vgl. Kap. II). Bereits in Bildanimationen, in Ziehbildern und Kaleidoskopen arbeitete man mit der Möglichkeit, Unzusammenhängendes auf neue, überraschende Weise zu verbinden. Auf Vexierbildern und Vexierpostkarten, im Chromatrop (Farbenrad) und in den Lichteffekten des Schattentheaters wurde diese Möglichkeit genutzt, mit großem Erfolg bei Publikum und Käuferschichten. Das Myriorama, die ›10 000-Schau‹, 1802 von Jean-Pierre Braye erfunden, war ein Streifenpanorama, das durch die Montage der Bildteile neue Landschaften entstehen ließ. Formen der Horizontalmontage fanden sich in Klappbildern als Spielzeug für Kinder. Eine Art Bilderzauberei ergab sich aus dem Montagebilderbuch, einem Blätterbuch mit unterschiedlichen Bildmotiven, die je nach Griff- bzw. Blätterwinkel neue Kombinationsmöglichkeiten ergaben. An diese Form der Montage knüpften 1898 die Brüder Lumière mit ihrem ›Kinora‹ genannten Apparat an, mit dem durch Abblättern von Fotografien der Eindruck von filmischer Bewegung erzeugt wurde.

Gegenüber diesem Ursprungszusammenhang besitzt der Begriff ›Montage‹ heute eine Vielfalt von Bedeutungsnuancen, die vor allem seinen unterschiedlichen Verwendungsarten in der modernen Ästhetik entspringen. Der Begriff wird für künstlerische Verfahrensweisen in Fotografie, Malerei und Literatur, Musik, Architektur, Theater und Hörspiel verwendet. Anregend für alle jüngeren Formen künstlerischer Montage war die Schnitt-Technik des Films, also die Verbindung von Bildern unterschiedlicher Herkunftsbereiche. Im Verfahren der künstlerischen Montage wird nicht mehr angestrebt, was in der materiellen Produktion und auch im filmischen Produkt hergestellt werden soll: ein in sich konsistenter Zusammenhang. Konsistenz und Kontinuität werden gerade zerschlagen, allenfalls heteronom werden Verknüpfungen hergestellt, so daß Adorno von einer »Negation der Synthesis« (1970, S. 232) sprechen konnte, ein Ausdruck, der die Intentionen der künstlerischen Avantgarden im 20. Jahrhundert exakt benennt. Ihre Arbeit ist geprägt durch einen Bewußtseinsprozeß, ohne den Montage in der Kunst nicht denkbar wäre: durch das Moment der Dissoziation von Wahrnehmung, das Auseinandertreten der Wahrnehmungseinheit in die Vielfalt differenter und differenzierter Wahrnehmungswelten, eine Entwicklung, die zusammenfällt mit dem Prozeß der Industrialisierung ebenso wie mit dem der Verstädterung unserer Lebenswirklichkeit.

Entscheidend werden die Wahrnehmungsformen der Menschen im Laufe des 20. Jahrhunderts, im Zeitalter der Massen, der Materialschlachten, der Presse, der Verdichtung des Verkehrs, der technischen Produktions- und Reproduktionsmittel, der modernen Medien, der Daten, Fakten und Informationen, durch Diskontinuität, Zusammenhanglosigkeit, Momenthaftigkeit und Sprunghaftigkeit geprägt. Dieser Prozeß der universellen Industrialisierung und Verstädterung hat auch die Wahrnehmungsformen der Künste erfaßt. Deren eigene technische Entwicklung führt zur Montage – Montage ihrerseits wird zur künstlerischen Wahrnehmungsform und Verfahrensweise der Moderne schlechthin. Walter Benjamin hat in diesem Zusammenhang immer wieder auf die Erfahrung des Schocks als Signatur der Moderne hingewiesen und ihr in seinem Aufsatz *Das Kunstwerk im Zeitalter seiner technischen Reproduzierbarkeit* eine zentrale produktionsästhetische Stellung zuerkannt. Mittels der »technischen Struktur« des Films, die auf Montage beruht, wird, so Benjamin, der rezeptiven Haltung der Zuschauer Gewalt angetan: »In der Tat wird der Assoziationsablauf dessen, der diese Bilder betrachtet, sofort durch ihre Veränderung unterbrochen. Darauf beruht die Chockwirkung des Films, die wie jede Chockwirkung durch gesteigerte Geistesgegenwart aufgefangen sein will.« (Benjamin 1974, I.2, S. 503). Diese Erfahrung ins ästhetische Bewußtsein gehoben, zum Ausdruck und zur Anschauung gebracht zu haben, verlieh der künstlerischen Montage ihren avantgardistischen Elan: Die Künstler griffen auf die avanciertesten Möglichkeiten der Technik zurück, um die tradierten Kunstformen zu verändern, umzuschmelzen, in neue Dimensionen künstlerischer Wahrnehmung zu transformieren (Jürgens-Kirchhoff 1984).

Montage-Theorie

Die komplexe theoretische Diskussion, die sich an diesen Entwicklungsprozeß und die Möglichkeit seiner künstlerischen Verarbeitung angeschlossen hat, sei zunächst anhand einer repräsentativen philosophischen Bestimmung exemplarisch nachgezeichnet. Der Philosoph Ernst Bloch hat 1935 in *Erbschaft dieser Zeit* den Versuch unternommen, die Komplexionsformen künstlerischer Montage unter dem Aspekt zu prüfen, inwieweit sie kritischer Ausdruck oder bloße Affirmation bestehender Gesellschaftsstrukturen sei. Bloch unterscheidet zu diesem Zweck zwischen den Funktionen der Montage im Kapitalismus (»Montage unmittelbar«) und denen im Sozialismus (»Montage mittelbar«). »Montage unmittelbar« ist für Bloch dadurch charakterisiert, daß der »Zusammenhang der alten Oberfläche zerfällt, ein neuer gebildet« wird: »Er kann als neuer gebildet werden, weil der alte Zusammenhang sich immer mehr als scheinhafter, brüchiger, als einer der Oberfläche enthüllt.« (Bloch 1973, S. 221). Bloch zeigt jedoch an Strukturen des Jazz und der Revuen der zwanziger Jahre, daß solche Montageverfahren systemstabilisierend und integrationsfähig sind, manipulierbar und ausbeutbar im Sinne der herrschenden Verhältnisse, weil sie deren Widersprüche überspielen und verschleiern, anstatt sie offenzulegen. Anders jene Form der Montage, die Bloch einer sozialistisch verstandenen Realität zurechnet:

»Was also *Montage, mittelbar* angeht: so fehlt ihr in der konkreten Zuständigkeit jeder Spaß leerer Kombination, jeder Betrug des Kaleidoskops [...]. Auch Montage ohne Ausbeutung holt aus der zerfällten Oberfläche ihre Teile, setzt sie aber nicht in neue Geschlossenheiten, sondern macht sie zu Partikeln einer anderen Sprache, anderen Informationen, anderen Unterwegs-Gestalt der aufgebrochenen Wirklichkeit« (ebd., S. 227).

»Unterwegs-Gestalt«: Das ist ein Begriff, der der Blochschen Philosophie des *Prinzips Hoffnung* zugehört, einer Philosophie des »Noch-Nicht«, die teleologisch auf die Utopie einer befreiten Gesellschaft angelegt ist. »Montage unmittelbar« ist mithin zu verstehen als die virtuell revolutionäre Form der Montage. Sie verweist auf die Zukunft, sie arbeitet – Blochs Beispiel ist das epische Theater Bertolt Brechts – künstlerisch mit an einem utopisch gesetzten Ziel: »die Montage des Bruchstücks aus dem alten Dasein ist hier das Experiment seiner Umfunktionierung in ein neues« (ebd., S. 227). Zwischen diesen beiden Formen von Montage sieht Bloch eine dritte, die er »Montage höherer Ordnung« nennt – noch nicht revolutionär im Sinne Blochs, doch eine dialektische Antwort auf die bürgerlich-kapitalistische Welt und deren immanente Destruktion. Ihre »Bilderrätsel eines gesprungenen Bewußtseins« (ebd., S. 225) sieht er repräsentiert im Expressionismus, auch in James Joyce: zwar gebunden an die politisch-ökonomischen Bedingungen der »bestehenden Gesellschaft«, doch »nur als einer verneinten« (ebd., S. 223). Montage dieser Qualität nennt Bloch »konstitutive Montage«: Sie »*nimmt sich die besten Stücke, baut andere Zusammenhänge daraus,* und der Besitzer des früheren Zusammenhangs erfreut sich am neuen, falls dieser kein Flickwerk und musischer Mythos bleibt, nicht mehr« (ebd., S. 225).

»Andere Zusammenhänge bauen« – das ist die philosophische Basisformel für Godards Wort »Einfach etwas in Verbindung bringen«. Diese lakonische Formel Godards definiert den Film nicht in einem philosophischen, sondern in einem grundsätzlich technischen Sinne, der sich produktionsästhetisch wenden läßt. Während in anderen Kunstformen der schöpferische Akt der Montage selbst nicht notwendig unmittelbar von der jeweils dominanten künstlerischen Technik abhängt, bildet Montage im Film das technisch elementare Verfahren. Es besteht, wie der Filmtheoretiker Rudolf Arnheim in seiner kunstpsychologischen Studie *Film als Kunst* sehr nüchtern bemerkt hat, im »Aneinanderkleben von Aufnahmen mit verschiedener räumlicher und zeitlicher Situation« (Arnheim 1979, S. 110). Voraussetzung hierfür ist die Zerlegung eines Zusammenhangs, den die Kamera in Form von Einstellungen bereitgestellt hat, durch den Schnitt. Aneinandergeklebt werden Bilder, die jeweils durch einen Schnitt aus einem Bildkontext abgetrennt worden sind, mit anderen Bildern aus einem je anderen Kontext. Das Resultat des elementaren Montageverfahrens ist also eine Verbindung von zuvor unverbundenen Materialien. Es handelt sich, so Jean-Luc Godard, darum, »zwei Bilder so zusammenzustellen, daß daraus sich was Drittes ergibt, nicht ein Bild, sondern das, was man mit den zweien gemacht hat« (Godard 1983, S. 328). Auf diese Weise erscheinen »die Bezüge zwischen den Dingen« (ebd., S. 177).

Diese Bezüge können unterschiedlichster Qualität und Funktion sein, Strukturen oder Inhalte generieren, Kontinuitäten oder Diskontinuitäten herstellen. Sie können Zeit und Raum miteinander verbinden, Personen und Gegenstände zusammenführen, Licht- und Farbwerte ins Spiel bringen, Konflikte und Kollisionen erzeugen. Ihre Vielfalt ist so unerschöpflich wie die vielgestaltige Geschichte des Films und seine Zukunft. Bestimmend für die Qualität ihrer Organisation ist ihre Technik, die Verlauf und Gewichtung des filmischen Ganzen bestimmt. Von der filmischen Technik hängen die ästhetischen Entscheidungen, die Ideen und Kompositionsmöglichkeiten ab.

Schnitt und Montage

Filmische Technik realisiert sich über die Montage des Films, und dessen Attraktivität bestand und besteht in der Reproduzierbarkeit eines Verfahrens, aus dem sich die virtuelle Unausschöpflichkeit seiner ästhetischen Möglichkeiten ergibt. Technisches Verfahren und ästhetische Potentialität – dies sind unterschiedliche Aspekte ein und derselben Sache. Gerade deshalb ist es notwendig, begrifflich zu differenzieren.

Der ›Schnitt‹ – das englische ›cutting‹ – stellt den technischen Vorgang dar, ›Montage‹ repräsentiert das ästhetische Prinzip. Im allgemeinen wird bei der Filmherstellung am verfügbaren Filmmaterial zunächst ein ›Rohschnitt‹ vorgenommen, der eine erste, eine ›Rohfassung‹ des Films erarbeitet. Hierbei werden die Länge der Einstellungen, die visuellen Schwerpunkte und inneren Spannungsbögen, die Rhythmen und Verläufe des Films technisch, durch »Aneinanderkleben« (Arnheim) unterschiedlicher Einstellungen, für eine vorläufige Fassung definiert. Die technischen Verfahrensweisen des Schnitts sind quantitativ begrenzt und wiederholen sich im wesentlichen. Ihre vielleicht bekannteste Variante besteht in dem paradoxen Verfahren der ›découpage classique‹, dem gleichsam unsichtbaren Schnitt, den etwa die temporeiche, erotische ›Screwball-Comedy‹ aus Hollywood bevorzugt: Eine Person öffnet eine Tür, schließt diese Tür, geht ein paar Schritte, steht an einem Tisch – vier fünf Schnitte sind in diese Sequenz einarbeitet, die dennoch als eine einzige Bewegung angesehen wird. Die Absicht ist, dem Zuschauer ein möglichst ungestörtes, nicht durch wahrnehmbare Schnitt-Effekte irritiertes Vergnügen zu bereiten.

In genauem Gegensatz hierzu steht der ›harte‹ Schnitt, der Bilder unterschiedlicher Ausdrucksqualität aufeinanderprallen läßt, ein Verfahren, das Sergej Eisenstein in seinen Filmen vielfach angewandt hat, um Konflikte in Raum und Zeit zu situieren, um Handlungselemente, Figuren und Gefühle aufeinanderprallen zu lasse.

Zu nennen sind ferner:

- die Überblendung von Bildern zur ›weichen‹ Verbindung aufeinander verweisender Qualitäten, wie sie der erzählende Film gern nutzt, der sein Pu-

blikum nicht schockieren, sondern unterhalten will, indem er Handlungselemente aufeinander bezieht und miteinander verknüpft;

- die Schnitt-Gegenschnitt-Technik im Dialog, die das grundlegende – und
  in der ständigen Wiederholung nur noch langweilige – filmtechnische Er-
  zählprinzip von Billigproduktionen und Fernsehserien darstellt;
- der ›jump-cut‹ zum Überspringen von Zeit und Raum, wie ihn Jean-Luc Godard in AUSSER ATEM (À BOUT DE SOUFFLE, 1959) zur Unterbrechung oder Störung von Wahrnehmungsgewohnheiten eingesetzt hat;
- der ›match-cut‹ zur symbolischen oder metaphorischen Verbindung von
  Zeit und Raum, wie ihn – bekanntestes Beispiel – Stanley Kubrick in 2001:
  ODYSSEE IM WELTRAUM (2001: A SPACE ODYSSEY; 1968) mit der Verbindung eines durch die Luft fliegenden Knochens und eines in der Luft befindlichen
  Raumschiffs nutzt;
- die Parallel-Montage zweier Handlungslinien, die aufeinander bezogen
  und zueinander hingeführt werden, nicht selten um Spannung zu erzeugen, und zwar eine in dem Maß zunehmende Spannung, in dem sich die
  Schnittintervalle zur Spannungserzeugung verkürzen;
- die hypotaktische Montage, die in Form von Verschachtelungen zur Organisation der Handlung im erzählenden Film dienen, also etwa als Vor- oder
  Rückblenden Handlungselemente erzählend und begründend nachholen
  oder vorab – auch dies oft zur Spannungserzeugung, auf zeitlich nachfolgende Erzählteile vorausdeuten;
- nicht zuletzt Auf- oder Abblenden zur Abschließung einer Sequenz, wie sie
  vor allem in der Frühzeit des Films – gleichsam als filmische Aktschlüsse
  nach dem Muster des Theaters – genutzt wurden und wie sie Rainer Werner Fassbinder in seiner Verfilmung von Theodor Fontanes *Effi Briest*
  (1972/74) als Zitat wieder aufgenommen hat.

Das Schneiden eines Films bedeutet mithin sowohl das Zerlegen des Materials in technischem Sinne als auch seine Zusammensetzung nach ästhetischen Maßstäben. Die in der Rohform zusammengesetzte Fassung erfährt abschließend eine Nachbearbeitung, die ›Post-Production‹, die eine Überarbei-
tung der Tonspur in Form der Nachsynchronisation einschließt, aber auch
die Einarbeitung von Tricks oder ›special effects‹, letzte Korrekturen oder Ver-
besserungen also, die der Endfassung, dem fertigen Film voraufgehen. Dessen Form kann ganz bewußt, aber muß nicht notwendigerweise etwas von
der ihr zugrundeliegenden handwerklichen Arbeit mitteilen. Die Hinweise,
mit denen René Clair den abschließenden filmischen Bearbeitungsprozeß
beschrieben hat, besitzen im wesentlichen noch heute Gültigkeit:

»Der Schnitt, der von einem oder mehreren Cuttern unter Aufsicht des Regisseurs vorgenommen wird, besteht darin, daß die Aufnahmen mittels Roh- und Feinschnitts auf
die filmisch optimale Länge und die richtige Reihenfolge gebracht werden. Dann werden sie unter Verwendung verschiedener Überleitungsmöglichkeiten wie Überblen-
dungen, Abblendungen, Aufblendungen usw. ›montiert‹. Es werden Retuschen vorgenommen und durch eine Spezialmaschine Trickaufnahmen eingefügt wie Zusammen-

spiegelung, Doppelbelichtung usw. Gleichzeitig wird der Ton geregelt und, wenn nötig, neu nachsynchronisiert. – Nun ist das erste Probepositiv fertig, das auf zwei verschiedenen Bändern für Bild und Ton zur Vorführung gelangt und wiederum korrigiert wird. Es gleicht in diesem Zustand den Druckfahnen vor dem Umbruch. Dann gehen beide Bänder ins Laboratorium zurück, die kostbaren Negative werden aus dem Metallschrank geholt und nach der Positivkopie verbessert. Danach werden beide Bänder ins Entwicklungslabor geschickt, aus dem der fertige Film – Ton und Bild auf einer Spule – hervorgeht.« (Clair 1995, S. 188 f).

So hat man es im Prinzip immer schon gemacht, so macht man es im Grunde noch heute. Immer noch muß aus einer vielfachen Menge des aufgenommenen Materials ausgewählt werden, beim Spielfilm im Verhältnis von etwa zehn (Aufnahme) zu eins (Werk). Ein relativ simpler, wenngleich arbeitsintensiver Vorgang, der zudem weitreichende Konsequenzen besitzt, handelt es sich doch um die Fertigstellung eines Werks, das zu einem ganzen Jahrhundert Filmgeschichte in Konkurrenz tritt. Was neu hinzugekommen ist seit Beginn der fünfziger Jahre, als der Regisseur Clair seine Beschreibung dieses abschließenden Arbeitsprozesses vorlegte, sind elektronische und digitalisierte Schnitt-Techniken, die in der Phase der ›Post-Production‹ den Vorgang des Cutting erleichtern (vgl. auch Manthey [Hg.], 1998, S. 246 ff.). Das heißt konkret: Das Filmmaterial läßt sich heute mit Hilfe computerisierter Schneidesysteme so bearbeiten, daß die zeitaufwendige Montage, die eine Sichtung, Auswertung, Auswahl und Verknüpfung des Filmmaterials voraussetzt, bereits durchgeführt ist, bevor der rein technische Vorgang des Schneidens beginnt. Abzugrenzen von dieser Hilfestellung durch computergestützte Programme ist jene Form des Schneidens, die an elektronisch hergestellten Filmen durchgeführt wird. Da der elektronische Schnitt technisch aufwendiger als der manuelle ist, wird in Videofilmen ein häufiger Wechsel von Kameraeinstellungen nach Möglichkeit vermieden. Wo dennoch elektronisch ›geschnitten‹ werden muß – man spricht hier treffender von ›assemblieren‹ –, handelt es sich nicht mehr um eine direkte Bearbeitung des Materials, sondern lediglich um eine Arbeit mit elektronischen Schnittsteuerbefehlen. Der handwerkliche Aspekt der Montage entfällt – »der Film verliert sein Handwerk« (Schumm 1989, S. 179 ff.).

Gerade weil das technische Verfahren des Schnitts durch das ästhetische Prinzip der Montage reguliert, wenn nicht regiert wird, findet sich in der Filmgeschichte eine Vielfalt von Genres, in denen Schnitt-Techniken mit unterschiedlicher Zielsetzung und Wirkung ästhetisch funktionalisiert werden. Das heißt: Der Schnitt als Basistechnik des Films ist neutral, er trägt in sich keine ›Tendenz‹, die Ästhetik der Montage verfügt über ihn nach Belieben. Diese Erkenntnis kann heute nicht mehr überraschen, sie zählt zur Grunderfahrung des Filmpublikums. Doch die Zuschauer mußten zunächst einmal lernen, Filme zu sehen, das heißt Wahrnehmungskonventionen zu entwickeln, die sie in dem Maße mit den Regeln und Unwägbarkeiten des jungen Mediums vertraut werden ließen, wie dieses eine eigene Geschichte und Ästhetik auszubilden begann. Zu Beginn der Kinematographie sahen die Zuschauer Film wie Theater, mit einem Abstand zu Figuren und Geschehen, der durchgängig durch die Halbtotale definiert war. Die Effekte der Montage waren ein Skandalon für den Publikumsgeschmack und ein Schock fürs Auge, an den zu erinnern sich lohnt, wenn man sich die Veränderungen unserer Wahrnehmungsgewohnheiten durch den Film verdeutlichen will.

Montage-Geschichte: D. W. Griffith

Dem amerikanischen Filmpionier David Wark Griffith (1875–1948) in erster Linie ist die frühzeitige Entfaltung des Films zu einer Ausdrucksform sui generis zu danken. »Niemand hat die Filmkunst so beeinflußt wie David Wark Griffith«, so Dieter Prokop in seiner Analyse über *Medien-Macht und Massen-Wirkung* (1995):

»Er entwickelte um 1910 die meisten Gestaltungsmittel des Films: den Schnitt von der Totalen zum Kopfbild; den Wechsel des Blickwinkels; den Filmkran; die Landschaftsaufnahme über extreme Entfernungen; Gegenlichtaufnahmen; das Auf- und Abblenden; die Montagetechnik zwischen parallel laufenden Handlungen; die Beschleunigung der Handlung durch schneller werdende Schnittabfolgen; einen psychologischen Schauspielstil.« (S. 56).

Das ist nicht das gesamte Arsenal, wohl aber bereits das Basisdepot filmischer Techniken und Ausdrucksmittel, deren virtuose Kombination und phantasiereiche Fortentwicklung zu dem geführt hat, was wir heute Filmgeschichte nennen. Griffith, Sohn eines verarmten Offiziers und Regionalpolitikers, schlug sich als Gelegenheitsarbeiter, Schauspieler, Schriftsteller und Drehbuchautor durch, bevor er in die Dienste der bereits 1894 gegründeten »American Mutuscope and Biograph-Company« eintrat, für die er zwischen 1908 und 1913 fast 450 Einakter drehte (Niver 1974). In dieser Zeit entwickelte Griffith die wichtigsten der genannten Stilmittel, angeregt freilich auch durch die Filmentwicklung in Europa. So war beispielsweise die Technik der Abblende bereits von Georges Méliès erprobt worden. Auch die Griffith häufig als originäre Erfindung zugeschriebene Basistechnik der Parallelhandlung, die Griffith zuerst in THE LONELY VILLA (1909) einsetzte, weist Georges Sadoul in seiner *Geschichte der Filmkunst* (1955) bereits bei dem Engländer James Williamson um 1900 nach, die von Griffith in diesem Film genutzte Story bereits bei dem französischen Erfolgsschriftsteller André de Lorde (Sadoul [1955] 1982, S. 107). Was Griffith aber tatsächlich originär geleistet hat, war die Verschmelzung unterschiedlichster Anregungen, die Erprobung vielfältiger Mittel und Stilformen, die Verknüpfung und Perfektionierung von Erzähltechniken, nachdem er sich in einer ersten Einarbeitungsphase, bis etwa 1911, mit den Möglichkeiten des Films vertraut gemacht hatte (Henderson 1972).

Griffith' Film THE LONEDALE OPERATOR (1911) markiert einen filmhistorischen Wendepunkt, der die Synthese unterschiedlichster Gestaltungsmittel repräsentiert. Erzählt wird die Geschichte eines gescheiterten Geldraubs. Zwei Diebe wollen eine mit Geld gefüllte Tasche entwenden, doch das Mädchen an der Telegraphenstation bemerkt das Vorhaben. Sie verriegelt die Bürotür und ruft per Telegramm Helfer herbei. Die Retter machen sich auf den Weg, während die Räuber die Bürotür einschlagen und sich mit der Beute davonmachen wollen. Doch das Mädchen hält sie mit einer Waffe in Schach, bis in letzter Minute die Retter eintreffen. Eine Geschichte also von der genregemäßen Trivialität des Räuber-und-Gendarm-Plots, wie sie die Literatur schon seit mehr als zwei Jahrhunderten zu erzählen wußte. Doch Griffith war etwas Neues gelungen: im intermittierenden Wechsel von Kameraeinstellungen wie Totale, Halbtotale, Halbnahe/Amerikanische und Nahaufnahme (vgl. hierzu S. 110 ff.), durch spezifisch filmische Techniken also, hatte er Spannung auf eine bislang ungesehene Weise zu erzeugen verstanden, die er zudem mit einem nur filmisch möglichen Effekt pointierte: Eine Detailaufnahme zeigt am Ende, daß die Waffe des Mädchens ein schlichtes Büroinstrument war.

Solche filmischen Erzählformen sind uns heute vertraut – ein knappes Jahrhundert zuvor bedeuteten sie eine Wahrnehmungsrevolution, die sich auf der Strukturebene der filmischen Gestaltung vollzog. Die alternierende Parallelmontage bildet die horizontale Ebene des Films, die Verlaufsform einer dualen Handlung, deren parallel montierte Stränge zum ›happy ending‹ zusammengeführt werden. Die verschiedenen Einstellungen repräsentieren hingegen vertikale Segmente des Films, aus denen unterschiedliche Valeurs hervorgehen. Was Griffith auf diese Weise herstellte, war die innere Einheit einer Erzählung in Form filmischer Bilder, deren unterschiedliche Einstellungsgrößen verschiedenartige Aussagequalitäten so miteinander verbanden, daß daraus ein Ganzes entstehen konnte. Die Detailaufnahme besitzt bei Griffith insoweit nicht eine bildsprengende Qualität, sondern eine für das filmische Erzählkontinuum komplementäre Funktion, die Griffith in den folgenden Filmen immer weiter differenzierte und auf diese Weise lebendiger, plastischer, ›realistischer‹ machte.

Ein weiteres Beispiel: THE MUSKETEERS OF PIG ALLEY (1912), eine in den Slums von Manhattan spielende Gangstergeschichte. Sie erzählt auf der Basis milieugetreuen Bildmaterials, wie ein bestohlener Musiker zusammen mit seiner von einem Bandenchef amourös bedrängten Frau in einen Gangsterkrieg verwickelt wird, der in eine wilde Verfolgungsjagd zwischen zwei Banden mündet. Am Ende dieser Jagd, so zeigt der Film, ist das Geld wieder da, das Paar hat alle Fährnisse und Widrigkeiten glücklich überstanden, die Gangster vernichten einander, aber Verbrechen und Korruption bleiben bestehen. Vier Handlungsstränge sind hier miteinander verbunden: der des bestohlenen Musikers (›The Musician‹), der seiner bedrängten Frau (›The Little Lady‹), der des Gangsterbosses (›Snapperkid‹) und der Handlungsstrang mit der rivalisierenden Gang. Doch nicht die Thematik ist für Griffith‹ Entwicklung zu diesem Zeitpunkt signifikant, sondern die immer weiter fortschreitende Verfeinerung der von ihm eingesetzten filmischen Techniken. Erhöht hat sich in diesem Film vor allem die Montagegeschwindigkeit, entlastet wird dadurch die einzelne Einstellung. Je kürzer die Einstellungsdauer, desto wichtiger die Bedeutung des Zusammenspiels der einzelnen Einstellungen. Dementsprechend bestimmt die Montage den Rhythmus des Geschehens, ablesbar etwa an dem Wechselschnitt (›crosscuttuing‹), der innerhalb der Verfolgungsjagd zwischen den beiden Gangsterbanden einen Handlungsfaden mit dem anderen verbindet. Vom Inhalt der Sequenz kann sich das Publikumsinteresse auf die Organisation des Handlungsverlaufs verlagern, vom Milieu auf den Modus des Geschehens, vom Thema auf die Spannungserzeugung, bis der Zuschauer zuletzt in eine Art Erlösungsstrudel nach dem aristotelischen Muster der Katharsis hineingerissen und aus diesem entlastet wieder freigesetzt wird.

»Um die Prototypen filmisch bedeutungsvoller Bildelemente zu finden«, so hat Siegfried Kracauer im Hinblick auf Griffith betont, »muß man stets zu ihm zurückkehren.« (Kracauer [1960] 1979, S. 98). Das gilt nicht nur für die Bildelemente. Griffith hat dem Film in jeder Hinsicht Basismaterial gesichert, atmosphärisch, technisch und ästhetisch, auf das seine Nachfolger, aber auch die Historiker und Theoretiker des Films immmer wieder zurückgegriffen haben. Nichts anderes hat auch Griffith selber in seinen folgenden Filmen gemacht, von denen vor allem BIRTH OF A NATION (1915) zu nennen ist, mit fast drei Stunden Spieldauer sein opus magnum und zugleich sein umstrittenstes Werk, entstanden zwei Jahre, nachdem der Regisseur sich mit seinem ›Fine Arts Studio‹ selbständig gemacht hatte. In neun Wochen wurde dieser Film abgedreht, der ursprünglich aus mehr als 1500 Einstellungen bestand. Die Produktionskosten betrugen mehr als 100 000 Dollar, Massen von Komparsen wurden bei den Außenaufnahmen eingesetzt. Wegen seiner den Schwarzen vermeintlich feindlichen Tendenzen fanden sich zahlreiche Kritiker, die Griffith des Rassismus bezichtigten. Nicht ganz zu Unrecht, wenn man auf den Inhalt sieht, der die schwarzen Amerikaner aus der Sicht eines Südstaatlers als Sklaven, Verbrecher oder Vergewaltiger zeigt, geil, dumpf und politisch blind, während die Weißen – nicht zuletzt der Ku-Klux-Clan – als die eigentlichen Geburtshelfer der Nation dargestellt werden.

Doch Griffith' Film geht – wie jedes ernstzunehmende Werk der Kulturgeschichte – in seinen Inhaltsbezügen nicht auf. Sein buchstäblicher Schwarz-Weiß-Dualismus bildet, ähnlich wie das zuvor geschilderte Gangstermilieu Manhattans, den Stoff und das Material, nicht aber die Substanz des Films. In drei großen Blöcken, die von einer Art Rahmenhandlung, einem Prolog und einem Epilog, eingefaßt sind, wird die Geschichte zweier amerikanischer Familien aus dem Norden bzw. dem Süden der Vereinigten Staaten erzählt, deren freundschaftliche Beziehung der Bürgerkrieg zerstört. Die Niederlage der Südstaaten führt zur Beteiligung der schwarzen Amerikaner an der Politik, doch können diese – wie der Film in aller Deutlichkeit zeigt – mit ihren Möglichkeiten verantwortungsbewußt nicht umgehen. Nachdem sich eine Tochter der Südstaaten-Familie in den Tod stürzen muß, um der Vergewaltigung durch einen Schwarzen zu entgehen, stellt der Ku-Klux-Clan die Ordnung wieder her, die nun auch die Versöhnung der einst befreundeten Familien in Form einer hochsymbolischen Doppelhochzeit ermöglicht.

Die Substanz des Films geht über diese Story weit hinaus. Sie besteht nicht allein in den erzählerisch sorgfältig austarierten Spannungsbögen, die von

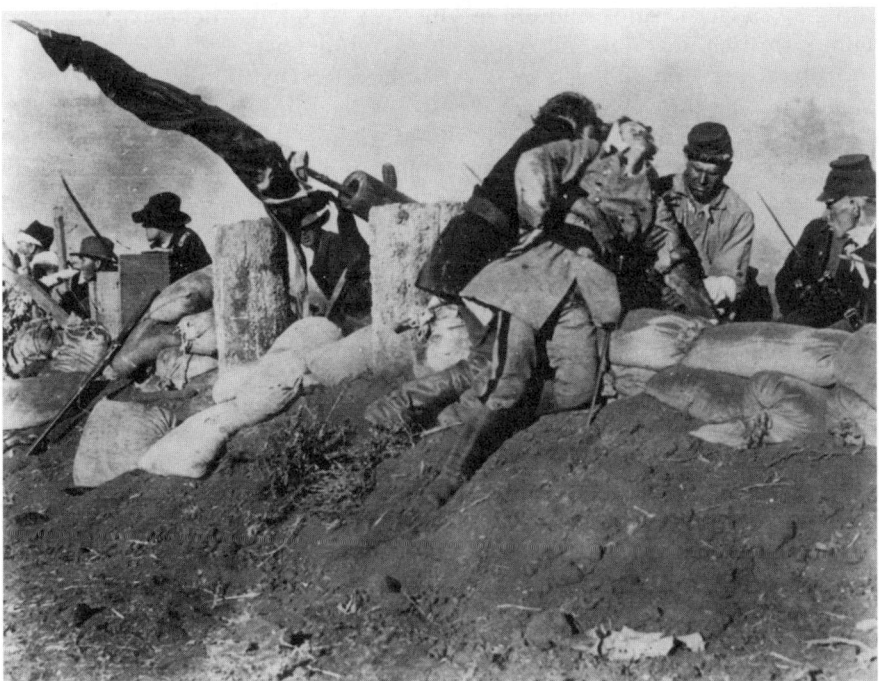

Abb. 17:
Griffith: THE BIRTH OF A NATION

der anfänglichen Familienidyllik über den Erzählkomplex ›Bürgerkrieg‹ zur
Re-Etablierung der einstigen Ordnung führen und damit zugleich einen
Blick in die Zukunft eröffnen. Sondern die Qualität des Films besteht vor allem in der durch Konzentration, Ruhe und Verweildauer erzeugten Plastizi-
tät des Bildeindrucks, in der Freude am Detail, mit der sich die Kamera vom
Hauptgeschehen löst, um Einzelheiten, zu beobachten und sich an schein-
bare Nebensächlichkeiten zu verlieren (Ball, Feuerwerk, Emotionen), aber
auch die Schrecken des Kriegs, zum Teil unter Einbeziehung authentischen
fotografischen Materials, oder das Sterben der jungen Cameron-Tochter
wahrzunehmen. Vermittelt werden diese Bildeindrücke durch einen zugleich souveränen und virtuosen Wechsel der Einstellungsgrößen, dessen
Funktion nicht durchweg von erzählerischen Notwendigkeiten, von Hand-
lungserfordernissen oder Konfliktlogiken bestimmt wird, sondern stärker
noch von dem Anspruch, Atmosphärisches zu vermitteln, Stimmungen und
Gefühle wie Liebe und Freundschaft, aber auch Schrecken, Angst und Trauer
zu erzeugen. Totale und Großaufnahme in abruptem Wechsel zum Zweck
der Perspektivierung, das Aneinanderschneiden von Großaufnahmen als Dy-
namisierungsinstrument von Handlung und Konflikt, die alternierende
Montage unter dem Imperativ der Akzeleration, in der Absicht, die Span-

nung zu steigern – dies sind die technischen Mittel, mit denen Griffith den Film historisch über den Status quo hinausgeführt hat.

Trotz dieser zum Teil sich verselbständigenden Qualitäten – der Grad der Verselbständigung darf geradezu als Garant der filmischen Qualität verstanden werden – bleibt eine Funktionsbestimmung der Teile fürs Ganze unübersehbar. Sie resultiert, wie gesagt, nicht in erster Linie aus den Ansprüchen der filmischen Narrativik, sondern sie ergibt sich aus der zwanghaften Symbolik des Schlußhöhepunkts, auf den hin der Film von der ersten Sequenz an komponiert ist. Die Doppelbelichtungen der Schlußsequenz verbinden die intendierte Botschaft des Regisseurs mit seinem Stilwillen. Sie bieten zunächst einen Zwischentitel (»Dare we dream of a golden day when the bestial war shall rule no more [...]«), zeigen anschließend in Form zweier Totalen zunächst eine Gruppe aufgebrachter Menschen, über die sich, wütend und mordend, eine riesenhafte Gestalt auf einem Schimmel hermacht, die langsam ausgeblendet wird, und eine Gruppe friedlicher Menschen, denen eine segnende Jesus Christus-Figur erscheint, um zuletzt in drei kurzen Einstellungen das glückliche Paar Cameron/Stoneman beim Blick aufs Meer (Halbtotale), friedliche Menschengruppen (Totale) und, in Form einer Doppelbelichtung, einen paradiesischen Garten, dann wieder das glückliche Liebespaar (Halbtotale) und, in Form einer weiteren Doppelbelichtung, eine paradiesische Stadt zu zeigen. Schlußtitel: »Liberty and union, one and inseperable, now and forever!« Der Begriff des ›Organischen‹, wie er im Hinblick auf Griffith immer wieder verwendet wird 1989), bedarf vor diesem Hintergrund einer Differenzierung: Wenn es sich um eine ›organische Einheit‹ handelt, so wird diese auf eine höchst synthetische Weise, gewaltsam fast, erzeugt.

BIRTH OF A NATION wurde zu einem für die Frühzeit des amerikanischen Films beispiellosen Erfolg. 15 Jahre lang gehörte der Film zum festen Repertoire der amerikanischen Lichtspielhäuser. 100 Millionen Zuschauer sollen ihn gesehen haben. 44 Wochen lief er allein in New York. Griffith verdiente innerhalb eines Jahres eine Million Dollar. Insgesamt sollen über 20 Millionen Dollar Reingewinn erzielt worden sein. Der Film steht damit am Anfang der wirtschaftlichen Erfolgsgeschichte, die durch die Chiffre ›Hollywood‹ bezeichnet wird (Sadoul [1955] 1982, S. 107). Daß zu seinem Erfolg der Streit über seine politischen Implikationen entscheidend beigetragen hat, steht außer Frage. Als Indiz hierfür läßt sich der nachfolgende Film anführen, INTOLERANCE (1916), der zu einem Publikumsflop wurde und Griffith ruinierte. Noch komplexer erzählt, noch kostenintensiver inszeniert, noch perfekter montiert, parallel wie alternierend, noch spannungsreicher zugespitzt und am Ende mit einer nicht weniger versöhnlichen Symbolik aufwartend, war der Film für die Wahrnehmungskonventionen des zeitgenössischen Publikums offenbar zu aufwendig, zu anspruchsvoll und zu avantgardistisch ausgefallen. Beide Filme, BIRTH OF A NATION und INTOLERANCE, gehören heute zu den sehenswertesten der Filmgeschichte. Sie haben ihr geschichtliches Verdienst darin, kraft ihrer Monumentalität Dimensionen des Filmmediums eröffnet zu haben, die vorher kaum erahnt worden waren. Sie haben ihr ästhetisches

Verdienst darin, eine bis zu jenem Zeitpunkt nicht bekannte Fülle und Vielfalt kinematographischer Wahrnehmungsformen und Gestaltungsmittel zu verknüpfen und weiterzuentwickeln. Ihrem Regisseur kommt das Verdienst zu, den Film aus dem beschränkten Wirkungskreis eines Jahrmarktvergnügens endgültig befreit zu haben. Den Preis, den Griffith hierfür in Form seiner stilisierten, symbolisch überstrapazierten Schlußapotheosen zu zahlen hatte, muß man als einen Tribut an den historischen Stand des Films verstehen, der aus der Fixierung auf die Idee des großen, geschlossenen Kunstwerks erst noch zu befreien war.

Montage-Ästhetik

Was mit den Filmen von Griffith materiell vorlag, hat auf die praktische Entwicklung des Films auch in Europa erheblichen Einfluß ausgeübt, auf die europäische Theoriebildung zum Film aber nur begrenzt gewirkt. Dies offenbar auch deswegen, weil die unmittelbare Publikumswirkung in Europa – verglichen mit der in den Vereinigten Staaten – relativ gering ausfiel. Béla Balázs etwa sah INTOLERANCE erst 1923, BIRTH OF A NATION sogar erst 1925. In der Frühzeit des Films aber und zumal auf den Höhepunkten euphorisch gestimmter Theorieentwürfe konzentrierte sich die Diskussion auf die, wie man annahm, unbeschränkte künstlerische Potentialität des jungen Mediums, wie man es in Europa wahrnahm. Die Theoretiker der zwanziger Jahre schulten sich deshalb in erster Linie mit Blick auf den filmischen Expressionismus in Deutschland und auf den frühen sowjetischen Revolutionsfilm. Sie erhoben die ästhetischen Möglichkeiten des Films in dieser Epoche emphatisch in den Rang ontologischer Regeln und Gesetzlichkeiten.

Der Ungar Béla Balázs (1884–1949) kann hierfür als Beispiel dienen. In seinen Schriften läßt sich nachlesen, welch produktiven Dimensionen der Montage wie der Kameraästhetik in der Frühzeit des Films zugeschrieben wurden. Die Lebendigkeit seiner Analysen und Urteile zum Film resultiert aus der faszinierten Nähe zum Sujet, die sich Balázs als aktiver Rezipient, als Kritiker und Kommentator des zeitgenössischen Films bewahrt hat. Seine wichtigsten Arbeiten, darunter *Der sichtbare Mensch oder die Kultur des Films* (1924), *Der Geist des Films* (1930; erweiterte Fassung von *Der sichtbare Mensch*), *Der Film* (1949; erweiterte Neuausgabe 1961 unter dem Titel *Der Film. Werden und Wesen einer neuen Kunst*) und die zweibändige Ausgabe seiner kritischen *Schriften zum Film* (1982/1984) sind Hommagen an ein noch in der Entwicklung sich befindendes Medium. Balázs' Theoriearbeit geht von der Praxis, genauer: von der Technik des Films aus. Seine Veröffentlichungen stehen damit in einer Reihe filmtheoretischer Versuche, die vom Theaterbezug des Films umorientieren auf die eigenständige Ästhetik einer neuen Kunstform. Zu nennen wären etwa Hermann Häflers *Kino und Kunst* (1913), wohl die erste filmästhetische Monographie, die das filmische Kunstwerk als im fertigen Bild gelingende Verschmelzung von Spiel und Aufnahme sieht; ferner Vachel Lindsays *The Art of the Moving Picture* (1915), eine noch deutlich inhaltsanalytisch orientierte

Filmtheorie; nicht zuletzt die bedeutende Monographie des deutschstämmigen Psychologen Hugo Münsterberg, *The Photoplay. A Psychological Study* (1916) mit ihrer emphatischen Betonung der Großaufnahme.

Balázs hat in seinem 1930 erschienenen Grundlagenwerk *Der Geist des Films* eine Montagetheorie vorgelegt, die eine einzige Hommage an die Ästhetik dieser künstlerischen Technik darstellt. Balázs, der Theoretiker, der aus der Praxis kommt, weiß: »Im Film genügt auch die bedeutungsvollste Einstellung nicht, um dem Bild seine ganze Bedeutung zu geben. Diese wird letzten Endes von der Position des Bildes zwischen den anderen Bildern entschieden.« (1984, S. 82). Ausdrücklich hebt er deshalb die »Bedeutungstendenz« der Bilder hervor, die »gleichsam im Augenblick ihrer Berührung mit einem anderen Bild« hervortrete: »Die Bilder kleben nicht nur als Zelluloidstückchen aneinander. Sie kleben auch inhaltlich durch die unaufhaltsame Induktion eines Beziehungsstromes. Dieser ist die Kraftquelle der Montage. Diese Kraft ist da und wirkt, ob man will oder nicht. Es kommt darauf an, sie bewußt zu gebrauchen.« (ebd., S. 83). Dieser »bewußte« Gebrauch lenkt den Schnitt, lädt die Montage mit Bedeutung auf und macht Montage ästhetisch produktiv:

»Produktiv wird die Montage, wenn wir durch sie etwas erfahren, was in den Bildern selbst gar nicht gezeigt wird. Ein ganz triviales Beispiel: wir sehen Jemanden aus einem Zimmer herauskommen. Dann sehen wir das Zimmer. Dann vielleicht eine Stuhllehne, von der Blut tropft. Wir haben weder den Kampf gesehen noch das Opfer, aber wir sind im Bild. Wir haben es erraten. Diese Montage-Technik des Erratenlassens und das Verständnis des Publikums dafür hat sich ungemein entwickelt. Wir haben gelernt, kleinste Zeichen miteinander in Beziehung zu bringen und zu kombinieren. Wir haben gelernt, der Assoziation so genaue Richtung zu geben, daß mit ihr auf ein Ziel hingezielt werden kann, so genau wie mit einem Gewehr.« (ebd., S. 85).

Balázs liest der in diesem Sinne »produktiven« Montage sehr unterschiedliche Qualitäten ab. Er differenziert (ebd., S. 85 ff.) zwischen

- »Montage der Assoziation«: Darstellung von Assoziationen, von Bilderreihen und Vorstellungsketten, wie sie etwa Georg Wilhelm Pabst in Geheimnisse einer Seele (1926) als Bildersprache der Psychoanalyse erprobt hatte,
- »Assoziation der Montage«: die Richtung der Assoziation oder der zugrundeliegende Gedanke wird durch die Form der Montage bestimmt, so daß Gefühle, Bedeutungen oder Gedanken »anschaulich werden, ohne selber sichtbar zu werden« (ebd., S. 86) – man denke an die montierten Hell-Dunkel-Kontraste in Murnaus Sunrise (1927), die den Gegensatz zwischen Land und Stadt, Unschuld und Verführung, Liebesglück und Todesgefahr evozieren,
- »Montagegleichnis«: Montage in Form einer Metapher, wie etwa in Lupu Picks Sylvester (1923), in dem Bilder eines wogenden Meeres die Dramatik der Szenen gleichnishaft in sich zusammenfassen,
- »Gedankenmontage«: Montage als intellektuelle Anspielung und Anregung, wie sie in Pudovkins Das Ende von St. Petersburg (1927) im Wechsel

der Bildelemente Börse – Schlachtfeld – Börse – Schlachtfeld zum Ausdruck kommt,

- »Montage-Rhythmus«: Tempo, Spannungswechsel, »optische Musik«, wie sie vor allem in den avantgardistischen, experimentellen Filmen der zwanziger Jahre, z.B. denen Hans Richters (RHYTHMUS 21, 1921) oder Walter Ruttmanns (OPUS I-IV, 1919 ff.), entwickelt werden

- »Montage-Essays«: eine filmische Form, die Balázs vor allem im avantgardistischen sowjetischen Film um Dziga Vertov beheimatet sieht, beispielhaft repräsentiert in Viktor Turins Dokumentarfilm TURKSIB (1929) über den Bau der turkestanisch-sibirrischen Eisenbahn,

- »ornamentale« Montage: die Komposition und Rhythmisierung figuraler Ornamente – zu nennen wären hier beispielhaft die Abstraktionen in Viking Eggelings DIAGONALER SYMPHONIE (1919),

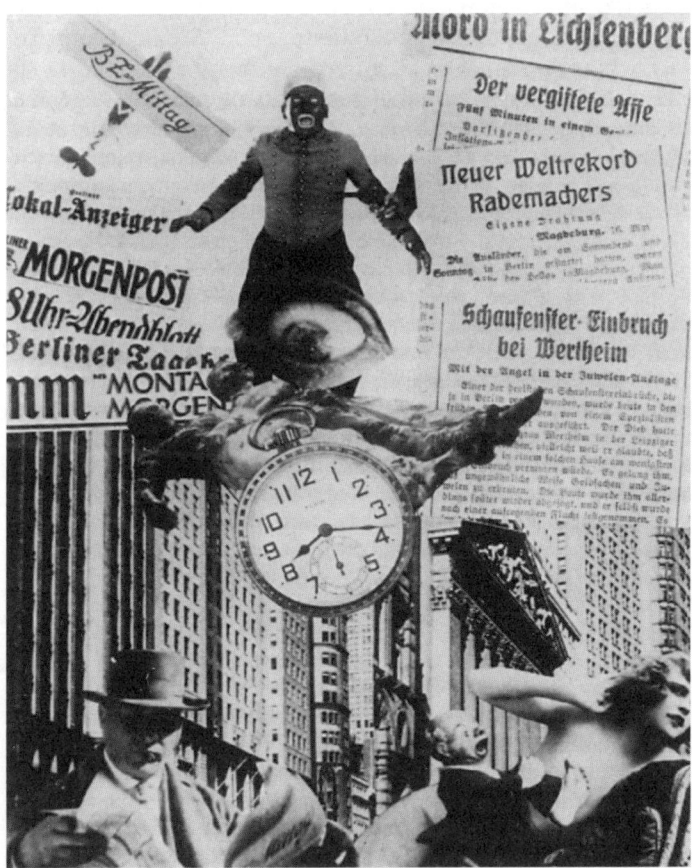

Abb. 18:
Ruttmann: BERLIN – DIE SINFONIE DER GROSSSTADT – Plakat

- »Richtungsmontage« und »Bewegungsmontage«: ornamentale oder rhythmische Montage unterschiedlicher Perspektiven und Bewegungsformen, die nicht notwendig einen inhaltlichen Bezug zueinander aufweisen müssen, sondern sich spielerisch verselbständigen können (Dinge, Körper), wie etwa die Bild-Kompositionen von Walter Ruttmanns BERLIN – DIE SINFONIE DER GROSSSTADT (1927),
- »Kontrapunktik«: die Schaffung unterschiedlicher Bild-Schwerpunkte, die so gegeneinander arbeiten oder aufeinander abgestimmt sein können, daß aus ihnen eine ästhetisch eigenständige und eigenwertige Montage-Realität synthetisiert wird, die Eisenstein 1929, in seinem Aufsatz »Die vierte Dimension des Films« (*Schriften 4*, S. 234 ff) als »visuellen Oberton« und als »Oberton-Montage« bezeichnen wird, um die qualitativen Differenzen, aber auch die gemeinsame Bezugsgröße filmischer Montage zu charakterisieren.

All diese differenzierten und differenzierenden Bestimmungen Balázs' haben ihre Gültigkeit behalten. Sie können auch heute noch Evidenz beanspruchen und einer kritischen Filmanalyse als Instrumentarium dienen, da sie eine Ausdeutung der ästhetischen Konsequenzen und Valeurs grundlegender filmischer Schnitt-Techniken erlauben. Ihre Haltbarkeit hat nicht zuletzt damit zu tun, daß Balázs seine Kriterien gleichsam aus einer Inhaltsbestimmung der filmischen Formensprache entwickelt. Ihn interessiert nicht der Inhalt eines Films an sich, sondern das, was dessen durch Technik bedingte und ermöglichte Form an eigenständigen Wahrnehmungen und inhaltlichen Bestimmungen in sich birgt. Das hat mit ›Formalismus‹ nichts zu tun. Vielmehr wendet sich Balázs den Strukturen des Films zu, um der Formensprache, die seinen immanenten Bezügen und Valeurs, seiner Geschwindigkeit, seinen Gewichtungen eigen ist, die Eigenart, die Besonderheit des Films als Kunst abzulesen. Die ästhetischen Mittel des Films bilden die Voraussetzung, die seine kulturelle Bedeutung begründet haben.

Aufschlußreich ist in diesem Zusammenhang die Wahl der filmischen Bezüge. In einigen wenigen Filmkritiken nur weist Balázs auf den großen französischen Regisseur Abel Gance hin, dessen NAPOLEON-Film (1927) mit seinen komplexen Akzelerations- und Simultanmontagen filmgeschichtlich Epoche gemacht hat. In *Der Geist des Films* wird Gance, dessen herausragendes Stilmerkmal in Analogie zum Kameraeinsatz in Murnaus DER LETZTE MANN sich als ›entfesselte Montage‹ bezeichnen ließe, nur an einer einzigen Stelle erwähnt, beiläufig, unter dem Stichwort »Erweiterung der Projektionsfläche« (1984, S. 149). Doch daß Balázs zahlreiche seiner Beispiele aus der deutschen Stummfilmära und dem sowjetischen Revolutionsfilm wählt, hat nicht in erster Linie und nicht allein damit zu tun, daß er in Deutschland zu Hause und, als progressiver Theoretiker, mit dem frühen sowjetischen Film vertraut ist. Vielmehr entdeckt Balázs gerade im deutschen expressionistischen Film und dem der Neuen Sachlichkeit Qualitäten, die seinem theoretischen Ansatz, dem Inhalt der Formensprache nachzuforschen, Grundlagen und Anschauungsmaterial in wünschenswerter Fülle bieten. Was er hier entdeckt, schätzt und theoriefähig macht, ist eine spezifische Qualität des Films, die in dieser konzentrierten Form keine andere Filmkultur entfaltet hat: die Qualität des Lichts. Sie ist es, die den filmischen Expressionismus in Deutschland kennzeichnet, sie hebt den deutschen Film von den gleichzeitigen Entwicklungen in Frankreich, vor allem von den Montageexerzitien und -delirien eines Abel Gance ab, den Vertikal- und den Horizontalmontagen, den Mehrfachbelichtungen, der Vervielfachung der Projektionsflächen. »Punkt für Punkt«, so hat es Gilles Deleuze treffend ausgedrückt, »könnte man der französischen Schule den deutschen Expressionismus entgegensetzen«:

»Auf ›Mehr Bewegung‹ antwortet ›Mehr Licht!‹. Die Bewegung wird entfesselt, dient jedoch dem Licht: um es glitzern zu lassen, Sterne zu formen oder zu versetzen, seine Reflexe zu vervielfachen, gleißende Lichtbahnen zu ziehen [...]. Sicher ist das Licht Bewegung, und Bewegungsbild und Licht-Bild sind zwei Ansichten derselben Erscheinung. Aber die Art, in der das Licht eben noch eine unermeßliche Expansionsbewegung war, ist nicht dieselbe, in der es dann im Expressionismus als machtvolle Bewegungsintenität auftritt, intensive Bewegung par excellence.« (Deleuze 1989, S. 74 f.).

Licht als »machtvolle Bewegungsintensität« – diese Basisformel läßt sich für den expressionistischen Film insgesamt in Anspruch nehmen. Sie gilt für die Architektur in Das Kabinett des Dr. Caligari (1919) ebenso wie für die maskenhafte Stilisierung der Figuren in Der Golem (1920), für die Schattenspiele in Nosferatu (1922) wie für die Lichteffekte in Sunrise (1927). Murnaus Faust (1926) – und auf andere Weise sein Tartuffe (1925) – ist eine einzige Lichtorgie. Die ›Straßenfilme‹ von Grune (Die Straße, 1923) und Pabst (Die freudlose Gasse, 1925) leben geradezu vom Wechsel des Hellen zum Dunklen, in jeder Hinsicht vergleichbar dem experimentellen Spiel mit schwarz-weißen Kontrastgeometrien im ›absoluten Film‹ Hans Richters. Montage heißt hier allemal: Beleuchtung, Dekoration, Mise en scène, Studiobild, Filmbauten. Das Licht bewegt sich und setzt in Bewegung. Es strömt durch Räume, vernetzt die Zeiten, verbindet Figuren, Handlungselemente und Konflikte. Körper und Strukturen werden plastisch, Konturen scharf und kantig. Aber auch der gegenteilige Effekt tritt ein: Verflüssigung und Verflüchtigung von Markantem und Markiertem. Licht setzt Akzente, prägt Perspektiven, schafft Schatten, Härten und Linien, aber es löst auch auf, macht weich und führt zu Diffusionen.

Das setzt diesen Filmtypus deutlich von den symbolisch gerundeten Erzählkonstruktionen eines David Wark Griffith ab. Wo Griffith die Vielfalt der Einzelheiten, die er lustvoll, minutiös und extensiv verfolgt, einem genauen erzählstrategischen Kalkül unterwirft und damit auch einer Ökonomie kalkulierter Spannungserzeugung, verliert sich der expressionistische deutsche Film immer wieder an die Tiefendimensionen der Bildgehalte, die er inszeniert. Lotte Eisner hat diesen Effekt, der zu seiner Voraussetzung eine Art Montageretardierung hat, am Beispiel von Murnaus Nosferatu genau beschrieben:

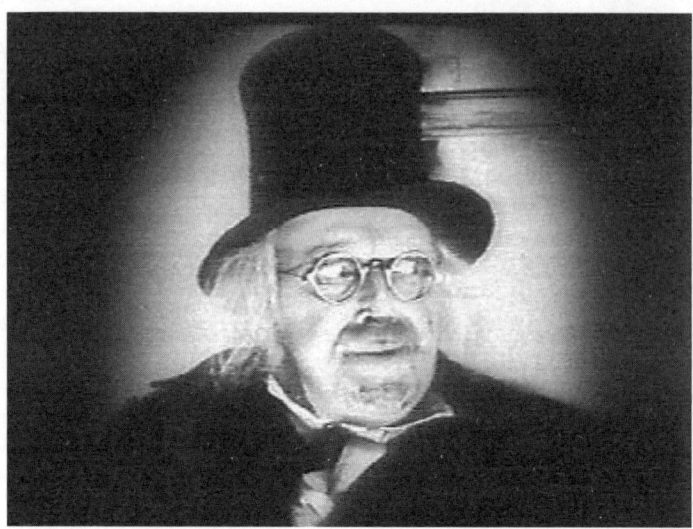

Abb. 19:
Das Kabinett des Doktor Caligari – Aufnahme mit Lochblende

»Murnau hat [...] erkannt, welchen Eindruck eine transversale Bewegung, die sich auf die ganze Leinwand erstreckt, zuwege bringen kann. So zeigt er die dunkle Form eines Schiffes, das mit vollen, vom Wind geblähten Segeln fährt, oder die enorme Silhouette des Vampirs, die langsam über das Schiff vordringt – die Kamera verleiht ihr von der Froschperspektive her eine unheimlich schräg aus der Tiefe herausragende Plastik, die gigantische Figur scheint den Rahmen zu sprengen, wird zu etwas geradezu dreidimensional Bedrohlichem.« (Eisner [1952] 1980, S. 101).

Solche Effekte, die mit Hell-Dunkel-Konfigurationen arbeiten, nutzt der expressionistische Film in allen nur denkbaren Spielarten. Filmische Montage ist hierbei ein gleichsam integrales szenisches Element, Teil des architektonischen, bildlichen, perspektivischen Arrangements vor der Kamera, für das es ergänzende, gliedernde und differenzierende Funktion besitzt. Montage, versteht man sie, wie vorgeschlagen, als ästhetische Seite der Schnitt-Technik im Film, wird zur Aktion in der Aktion, Teil eines Bewegungsablaufs, den sie nicht erzeugt, sondern dem sie dient:

»Der Expressionismus kann sich auf rein Kinetisches berufen, er ist gewaltsame Bewegung ohne Respekt vor der organischen Kontur oder den mechanischen Festlegungen von Horizontale und Vertikale; er verläuft in einer immer wieder durchbrochenen Linie, wobei jede Richtungsänderung zugleich die Kraft eines Hindernisses und die Macht eines neuen Impulses angibt, kurz, die Unterordnung des Extensiven unter die Intensität.« (Deleuze 1989, S. 77).

Die Unterordnung des Raumes unter die dominante, verzerrende und pointierende Perspektivik, wie sie aus DAS KABINETT DES DR. CALIGARI bekannt ist, gehört zu solchen Arrangements ebenso wie die Geometrisierung von Zeitverläufen, wie sie Fritz Lang in METROPOLIS (1926) zelebriert. Die Menschen als Massen, die Fabrik als Moloch, die Maschine als Mechanismus – ein ganzer Weltinnenraum eingearbeitet in die ausgeklügelte Geometrie einer filmischen Unterwerfungsornamentik, die bizarre Lichteffekte, Strahlenbündel, Wolken und Flammen entbindet. Siegfried Kracauer warf Lang deshalb vor, in METROPOLIS erscheine das »Dekorative« als »Selbstzweck« (Kracauer [1947] 1979, S. 159), und versuchte, ihn wegen der im Film durchgeführten »Festigung totalitärer Autorität« ideologisch in die Nähe des Faschismus zu rücken (ebd., S. 173). Doch Langs Bilder, seine Arbeit mit Licht und Schatten, seine geometrischen und ornamentalen Strukturen lassen sich nicht umstandslos in politische Abstraktionen und Begrifflichkeiten übersetzen. Und daß Hitler ihn für den geeigneten Regisseur des deutschen Faschismus gehalten habe, wie Goebbels dem Regisseur zu berichten wußte (zit. ebd., S. 173), läßt sich gegen diesen ebensowenig ins Feld führen wie jene Artigkeiten, die Goebbels anläßlich des PANZERKREUZER POTEMKIN äußerte, gegen Sergej Eisenstein zu wenden sind (vgl. *Schriften 2*, S. 208 ff.). Lang hat mit seinen Ornamenten, seiner Formierung von Raum und Zeit, seiner Geometrisierung von Mensch und Maschine das Lebendige ins Gegenständliche aufgelöst, die Dominanz der Verdinglichung übers Bewußtsein ins Bild gesetzt und die Formen menschlicher Bewegung in Figuren und Zeichen der Erstarrung transformiert. Der Bildersprache des Expressionismus, deren künstlerische Dimensionen in METROPOLIS die des Film-Plots bei weitem sprengen, ließe sich eher eine antizipatorische als eine affirmative Dimension zusprechen.

Wirkungs-Montage: Sergej Eisenstein

Daß die filmischen Ausdrucksmittel sich nicht gleich geblieben sind, ist ein Gemeinplatz. Das quantitativ vergleichsweise karge Instrumentarium des filmischen Schnitts – karg im Hinblick auf die Vielfalt künstlerischer Techniken in Musik und Bildender Kunst – hat im Verlauf der Filmgeschichte sogar eine überraschend reiche Formensprache ausgebildet. Sie teilt sich in höchst unterschiedlichen Qualitäten von Montage mit, deren praktische Erprobung und theoretische Analyse bisweilen erstaunliche Wandlungen durchlaufen hat. Beispielhaft läßt sich dies an der Entwicklung Sergej Eisensteins (1898–1948) zeigen, der unter den bislang genannten Regisseuren auf die Entfaltung einer Theorie der filmischen Montage den bedeutendsten Einfluß ausgeübt hat, nicht zuletzt deshalb, weil bei ihm filmische Praxis und ästhetiktheoretische Reflexion im Zusammenspiel mit revolutionären politischen Ideen und Entwürfen eine enge Verbindung eingegangen sind. An seiner Entwicklung soll im folgenden im Detail nachgezeichnet werden, was Montage heißen kann und wozu sie sich nutzen läßt.

Eisenstein schloß sich als Zwanzigjähriger im März 1918 der Roten Armee
an. Es folgte die Mitarbeit in mehreren Theatergruppen, zuletzt an der West-
front, wo schließlich 1920 in Minsk seine grundlegende Lebensentscheidung
fiel – für das Theater, den Film, die Kunst. Eisenstein geht nach Moskau. Im
Oktober 1920 tritt er dem revolutionären ›Proletkult‹ bei, übernimmt am ›Ersten Arbeitertheater des Proletkult‹ die Abteilung Bühnenbild, entwirft und
erarbeitet selber Bühnenbilder und schreibt gelegentlich in der wichtigsten
Zeitschrift der linken sowjetischen Futuristen, *LEF.* Vom September 1921 an
studiert er bei dem – neben Stanislavskij – bedeutendsten Schauspiellehrer
Rußlands, Vsevolod Meyerhold. Bei Meyerhold, den Eisenstein in seiner Autobiographie »ein Gemisch aus Schöpfergenialität und Menschentücke« (YO I,
S. 146) nennt, gewinnt er grundlegende Einsichten in Charakter und Eigenart
des Schauspiels und des Theaters, darunter jene beiden Elemente, die wenige
Jahre später seiner Arbeit als Filmregisseur entscheidende Impulse geben
werden: die Mise en scène des Theaters als eine eigentümliche, gesetzmäßige
Struktur, aus der sich alle anderen Elemente des Schauspiels entwickeln lassen; und die Theaterregie selber als ein wissenschaftlich analysierbarer und
organisierbare Prozeß.

Die Mise en scène, für Eisenstein »das beste am Theater« (YO I, S. 60), bildet
die Ursprungszelle, die Keimform seiner Montagekonzeption. Eisenstein definiert sie als die »Verbindung von Raum- und Zeitelementen im Zusammen-
wirken der Menschen auf der Bühne« (ebd.), als künstlerische Möglichkeit,
»selbständige Handlungslinien, jede mit eigenen Gesetzmäßigkeiten, einer
eigenen rhythmischen Zeichnung und eigener Bewegung im Raum, zu einem einheitlichen Ganzen zu verflechten«, und zugleich »als Ausgangspunkt
für die Umsetzung einer Szene, die für mich immer aus der Mise en scène
wächst und dann in alle anderen Bestandteile auswuchert« (ebd., S. 60ff.).
Wenn sich so die Mise en scène als ein Geflecht von Elementen und Bezügen
einer Inszenierung gleichsam makrostrukturell bestimmen läßt, so mikro-
strukturell in Eisensteins Definition der »Ausdrucksbewegung« als einer »auf
den Menschen eingegrenzten Mise en scène« (ebd., S. 62). Die Mise en scène
bildet also im großen wie im kleinen, für das Ganze einer Inszenierung wie
für das einzelne Detail des Ausdrucks, eine verbindende und verbindliche
Struktur, an der sich, wie im Entwurf einer Architektur, die künstlerische
Konzeption ablesen läßt. Aus dieser Bestimmung destilliert Eisenstein seine
Konzeption filmischer Montage, die ihren Ursprungszusammenhang, das
Theater, keineswegs leugnet und doch der ganz anderen Qualität des Films
Rechnung trägt: »Beim Übergang vom Theater zum Film hat die Mise en
scène eine neue Qualität erlangt und wurde zur Gesetzmäßigkeit einer Mise
en cadre (worunter nicht nur die *räumliche Aufteilung innerhalb eines Filmbildes*
zu verstehen ist, sondern auch das *wechselseitige Verhältnis* der Filmbilder *zueinander)*« (ebd., S. 62). Für Eisenstein war dies eine erhellende Erkenntnis, da
erst sie ihn »zum Objekt einer neuen Leidenschaft« (ebd.) führte: zur Montage.

Eisensteins »neue Leidenschaft« ließ sich aufs fruchtbarste mit Meyerholds
Auffassung verbinden, Theaterregie sei ein Prozeß, in dem sich jedes Ent-

wicklungsmoment – Aktion, Bühnenbild, Licht beispielsweise – im Blick auf die Zuschauerwirkung genau kalkulieren lasse. Der Terminus, an dem sich Meyerholds Schule orientiert lautet ›Biomechanik‹. Zu verstehen ist darunter die Lehre oder das System zur Schulung der Schauspieler im präzisen, kontrollierten Ablauf der Bewegungen, im Grunde ein Reiz-Reaktions-Schema, das der mechanistischen Theorie Pavlovs von den ›bedingten Reflexen‹ nicht eben fernsteht, wie Eisenstein später freimütig eingeräumt hat. Eisenstein fand in der Schule Meyerholds und in der Theorie Pavlovs Begründungen zu einer Theorie der Reizerregung, die seine eigenen Vorstellungen theatraler und filmischer Wirkungsmöglichkeiten anregten und beförderten. »Das Studium der Reizerreger und ihrer Montage mit interpretierender Zielrichtung«, so Eisenstein 1925 in seinem Aufsatz »Die Inszenierungsmethode eines Arbeiterfilms«, »kann ein erschöpfendes Material für die Frage nach der *Form* liefern«:

»Der Inhalt ist – meinem Verständnis nach – ein Komplex von kettenförmig aufeinander bezogenen Erschütterungen, denen das Publikum in einer bestimmten Reihenfolge ausgesetzt sein soll (grob gesagt: so und so viel Prozent an Material, das die Aufmerksamkeit fesseln soll, so und so viel Prozent, um Zorn zu erregen usw.). Aber dieses Material muß nach einem Prinzip organisiert sein, das zu diesem gewünschten Effekt auch wirklich hinführt. Form ist nun die Realisierung dieser Arbeiten im Detailmaterial, und zwar auf dem Wege der Erschaffung und Auswahl solcher Reizerreger, die die notwendigen Prozentsätze, d.h. die konkretisierende und faktische Seite eines Werkes hervorzurufen vermögen.« (*Schriften 1,* S. 228 f.).

Erste Experimente mit solchen Reizerregern hat Eisenstein – überaus erfolgreich – zusammen mit Sergej Tretjakov unternommen. Gemeinsam verwandelten sie Ostrovskijs Komödie *Eine Dummheit macht auch der Gescheiteste* in eine Art Politrevue, mit Varieté- und Zirkuslementen, musikalischen und akrobatischen Einlagen sowie Bühnenzitaten aus der Commedia dell'arte und dem Grand Guignol – eine geballte Montage optischer und akustischer, szenischer, gestischer und mimischer ›Erschütterungen‹, die einzig auf einen genau kalkulierten Wirkungseffekt hin ausgewählt und organisiert waren. Ein ebenso gewitztes wie artistisches Unternehmen, über das Eisenstein seinen ersten Film gedreht hat, einen kurzen Streifen, in dem die Welt der bürgerlichen Konventionen verspottet und verlacht wird. Ihm läßt sich entnehmen, wie der junge Eisenstein von Zirkus und Varieté beeinflußt worden ist, ja, beide Kunstformen bildeten für ihn, gemeinsam mit dem Film, die eigentliche »Schule der Montage«: »Eine (vom formalen Standpunkt) gute Aufführung zu machen heißt eigentlich, ein gutes Varieté- bzw. Zirkusprogramm aufzubauen, ausgehend von den Stationen, die man dem Stück zugrundelegt« (*Schriften 1,* S. 220).

Die Mise en scène des Theaters als Mise en cadre im Film, Meyerholds biomechanische Regieauffassung als Ursprung filmischer Montagekonzeption – so ließe sich bilanzieren, was Eisensteins Lehrjahre bei Meyerhold für seine künstlerische Entwicklung erbringen. Um aber nach der Lehrzeit eigenstän-

dig arbeiten zu können, bedarf es fast selbstverständlich auch des Bruchs mit
dem verehrten Meister. Er erfolgt in Form eines Hinauswurfs, als Eisenstein
sich erkühnt, in der linksradikalen ›Proletkult‹-Bewegung eine eigene Thea-
tergruppe zu gründen. Und es bedarf zudem einer demonstrativen Vergewis-
serung der eigenen theoretischen Position. Noch vor seinem ersten großen
Film, STREIK (1924), veröffentlicht Eisenstein 1923 in *LEF* den Aufsatz »Montage der Attraktionen«, der das Fazit seiner ästhetischen Erkenntnisse zu diesem Zeitpunkt zieht. Es ist ein Dokument revolutionären und doch widerspruchsvollen Stilwillens. Eisenstein unterscheidet hier grundsätzlich unterschiedliche Formen der Theaterpraxis, nämlich zum einen das »abbildend-er-
zählende« Theater, also die eher traditionelle Bühnenkonvention, und zum
anderen das »Agitationstheater der Attraktionen«, dem er sich verbunden
fühlt, für das er, theoretisch wie praktisch, eintritt:

»Eine Attraktion (im Theater) ist jedes aggressive Moment des Theaters, d.h. jedes seiner Elemente, das den Zuschauer einer Einwirkung auf die Sinne oder Psyche aus-
setzt, die experimentell überprüft und mathematisch berechnet ist auf bestimmte
emotionelle Erschütterungen des Aufnehmenden. Diese stellen in ihrer Gesamtheit
ihrerseits einzig und allein die Bedingungen dafür dar, daß die ideelle Seite des Gezeigten, die eigentliche ideologische Schlußfolgerung aufgenommen wird. (Der Weg
der Erkenntnis ›über das lebendige Spiel der Leidenschaften‹ ist der spezifische Weg
des Theaters.) [...] Dieser Zugang verändert in radikaler Weise die Möglichkeiten in den
Konstruktionsprinzipien einer ›wirkenden Konstruktion‹ (das Schauspiel als Ganzes).
An die Stelle der statischen ›Widerspiegelung‹ eines aufgrund des Themas notwendig
vorgegebenen Ereignisses und der Möglichkeit seiner Lösung einzig und allein durch
Wirkungen, die mit einem solchen Ereignis verknüpft sind, tritt ein neues künstlerisches Verfahren – die freie Montage bewußt ausgewählter, selbständiger (auch außerhalb der vorliegenden Komposition und Sujet-Szene wirksamen) Einwirkungen (Attraktionen), jedoch mit einer exakten Intention auf einen bestimmten thematischen
Endeffekt – die Montage der Attraktionen.« (*Schriften 1*, S. 217ff.).

Man muß, was Eisenstein hier als Fundament seiner frühen Montagetheorie
zusammenfaßt, in seiner Widersprüchlichkeit erkennen, will man die Bri-
sanz seines Konzepts verstehen. Denn dieser Text bezeichnet exakt den Übergang vom Theater zum Film – mitsam den staubigen Spuren der Tradition
und Konvention, die auf solchem Weg zu liegen pflegen. Den Zuschauer »einer Einwirkung auf die Sinne oder Psyche« auszusetzen, um »bestimmte
emotionale Erschütterungen« auszulösen – dies ist die Absicht, vom Theater
inspiriert, von seinen Möglichkeiten fasziniert. Die Mittel aber, mit denen
diese Absicht realisiert werden soll, widerstreiten programmatisch den Harmonievorstellungen der Widerspiegelungsästhetik, dem Illusionismus künstlerischer Abbildung, der Logik traditioneller Handlungsführung, Konfliktlö-
sung und Werktreue, kurz: der Vorstellung von einer geschlossenen künstlerischen Form. Szenische, visuelle, akustische Attraktionen sollen an deren
Stelle treten, um Offenheit zu ermöglichen, eine Offenheit jedoch, die ihrerseits auf Wirkungen setzt. Die geläufigen Wahrnehmungsmuster sind aufzu-

sprengen, aber nur, um das zur Entfaltung zu bringen, was Eisenstein »einen bestimmten thematischen Effekt« nennt. Eisenstein ist Avantgardist. Er wendet sich mit diesem Programm von den Tradtionen der Bühne ebenso ab wie von der amerikanischen Filmdramaturgie eines David Wark Griffith (zur Kritik an Griffith vgl. vor allem den Aufsatz »Dickens, Griffith und wir«, in: Eisenstein 1960). Und doch setzt auch er, ganz im Sinne der aristotelischen Poetik, auf Wirkung, auf die Erregung von Affekten – nicht allein der Furcht und des Mitleids, sondern insbesondere einer Art klassenbewußter Emotionalität.

Sein erster großer Film, STREIK, zeugt als künstlerische Praxis von diesen theoretischen Abgrenzungen. Sein Thema ist die Niederschlagung eines Streiks im Jahre 1902 durch Kosaken, die von den Behörden gegen revoltierende Arbeiter eingesetzt werden. Dominanz der Konflikt-Montage, experimenteller Umgang mit filmischer Technik, Ausmalen des Beiläufigen, Schmückenden, scheinbar Abwegigen sind seine hervorstechenden formalen Kennzeichen. Ein Werk aus jener filmgeschichtlichen Entwicklungsphase, die Eisenstein später als »Periode der Montagehegemonie« bezeichnen wird. Sie geht einher mit einer gelegentlich forcierten Distanzlosigkeit und outrierten Bildsymbolik, Ausdruck einer Wirkungshoffnung, nicht ohne Naivität und mit dem entsprechenden Pathos ausgefüttert, auch wenn sie als wissenschaftlich durchdacht und kalkuliert eingesetzt dargestellt wird. Eisenstein selber hat, wiederum in einer Anekdote, die Grenzen des Wirkungskalküls später lächelnd eingestanden:

»In meinem ersten Film ›Streik‹ wollte ich das Entsetzen des Finales bis auf seinen Höhepunkt treiben. Die schrecklichste Darstellung von Blut ist das Blut selbst. Die schrecklichste Darstellung des Todes – der Tod. Das ist natürlich schon ein gewisser Sprung über die Grenzen der Kunstmittel hinaus. Aber wir hatten es mit einem pathetischen Ereignis zu tun – mit einem niedergeschlagenen Streik und einem Massenblutbad. Ich führte nun mit Hilfe eines Montageumschnitts in das gespielte Blutbad Filmstücke mit echtem Blut ein. Den Schlachthof. ›Man ging mit Menschen wie mit Vieh um.‹ Das Blut und die Grausamkeit des Schlachthofs brachte das Ende des Films in völlig thematischer Weise zum Ausdruck. Es kam ein wirklich unheimlicher Eindruck heraus. Viele konnten nur unter Krämpfen auf die Leinwand schauen. Bei der Premiere (1924) war der Effekt des Filmschlusses ausgesprochen stark. Dann brachten wir den ›Streik‹ in den Simonovskij-Bezirk, wo wir ihn teilweise auch aufgenommen hatten. Alles lief wunderbar. Der Film kam ausgezeichnet an, mit einer Ausnahme – der des Finales. Gerade das zum Entsetzen erstarrte Blut des Finales kam nicht an. – Ich war über diesen Reinfall verblüfft, bis ich mir klarmachte, daß ein ›Schlachthof‹ keinesfalls nur als poetische Verallgemeinerung, als Metapher rezipiert werden mußte. Der Schlachthof kann auch als ein Ort rezipiert werden, wo Lebensmittel, Fleisch zubereitet wird. Obwohl die ›Simonovka‹ ein Arbeiterbezirk war, so hatte sie sich doch noch einen vorstädtisch-landwirtschaftlichen Charakter bewahrt. Das Abschlachten eines Schweinchens oder Kälbchens war eine ganz normale Sache. Zudem lag auch der Schlachthof selbst ganz in der Nähe dieser Vorstadt. Die Ströme von Blut und das Zusammenzucken der Lebewesen unter dem Messer des Schlächters, die dem Filmpublikum im Stadtzentrum eisige Schauer über den Rücken jagen, wurden im

Außenbezirk in produktions- und wirtschaftsbezogener Weise rezipiert. Das Betrachten dieser Filmstücke weckte weniger Assoziationen an Tod und Blut als vielmehr an Rindfleisch und Koteletts.« (*Schriften 1*, S. 275)

Man muß von dieser Anekdote aus den Blick noch einmal zurückwenden auf den Text »Montage der Attraktionen« – in kritischer Absicht. Denn das offenkundige Nicht-Verstehen des STREIK-Finales in seiner metaphorischen Qualität verweist auf eine mangelnde Bestimmtheit und Bestimmbarkeit der »molekularen Wirkungseinheit« Reizerreger/Attraktion. Diese stammt aus dem Zusammenhang von Zirkus, Varieté und Theater und besitzt dort eine wirkungsästhetische Spezifik, die auf den Film nicht problemlos übertragbar ist, weil sie durch das Medium Film nicht in gleicher Weise transportiert wird. Der Resonanzraum des Publikums – im ästhetischen Kommunikationsprozeß der Bühnenkunst ein Faktor, der diese selber mitkonstituiert – entfällt als Bestätigung und Korrektiv, auf welches möglicherweise extemporierend sich antworten, das spontan und produktiv sich aufnehmen ließe. Aus der mangelnden Bestimmbarkeit des Adressaten (Publikum, Klasse, Gruppe) folgt eine nur relative Bestimmtheit der Determinierungsmöglichkeiten filmischer Elemente, des Stoffs und des Materials, der Auswahl und der Anordnung. »Ein bestimmter Reizerreger vermag nur bei einem bestimmten Publikum mit einem bestimmten Klassenstandpunkt eine bestimmte Reaktion (Effekt) hervorzurufen« (*Schriften 1*, S. 227) – so hat Eisenstein nach STREIK seine Theorie der Reizerreger eingeschränkt, präzisiert. Seine Antwort auf diese Einsicht – im PANZERKREUZER POTEMKIN – wird lauten: Erweiterung der Attraktionsmöglichkeiten.

Wie zu STREIK den Aufsatz »Montage der Attraktionen«, so hat Eisenstein auch zu seinen anderen Revolutionsfilmen theoretische Arbeiten vorgelegt, die sich als Reflexionen seines jeweiligen Standortes verstehen lassen. So zum PANZERKREUZER POTEMKIN von 1925 den Aufsatz »Constanza«, zu OKTOBER von 1927 die umfangreiche *Dramaturgie der Film-Form* und zu DIE GENERALLINIE (DAS ALTE UND DAS NEUE), die in den Jahren 1926 bis 1929 entstand, seine Gedanken über *Die vierte Dimension des Films*. Es sind Standortbestimmungen, an deren Hand Eisensteins Entwicklung jeweils exemplarisch zu verfolgen ist, die Revisionen, die er nach STREIK an dem Konzept der Attraktionsmontage vornimmt, ebenso wie die wirkungsästhetischen Konstanten, wenn nicht Dominanten seiner Arbeit. Dabei überrascht zunächst, mit welcher Schärfe er seinen zweiten großen Film von seinem Erstlingswerk abgrenzt, ja, wie er dieses selber im ästhetischen Bezirk des ›Filmaugenhaften‹, des Dokumentarischen also, ansiedelt. PANZERKREUZER POTEMKIN erscheint nun als »eine umfassende Überprüfung der Attraktionen« (*Schriften 2*, S. 129):

»Auf der Ebene der Einwirkungs*mittel* ist der ›Potemkin‹ keine Fortsetzung von ›Streik‹, sondern ihm entgegengesetzt. Der Sujetlosigkeit, dem Protokollhaften, der abstrakten Naturtreue, ja – wenn man so will – dem ›Filmaugenhaften‹ des ›Streik‹ wird nämlich hier schon *Psychologismus* entgegengesetzt.« (*Schriften 2*, S. 130).

»Psychologismus« ist das Zauberwort, mit dem Eisenstein jetzt sein Publikum in den Bann seiner Wirkungsabsichten ziehen will – »und zwar ein Psychologismus in seiner ganzen Bandbreite«, also »mit Zaudern, Tränen, Sentimentalität, Lyrik [...], Muttergefühl usw.« (*Schriften 2, S.* 130). Diese Abkehr von der bisherigen rigiden Kritik traditioneller Kunstmittel bedeutet zugleich deren Übernahme in dialektischer Absicht: Herauslösen aus dem überlieferten Zusammenhang vor allem des Theaters; Integration in einen neuen, abermals intentional bestimmten Zusammenhang; Preisgabe der programmatisch antipsychologischen und antinarrativen filmischen Struktur. Ein »Psychologismus« mithin »in neuer Funktion und mit neuen künstlerischen Verfahrensweisen«:

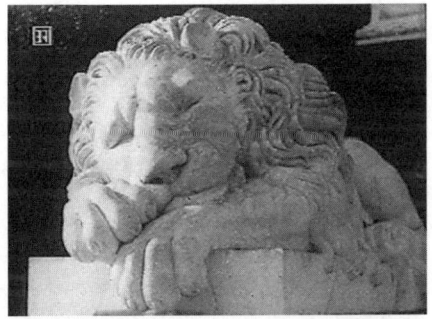

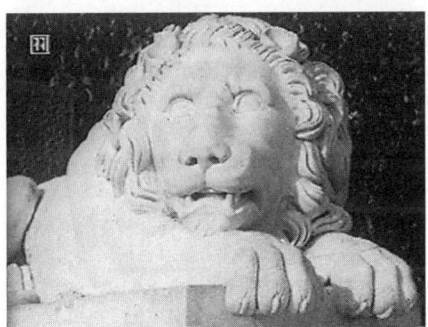

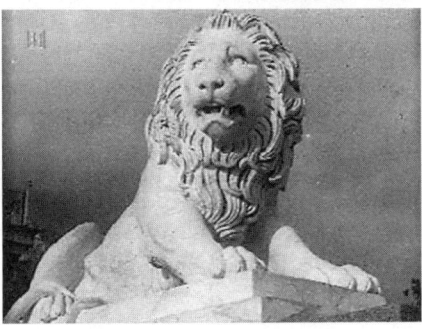

Abb. 20:
S. M. Eisenstein: Panzerkreuzer Potemkin:
Die ›aufbrüllenden Löwen‹ als Beispiel für
den »neuen Psychologismus«

»Das Ding wird nicht bloß demonstriert, sondern wird als Ding (als Ziehharmonika, als Klosett) ein Handlungsfaktor. Sowohl auf dem Weg seiner Vorführung als auch in seiner Darbietung selbst ist das Ding psychologisiert: Die Geschützbewegung ist Handlung, die aus einer Demonstration entsteht. Die ›aufbrüllenden Löwen‹ sind das deutlichste Moment des neuen Psychologismus und die Apologie eines Psychoeffektes, der aus einem *Ding* gewonnen wurde.« (*Schriften 2,* S. 130 f.)

Den entscheidenden Faktor zur Konstituierung dieses »neuen Psychologismus« bilden keine immanent filmästhetischen Aspekte, sondern eben der wirkungsästhetische Blick auf die erwarteten oder vermuteten Zuschauerreaktionen. Eisenstein geht, wenige Jahre nach der Oktoberrevolution, davon aus, daß seine Zeitgenossen »nach der Schlacht eine gewisse Zeitspanne lang ein bißchen was fürs Gefühl brauchen. Ja, ich gehe sogar davon aus, daß man sie nur übers Gefühl *auf den gebührenden, richtigen, linken* und *aktiven ›Trab‹ bringen kann«* (*Schriften 2,* S. 130). Dem Rückzug aus den bilderstürmerischen Avantgarde-Konzeptionen korrespondiert die Anpassung ans Leninsche Programm des Anti-Linksradikalismus, beides vermittelt über das Ziel, zu einer verallgemeinerungsfähigen Bildersprache zu gelangen, um ein breiteres Filmpublikum zu erreichen und dieses zu aktivieren.

Was solche Verallgemeinerung ermöglicht, ist jedoch gerade nicht die »Erzählung durch Montage«, wie sie Pudovkin vorgeschwebt haben mochte – »Erzählung« als »Wiederspiegelung« aufgedeckter Realitätsstrukturen –, sondern der »Rhythmus der Montage« (*Schriften 2,* S. 194): »Der Rhythmus ist sowohl die äußerste verallgemeinernde Darstellung des innerhalb eines Themas ablaufenden Prozesses, wie auch die Graphik eines Phasenwechsels von Widersprüchen innerhalb dieser thematischen Einheit« (ebd., S. 195), erläutert Eisenstein anläßlich der großen Wirkung, die von der berühmten Hafentreppen-Szene im Panzerkreuzer Potemkin ausging – begründet eben in der rhythmisch konstituierten »verallgemeinerbaren Wahrnehmung des *Unterdrückungsregimes*« (ebd., S. 193). Dieser Rhythmus trifft auf die Ära des »neuen Psychologismus«, auf eine »Periode überflutender Emotionen [...], wo sich die Genossinnen von der Parteiarbeit ab- und der Familie zuwenden« (ebd., S. 131) – eine Ära der ökonomischen, politischen und sozialen Neuorientierung (NEP), die neuer Ausdrucksmittel bedarf. »›Streik‹ ist ein Traktat, ›Potemkin‹ ist ein Hymnus« (ebd., S. 132), befindet Eisenstein nun, durchaus im Bewußtsein des Widerspruchs zu seinen eigenen konzeptionellen Überlegungen zuvor. Aber er sieht die theoretischen Widersprüche gelöst durch die Forderungen der politischen Praxis:

»Möge es auch noch so unsympathisch und gegenüber der vorangehenden Epoche widersprüchlich sein, so sind wir dennoch zur Formulierung einer solchen Losung verpflichtet, die der realen Lage der Dinge entspricht. Auch im Namen scholastischer Doktrinen – und eine solche ist auch die *alleraktuellste* Losung des *gestrigen* Tages – dürfen wir es nicht versäumen, unsere Politik zu ändern. In der Kunst sind alle Mittel erlaubt – mit Ausnahme derjenigen, die nicht zum Ziel führen.« (ebd., S. 132).

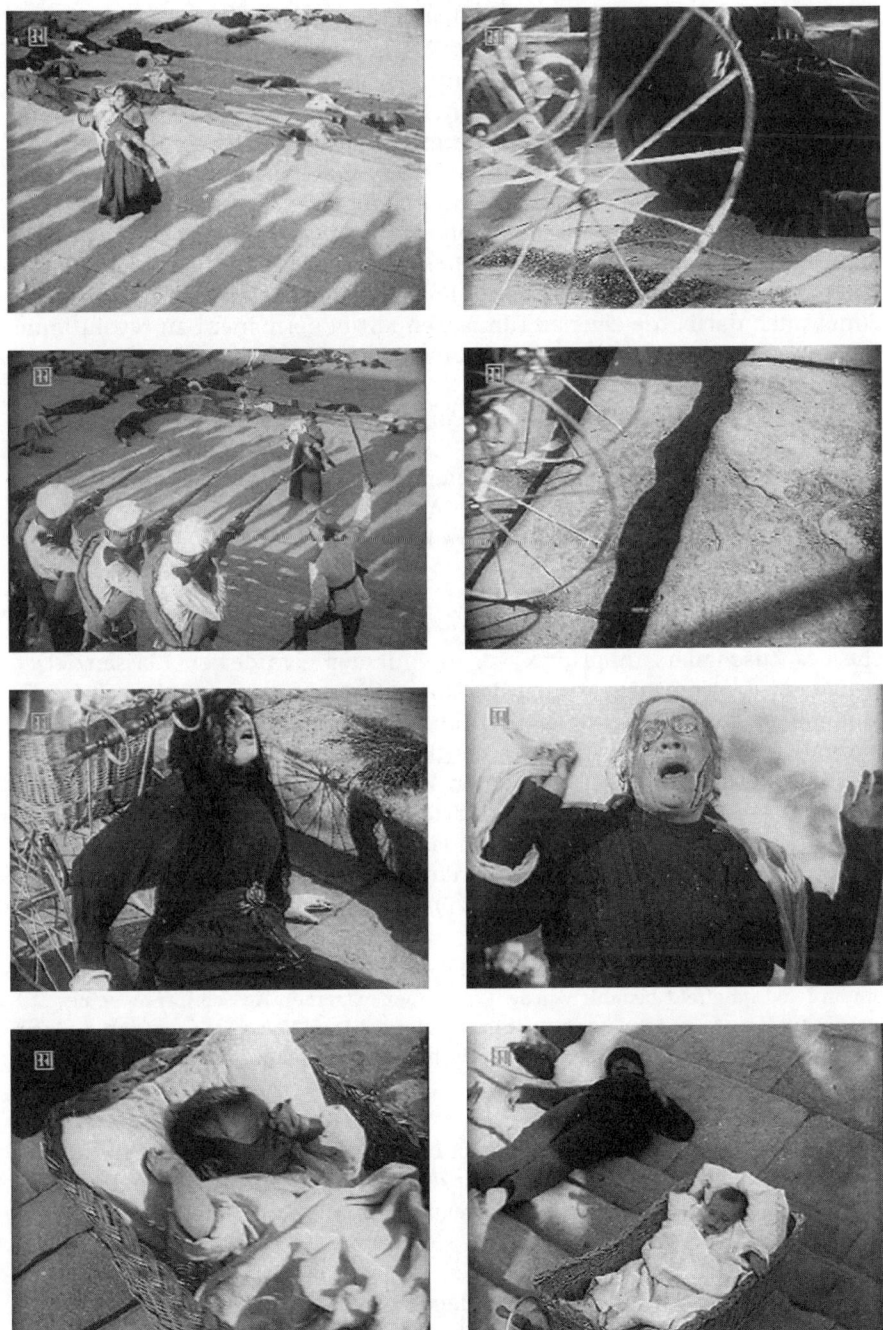

Abb. 21:
S. M. EISENSTEIN: PANZERKREUZER POTEMKIN: Die Hafentreppen-Szene

Das Ziel aber ist und bleibt der Zuschauer. Ihm allein gilt, wie in der Phase der Attraktionsmontage so in der des Psychologismus, alle Anstrengung filmischer Kunst. Eisenstein wechselt mit Sensibilität für historische Entwicklungen, mit genauem Gespür für politische Erfordernisse, mit geradezu seismographischem Empfinden für untergründige soziale Erschütterungen die Parameter, nach denen seine filmische Arbeit sich konstituiert, und die Theoreme, aus denen er sie begründet – und bleibt sich doch treu. Deshalb wäre es falsch, ihn einen ästhetischen Opportunisten zu nennen, der sich, nach dem Tod Lenins (1924), umstandslos den nächst stärkeren politischen Bataillonen zur Verfügung gestellt hätte. Er ist und bleibt ein Revolutionär des Films, auch darin, die eigenen filmischen Mittel permanent zu revolutionieren, um der Revolutionierung des Zuschauers willen:

»Für uns, die wir auf der Grundlage der Attraktionsmontage stehen, bedeutet dieser Wechsel allerdings kein Überbordwerfen bisheriger kinematografischer Grundlagen oder etwa eine Kursänderung im Verständnis unserer Filmkunst. Für uns bedeutet dies vielmehr einen weiteren Wechsel der Attraktionen – ein weiteres taktisches Manöver in der Attacke auf den Zuschauer, die unter der Losung des Roten Oktober geritten wird.« (Schriften 2, S. 133)

Eine »Attacke, die auf den Zuschauer geritten wird«, ein »Traktor, der die Psyche des Zuschauers umpflügt«, sei es »mit der geforderten Klassenzielsetzung«, sei es »unter der Losung des Roten Oktober« – das Einheit stiftende Moment in der widerspruchsvollen Entwicklung Eisensteins tritt in seiner bildkräftigen Metaphorik immer deutlicher hervor. Was sich wandelt, als sensibler Reflex des politisch-sozialen Wandels, sind die eingesetzten filmischen Mittel. Was bleibt, ist die erklärte Wirkungsabsicht. Deshalb kann Eisenstein im Blick auf seinen nächsten Film erklären: »Es wäre der allergrößte Fehler, ›Oktober‹ nach den im ›Potemkin‹ ausgearbeiteten Verfahrensweisen beurteilen zu wollen« (Schriften 3, S. 179), denn:

»Man darf nicht vergessen, daß die ausgewogene Geschlossenheit des ›Potemkin‹ mit einem Maximaleffekt bezahlt wurde – mit einer extremen Ausschöpfung seines Stilweges. Auf dem Weg des ›Potemkin‹ gibt es keine weitere Vorwärtsbewegung. Es kann nur noch Variationen derselben künstlerischen Verfahren auf möglicherweise andere Themen geben.« (ebd., S. 185).

Was nun folgt – nach der Attraktionsmontage und der Phase des Psychologismus –, läßt sich mit Eisenstein unter dem Begriff der »intellektuellen Montage« (ebd., S. 242) fassen: »eine Bauform, die in der Lage sein sollte, das Denken des Publikums zu lenken, wobei sie hierbei eine konkrete Rolle für das emotionale Denken spielen sollte« (ebd., S. 243 f.). Oktober handelt von den Ereignissen der Revolution 1917. Grundlage für Eisensteins Arbeit waren, neben eigenen Eindrücken und Erfahrungen, vor allem John Reeds Bericht Zehn Tage, die die Welt erschütterten (1919) sowie authentische Erlebnisschilderungen von Revolutionären. Aber Eisenstein hat nicht versucht, einen Film mit doku-

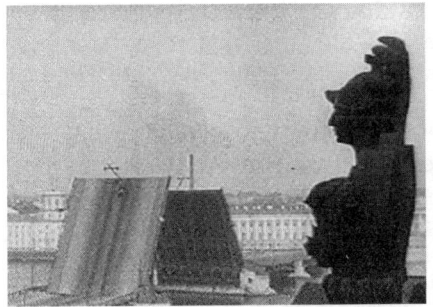

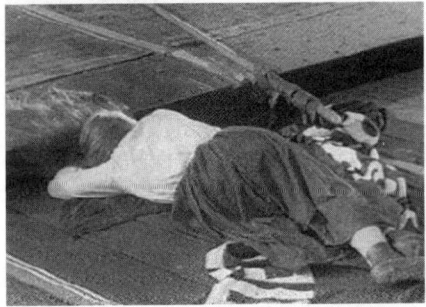

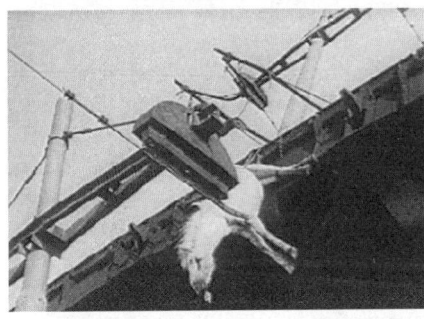

Abb. 22:
S. M. Eisenstein: Oktober
Die Newa-Brücke

mentarischem Anstrich zu drehen. Vielmehr bietet jenes Verfahren, das er
»intellektuelle Montage« nennt, eine Art Synthese unterschiedlicher filmischer Stilelemente. So finden sich in Oktober Elemente der Attraktionsmontage neben durchaus symbolischen Filmbildern, denkt man etwa an die berühmte Sequenz mit der Newa-Brücke, jene Zugbrücke, welche die Arbeiter-
viertel Petersburgs mit dem Stadtzentrum verbindet. Sie wird, von Leichen
übersät, auf Befehl der Regierung hochgezogen – Symbol der Abtrennung
und Ausschließung der aufständischen Arbeiter aus dem Leben der Stadt.
Man sieht den leblosen Körper einer jungen Frau, man sieht einen toten,
noch vor eine Kutsche gespannten Schimmel, exakt an der Nahtstelle der beiden langsam sich öffnenden Brückenflügel, die die Leichen – des Mädchens
und des Pferdes – in die Höhe heben, höher, immer höher, bis sie schließlich

über dem Abgrund schweben. Der Ablauf dieses mechanischen Vorgangs erscheint durch Eisensteins Montagetechnik bis zur Unerträglichkeit kunstvoll zerdehnt, bis zuletzt der Körper der Frau und schließlich das tote Pferd in den Fluß hinabstürzen.

Die theoretischen Überlegungen, die seiner filmischen Arbeit zu diesem Zeitpunkt zugrundeliegen, hat Eisenstein 1929 zu einer umfassenden Dramaturgie der Film-Form zusammengestellt, ein Versuch, vor dem Hintergrund einer filmischen Konflikt-Theorie einen »dialektischen Zugang« zur Form des Films zu eröffnen. Die »Grundlage aller Kunst«, so hatte Eisenstein nach einem Gespräch mit Pudovkin dekretiert, sei »der Konflikt«. Die erkenntnistheoretische Voraussetzung dieses Diktums liefert nun seine Film-Dramaturgie: eine überaus mechanistische Auffassung von Dialektik als »bewußte Reproduktion des dialektischen Ablaufs (Wesens) äußerer Vorgänge der Welt« in Philosophie und Kunst (*Schriften 3, S.* 200). Grundlage dieser Theorie sei »die *dynamische* Auffassung der Dinge: ›Bestehen‹ als ständiges ›Entstehen‹ aus der Rückwirkung zweier konträrer Widersprüche. Synthese, die im Widerspruch von These und Antithese *entsteht*« (ebd., S. 201). Dialektik erscheint mithin als ein universalistisches und zugleich universell integrierendes Prinzip, aus dem die geschichtskonstitutive Kategorie der Praxis gänzlich eliminiert ist. An deren Stelle tritt die abstrakte Kategorie der »Dynamik«, die sich in der Kunst als »Konflikt« äußere: »Im Gebiete der Kunst verkörpert sich dieses dialektische Prinzip der Dynamik im Konflikt als dem wesentlichen Grundprinzip des Bestehens eines jeden Kunstwerks und jeder Kunstgattung.« (ebd.).

Aufschlußreich ist es, den Konsequenzen nachzugehen, die Eisensteins erkenntnistheoretische Hypothesen für seine Montageauffassung besitzen. Denn was er in diesem grundlegenden Aufsatz entwickelt, sind Prolegomena zu einer Film-Syntax, die bereits differenziert Möglichkeiten einer filmischen ›Sprache‹ wahrnimmt. Diese Vorstellung sei hier zumindest in groben Zügen nachgezeichnet. »Kunst ist immer Konflikt« – so pointiert Eisenstein seine erkenntnistheoretischen Einsichten in Probleme der Ästhetik –, und zwar »ihrer sozialen Mission nach«, »ihrem Wesen nach« und »ihrer Methodik nach«. Ihrer »sozialen Mission« nach, weil sie »die Widersprüche des Existierenden zu offenbaren« habe: »Durch das Aufwühlen von Widersprüchen im Betrachter und durch den dynamischen Aufprall entgegengesetzter Leidenschaften den richtigen intellektuellen Begriff zu schmieden – die richtige Anschauung zu formen« (*Schriften 3, S.* 210). Ihrem »Wesen« nach, da dieses »im Konflikt zwischen natürlichem Dasein und schaffender Tendenz bestehe, zwischen organischer Trägheit und zielbewußter Initiative« (ebd., S. 202). Schließlich ihrer »Methodik« nach: »Bildausschnitt und Montage sind die Grundelemente des Films. [...] *Meiner Ansicht nach ist aber Montage nicht ein aus aufeinanderfolgenden Stücken zusammengesetzter Gedanke, sondern ein Gedanke, der im Zusammenprall zweier voneinander unabhängiger ENTSTEHT (›Dramatisches‹ Prinzip)*« (ebd., S. 204). Der Begriff des »ideographischen Zeichens«, den der studierte Japanologe Eisenstein der »japanischen Hieroglyphik« entlehnt, dient ihm im folgenden zur inneren Differenzierung des Montage-›Konflikts‹

selber. Auf die Frage: »Worin besteht der dynamische Effekt eines Bildes?«, gibt er die Antwort: »Das Auge verfolgt die Richtung eines Elements. Behält den visuellen Eindruck, der sodann zusammenprallt mit der Verfolgung der Richtung des zweiten Elements. Der Konflikt dieser Richtung bildet den dynamischen Effekt in der Wahrnehmung des Ganzen.« (ebd., 206).

»Konflikt« wird bestimmt als Ausdrucksform des universellen Prinzips »Dialektik«, dessen Dynamik in der Immanenz der ideographischen Struktur gleichsam sistiert wird. Und die filmische Montage bietet nichts anderes als eine prozessuale Realisierung dieses Konflikts, die sich zu einem umfassenden Repertoire filmischer Techniken erweitern läßt (ebd., S. 209 ff.). Ein Repertoire, das aus der grundsätzlichen Polarität von *Statik* (Dasein, Realität, stillgestelltes Leben) und *Dynamik* (Film, Bewegung des Apparats, Fluß der Technik und der Gestaltungsmittel) resultiert, das sich aber, gerade wegen seiner vielfältigen Differenzierungsmöglichkeiten, keineswegs problemlos klassenspezifisch oder ›revolutionär‹ definiert. Mit anderen Worten: »Attraktionsmontage« und »Psychologismus« erfahren ihre begriffliche und theoretische Auflösung in einer verallgemeinerungsfähigen Syntax, die nunmehr den Film erfaßt als eine Art »Raisonnement«: »Wenn im üblichen Film der Film die *Gefühle* lenkt und fördert, so ist hier eine Möglichkeit angedeutet, ebenso (auch) den *Denkprozeß* zu fördern und zu leiten.« (ebd., S. 224). Einen solchen »rein intellektuellen Film« zu entwerfen, der »ohne jede Transition und Umschreibung direkte Formen für Gedanken, Systeme und Begriffe erzielen wird« (ebd.), bedeutet aber in letzter Konsequenz nicht mehr formale Offenheit, die dem konfliktreichen Zusammenprall unterschiedlicher Bildqualitäten entspringt, sondern »Synthese«. Film als »*Synthese von Kunst und Wissenschaft*« (ebd.) – in dieses Postulat münden Eisensteins Überlegungen zur Dramaturgie der Film-Form. Der Film als Denkprozeß, der in seiner Struktur das Prinzip »Dialektik« nachbildet, führt seiner »sozialen Mission«, seinem »Wesen«, seiner »Methodik« nach, also nach seiner inneren wie äußeren Form, auf eine Synthese hin, die er zugleich selber repräsentiert. Eisenstein überführt, so könnte man sagen, die avantgardistische Konzeption seiner frühen Montageform in ein intellektuell gefiltertes, dem abstrakten Prinzip »Dialektik« mechanisch nachgebildetes Modell. Dieses enthält in sich die Komponenten »Konflikt« und »Dynamik« nicht um deren Prozessualität und Offenheit willen, sondern wegen des Ziels, auf das hin sie angelegt sind: die Synthese.

Abermals also ein Widerspruch zu den vorhergehenden Theoremen, eine Besänftigung und Abschwächung sogar ihrer revolutionären Potenzen, wenn denn ein Revolutionsfilm mehr sein soll als ein Film *über* die Revolution – nämlich ein Film, der seine eigenen Mittel revolutioniert.

Der vierte Film der Revolutions-Tetralogie – er trug zunächst den Titel DIE GENERALLINIE, wurde aber noch vor der Uraufführung im Oktober 1929 in DAS ALTE UND DAS NEUE umbenannt – bedeutete einen weiteren Schritt weg von den avantgardistischen Anfängen. Ein Film über Probleme der Landwirtschaft: Es geht um die Bildung von Kolchosen, um Kollektivierung auf dem Land, um Schwierigkeiten und Fortschritte bei der Agrarrevolution. Alte und neue Produktionsmittel, Denkweisen und Lebensformen prallen aufeinander und entwickeln sich konfliktreich miteinander zu einer neuen Qualität landwirtschaftlicher Produktion. Der Film zeigt ›das Alte‹, den Einfluß der Kirche etwa oder das Leben der reichen Kulaken, ebenso ausführlich wie ›das Neue‹, die Welt der Maschinen und der technisierten Produktion. Er zeigt dies alles am Beispiel eines alten russischen Dorfes, dessen Geschichte, dessen Entwicklung, Rückschläge und Fortschritte er vorführt. Aber: Eisensteins filmische Wahrnehmung und Erzählweise unterscheidet sich nun deutlich von seinen bisherigen Filmen. Er kehrt zu Sujet und Fabel zurück, zu einer einfachen Geschichte, zur Visualisierung von Individualität. Einige der schönsten Bilder des Films – lange, ruhige Einstellungen, Nahaufnahmen – zeigen die ausdrucksvollen Gesichter der Menschen in diesem Dorf. Gesichter, gesättigt von historischem Erleben und einer Naturerfahrung, die sich in Form von tiefen Furchen eingegraben hat, Züge einer unvergänglichen Spur aus Arbeit und Leid, Entbehrung und Hoffnung, Kampf und Trauer und Mut. Es geht Eisenstein in diesem Film, wie er betont hat, um eine kunstvolle Vereinfachung der filmischen Mittel, aber auch um die Erprobung eher traditioneller Formen für die neuen Ziele des Films, die politisch definiert waren durch sein Thema: Kollektivierung.

»‹Die Generallinie‹ protzt nicht mit Massenszenen. Sie bläst keine Fanfare formaler Entdeckungen. Sie brüstet sich nicht mit halsbrecherischen Tricks.
Sie spricht von alltäglicher, gewöhnlicher, aber bedeutungsschwerer Zusammenarbeit zwischen Stadt und Land, Sovchoz und Kolchoz, Bauer und Maschine, Pferd und Traktor. Von einer Zusammenarbeit auf dem schweren Weg zum gemeinsamen Ziel hin.
So wie dieser Weg war auch die Realisierung unseres Filmes etwas Neues, ein erster Schritt über Neuland und deshalb auch schwierig und verantwortungsvoll.
So wie dieser Weg stellt auch unser Film ein einziges Suchen dar. Ein Suchen nach jener richtigen Linie, auf der wir uns zur tatsächlichen Verwirklichung unserer sozialen Bestrebungen bewegen müssen.
Aus diesem Grunde verzichtet unser Film auch auf das Flitterwerk äußerlich formalen Suchens, auf Zauberkunststückchen und ist deshalb ein unweigerliches Filmexperiment.« (*Schriften 4*, S. 160).

Ein Experiment, dessen Durchführung Eisenstein auch eine Fortentwicklung seine Montagetheorie erlaubte. In seinem Aufsatz »Die vierte Dimension des Films« (ebd., S. 234 ff.) verwendet er den Begriff des »visuellen Obertons«, um die qualitativen Differenzen, aber auch die gemeinsame Bezugsgröße filmischer Montage zu charakterisieren. Er unterscheidet hier kategorial: die »metrische Montage« – das ist die absolute Länge der Montagestücke; die »rhythmische Montage« – das heißt die Differenz von Bewegung und Stillstand, Spannung und Entspannung, Akzeleration und Retardation; die »tonale Montage« – die gleichsam »emotionalen« Schwankungen innerhalb des dominanten Tons der Montage, also zum Beispiel Lichtintensität, optisch-graphische Elemente, pathetische und unpathetische Strukturen; und schließlich die »Oberton«-Montage – ein Begriff, der aus der Musik, aus der Kompositionslehre oder auch aus den Werken Debussys und Skrjabins bekannt ist. Er bezeichnet jene kaum hörbaren Töne, die neben jedem einzelnen Ton gewissermaßen mitklingen, Töne, die gemeinsam mit dem Grundton die Klangfarbe bilden.

Diesen musikalischen Zusammenhang versucht Eisenstein für die Struktur filmischer Montage fruchtbar zu machen, indem er sie zunächst von traditionellen Formen filmischen Erzählens abgrenzt: »Die orthodoxe Montage ist eine Montage nach *Dominanten,* d.h. Zusammenstellung von Filmstücken nach ihrem jeweils vorherrschenden Hauptmerkmal. Montage nach dem Tempo. Montage nach der Haupttendenz innerhalb der Einstellung. Montage nach Längen (Dauer) der Filmstücke usw.« (ebd., S. 234). Von solcherart »vordergründiger Montage« grenzt Eisenstein die Montagestruktur der GENERALLINIE nachdrücklich – und in nicht unproblematischer Weise – ab: »Die ›Generallinie‹ wurde nicht mit der auf individuellen Dominanten basierenden orthodoxen Montage, sondern gerade im Gegensatz hierzu montiert. Der ›Aristokratismus‹ der individuellen Einzel-Dominante wurde von einem Verfahren ›demokratischer‹ Gleichberechtigung sämtlicher Reizerreger abgelöst, die summarisch als ein Komplex betrachtet werden.« (ebd., S. 235 f.).

Es entbehrt nicht der Ironie, dem Begriff »Reizerreger« aus dem Kontext der »Attraktionsmontage« in einem theoretischen Zusammenhang wiederzubegegnen, der ihn gerade seiner besten und stärksten Eigenschaften programmatisch beraubt. Denn indem Eisenstein behauptet: »der *zentrale* Reizerreger [...] wird stets von einem ganzen Komplex sekundärer Reizerreger begleitet« (ebd., S. 236), mildert er die einst erstrebte »Erschütterung« durch aufeinanderprallende »Attraktionen« zu einer musikkompositorischen Schwingungsvielfalt einander relativierender, womöglich schwächender Bildeindrücke. Tatsächlich bildet der Vergleich zur Musik das entscheidende ästhetiktheoretische Problem. Es handelt sich um jene von Eisenstein postulierte »Entsprechung zu dem, was sich akustisch ereignet (etwa in der Instrumentalmusik). In der Instrumentalmusik entstehen zusammen mit der Schwingung eines dominierenden Grundtons noch eine Reihe von Begleitschwingungen, sogenannten Ober- und Untertönen. Ihr Aufeinanderprallen untereinander, ihr Zusammenprall mit dem Grundton usw. hüllt den Grundton in eine Wolke von Myriaden an Sekundärschwingungen« (ebd.). Eisenstein hat später für denselben Zusammenhang auch den Begriff »Polyphon-Montage« gebraucht. Er wollte damit den vielstimmigen, doch in sich gebundenen »Klang« einer filmischen Struktur bezeichnen, »wo durch eine Montagestück-Serie eine *gleichzeitige Bewegung* einer ganzen Reihe von Linien hindurchgeht, von denen jede ihre eigene kompositionelle Gangart hat und zugleich aber auch untrennbar mit der generellen kompositionellen Gangart des Ganzen verbunden ist« (ebd., S. 231).

Das ästhetiktheoretische Problem, das sich hier zeigt, läßt sich mit Hilfe der *Komposition für den Film* erläutern, die Theodor W. Adorno 1944 gemeinsam mit Hanns Eisler verfaßt hat. Im Anschluß an Versuche, künstlerische Verfahrensweisen zu analogisieren und wechselseitig zu deuten, wird hier die grundsätzliche Frage gestellt, »warum ein Medium nochmals das geben soll, was ein anderes [...] ebenso gibt und was durch die identische Wiederholung nichts gewinnt, sondern allenfalls verlieren könnte« (Adorno/Eisler 1976, S. 67). Dieser Einwand ist in Adornos und Eislers Argumentationszusammenhang bezogen auf das Verhältnis von filmischen Bildern und Filmmusik, doch läßt sich das unterschwellig kritische Argument durchaus auf Eisensteins theoretische Bestimmungen übertragen: Warum sollte die Struktur der Instrumentalmusik, der akustische Bereich, für die Struktur eines Films, den visuellen Bereich also, zwingende oder auch nur bereichernde Theorieanregungen liefern können, bleibt doch die »Divergenz der Medien« (ebd.), nicht ihre Konvergenz der entscheidende Faktor.

Gleichviel, welcher Wert diesem Einwand zukommen mag – Eisenstein erläutert die ästhetische Struktur der GENERALLINIE konsequent im Lichte kompositorischer Verfahrensweisen der Instrumentalmusik: »Mit eben diesem Verfahren wurde auch die ›Generallinie‹ konstruiert. Das hier applizierte Montageverfahren basiert auf keiner einzigen *individuellen* Dominante, sondern erhebt die Summe der *Reize* sämtlicher Reizerreger zur Dominante. Dieser ungewohnte Montage-*Komplex innerhalb eine Montagestücks* ist das Ergebnis von Konfrontationen und Korrelationen einzelner seiner Reizerreger.« (*Schriften 4, S.* 237). Das Ergebnis solcher Montage-›Komposition‹ bildet die Erhöhung der filmischen »Synthese« in den Rang einer neuen Dimension: »Der visuelle Oberton stellt sich als faktisches Montagestück, als faktisches Element ... einer vierten Dimension dar.« (ebd., S. 239).

Vergegenwärtigen wir uns noch einmal jene Kategorie, von der Eisensteins Montagetheorie des Revolutionsfilms ausging. »Kunst ist immer Konflikt«, hieß es im Aufsatz »Dramaturgie der Film-Form«. Und präzisierend hatte Eisenstein seinerzeit hinzugesetzt: »Im Gebiet der Kunst verkörpert sich das dialektische Prinzip der Dynamik im Konflikt.« Das war im Zusammenhang des Films OKTOBER. Nun aber, anläßlich der GENERALLINIE, spricht er nicht mehr von »Konflikt«, sondern, neutraler, von »Oberton« und »Polyphonie«, also doch eher von einem in sich kompositorisch abgestuften – um nicht zu sagen: harmonischen – Gebilde, gerundet nicht notwendig in seinen Einzelelementen, wohl aber als Ganzes, gefügt nach dem Maßstab filmkünstlerischer Geschlossenheit. Abermals ein Widerspruch, abermals mit Folgen, die diesmal aber mit Verlusten einhergehen. Denn was Eisenstein preisgibt, das ist jenes antithetische Moment seines Schaffens und Denkens, aus dem die Filme STREIK und zu einem Teil auch PANZERKREUZER POTEMKIN ihre innere Spannung bezogen: das Moment des Oppositionellen, Aufbegehrenden, Revoltierenden und Negierenden, das die Dinge künstlerisch – also auch: geschichtlich – umwälzen will. Mit *Oktober* aber tritt an die Stelle der »Antithese« die »Synthese«, um Eisensteins Begrifflichkeiten beizubehalten. Das »dialektische Prinzip«, das er nun in Verbindung mit seinem »Konflikt«-Theorem zur Geltung bringt, enthält, als geschichtsphilosophische Kategorie verstanden, in sich eine dynamische Energie, die über die Negationen ihrer Antithesen hinausdrängt. Sie schlägt auf höherer Stufe um in eine Positivität, welche die ihr voraufgehenden Widersprüche im Sinne Hegels ›aufhebt‹, das heißt: diese überwindet und doch in sich noch bewahrt als bedingende Voraussetzung ihrer selbst. Dialektik in diesem – durchaus mechanistischen – Verstande erscheint als ein universelles Prinzip, welches qualitativ voneinander unterschiedene Momente eines Prozesses in sich zu integrieren und zur Synthese zu vereinigen vermag. Von dieser, von der Synthese soll nun alle Wirkung ausgehen, die zunehmend derjenigen des klassischen, des geschlossenen Kunstwerks gleicht, von dem sich Eisenstein einst programmatisch und polemisch abgegrenzt hatte. Der Gedanke einer »vierten Dimension« des Films, die alle seine Teilmomente in sich vereint und zugleich insgesamt überhöht, steht der Idee einer künstlerischen »Organik« nicht mehr fern.

Zum Zeitpunkt der GENERALLINIE hat Eisenstein seine Überlegungen erst keimhaft formuliert. Ihre umfassende Begründung vor dem Hintergrund ›marxistisch-leninistischer Weltanschauung‹ der Ära Stalin folgt im Zusammenhang seiner beiden letzten großen Filme, ALEXANDER NEWSKI und IWAN GROSNY. Wenn man Eisensteins erste Schaffensphase – mit seinen eigenen Worten – als die der »Montagehegemonie« bezeichnen kann, wenn die zweite Phase, die des OKTOBER und der GENERALLINIE, eine Phase des »intellektuellen Films« heißen darf, so die dritte und letzte Phase die des »organischen Kunstwerks«. Sie läßt sich ohne die Ereignisse und Erfahrungen der Zwischenzeit, der Jahre also zwischen 1929 und 1939, nicht verstehen. Eisensteins Reise ist hier zu nennen, die den inzwischen weltberühmten Regisseur für zwei Jahre in die glitzernden Kulissen der westlichen Welt treibt. Deutschland und Frankreich, Belgien, Holland und die Schweiz, die Vereinigten Staaten und vor allem das geliebte, staubige, arme, entrechtete Mexiko – ihm widmet er seinen nach desaströsen Produktionsbedingungen unvollendet gebliebenen Film QUE VIVA MEXICO! (1931–32) – bilden die Stationen dieser Reise, die er in seinen Lebenserinnerungen in Form vielfältiger und bunter Flicken und Fetzen zu einem wahren Kaleidoskop zusammengefügt hat. Begegnungen mit Josef von Sternberg, Bertolt Brecht, Erwin Piscator und Ernst Toller, mit Jean Cocteau, André Malraux und der Colette, mit Mary Pickford und Greta Garbo, Ernst Lubitsch, Erich von Stroheim und vor allem die Freundschaft mit Charlie Chaplin bilden Höhepunkte dieses Aufbruchs in bislang unbekannte Gefilde, die Eisenstein ebenso emphatisch wie kritisch wahrnimmt. Seine Rückkehr 1932 in die Sowjetunion – von Stalin mit erheblichem Nachdruck betrieben – führt ihn in ein sehr verändertes Land, das zunehmend unter der Bürokratie und den ›Säuberungs‹-Kampagnen zu leiden beginnt. Es folgen Auseinandersetzungen mit Kulturfunktionären – an ihnen scheitert schließlich sein Filmprojekt DIE BESCHIN-WIESE im Jahre 1937 – und nicht zuletzt die Moskauer Schauprozesse, denen große Teile der künstlerischen Avantgarde zum Opfer fallen, darunter Eisensteins Weggefährten Tretjakov und Meyerhold. Eisensteins Lebenserinnerungen geben keine Auskunft über seine Eindrücke und Gedanken in dieser Zeit – es mag sein, daß sie insoweit editorisch auch nicht zuverlässig, sondern unvollständig veröffentlicht worden sind. Jedenfalls lebt er, von schwerer Krankheit geschwächt, gänzlich zurückgezogen. Er muß sich einüben ins Überlebensmittel jener Zeit: die Selbstkritik, die mit Unterordnung und Anpassung einhergeht. Stalin persönlich ermöglicht ihm schließlich, seine letzten beiden Filme in Angriff zu nehmen – Zeugnisse eines sozialistischen Filmrealismus, die den Gedanken des »organischen Kunstwerks« repräsentieren, behaftet mit aller Problematik, die diesem Begriff zugehört.

Eisenstein hat seine Gedanken über Film in seiner letzten Schaffensperiode zusammengefaßt unter dem Begriffspaar »Das Organische und das Pathos« (*Schriften 2, S.* 150 ff.). Zwar bezieht er sich in diesem Aufsatz aus dem Jahre 1939 vornehmlich auf Panzerkreuzer Potemkin, doch hat er seinen Gedanken eine verallgemeinerungsfähige Form gegeben. Es erscheint deshalb zulässig, seine theoretischen Begründungen aus dieser Zeit auch auf die Filme Alexander Newski und Iwan Grosny zu beziehen, an denen er seit 1944 arbeitet. Zulässig um so mehr, als beide Filme übereinstimmend eine Ästhetik, eine Bauform, eine Dramaturgie aufweisen, die mit den Begriffen »organisch« und »pathetisch« zutreffend beschrieben sein dürfte. Im Mittelpunkt steht jeweils ein Held, ein großer Einzelner, der geschichtsmächtig handelt und die Geschicke seines Volkes lenkt: Alexander Newski als der große Feldherr, der die deutschen Ordensritter aus Rußland vertreibt, Iwan als eine Zarenfigur, in der sich geschichtliches Denken und herrscherliche Einsamkeit zu tragischer Größe verbinden. Bezeichnenderweise hat Eisenstein beide Rollen von demselben Schauspieler, von Nikolaj Tscherkassov, spielen lassen.

Eisensteins neue Überlegungen lesen sich wie eine Fortsetzung, wie eine harmonische Rundung und Vervollkommnung seiner Gedanken zur »Oberton«- und »Polyphon«-Montage. Wieder geht es um die Frage, »wie das Organische und das Pathos speziell mit kompositorischen Mitteln« zu erzielen seien, eine – wie der Autor einräumt – begrenzte Problemstellung. Aber er besteht auf ihr mit der Emphase eines Künstlers, der sein Werk zu verteidigen hat:

»Nichtsdestoweniger durchdringen gerade in einem organischen Kunstwerk diejenigen Elemente, die dem ganzen Werk zugrundeliegen, jeden einzelnen Zug des Werkes. Eine einzige, einheitliche Gesetzmäßigkeit durchdringt nicht nur das allgemeine Ganze, sondern auch jedes Gebiet, das an der Schaffung des Ganzen teilzunehmen hat. Ein und dieselben Prinzipien speisen jedes Gebiet, dergestalt, daß sie in jedem von ihnen in ihren eigenen qualitativen Unterschieden in Erscheinung treten. Und nur wenn diese Voraussetzungen erfüllt sind, kann man vom Organischen eines Kunstwerks reden.« (*Schriften 2, S.* 151).

Eisenstein geht mit diesen Bestimmungen, die deutlich an sein Theorem von der »vierten Dimension« des Films anschließen, zugleich einen entscheidenden Schritt über den Gedanken des »Obertons« und der »Polyphonie« hinaus. Lag dieser Konzeption die Überlegung zugrunde, in einer Vielfalt von »Reizerregern« immer auch den »Grundton« mitklingen zu lassen, so gibt nun ein Art Gesetzmäßigkeit den Bau des Ganzen vor. Die Begründung, insbesondere für die Verwendung des Begriffs »organisch«, liegt wiederum in einer erkenntnistheoretischen Prämisse. Eisenstein bezieht sich ausdrücklich auf Friedrich Engels' *Dialektik der Natur* (1873–83), auf dessen These: »Denn der Organismus ist allerdings *die höhere Einheit«* (MEW 20, 1972, S. 515), er seine eigenen Überlegungen aufbaut: »Das Organische wie auch das vom Kunstwerk vermittelte Gefühl des Organischen muß entstehen, sobald das Konstruktionsprinzip dieses Kunstwerks den *Strukturgesetzen der organischen Erscheinungen in der Natur* entspricht.« (*Schriften 2*, S. 152).

Eisenstein meint mit dem Begriff des »Organischen« also nicht allein ein Kunstwerk, »das Geschlossenheit und innere Gesetzmäßigkeit« besitzt, nicht allein jene klassizistische Bestimmung, »daß das Werk als ganzes einem bestimmten Strukturprinzip unterliegt und daß alle seine Einzelteile diesem Gesetz unterworfen sind«, sondern er sieht eine »zweite Art des Organischen« dann gegeben, »wenn nicht nur *das Prinzip des Organischen als solches* vorhanden ist, sondern eben auch *die Gesetzmäßigkeit*, nach der die Erscheinungen der Natur gebildet werden« (ebd., S. 152 f.):

»Wir haben es hier mit dem Fall zu tun, daß ein Kunstwerk – ein *künstliches Werk* – nach den gleichen Gesetzen aufgebaut ist, nach denen die *nichtkünstlichen* Erscheinungen, also die ›organischen‹, die Erscheinungen den Natur, gebildet sind. Und in diesem Fall ist nicht nur das realistische Sujet wahrheitsgetreu, sondern auch die Formen seiner kompositorischen Verwirklichung sind wahrheitsgetreu und spiegeln die Gesetzmäßigkeiten, die der Wirklichkeit eigen sind, in vollkommenem Maße wider.« (ebd., S. 153).

Vielleicht kann man Einheit und Widersprüchlichkeit von Eisensteins Entwicklung – als Theoretiker wie als Praktiker des Films – nirgendwo genauer beobachten als an diesem Punkt seiner Argumentation. Denn was er in der Sowjetunion der Stalin-Ära propagiert – nicht anders als der zur selben Zeit in Moskau mit der Ausarbeitung einer marxistischen Widerspiegelungsästhetik befaßte Georg Lukács –, das ist die Idee des großen, des organischen Kunstwerks in der Tradition der bürgerlichen Ästhetik, begründet in einer mechanistischen Vorstellung von ›Naturdialektik‹, wie Engels sie entworfen hatte. Das Prinzip des Zusammenpralls, des Konflikts, der Dynamik tritt vollständig zurück hinter der Anstrengung nicht nur zur Integration und Synthese, sondern zur »organischen« Widerspiegelung »dialektischer« Naturgesetzlichkeit in der Kunst. Platonische Harmonievorstellungen kommen nun ins Spiel. Puschkin und Shakespeare erscheinen als Vorbilder. Der ›Goldene Schnitt‹ in der Architektur gibt das filmästhetische Maß. Und der einst so revolutionäre PANZERKREUZER POTEMKIN erfährt seine Erhebung in den Rang einer fünfaktigen klassischen Tragödie. All dies aber – hierin ist sich Eisenstein treu geblieben –, um unter sich wandelnden geschichtlichen, gesellschaftlichen und politischen Verhältnissen jene Variable im Visier zu behalten, die in seiner Filmtheorie immer eine Konstante geblieben ist: der Zuschauer. Auf ihn zielte die »Montage der Attraktionen«, um seinetwillen bemüht Eisenstein nun auch emphatisch die Kategorie des »Pathos«:

»Pathos ist das, was den Zuschauer von seinem Sitz auffahren läßt; das, was ihn von der Stelle springen läßt; das, was ihn Beifall klatschen und schreien läßt; das, was

seine Augen vor Begeisterung erglänzen läßt, bevor sie sich mit Tränen der Begeisterung füllen ... Mit einem Wort: Pathos ist alles das, was den Zuschauer ›außer sich geraten‹ läßt.« (*Schriften 2*, S. 172 f.).

Den Zuschauer »in Ekstase« (ebd., S. 173) zu versetzen, lautet die Zielvorgabe
für den Film der Ära Stalin. »Das Außersichgeraten, das Herausführen aus
dem gewohnten Gleichgewicht und dem gewohnten Zustand, das Hinüberlei-
ten in einen anderen Zustand« (ebd.) – dies ist das Tableau der Wirkungen,
auf die der Eisenstein der großen vaterländischen Werke setzt. Es sind für
ihn »Bedingungen für die Wirkung einer jeden Kunst, die uns ergreifen soll«:

»Und die Kunstwerke lassen sich augenscheinlich danach einteilen, *bis zu welchem
Grade* ihnen diese Bedingungen erreichbar sind. Den pathetischen Kunstwerken
kommt die Bedingung zu, auf einem solchen Gradmesser die höchste Stufe einzuneh-
men, das heißt diese gemeinsame Qualität im höchsten Grade zu besitzen. Die pathetische Konstruktion ist also der Höhepunkt auf dem gemeinsamen Gradmesser.« (ebd.,
S. 173).

Eisenstein nimmt den mitreißenden Elan seiner frühen Montagen programmatisch, theoretisch und praktisch zurück in die klassizistische Geborgenheit des historischen Monumentalwerks. Der Revolutionär des sowjetischen
Films wird zum Visionär des stalinistischen Rußland, der Theoretiker des
avantgardistischen Montagefilms zum Legitimationsästhetiker des »organischen« Kunstwerks:

»Bedeutend höhere Formen im Erleben des Pathos, bedeutend höhere Formen der Ekstase sind uns gegeben. Uns, und nur uns allein von allen Bewohnern des Erdballs ist
das große Glück zuteil geworden, Schritt für Schritt jeden Moment bei der Entstehung der größten gesellschaftlichen Errungenschaften in der gesellschaftlichen Entwicklung der Welt real zu erleben. Mehr noch: Wir dürfen kollektiv als Zeugen die Augenblicke der gewaltigsten Umwälzungen in der Menschheitsgeschichte miterleben.«
(ebd., S. 186).

Montage-Konzeptionen

Es mag einer schärferen Konturierung von Eisensteins Montageauffassung
dienlich sein, sie mit den Überlegungen und Argumentationen der beiden
anderen impulsgebenden und wegweisenden Regisseure aus der Frühzeit des
sowjetischen Films zu vergleichen: Dziga Vertov (1896–1954) und Vsevolod
Pudovkin (1893–1953). Sergej Eisenstein wurde zwei Jahre nach dem ›Fakto-
graphen‹ Vertov und fünf Jahre nach Pudovkin geboren. Nicht nur die gemeinsame Sozialerfahrung im zaristischen Rußland des beginnenden
20. Jahrhunderts verband ihn mit diesen beiden Pionieren des Films, sondern
auch die Erfahrung der Revolution von 1917, die ihnen den Zugang zum Film
eröffnete. Und wie Vertov und Pudovkin stammte auch Eisenstein aus einer

gutbürgerlichen Familie. Im selben Jahr, da Eisenstein seine »Montage der Attraktionen« veröffentlicht, legt auch Vertov, der Begründer der Gruppe ›Ki-
noki‹ und Theoretiker des ›Kinoglaz‹ (›Filmauge‹), eine Reihe von Manifesten
und Programmen zur Revolutionierung der filmischen Mittel vor. Sie laufen
auf eine Subjektivierung der Technik hinaus, nicht um ihrer selbst, sondern
um der Wirklichkeit, um der ›Fakten‹ willen, die das Auge der Kamera aufspüren und entdecken soll. »Ich, die Maschine«, so heißt es programmatisch,
»zeige euch die Welt so, wie nur ich sie sehen kann«:

> »Von heute und in alle Zukunft befreie ich mich von der menschlichen Unbeweglich-
> keit. *Ich bin in ununterbrochener Bewegung,* ich nähere mich den Gegenständen und ent-
> ferne mich von ihnen, ich krieche unter sie, ich klettere auf sie, ich bewege mich ne-
> ben dem Maul eines galoppierenden Pferdes, ich rase in voller Fahrt in die Menge, ich
> renne vor angreifenden Soldaten her, ich werfe mich auf den Rücken, ich erhebe mich
> zusammen mit Flugzeugen, ich falle und steige zusammen mit fallenden und aufstei-
> genden Körpern, Ich, die Kamera, habe mich auf die Resultante geworfen, manövrie-
> rend im Chaos der Bewegungen, eine Bewegung nach der anderen in den komplizier-
> testen Kombinationen aufzeichnend.« (Vertov 1973, S. 20).

Vertov zählt zur Gruppe der linken Futuristen und Formalisten, der Kon-
struktivisten und Produktionskünstler. Er versteht sich als ›Faktograph‹, der
die ästhetische Kategorie der ›Komposition‹ entschieden ablehnt. Sein film-
schöpferischer Akzent liegt auf der Prozessualität und Serialität filmischer
Wahrnehmung ebenso wie auf der rationalen Kontrolle der Materialbehand-
lung und dem Aspekt eigenständiger künstlerischer Technik. Die Hinwendung zur Realität – zugleich eine Entscheidung fürs Dokumentarische – zielt
auf die Entdeckung und Analyse der Wirklichkeit, auf die Entdeckung von
Vorgängen, Abläufen, Bewegungen, Einzelheiten, kurz: auf Fakten, die dem
menschlichen Auge im Normalfall verborgen bleiben. Neu sehen lernen,
heißt die Devise dieser Wahrnehmungsrevolution, nicht: das Bekannte wie-
derentdecken; Veränderung der geläufigen Wahrnehmung durchs Kameraobjektiv statt Bestätigung des menschlichen Auges; Dechiffrierung der Wirklichkeit, nicht Gestaltung durch Kunst. Die Fakten, die derart durch die
Wahrnehmungstechnik der Kamera zusammengetragen werden, bleiben freilich nicht unbearbeitet, sondern erfahren eine konstruktive Fügung durch
die rhythmisierte Abfolge von Einstellungen, die sogenannten »Intervalle«,
zur »Chronik«: »Chronik – eine jagende Übersicht mittels der Kamera dechif-
frierter *visueller* Ereignisse, Stücke *wirklicher* Energie (die sich von der des
Theaters unterscheidet), zusammengefaßt in Intervallen zu einem sich stei-
gernden Ganzen durch die große Meisterschaft der Montage.« (Vertov 1973,
S. 23).

Es sei dahingestellt, inwieweit Vertovs filmische Praxis seine revolutionären Ansprüche an den Film eingelöst hat. Man kann es, allem Innovations-
drang und aller programmatischen Verve zum Trotz, bezweifeln. Sein MANN
MIT DER KAMERA (1929) oder gar die Wochenschau in der Sowjetunion Stalins,
für die er seit 1944 arbeitet, sind alles andere als filmisch revolutionäre Do-

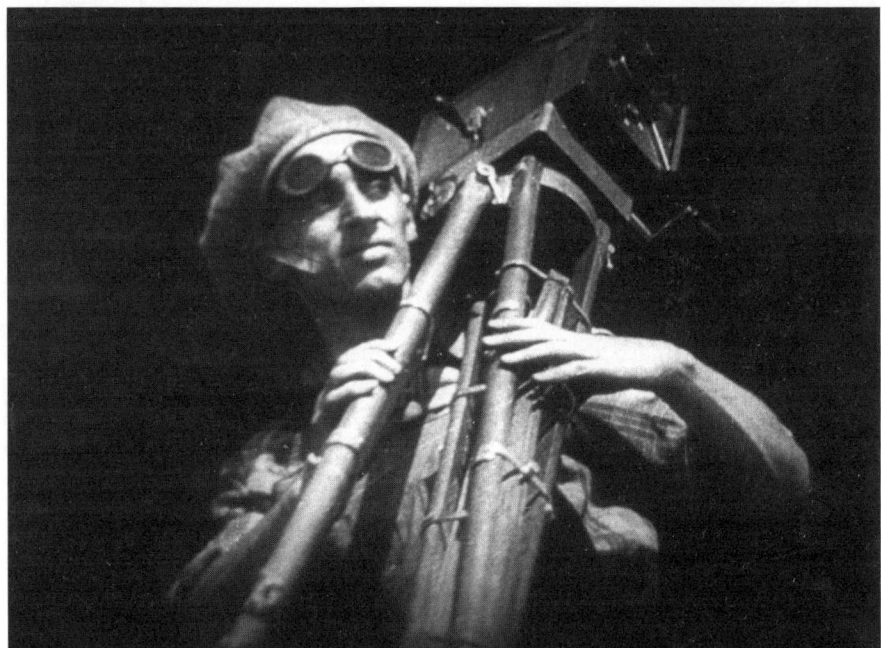

Abb. 23:
Vertov: Der Mann mit der Kamera

kumente. Entscheidend für unseren Zusammenhang bleibt die Differenz zu
Eisenstein. Vertov geht es wesentlich um eine Aufhebung des traditionellen
Raum-Zeit-Begriffs kraft der filmischen »Intervalle«. Bilden die Filmfakten –
die Einstellungen also, die durch die eigenständige Wahrnehmungsfähigkeit
der Kamera zusammengetragen werden – bereits eine bearbeitete Wirklichkeit und zugleich das Ausgangsmaterial für die »Meisterschaft der Montage«,
so verfährt diese ihrerseits mit den Fakten abermals nach dem Vorbild der
Kameratechnik: Sie organisiert sie aufs neue zu einer bearbeiteten Wirklichkeit, die sich aus einer bestimmten Einstellungsabfolge nach dem strukturierenden Rhythmus der »Intervalle« zusammensetzt. Außerfilmische Fakten
werden durch filmische Wahrnehmung derart in einen Zusammenhang gebracht, daß sich – so lautet der Anspruch – »im Ganzen die Wahrheit« erkennen läßt. Auch bei Vertov also ist Montage mehr als nur der Schnitt, den er
als das »*Zusammenkleben einzelner gefilmter Szenen* nach einem vom Regisseur
mehr oder minder weit ausgearbeiteten Szenarium« (Vertov 1973, S. 45) versteht. Montage ist für ihn vor allem »*die Organisation der sichtbaren Welt*«, die
der »Herausarbeitung des Angelpunktes der Filmsache« dienen soll (ebd.).
    Eisenstein hat Vertovs Konzept für so problematisch erachtet, daß er ihm
1925 mit dem Aufsatz »Zur Frage eines materialistischen Zugangs zur Form«
in grundsätzlicher Weise antworten mußte. Wichtigster Kritikpunkt: »Vertovs Tendenz zur Verabsolutierung eben dieser technischen Chronikmetho-

den bei der Erschaffung einer neuen Filmkunst« (*Schriften 1*, S. 234). Begründung der Kritik: »*Mit einem Montagesatz von Stückchen ursprünglichen Lebens webt Vertov ohne Rücksicht auf deren Einwirkung den Teppich eines pointillistischen Bildes*«, denn er wähle »*dasjenige aus seiner* Umgebung aus, *was ihn* beeindruckt, nicht aber *das, womit* er den Zuschauer beeindrucken und damit dessen Psyche umpflügen kann«:

»Das ›Filmauge‹ läuft wie ein berühmter Impressionist mit dem Skizzenbuch in der Hand (!) hinter den Dingen an sich hinterher; *es setzt sich weder aufrührerisch mit der unvermeidlichen Statik von deren Kausalitätszusammenhang auseinander, noch überwindet es diesen Zusammenhang kraft eines starken sozial-organisatorischen Motivs, sondern unterwirft sich vielmehr dem kosmischen Zwang dieser unvermeidlichen Statik.*« (ebd., *S. 236*).

Versteht man Eisensteins Einwände recht, so laufen sie auf drei grundlegende Vorwürfe hinaus: auf einen Formalismusvorwurf, da Vertov seine Technik absolut setze; auf einen Subjektivismusvorwurf, da seine eigenen Eindrücke den Maßstab der auszuwählenden Wirklichkeitsbilder lieferten; und auf einen Positivismusvorwurf, da Vertov Realität lediglich in ihrer je vorgefundenen Faktizität filmisch wahrnehme. Vorwürfe, die selber durchaus widersprüchlich zueinander stehen. Der vorgebliche Formalismus Vertovs widerstreitet seinem ›Subjektivismus‹ ja ebenso, wie dieser notwendig in Konflikt geraten müßte mit jeder Art von Positivismus. Es geht Eisenstein allerdings auch weniger um eine stichhaltige Argumentation als um eine polemische Profilierung des eigenen filmkünstlerischen Anspruchs. In Wahrheit steht hier sein eigener Film STREIK zur Diskussion, ein Film, der »gerade in seinem wesentlichen Teil – *in seiner formalen Konstruktionsmethode* – *das direkte Gegenstück zum ›Filmauge‹*« darstelle. Eisenstein beharrt, im Unterschied zur Konzeption Vertovs, auf der »Feststellung, daß ›Streik‹ keinen Anspruch darauf erhebt, *über den Rahmen der Kunst hinauszugehen*« – eine Selbstbescheidung, die in Eisensteins Augen gerade die Stärke dieses Films ausmacht. Für Eisenstein liegt das Wesen eines Kunstwerks, zumindest auf den Gebieten des Films und des Theaters, in seinen möglichen Wirkungen, nicht in seiner Realitätsnähe begründet. Ihm gilt das Kunstwerk als ein »*Traktor, der die Psyche des Zuschauers mit der geforderten Klassenzielsetzung umpflügt*« (*Schriften 1*, S. 235). Für wie revolutionär man dergleichen technifizierte Agrarmetaphorik auch halten mag – der Anspruch auf künstlerische Inszenierung läßt sich mit dem auf faktographische Dokumentation offenbar nicht vereinbaren.

Näher scheint Eisenstein hingegen den Postulaten Pudovkins zu stehen, der mit seinen Filmen DIE MUTTER (1926), DAS ENDE VON ST. PETERSBURG (1927) und STURM ÜBER ASIEN (1928) gewiß ebenfalls versucht hat, auf »die Psyche des Zuschauers« einzuwirken – und doch finden sich auch hier bezeichnende Differenzen. Pudovkin hat seinerseits verschiedentlich zu Problemen des Films theoretisch Position bezogen, am ausführlichsten in *Filmregie und Filmmanuskript* (1928). Und er hat seine Überlegungen praktisch erprobt, am überzeugendsten und eindrucksvollsten in den häufig zitierten Montageexperimenten mit Lev Kulešov (1899–1970), bei denen die beiden Regisseure drei identische Aufnahmen des berühmten Schauspielers Mosjukin mit drei unterschiedlichen Motiven montierten: einem Teller Suppe, einer Frau im Sarg, einem kleinen Mädchen. Das Publikum assoziierte zu dem jeweils identischen Gesichtsausdruck des Schauspielers drei unterschiedliche Gefühlsqualitäten: Hunger, Trauer, Freude – ein Beweis für Kulešovs und Pudovkins These, daß sich das Publikum mit einfachen psychologischen Mitteln führen lasse:

»Die wechselnde Montage dieser Einstellungen veränderte ständig ihren Sinn. Die Person auf der Leinwand erlebte jedesmal etwas anderes. Aus zwei Einstellungen entstand so ein neuer Begriff, ein neues Bild, das nicht in ihnen enthalten war: etwas Drittes war geboren. Diese Entdeckung verblüffte mich außerordentlich. Ich begriff, was man mit der Montage alles machen kann. Sie ist die Grundlage, das Wesentliche beim Aufbau eines Films! Nach dem Willen des Regisseurs verleiht sie dem Inhalt jeweils einen anderen Sinn, schlußfolgerte ich.« (Kulešov 1990, S. 88).

Seine Überlegungen zur Montage faßte Pudovkin in den vierziger Jahren noch einmal gesondert zu einem erst 1955 posthum unter dem Titel *Über die Montage* veröffentlichten Text zusammen. Montage steht hier im Dienst eines herzustellenden Kontinuums, eines filmischen Zusammenhangs, der auf Sinnvermittlung zielt: Verbindung statt Trennung, Verknüpfung statt Dynamik, definiert über den Anspruch eines ›realistischen‹ filmischen Erzählens, das dem literarästhetischen ›Gestaltungs‹-Postulat Georg Lukács' über das tertium comparationis der Widerspiegelung verwandt ist: »Die Kunst, einzelne, gesondert aufgenommene Einstellungen so miteinander zu verknüpfen, daß der Zuschauer im Ergebnis den Eindruck einer geschlossenen, ununterbrochenen, sich fortsetzenden Bewegung gewinnt, nennen wir gewöhnlich Montage.« (Pudovkin 1983, S. 330). So Pudovkins Definition, die er folgendermaßen präzisiert:

»Damit auf der Leinwand eine Einstellung unmittelbar der anderen folgt, ohne das Gefühl einer Unterbrechung, eines Sprungs oder irgendeiner anderen sinnlosen und deshalb ärgerlichen Störung hervorzurufen, muß eine kontinuierliche, klar zu unterscheidende Verbindung zwischen den einzelnen Einstellungen bestehen. Diese Verbindung kann zutiefst ideell sein und dem Wunsch entspringen, einen abstrakten Gedanken zu vermitteln. [...] Zwischen einer tief philosophisch-weltanschaulichen Verknüpfung und einer äußeren, formalen liegt eine riesengroße Fülle verschiedenartiger Zwischenformen, doch müssen sie alle unbedingt ihren bestimmten Platz und ihren bestimmten Anteil beim Zusammenfügen des Ganzen haben, damit als Ergebnis der Montage (oder des Schnitts) eine Handlung auf der Leinwand wiedergegeben wird, die sich ohne Unterbrechung entwickelt, die verständlich ist und die einen tiefen Ideengehalt besitzt.« (ebd., S. 331).

»Kontrast« und »Widerspruch« finden in diesem Konzept allenfalls als notwendige, ausweisbare Formen immanenter filmischer Verknüpfung Raum: Kontrast als Kopplung, Widerspruch als Verbindung, jeweils vermittelt über den Sinnzusammenhang des Films. Filmische Montage wird zur Abbildästhetik: »Für mich«, so pointiert Pudovkin sein Konzept, »bedeutet Montage, die Zusammenhänge der realen Lebenserscheinungen komplex und mit Hilfe aller nur möglichen Verfahrensweisen in den Werken der Filmkunst aufzudecken und zu erklären.« (ebd., S. 332).

Auch diese Auffassung hat, wie sich denken läßt, den nachdrücklichen Widerspruch Eisensteins herausgefordert. Er hat ihn in die Form einer Anekdote gekleidet, wobei anzumerken ist: Der ›Erzähler‹ Eisenstein versteht sich, in seinen Erinnerungen wie in seinen theoretischen Schriften, auf die Kunst der Pointe. Er vergegenwärtigt Personen und Räume, weil er die Nuance zu achten, er versinnlicht Bezüge und Zeiten, weil er die Details zu feiern weiß. Tugenden eines Filmregisseurs: Kein Anlaß erscheint ihm zu nichtig, keine Begebenheit zu gering, um aus ihr den Funken der Augenblicksstimmung zu schlagen. Seinem scharfen, photographischen Blick entgeht keine Geste, keine Pose, kein Mienenspiel. Er durchschaut die Masken, hinter denen die Menschen stecken, macht sie durchsichtig, ohne indiskret zu sein. So bewahrt die Anekdote bei Eisenstein noch, was ihr im Jargon unserer Alltagssprache so leicht verlorenzugehen droht: Ernst, der mit Witz einhergeht, Respekt, gepaart mit Einfühlungsvermögen und Kritikfähigkeit. In diesem Sinne ist auch Eisensteins Anekdote über seine Auseinandersetzungen mit Pudovkin zu verstehen:

»Vor mir liegt ein zerknittertes, vergilbtes Blatt Papier.
Darauf die geheimnisvolle Notiz:
›Kopplung – P‹ und ›Zusammenprall – E‹.
Das ist als materielle Spur eines hitzigen Gefechts zwischen E – mir und P – Pudovkin zum Thema Montage hinterblieben. [...]
Es ist schon fester Brauch: In unregelmäßigen Zeitabständen kommt er spätabends bei mir herein, und hinter verschlossenen Türen zanken wir uns über grundsätzliche Themen.
So auch hier. Als einer, der aus der Schule Kulešovs hervorgegangen ist, setzt er sich eifrig dafür ein, Montage als Kopplung der Abschnitte zu verstehen. Kettebilden. ›Ziegelsteinchen‹.
Ziegelsteinchen, die den Gedanken der Reihenform *darlegen*.
Ich hielt ihm meine Auffassung von Montage als *Zusammenprall* entgegen. Der Punkt, an dem im Zusammenprall zweier Gegebenheiten der Gedanke entsteht. Kopplung ist, nach meiner Deutung, nur ein möglicher, ein *Sonder*-Fall. [...]
Also, Montage ist Konflikt.
Wie überhaupt die Grundlage aller Kunst der Konflikt ist.« (*Schriften 3*, S. 233 f.).

Kunst als wirkungsästhetisch kalkuliertes Konfliktpotential, Montage als dessen formales Konstituens, sein Medium wie seine Realisierung – Eisensteins Konzeption dürfte damit hinreichend gegenüber den konkurrierenden Auffassungen Vertovs und Pudovkins charakterisiert sein. Doch blickt man von dieser polaren Konstellation, wie Eisenstein sie hier anekdotisch entwirft, auf seine eigene Entwicklung zurück, so zeigt sich, daß sich in seiner filmischen Praxis wie in seiner Theoriebildung zum Film letztlich nicht die Strategie der ›Konflikt‹-Montage durchgesetzt hat, sondern das Konzept der ›Kopplung‹. Diese Feststellung gilt freilich nicht allein für den frühen sowjetischen Film, sondern für die Filmgeschichte insgesamt. Von allem Anfang an war der Film eine Form des Erzählens von Geschichten. Seine Geschichte ist nichts anderes als die unendliche Geschichte einer Variation von Erzählmustern. Diese Muster weisen unterschiedliche Farben und Formen, Facetten und Nuancen, Masken und Gesten, Effekte und Tricks auf, doch immer haben sich diese Details zu einem kohärenten Ganzen verdichtet, das die These illustriert: Das Erzählkino hat sich durchgesetzt. Gelungen ist dies, nicht zuletzt, mit Hilfe des Tonfilms.

Vom Stummfilm zum Tonfilm

Technische Entwicklungen, gar Fortschritte eines Mediums lassen sich nicht aufhalten. Carl Theodor Dreyers Stummfilm-Meisterwerk LA PASSION DE JEANNE D'ARC (DIE PASSION DER HEILIGEN JOHANNA) aus dem Jahr 1928 zeigt sinnfällig, daß dem Film zu dieser Zeit eine Ausdrucksdimension fehlte, deren er zu seiner immanenten Vollendung bedurfte. Dieser wohl bedeutendste Film des dänischen Regisseurs, geschult am sowjetischen Revolutionsfilm wie am deutschen Expressionismus, bietet einen faszinierenden Reichtum an Schauspielkunst, Baukunst, Schnitt-Technik und Brillanz der Montage, zudem ergreifende Großaufnahmen von Gesichtern und originelle, ja hinreißende Perspektiven, Aufnahmewinkel und Einstellungen. Doch bei aller Prägnanz des Ausdrucks, die es sogar erlaubt, den Schauspielern einzelne, gleichsam sichtbare Worte von den Lippen abzulesen, stören die eingeschnittenen Zwischentitel, zerstören bisweilen den Ausdruckszusammenhang der Sequenzen. Die Schrift der Zwischentitel bleibt den eindringlichen Bildern äußerlich, fremd, ist mit ihnen künstlerisch nicht vereinbar, so daß das Publikum jener Jahre die Einführung des Tons als den Beginn einer neuen Ära feierte, die den Film von seiner visuellen Gefangenschaft befreite.

Fortschritte gehen freilich meist auch mit Verlusten einher, in diesem Falle mit Ausdrucksverlusten, die an der historischen Entwicklung von Schauspielkunst und Montageästhetik im Film abzulesen sind. Auch hierbei geht es nicht um kollektive Wünsche oder individuelle Willensbekundungen, um Pamphlete und Manifeste, sondern es handelt sich um ästhetische Konsequenzen technischer Voraussetzungen. Dem Film ist mit der Einführung des Tons das Erzählen erleichtert worden, aber er konnte sich seine Wahrnehmungsarbeit seither auch leichter machen. Die Tonspur des Films besitzt eine synthetisierende Funktion, die die Wahrnehmungsmöglichkeiten der Kamera und die konstruktiven Potenzen der Montage zu einer zwar begrenzten, in sich aber komplex strukturierten Totalität integriert. Dieser Integrationsprozeß hat sich zu einem guten Teil auf Kosten der Ausdrucksqualitäten filmischer Bilder und Montagetechniken vollzogen. Wenn wörtliche Rede eine erklärende, sinnvermittelnde Funktion zugewiesen bekommt, werden Mimik und Gestik entlastet. Wenn Musik eine die Spannung steigernde oder

Stimmungen intensivierende Qualität wahrnimmt, wird die Montage der Bildfolgen weniger zwingend. Wenn Geräuschkulissen an die Stelle visuell erzeugter Eindrücke oder Atmosphären treten, werden die Ausdrucksnuancen von Bildern außer Kraft gesetzt oder doch relativiert. Wo die Tonspur die Aufgabe erhält, in Rückwendungen oder Vorausdeutungen, in Form von erzählten Träumen oder inneren Monologen Handlungen, Konflikte, Gefühle und Gedanken mitzuteilen, wird eine ganze Traditionsbildung visueller Vermittlungen abgelöst, die in der Erfüllung solcher Funktionen ihren filmästhetischen Sinn hatten.

Die Einführung des Tons hat den Entmächtigungsprozeß des filmischen Bildes nicht verursacht, wohl aber vorangetrieben und beschleunigt. Niemand hat die Möglichkeiten, aber auch die Gefahren, die der Montage-Ästhetik von seiten des »tönenden Films« (Eisenstein, *Schriften 4*, S. 166) drohte, frühzeitiger erkannt als die Praktiker dieses Mediums, unter ihnen die Vertreter der visuellen Montagekonzeption selber, allen voran Eisenstein und Pudovkin. In einem Manifest vom Juli 1928 räumten sie zwar ein, daß die technische Realisierung der Tonspur »alte Träume« (Eisenstein, *Schriften 4*, S. 166) der Filmproduzenten erfülle. Ebenso erkannten sie an, daß die Einführung des Tons das Handicap der Zwischentitel beseitigen werde. Doch zugleich insistierten sie auf dem Grundsatz: »Montage als wichtigstes Wirkungsmittel« (ebd.), Nachdrücklich betonten sie den »zweischneidigen« Charakter des Tonfilms, der sich vor die Alternative ›Kunst‹ oder ›Kommerz‹ gestellt sehe (ebd., S. 167). Und ganz im Sinne der bisherigen Montage-Hegemonie bestanden sie auf der »kontrapunktischen Ausnützung des Tones in Beziehung zum visuellen Montage-Teil« (ebd., S. 168).

Auch in den Notizen des französischen Regisseurs René Clair aus der Zeit des Übergangs vom Stummfilm zum Tonfilm sind Distanz, Skepsis und Kritik, aber auch die Hoffnungen und Illusionen, die Ende der zwanziger Jahre bei den Filmpraktikern vorherrschten, präzise aufgezeichnet. Unnachsichtig geißelte der Pionier des französischen Films 1927 die sich abzeichnende, »von Kaufleuten geschickt lancierte und vom Publikumsgeschmack willig akzeptierte Neuentdeckung: des Tonfilms [...], dieses schrecklichen, denaturierten Monstrums, das die Leinwand endgültig zur Schmiere, zum Armeleutetheater machen wird« (Clair [1951] 1995, S. 98). Zornig publizierte Clair seinerzeit eine »Verwünschung des Tonfilms« (ebd., S. 100), die keinen Respekt vor den Kollegen der Branche kannte: »Mit Grausen vernimmt man, daß exzentrische amerikanische Regisseure im Tonfilm das Schauspiel der Zukunft sehen und das Menschenmögliche tun, diese Prognose in die Tat umzusetzen.« (ebd., S. 98). Im Namen der ›Avantgarde‹ plädierte er für »die Weiterentwicklung des Films« (ebd., S. 99), doch ohne Rücksicht auf die technischen Fortschritte des Tonfilms, den er gelegentlich auch als »Sprechfilm« (ebd., S. 122) denunziert hat. Was Clair noch sechs Jahre später als »Vorteil des Tonfilms« einzig und allein gelten lassen wollte, faßte er unter einem einzigen Aspekt zusammen: »Er hat uns von den unerträglichen Zwischentiteln des Stummfilms befreit.« (ebd., S. 143). Im übrigen aber, so der Regisseur, bleibe der Stummfilm das Maß der kinematographischen Dinge: »Der

Stummfilm läßt dem Genie oder der Begabung noch eine Chance, er verbannt die Irrationalitäten nicht ganz.« (ebd., S. 120). Im Stummfilm sah er »eine neue, noch lallende, aber reine und weltweite Lyrik«, im Stummfilm lagen für ihn die Dimensionen von »Dichtung und Traum«, die »imaginären Worte«, die Möglichkeiten der »Phantasie« beschlossen (ebd., S. 121). Ausdrücklich berief er sich auf Äußerungen von Autoritäten wie Charlie Chaplin und Erich von Stroheim, um sich »inmitten des allgemeinen Tonfilmtaumels und des Frohlockens mittelmäßiger Künstler« von dem »neuen Genre« abzugrenzen (ebd., S. 122).

Immerhin war der Regisseur selbstkritisch – und humorvoll – genug, solche Verdammungsurteile gut zwanzig Jahre später einem anderen Publikum mit der Begründung zugänglich zu machen, dieses solle sich »auch ein wenig über mich lustig machen können« (ebd., S. 100 f.). Doch seine Notizen zeigen deutlich, daß sich unter den Praktikern des Films, die sich der Avantgarde zurechneten, nur sehr allmählich die Überzeugung durchgesetzt hat, daß der Tonfilm nicht notwendig »zu illustriertem Ton« (ebd., S. 133) degenerieren müsse. Ausgerechnet der Hollywood-Revuefilm BROADWAY-MELODY (1929) von Harry Beaumont brachte Clair 1929 zu der besseren Einsicht, daß auch die kunstvolle Applikation des Tons eine filmästhetische Qualität sui generis, ein Teilaspekt technisch fortgeschrittener Montage im Film sein könne:

»Die Schauspieler sind beweglich, gehen umher, laufen, sprechen, brüllen, seufzen, und das Aufnahmegerät fängt Bewegungen und Stimmen mit einer Wendigkeit ein, daß man an ein Blendwerk der Hölle glauben könnte, wüßte man nicht, daß die Laboratorien und die minutiös arbeitende Industrie noch ganz anderes fertigbringen werden. [...] Das ist nicht Film und nicht Theater, sondern ein neues Genre. Der erste Tonfilm, der sich aller Möglichkeiten der Kamera bedient.« (ebd., S. 116).

Es war also nicht der »Siegesmarsch des Tonfilms« (ebd., S. 111) allein, dem sich der »Stummfilmgetreue« (Clair über Clair) notgedrungen unterwarf, sondern es war die Erkenntnis des Filmkünstlers in die autonom und mit einer eigenen Dynamik sich vollziehenden »gewaltigen Wandlungen« am »Film- und Tonhimmel« insgesamt (ebd., S. 108), die Technik, Industrie und Kunst gleichermaßen betrafen:

»Der Tonfilm in seiner heutigen ungeschliffenen Gestalt oder seiner präziseren von morgen ist nichts weiter als die Phase einer Gesamtevolution, deren Ende unabsehbar ist. Wenn es das Fernsehen gibt, werden wir vor den gleichen Problemen stehen, denn auch diese Neuerung wird eine eigene Technik und autonome künstlerische Mittel erfordern. [...] Stumm-, Farb-, Ton-, Relieffilm und Fernsehen, das sind die modernen Gestaltungsmittel. Aber auch ihnen werden neue folgen.« (ebd., S. 109).

Der Wert dieser Notizen besteht, wie man sieht, nicht zuletzt in den selbstkritischen Revisionen, denen der Autor seinen irritierten Blick aus jener Übergangszeit später unterworfen hat. Selbstzitat und kritischer Kommentar sind auf eine Weise aneinandermontiert, die einen produktiven Dialog über die Entwicklungsgeschichte des Films, die Probleme seiner Ästhetik und die Fragwürdigkeiten der Theoriebildung über ihn ergibt. Der Cinéast René Clair ist, gerade als Liebhaber der unverstellten und unverbildeten visuellen Ausdrucksmittel des Films, nicht gefeit vor dem Gestus der Abwehr, der zahlreichen Neuerungen in der Geschichte kultureller Techniken und Wahrnehmungsformen begegnet ist. Doch der Filmkünstler Clair hat sich diesen Neuerungen nicht verschlossen, nicht verschließen können, weil die Entwicklung seines Mediums die Fortentwicklung seines Handwerks verlangte. Wenn Montage, wie auch Clair immer wieder betont hat, neben dem Kameraauge das Basiselement des Films ist, dann ließ sich auch der Ton auf Dauer nicht verbannen, weil er prinzipiell eine Erweiterung der Montagemöglichkeiten bedeutete.

Das sind heute Selbstverständlichkeiten. An sie zu erinnern, ist dennoch nicht überflüssig. Gerade an dem Selbstgespräch eines so sensiblen, intelligenten und skrupulösen Filmemachers wie René Clair wird deutlich, daß der Film als »ein neues Ausdrucksmittel, eine neue Poesie und Dramaturgie« (ebd., S. 108) sich seine Ausdrucksmöglichkeiten in einem vielschichtigen, verzweigten und widerspruchsvollen Prozeß der Selbstfindung erarbeiten mußte und daß dieser Selbstfindungsprozeß zu einem guten Teil ein Selbst-Erfindungsprozeß war, der aus Revisionen, Korrekturen und Neuentwürfen bestand und weiterhin besteht. Die Montage der Tonspur hat der Entwicklung des Films in seinen Anfangsjahren einen Rückschlag versetzt, den auch nachgeborene, gegenüber dem Experiment aufgeschlossene Filmemacher wie Alexander Kluge und Edgar Reitz in ihren *Ulmer Dramaturgien* registriert haben:

»Mit der Montage war eine Befreiung aller filmischen Ausdrucksmöglichkeiten verbunden. Ohne sie wäre weder der deutsche noch der russische noch der französische Film der 20er Jahre denkbar. Die Einführung des Tonfilms warf den Film dann aber [...] wieder auf sein naturalistisches Anfangsstadium zurück. Der Ton war eine Verarmung und nicht die außerordentliche Bereicherung für den Film, die er hätte sein können und eigentlich heute sein sollte.« (Eder/Kluge [Hg.] 1980, S. 11).

Was unter »Bereicherung« zu verstehen sei, erläutern die Autoren an konkreten Beispielen, an Filmen von Michelangelo Antonioni, Louis Malle, Jean-Luc Godard, Orson Welles und Alain Resnais. Das Spektrum der skizzierten Verknüpfungsmöglichkeiten von Bild und Ton erstreckt sich von Dialogformen über Kommentarformen bis zu freien Verbindungen von Wort und Bild. Ein offenes Konzept für die Montagearbeit mit Bild und Ton, das Alexander Kluge in einem Film wie DIE PATRIOTIN mit seiner Mischung von fiktionalen und dokumentarischen Elementen, O-Ton und Studioaufnahmen wohl am überzeugendsten in seiner ganzen Breite genutzt hat. Ein Konzept aber auch, dem sich – wie Kluges spätere TV-Arbeiten (vgl. S. 226 ff.) zeigen – ein breiteres Publikum verweigert hat, gerade wegen der Ansprüche, die ein Montageverfahren dieser Art an die Wahrnehmungsfähigkeit stellt.

Medialisierte Wahrnehmung

Wenn sich die Montage der Bilder und die Montage von Bild und Ton als zwei bestimmende Elemente des Films verstehen lassen, so kann man sagen: Anfang der dreißiger Jahre lag das Basisinstrumentarium der Montagepraxis in seiner Gesamtheit bereit. Es ist seither in vielfachen Variationen wiederholt, in geringerem Maße auch erweitert, aber im Grunde nicht verändert worden. Wandlungen, wie sie etwa im Kamerabereich durch die Einführung der Videotechnik eingetreten sind (vgl. S. 98 f.), haben in der filmischen Montage zwar eine Entsprechung gefunden, doch handelt es sich hierbei nicht um Neuerungen, die der Montage neue ästhetische Impulse verliehen hätten, sondern eher um Schwächungen des Montagepotentials durch die Entmaterialisierung der handwerklichen Verfahrensweisen.

Am Beispiel filmischer Gewaltverarbeitung läßt sich diese These belegen (Schnell [Hg.] 1987). Film ist gewalttätig, wie sich anhand der Theorie und Praxis Eisensteins gezeigt hat, kraft des inneren Organisationsprinzips, welches ihn technisch und ästhetisch definiert: das Prinzip der Montage. So aussagekräftig die kameratechnischen Mittel, von denen im folgenden Kapitel ausführlich die Rede ist, für sich auch sein mögen – alle Fahrten und Schwenks, Einstellungsgrößen und Aufnahmeperspektiven, auch die sprachliche, musikalische und atmosphärische Ästhetik eines Films sind definiert durch die Funktion, welche ihnen die Montage im Aufbau des ganzen Werks zuweist. Diese Mittel unterstützen die elementare Leistung der Montage: verstärken, irritieren oder verbergen sie. Durch Montage vermag der Film alles: Zusammenhänge zu zerreißen und Wahrnehmungen zu begründen, Widersprüche zu versöhnen und Konsistentes zu zerschlagen, Harmonien aufzusprengen und Gegensätze aufzuheben. Der Film verfährt gewalttätig mit der Wirklichkeit seiner Bilder, da er ihre unterschiedlich konstituierten Wahrnehmungen in den Rhythmus seines Erzählens reißt. Die Verbindung zwischen den Bildern herzustellen, mithin gerade das wahrzunehmen, was der Schnitt auspart – darin liegt die Leistung des Publikums. Für die Produktionsseite des Films stellt sich das Problem anders. Sie muß, um dem Film zu eigenständiger Ausdrucksform zu verhelfen, die Diskontinuität der Bilder so zu organisieren suchen, daß sich im Prinzip ihrer Organisation ihre Inhaltlichkeit ausspricht.

Montage – als filmisches Organisationsprinzip – ist technisch so neutral wie ästhetisch fungibel. Sie läßt sich zur Erzeugung von Spannungsmomenten so gut einsetzen wie zur Herstellung von Ruhe, Besinnung, Kontemplation. Sie findet in Eisensteins PANZERKREUZER POTEMKIN ebenso legitim Verwendung wie in Leni Riefenstahls TRIUMPH DES WILLENS (vgl. S. 131 ff.). Die Produktionsseite des Films aber hat, indem sie das eine *oder* das andere unternimmt, eine ästhetische Entscheidung über die Qualität der diskontinuierlichen Bilderfolge getroffen, eine – im Grunde genommen – künstlerische Entscheidung von politischer Qualität. An diesem Punkt vermag eine Filmkritik, eine Filmanalyse produktiv anzusetzen, die sich auf die spezifisch ästhetischen Dimensionen dieses Mediums konzentrieren möchte. Denn es ist ja nicht der ›plot‹ (die Handlung, die Geschichte), die einen Film zum Film macht; nicht die Lösung eines Konflikts, die ihn kennzeichnet; nicht die Regie, als ›Schauspielerführung‹ verstanden, die ihn definiert; und es ist auch nicht die Leistung von Schauspielern, die ihn wesentlich charakterisiert. Das alles sind Bestandteile des Films, doch werden sie zum Film erst durch ihre ästhetische Organisation, die ihr strukturelles Verhältnis zueinander bestimmt: durch das ›Wie?‹, nicht durch das ›Was?‹ des Films.

Gewalt – um bei diesem anschaulichen Beispiel zu bleiben – wird zur Gewalt im Film nicht dadurch, daß ein Gewaltverhältnis der äußeren Wirklichkeit mit Hilfe von bewegten Szenen, die sich vor der Kamera abspielen, abfotografiert wird. Sondern erst dadurch, daß jene Gewalttätigkeit, die dem Montageprinzip eignet, einen Rhythmus, eine Spannungskurve, eine innere Dynamik von gewaltförmiger Qualität produziert; daß sie, vermöge eines ästhetischen Transformationsprozesses, filmische Gewalt organisiert; und daß sie diese filmische Gewalt nicht als Gewalt äußerer Gewaltverhältnisse ausgibt, sondern sie vielmehr als eigengesetzliche Film-(Kunst-)Wirklichkeit faßt und mitteilt. Spektakuläre Hollywood-Filme wie TERMINATOR II – TAG DER ABRECHNUNG (1991) mit Arnold Schwarzenegger haben von diesem Zusammenhang mehr verstanden als jene Teile der Filmkritik, die sich mit der inhaltlichen Wiedergabe der Filmhandlung und der Beurteilung von Schauspielerleistungen zufrieden geben. Es ist denn auch der *Action*-Film, der das eigentliche Erbe der Montageästhetik angetreten hat. Der weit überwiegende Rest ist Erzählkino ohne eine innovatorische Montageästhetik.

Dieses Versiegen neuer Impulse ist auch den Akzenten abzulesen, die sich in der Theorieproduktion zu Aspekten der Montage finden lassen. Seit den großen Arbeiten von Balázs und Eisenstein und den theoretischen Entwürfen von Benjamin und Kracauer findet Montagetheorie, sofern sie überhaupt formuliert wird, in der Filmkritik statt, aus konkretem Anlaß also und jeweils ad hoc fomuliert. Wo aber Filmkritik sich zur Theorie entwickelt und dabei, wie etwa im Fall André Bazins (*Filmkritiken als Filmgeschichte,* 1981), eine nachhaltige Wirkung auf die zeitgenössische Diskussion besessen hat, gelang ihr dies gerade auf Kosten der Montageästhetik. Bazins programmatischer Aufsatz »Fin du montage«, zuerst 1954 in den *Cahiers du Cinema* erschienen, wandte sich explizit gegen die Montagetheorien des sowjetischen Films und plädierte für ein realistisches Erzählkino. Mit der Hervorhebung der ›Tiefenschärfe‹, die er beispielhaft in Orson Welles' CITIZEN KANE (1941) realisiert sah, plädierte er für die Ästhetik der Kamera, für die Vieldeutigkeit des filmischen Erzählzusammenhangs anstelle des Kontrastes und Konflikts der Einzeleinstellung und für die Mitarbeit der Zuschauer bei der filmischen Wahrnehmung (vgl. Bazin 1975). Bazins Theorie war ein folgenreiches, eine ganze Epoche des französischen Films prägendes Plädoyer für den Realismus im Kino. Dementsprechend wandte sich die nachfolgende Filmtheorie und -kritik verstärkt inhaltsästhetischen Aspekten zu, nicht solchen der Form und Struktur. Hierzu zählt – als eine der großen monographischen Arbeiten dieser Zeit – auch die Studie *Der Mensch und das Kino* (1958) von Edgar Morin, die von einer Semantik des Kinos zu einer Anthropologie des Films fortschreitet.

Vermutlich ist es kein Zufall, daß die wenigen Impulse zur Weiterführung der Theoriearbeit am Film zu einem guten Teil aus Frankreich stammen. Vielmehr dürfte diese Tatsache darauf zurückzuführen sein, daß in der französischen Filmszene traditionell eine enge intellektuelle Nachbarschaft zwischen Filmpraxis, Filmkritik und Filmtheorie bestand. Sie hat dazu geführt, daß die engagiertesten Kritiker der fünfziger Jahre später Regisseure wurden und die ›nouvelle vague‹ begründeten, die ›Neue Welle‹, die Schluß machen sollte mit den etablierten Formen filmischen Geschichtenerzählens: Jean-Luc Godard, Francois Truffaut, Jacques Rivette, Eric Rohmer. Ihre Filmkritiken lesen sich rückblickend wie Filmentwürfe, wie programmatische Schriften zur Produktion eigener Filme. Deshalb schien es fast zwangsläufig, daß sie zur Praxis übergingen und diese verändert haben. Godards A BOUT DE SOUFFLE bildet das schlagendste, inzwischen schon ›klassisch‹ zu nennende Beispiel dieses Umsturzes eingeschliffener filmischer Wahrnehmungen, ein Film, der mit der Geschichte der Gattung und der Genres ebenso spielt wie mit den Erwartungshaltungen des Publikums, die er ironisiert, aber auch mit den Konventionen der Kameraführung, des Schnitts und der Montage, gegen die er sich mit seinen Stilmitteln ›jump cut‹ und ›close up‹ wendet, damit aber auch gegen die Tendenzen zur geradlinigen Vermittlung eines filmischen ›plot‹.

Was die Geschichte des Films insgesamt, was zumal die Montage-Revolten der Filmgeschichte erbracht haben, ist die Veränderung von Wahrnehmungskonventionen: Sie haben eingeschliffene Sehmuster des Publikums unterlaufen oder gar gebrochen. Godard, der – wie vor ihm Sergej Eisenstein und René Clair auch – die Verluste der frühen Montageästhetik durch die Einführung des Tonfilms beklagt, hat die Neuerung, die mit der Montage wahrnehmungsgeschichtlich verbunden war, in seiner *Einführung in eine wahre Geschichte des Kinos* deutlich benannt:

> »Die Ausgangsidee ist, daß das Kino mit seiner Erfindung eine Art und Weise zu sehen entwickelt und aufgezeichnet hat [...], die etwas Neues war und die man Montage genannt hat, die darin besteht, etwas mit jemandem auf andere Weise in Verbindung zu setzen, als es der Roman und die Malerei der Zeit machten. Deshalb hat es Erfolg gehabt, einen enormen Erfolg, weil es, glaube ich, auf eine bestimmte Weise die Augen geöffnet hat. [...] Es bestand darin, daß nicht die Dinge gefilmt wurden, sondern die Bezüge zwischen den Dingen. Das heißt, man sah die Bezüge.« (Godard 1983, S. 176 f.).

Das Montage-Instrumentarium des Films erlaubte, soweit es nicht zur bloßen Reproduktion von Realitätsmaterialien verwendet wurde, die Bearbeitung und damit die Umschmelzung linearer Zeit- und kontinuierlicher Raumvorstellungen. Zu den bedeutenden theoretischen Arbeiten der französischen Filmtheorie, die sich mit diesem Zusammenhang beschäftigt, zählt das fast vier Jahrzehnte nach Morin erschienene zweibändige Werk des Philosophen Gilles Deleuze (*Das Bewegungs-Bild. Kino 1*, 1989; *Das Zeitbild. Kino 2*, 1991), mit dem das Theoriedefizit zu Fragen der filmischen Struktur und Ästhetik in großem Maßstab behoben wird. Eine von der Philosophie Henri Bergsons ausgehende, an den Basiskategorien von ›Raum‹ und ›Zeit‹ sich orientierende komplexe philosophische Aufarbeitung von Theorie und Praxis des Films in historischer Perspektive, deren Lektüre auch deswegen zu empfehlen ist, weil Deleuze seine philosophischen Argumente mit Beispielen aus der Geschichte des Films belegt und sie so durchweg überprüfbar hält. ›Kino‹ – daran ist gerade im Zusammenhang filmischer Montage zu erinnern – bedeutet ›Bewegung‹. Alexander Kluge hat diesen etymologischen Zusammenhang in die Beobachtung übersetzt: »Die Bilder bewegen sich; die Szenen bringen mich in Bewegung.« (Kluge 1983, S. 45). Angesprochen ist mit diesem Hinweis die Tatsache, daß der Entwicklungsprozeß kinematographischer Wahrnehmung eine dynamische Qualität aufweist, die einer spezifisch organisierten Zeitfolge entspringt. Wirksam kann die Dynamik dieses Prozesses dadurch werden, daß zwischen der filmisch hergestellten ›Bewegung‹ und der Erfahrungs-, das heißt in diesem Falle: der Wahrnehmungswirklichkeit der rezipierenden Subjekte eine Korrespondenz besteht, die zu einem wechselseitigen Austausch führt:

> »Es gibt nichts in der Geschichte des Kinos, das sich Menschen nicht auch, ohne Filme gesehen zu haben, vorstellen könnten. Aber dadurch, daß solche Erfahrungen in Form öffentlicher Bilder an einem bestimmten Ort (›Lichtspielhaus‹) zu sehen sind, während ich bemerke, daß noch andere als ich Zuschauer sind, erhalten die Erfahrungen ein anderes Selbstbewußtsein, eine zusätzliche Sprache, zusätzlich zu der täglich entmutigten meines bloßen Inneren. Insofern ahmt die technische Erfindung des Films nur nach, wie Erlebnisse, Abbilder in den Menschen – immer über ein Gegenbild, das mehr ist als ein Spiegel – seit Tausenden von Jahren entstanden sind.« (ebd., S. 45).

Wenn die kinematographische Ästhetik auf die Bildproduktion des Menschen, auf unsere Vorstellungen und Phantasien und die Struktur unserer Träume in einer gewissen Weise antwortet, so ist diese Antwort doch nie nur eine einfache Wiedergabe von etwas imaginativ immer schon Vorhandenem, sondern stellt im besten Fall – wie alle Kunst – eine Herausforderung an die bereits ausgebildeten Standards der menschlichen Wahrnehmung dar. Hierin liegt der Grund für die Provokationen, die vom Film ausgehen konnten, den Schocks, die einer noch wenig entwickelten Rezeptionsfähigkeit in der Frühzeit des Films zugefügt wurden. Es sind Erfahrungen des Fremdartigen und Befremdenden, der Schnelligkeit und der Beschleunigung, schwindelerregende Sogwirkungen, wie sie von einer Dynamisierung filmischer Bilder noch heute ausgehen können, in 3D-Projektionen beispielsweise oder in den Videoinstallationen virtueller Welten. »Gesteigerte Geistesgegenwart«, so hat Walter Benjamin in seinem »Kunstwerk«-Aufsatz vermutet, sei erforderlich, um die »Chokwirkung des Films« aufzufangen (1974, S. 503). Nicht weniger erforderlich ist aber das visuelle Erlernen von optischer ›Beweglichkeit‹, die Ausbildung jener Qualität also, die Jacques Aumont mit dem Begriff »variables Auge« bezeichnet hat (Aumont 1992, S. 86).

Beide Fähigkeiten, die der Geistesgegenwart wie die des variablen Auges, sind nicht einfach vorhanden, sondern bedürfen, um der Dynamik kinematographischer Wahrnehmungsformen gewachsen zu sein, des Trainings, der

Gewöhnung in Gestalt eines langwierigen und lange währenden, wenngleich kaum merklichen Prozesses der Wahrnehmungsveränderung. Das Auge ist – wie der Intellekt auf seine Weise auch – zu solchen Perzeptionsveränderungen in der Lage, weil der Wahrnehmungsvorgang selber nicht linear und kontinuierlich organisiert ist: »Beständig und im Fluß wird vielmehr im Vorgang des Suchens und Findens durch das Auge und den Wahrnehmungsapparat geschieden und zusammengefügt, werden zergliedernde Schnitte und collagierende Montagen vorgenommen – durch Zoomen, Scharfstellen, Fixieren, Loslassen, Szenenwechsel, Sequenzverbindungen usw.« (Soeffner/Raab, 1998, S. 127). Die dem Film vergleichbare Wahrnehmungsfähigkeit des Menschen ist ihrerseits montageartig strukturiert – eben deshalb kann sich der Film ihrer bedienen und auf sie einwirken.

Das aber heißt: Die ›natürliche‹ Wahrnehmungsfähigkeit ist in medial geprägten Gesellschaften in unverstellter Form nicht mehr vorhanden. Die von Menschen geschaffenen medialen Wahrnehmungsformen wirken auf die Wahrnehmungsfähigkeit der Menschen zurück, prägen sie, formen sie um, adaptieren sie an parallele soziale und technische Prozesse, beispielsweise der Beschleunigung, der Dynamisierung von Bewegungs- und Verkehrsformen, die ihrerseits eine die Wahrnehmung verändernde Qualität besitzen. Es gibt keine Unmittelbarkeit oder Unschuld des Sehens mehr. Wenn es sie je gab und wie immer sie vorstellbar wäre – Wahrnehmung ist heute medial vermittelt. Wir blicken in die Landschaft wie der Fotoapparat: ausschnitthaft und perspektivisch. Wir nehmen Bewegung wahr, auch unsere eigene in Stadt und Natur, im Auto und in der Eisenbahn, als Parallelfahrt zu anderen Wahrnehmungsobjekten, die uns wahrnehmen. Wir betätigen unseren Wahrnehmungsapparat in Form von Kamerafahrt und Zoom. Wir setzen Objekte in Beziehung zueinander wie die Montage im Film: sprunghaft oder als behutsame Überblendung. Auf diese Weise wappnen wir uns zugleich gegen die optischen Zumutungen, die aus unserem Wahrnehmungsumraum, zumal dem der Großstadt, auf uns eindringen.

IV. Das Auge der Kamera

Da es eine unverstellte Wiedergabe von Wirklichkeit im Film nicht gibt, unterliegt die reproduzierte Realität technischen Manipulationen, die jede für sich als eine Art ›Interpretation‹ verstanden werden können, als eine Deutung von Realität also, die durch die Wahl des Realitätsausschnitts, die gewählte Einstellungs- und Aufnahmegröße oder die Konfigurierung des gewählten Ausschnitts mit anderen Bildsegmenten bestimmt wird und auf diesem Weg unser Auge bestimmt. Es geht dabei nicht mehr – wie noch in der Landschaftsmalerei des 18. oder in der Dramatik des 19. Jahrhunderts – um die Realisierung eines mimetischen Impulses mittels einer entwickelten ästhetischen Formensprache, sondern die Techniken der Fotografie und des Films organisieren ihrerseits Bild und Ton auf eine Weise, die dem künstlerischen Zugriff aufs Material vorgelagert ist. Brennweite und Tiefenwahrnehmung, Perspektive und Perspektivenverzerrung, Schärfe der Einstellung und Belichtungszeit bilden in Fotografie und Film das Arsenal der Basistechniken, die auf unser Auge wirken. »Unsere Wahrnehmungsfähigkeit«, so Klaus Modick, »wird umgebaut, weil und indem wir die Welt umbauen. Früh zeigte sich das, wenn einen der Blick auf Landschaft plötzlich eher an eine bestimmte Kameraeinstellung in einem gesehenen Film denn an gelebte Erfahrung erinnerte, Bewegungen und Gesichter von Menschen eher Ähnlichkeiten mit der zweiten Wirklichkeit aufwiesen als mit Personen, die unseren Lebensweg kreuzten.« (Modick 1990, S. 298).

Beim Film ist – mehr noch als bei der Fotografie – die künstlerische Produktion abhängig von den Produktionstechniken. Die Techniken geben Probleme vor, deren geglückte Lösung – im besten Fall – der gelungene Film ist. Aufschlußreich ist es, sich unter diesem Aspekt mit Theorien auseinanderzusetzen, bei denen das Wirklichkeitsverhältnis des Films im Zentrum der Diskussion steht. Eine dieser Theorien ist die des ungarischen Philosophen und Literaturtheoretikers Georg Lukács, der sich in seiner *Ästhetik* (1963) ausdrücklich auch auf den Film bezieht. »Die Technik des Films«, so Lukács, »geht von vornherein auf die Widerspiegelung einer gegebenen Wirklichkeit aus. Ihr Produkt ist immer ein Abbild der Realität« (1963, S. 623). Diese Bestimmung enthält eine fragwürdige, doch folgenreiche Auffassung von der Struktur des filmischen Kunstwerks. Folgenreich war diese Bestimmung, insoweit Lukács‹ prononciertes Verständnis von »Widerspiegelung« in sie Eingang gefunden hat. »Im Film«, so der an Hegel wie an Lenin geschulte marxistische Theoretiker, »entsteht beim Prozeß der doppelten Mimesis letzten Endes eine einfache und einheitliche Widerspiegelung der Wirklichkeit, in der die Spuren ihrer Genesis restlos getilgt sind.« (S. 623 f.). Die erkenntnistheoretische Voraussetzung dieser Auffassung bildet die – in Lukács' Sinne – objektive Determiniertheit aller sozialen Prozesse. Das Kunstwerk habe dementsprechend die »Totalität des Lebens« in »allen wesentlichen, objektiven Bestimmungen« aufzudecken und sie sich gestalterisch anzuverwandeln, um sie »in richtigem und richtig proportioniertem Zusammenhang wider[zu]spiegeln«. Auf diese Weise lasse sich im Besonderen des Kunstwerks – des literarischen wie des filmischen – das Allgemeine des Lebensprozesses, im ästhetischen Phänomen das Wesen der Wirklichkeit, in der künstlerisch geschlossenen Totalität des Kunst-Lebens die objektiv bedingte Gesetzmäßigkeit des gesellschaftlichen Lebens ›abbilden‹.

Diesem Widerspiegelungstheorem liegt eine enge Verknüpfung von Lebens-Realität und Kunst-Realität zugrunde, für deren künstlerische Realisierung Lukács in seinen ästhetiktheoretischen Schriften emphatisch den Begriff der »Gestaltung« in Anspruch genommen hat. Entwickelt und begründet wurde dieser »Gestaltungs«-Begriff in breit angelegten literarhistorischen Studien über bedeutende Autoren und Werke vom 18. bis zum 20. Jahrhundert, von Goethe und Schiller über Heinrich Heine, Gottfried Keller und Wilhelm Raabe bis zu Theodor Fontane und Thomas Mann (*Deutsche Literatur in zwei Jahrhunderten*, 1964). Lukács hat die wesentlichen theoretischen Einsichten aus diesen Studien auch für seine Bestimmung des filmischen Kunstwerks zu nutzen versucht – mit dem Ergebnis, das auch hier die Aspekte der »Widerspiegelung« und der »Gestaltung« von grundlegender Bedeutung sind: »Die Photographie als Ausgangspunkt ist an sich desanthropomorphisierend; erst die Filmtechnik, die ebenfalls eine Widerspiegelung ist, hebt dieses Desanthropomorphisierende auf und nähert das Abgebildete der normalen Sichtbarkeit des Alltags an.« (ebd., S. 623 f.)

Von Interesse für eine Medienästhetik sind diese Äußerungen deshalb, weil aus ihnen erkennbar eine Geringschätzung – wenn nicht Mißachtung – der verändernden Qualität spricht, die jeder technisch bedingten, medialen Wirklichkeitswahrnehmung eigen ist. Diese Geringschätzung läßt sich auch an anderen wirkungsmächtigen Theoremen filmischer Analyse ablesen, beispielsweise denen Siegfried Kracauers, auf die noch im einzelnen einzugehen ist. Zugrunde liegt solchen Auffassungen eine Art Medien-Ontologie. Sie geht davon aus, daß das, was gezeigt wird, so wiedergegeben wird, wie es sich im Augenblick der technischen (fotomechanischen, filmischen) Fixierung darstellt. Doch diese Auffassung beruht, wie im folgenden zu zeigen sein wird, auf einer unzulänglichen Analyse des technischen Reproduktionsvorgangs. Sie vernachlässigt die alle Wahrnehmungsmöglichkeiten der Kamera prägende Qualität der Technik, die dieser zugrundeliegt.

Technik und Ästhetik

Man kann sich diese Tatsache zunächst am Beispiel des Kameraobjektivs verdeutlichen. Ein Objektiv ist ein Basiselement der fotografischen wie der filmischen Apparatur. In dem Maß, wie man spezielle Objektive für die moderne fotografische und filmische Aufnahmeapparatur konstruierte, gelang es, zugleich mit den verschiedenen Brennweiten unterschiedliche Aufnahmequalitäten zu erzeugen. Die Brennweite bezeichnet den Abstand zwischen dem Mittelpunkt der Linse und dem gewählten Filmausschnitt. Man unterscheidet das Normal-Objektiv mit einer Brennweite von 35 bis 50 mm, das Tele-Objektiv mit mindestens 60 bis 1200 mm und das Weitwinkel-Objektiv mit weniger als 35 mm, wobei diese Objektive heute meist aus fein aufeinander abgestimmten Linsensätzen mit unterschiedlichen Linsenstärken bestehen. Die ästhetischen Differenzen, die sich aus den technischen Unterschieden ergeben, sind eklatant: Während das Normal-Objektiv mit seiner mittleren Brennweite den gewählten Ausschnitt nur geringfügig verzerrt, hebt das Weitwinkel-Objektiv die Tiefenwahrnehmung hervor, extrem beim sogenannten ›Fischauge‹ mit einem Blickwinkel von fast 180 Grad. Das Tele-Objektiv hingegen rückt den Bildausschnitt in den Vordergrund und läßt die Tiefenwahrnehmung tendenziell zurücktreten.

Neben diesen drei Elementar-Objektiven werden seit mehreren Jahrzehnten auch Zoom-Objektive verwendet, die ihrerseits die ästhetische Qualität der filmischen Bilderwelt nachhaltig verändert haben. Ein Zoom-Objektiv kann einen Brennweitenbereich umspannen, der vom Weitwinkel- bis zum Teleobjektiv reicht, so daß sich innerhalb einer einzigen filmischen Einstellung unterschiedliche Ausschnitte akzentuieren lassen. Auf diese Weise wird es möglich, die Leistungen einer Kamerafahrt zu simulieren: Der Bildmittelpunkt rückt näher an den Betrachter heran, obwohl die Kamera selber nicht bewegt wird (Abb. 24). Allerdings bleibt auch hier eine ästhetische Differenz gewahrt, die den unterschiedlichen technischen Funktionen von Zoom und Kamerafahrt entspringt. Während bei der Kamerafahrt die Perspektive auf den Bildmittelpunkt und die Tiefenschärfe im wesentlichen unverändert erhalten bleibt, tritt durch die Verwendung des Zooms eine deutliche Veränderung der Perspektive sowie eine unverhältnismäßig starke, verzerrende Vergrößerung des Hintergrundes ein (vgl. Monaco 1995, S. 207).

Die ästhetischen Konsequenzen dieser technischen Voraussetzungen lassen sich knapp umreißen. Wenn es gelingt, Vordergrund wie Hintergrund der Mise en scène scharf abzubilden, wird der Eindruck einer ›realistischen‹ Wirklichkeitswiedergabe entstehen. Auf diese Weise ermöglicht die Tiefenschärfe – auch ›Schärfentiefe‹ genannt –, ein Höchstmaß an filmischem Realismus. Den Gegensatz hierzu bildet eine Einstellung, die mit einer flachen Schärfe arbeitet. Eine solche Einstellung hebt den Vordergrund hervor – etwa handelnde Personen oder Gesichter – und läßt den Hintergrund zurücktreten oder ganz verschwinden. Das Resultat ist eine ›unrealistische‹ Betonung des Vordergrunds, die mit einer psychologisch wirkungsvollen Hervorhebung des jeweiligen Bildmittelpunkts einhergeht.

Einbezogen in die Operationen der Kamera selbst, differenzieren sich die Möglichkeiten, das Objektiv zu nutzen, um ein Vielfaches. Grundsätzlich lassen sich – abgesehen vom Transport des Films innerhalb der Kamera – zwei Kamerabewegungen unterscheiden: die Bewegung *der* Kamera und die Bewegung *vor* der Kamera. Letztere gehört zur Elementarausstattung bereits der ersten Filmaufnahmen überhaupt. Louis Lumières frühe Filmstreifen ließen die Aktion – die des fahrenden Zuges wie in L'Arrivée d'un Train oder die des Scherzes mit dem Gartenschlauch wie in L'Arroseur arrosé – vor der Filmka-

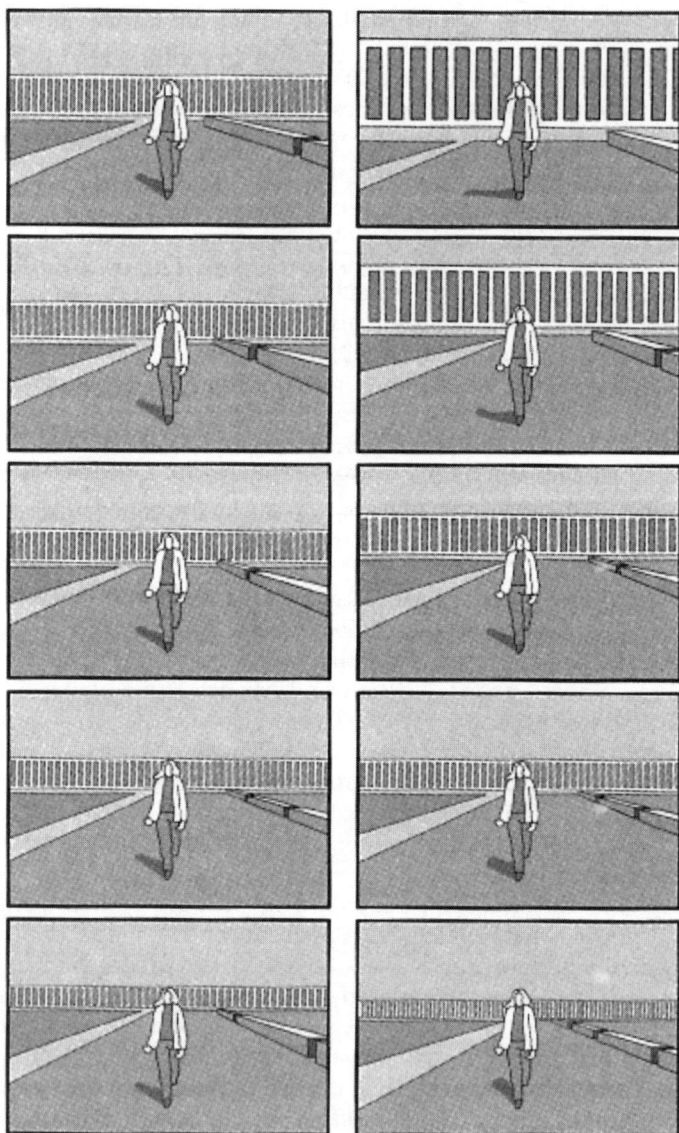

Abb. 24:
Fahrt und Zoom: In beiden Serien geht die Frau auf die Kamera zu
und legt dabei zwischen Bild 1 und Bild 5 eine Entfernung von ca.
45 Metern zurück. In der Fahrt-Aufnahme (links) bleibt die Entfernung
zwischen Person und Kamera von Bild zu Bild gleich, und das Gebäude ist so weit im Hintergrund, daß es sich nicht entscheidend verändert. Beim Zoom (rechts) verändert sich die Entfernung zwischen
Person und Kamera ständig und das Gebäude tritt zunehmend in den
Hintergrund.

mera ablaufen, die also den jeweiligen Vorgang lediglich aufzunehmen hatte. Ähnlich Georges Méliès, dessen Arbeiten bis zur zufälligen Erfindung des Stoptricks durch die Theaterperspektive bestimmt blieben. Erst danach arbeitete Méliès, wie Georges Sadoul zu berichten weiß, an der Entwicklung seines Trickrepertoires, einschließlich des experimentellen Einsatzes von Kameraeinstellungen:

»Die Idee der ersten Trickaufnahme gab ihm ein Zufall ein. Als er einen Film vorführte, den er auf dem Opernplatz aufgenommen hatte, konnte er zu seinem Erstaunen feststellen, wie ein Omnibus sich plötzlich in einen Leichenwagen verwandelte. Ein wenig Nachdenken erklärte ihm die Metamorphose: der Filmstreifen hatte sich für kurze Zeit festgeklemmt, dann war die Aufnahme normal weitergegangen. Dieser Zwischenfall hatte den Pariser Verkehr nicht aufgehalten: nach dem Stillstand des Apparates hatte sich ein Leichenwagen an die Stelle des Omnibusses bewegt. Dieser Zufall war für Méliès ein wahrer ›Apfel Newtons‹. Aus dem Spezialisten des Bühnentricks wurde ein Spezialist des Filmtricks.« (Sadoul 1982, S. 34.).

Variationen solcher Kameraaktivitäten zur Aufnahme von Abläufen und Bewegungen bietet das Spiel mit der Zeit, das die in den Aufnahme- und Wiedergabevorgang eingebetteten Techniken Zeitlupe und Zeitraffer eröffnen. Das technische Verfahren ist denkbar einfach, denn lediglich durch die Erhöhung bzw. Verlangsamung der aufgenommenen oder reproduzierten Bildfrequenz lassen sich die Dimensionen der natürlichen Zeitwahrnehmung verändern. Erhöht man die Bildfrequenz bei der Wiedergabe im Vergleich zur Aufnahme, so erscheint der zeitliche Vorgang beschleunigt und verdichtet, so daß man Entwicklungsphasen vorführen kann, etwa die Bewegung des Mondes bei Nacht oder das Aufblühen und Verwelken einer Blume. Bereits 1932 hat Rudolf Arnheim in den »Zeitraffereffekten« kalkulierte Stil- und Stilisierungsmittel des modernen Großstadtfilms gesehen, »wo z. B. das Tempo des modernen Straßenverkehrs stilisierend verstärkt werden sollte: die Autos flitzen durch die Straßen, die Menschen toben in rasenden Schlangenlinien mit erstaunlicher Geschmeidigkeit und Wendigkeit durcheinander, und die Blätter an den Bäumen zappeln in nervöser Hast« (Arnheim 1979, S. 136). Alexander Kluge hat diesen Effekt in seinem Film-Essay Der Angriff der Gegenwart auf die übrige Zeit (1985) zur Charakterisierung von Großstadt, Moderne und Zeitwahrnehmung genutzt, so bei der Dynamisierung von Verkehrsströmen in der Metropole Frankfurt.

Der gegenteilige Effekt einer extremen Verlangsamung läßt sich durch die Zeitlupe erzielen. Dieser Effekt beruht darauf, daß die Aufnahmefrequenz der Bilder ein Vielfaches der Wiedergabefrequenz darstellt. Nimmt man 100 Bilder pro Sekunde auf, läßt diese aber mit einer Frequenz von nur 24 Bildern pro Sekunden auf die Leinwand projizieren, so entsteht der Effekt einer Zeitdehnung, da die einzelnen Zeitphasen des Bewegungsvorgangs in zahlreiche Einzelbilder zerlegt werden. »Dies Mittel«, so bemerkte Rudolf Arnheim noch 1932, »wird bisher fast ausschließlich für den Kulturfilm verwendet« (ebd., S. 138). Doch seither hat man die Zeitlupe auch für den Spielfilm verschiedentlich eingesetzt, für Traumsequenzen, Kampfszenen, für Bewegungsstudien, die der Semantik eines körperlichen Vorgangs Gewicht verleihen sollen, wie sie der Italo-Western – am spektakulärsten in der Schlußsequenz von SPIEL MIR DAS LIED VOM TOD – kultiviert hat. Es geht beim Einsatz beider Techniken, der Zeitlupe wie des Zeitraffers, um Ausdifferenzierungen der Möglichkeit, mit Hilfe der Kamera Bewegungen wahrzunehmen und das Wahrgenommene zugleich ästhetisch zu akzentuieren.

Kamerabewegung

Die Bewegung *der* Kamera ist im Vergleich zur Bewegungsaufnahme eine genuin filmische Technik. Auch sie gehört bereits zum Repertoire der frühen Jahre, in denen etwa Lumière die Paläste Venedigs von einer Ballongondel aus oder die Nillandschaft von einem fahrenden Zug aus aufnehmen ließ. Die Kamerabewegung kann entweder in Schwenkbewegung oder in Fahrtbewegung bestehen. Schwenkbewegung heißt, die Kamera dreht sich um ihre eigene Achse, sei es in Form eines Schwenks von rechts nach links (oder umgekehrt), in Form einer Neigung von oben nach unten (oder umgekehrt) oder in Form einer Kreisbewegung (die Kamera rollt um ihre eigene Achse). Bei solchen Formen der Schwenkbewegung beobachtet die Kamera einen Gegenstand oder sie folgt ihm, ohne ihren eigenen Standort zu verändern, wie dies beispielsweise, in einer vollständigen Nutzung aller genannten Möglichkeiten, die Eingangssequenz des vielfachen ›Oscar‹-Preisträgers SHAKESPEARE IN LOVE vorgeführt hat. Bei der Fahrtbewegung hingegen verfolgt die Kamera einen Gegenstand, der unveränderlich ist oder aber sich bewegt, durch Eigenbewegung, das heißt, sie setzt sich in ein Verhältnis zu einer Person oder einer Sache, der sie sich nähert, die sie begleitet oder die sie umkreist. Rainer Werner Fassbinder hat diese Technik in vielen seiner Filme erprobt, am eindringlichsten in Form einer langen Parallelfahrt in EFFI BRIEST, als Mutter und Tochter während eines Spaziergangs von der parallel geführten Kamera begleitet werden.

Diese beiden grundlegenden Bewegungsmöglichkeiten der Kamera – Schwenk und Fahrt – sind in der Geschichte des Films immer wieder auf spektakuläre Weise variiert und überboten worden. Friedrich Wilhelm Murnau etwa nutzte bereits in DER LETZTE MANN (1924) die Möglichkeit der ›subjektiven‹ Kamerafahrt, indem er seinen Kameramann Karl Freund mitsamt auf die Brust geschnallter Aufnahmeapparatur in einem Hotellift auf ein Fahrrad setzen ließ. Auf diese Weise entstand eine Sequenz ohne Schnitt, die von dem in die Hotelhalle herabfahrenden Fahrstuhl durch die sich öffnende Fahrstuhltür und die von Menschen durchflutete Hotelhalle bis zur Drehtür des Hoteleingangs führte. In einer anderen Sequenz desselben Films wollte Murnau die akustische ›Bewegung‹ eines Trompetentons visualisieren, der von einer in einem Berliner Hinterhof geblasenen Trompete an das Ohr des in einem der oberen Stockwerk sitzenden Schauspielers Emil Jannings dringt, also von unten nach oben fliegt. Um diesen optischen Eindruck zu erzielen, wurde die Kamera während des Drehvorgangs von oben nach unten herabgelassen, da sich der umgekehrte Vorgang der ›natürlichen‹ Bewegung technisch als zu schwierig erwies. Deshalb mußte der Film dann in der Kamera rückwärts gedreht werden. Lotte Eisner hat im Hinblick auf solche filmischen Pionierleistungen Murnaus wiederholt von einer »entfesselten Kamera« gesprochen (Eisner 1979, S. 90 ff.), eine treffende Metapher, die sich mit ebensolchem Recht aber für die von Abel Gance in seinem NAPOLEON-Film (1923–1927) geleistete Kameraarbeit in Anspruch nehmen läßt. Um die visuelle Turbulenz eines Galoppritts zu vermitteln, ließ Gance eine Kamera auf einen Pferdesattel schnallen, um eine Schneeballschlacht in die Dynamik filmischer Bilder zu übertragen, ließ er Kameras durch die Luft werfen (Gregor/ Patalas 1986, S. 67).

Für eine unkompliziertere Herstellung solcher – heute durchaus vertrauter – Kameraeffekte bedurfte es einiger technischer Entwicklungen. Denn die alten, traditionsreichen, doch wenig handlichen Filmkameras der Firma Mitchell, die in Hollywood meist benutzt wurden, ließen ›subjektive‹ Bewegungsformen der Kamera noch kaum zu. Erst mit der in den 50er Jahren neu entwickelten Arriflex-35mm-Kamera waren variablere Arbeitsmöglichkeiten gegeben, die sich filmästhetisch vor allem im Autorenfilm der 60er Jahre bewähren konnten. Ihre Fortsetzung hat diese Technik der beweglichen Kamera durch die Entwicklung der Steadicam gefunden, einer relativ leichtgewichtigen Kamerakonstruktion, die es dem Kameramann erlaubt, sein Handwerkszeug mit Hilfe einer umgeschnallten Weste am Körper zu tragen (Monaco 1995, S. 96 f.). Auf diese Weise gelingen Aufnahmen von großer Präzision und detaillierter Schärfe. Der Ausdruck ›subjektive Kamera‹ hat in diesem Zusammenhang eine große begriffliche Prägnanz gewonnen. Die Kamera kann sich an die Stelle einer handelnden Person versetzen, deren Perspektive einnehmen und sich mit dieser Perspektive durch eine Mise en scène bewegen. Der Zuschauer wird sich in diesem Fall in einem hohen – vielleicht sogar unangenehm hohen – Maß mit der Kameraperspektive identifizieren müssen, da er ihr nicht entkommen kann. Dieser Effekt hat zu einem Teil auch damit zu tun, daß der ›subjektive‹ Charakter der Aufnahmen sich – wie noch in manchen Beispielen der ›nouvelle vague‹ – in technischen Unzulänglichkeiten (Verwackeln der Perspektive, Unregelmäßigkeit der Bewegungsabläufe) niederschlug. Eben dieser Effekt aber wurde andererseits auch als bewußtes Stilmittel eingesetzt. Erinnert sei nur an den vielfältigen Einsatz der ›subjektiven Kamera‹ in Godards A BOUT DE SOUFFLE, in dem die Kamera, zum Teil in der Untersichtperspektive eines Kinderwagens postiert, wiederholt Nähe zu den Protagonisten (Jean-Paul Belmondo, Jean Seberg) herstellt, die sie zugleich umspielt und in Distanz rückt. Es handelt sich um eine Ästhetik des Dokumentarischen, des Zitats und des ironischen Vorbehalts, die ohne den neu entwickelten Kameratypus kaum denkbar gewesen wäre.

Einen entscheidenden technischen Sprung stellen im Zusammenhang der Kamerabewegung auch die modernen elektronischen Video-Kameras dar, die selbst bei nur geringfügiger Ausleuchtung eine hochwertige Bildqualität ermöglichen. Entscheidend ist hier die genaue Beachtung der Lichtempfindlichkeit oder Lichtstärke des Objektivs, da diese großen Einfluß auf die atmo-sphärische Qualität der Szene besitzt. Schon bei der Steadicam besteht ein erheblicher Vorteil für den Kameramann darin, das Geschehen vor der Ka-mera unmittelbar über einen kleinen Monitor – statt über den alten Bildsu-cher – verfolgen zu können. Zudem liegt die Aufnahme sofort vor, so daß ihre Vorzüge und Nachteile unmittelbar an Ort und Stelle erörtert und gege-benenfalls korrigiert werden können. Diese Möglichkeiten ergeben sich mitt-lerweile auch für komplexere Aufnahmetechniken, etwa für die Krankon-struktion ›Louma‹ und die über Rollen und Masten geführte Skycam, die beide über elektronische Motoren gesteuert werden können, ohne daß es des persönlichen Einsatzes von Kameraleuten bedarf. Diese Kameraentwicklun-gen sind ebenfalls mit Videomonitoren ausgerüstet, so daß die jeweils er-zielte Aufnahmequalität an verschiedenen Orten gleichzeitig geprüft und diskutiert werden kann. Das Ergebnis ist eine technisch ermöglichte radikale Umorganisation von Wirklichkeit zum Zweck ihrer Fixierung durch die Ka-mera.

Diese wenigen Hinweise zeigen abermals, wie sehr die technischen Impli-kationen der fotografischen und filmischen Apparatur die ästhetischen Wir-kungen bedingen und bestimmen. Die Beispiele lassen sich erweitern und differenzieren, wenn man die Perspektivik der Kamera anhand der Einstel-lungsgrößen bestimmt:

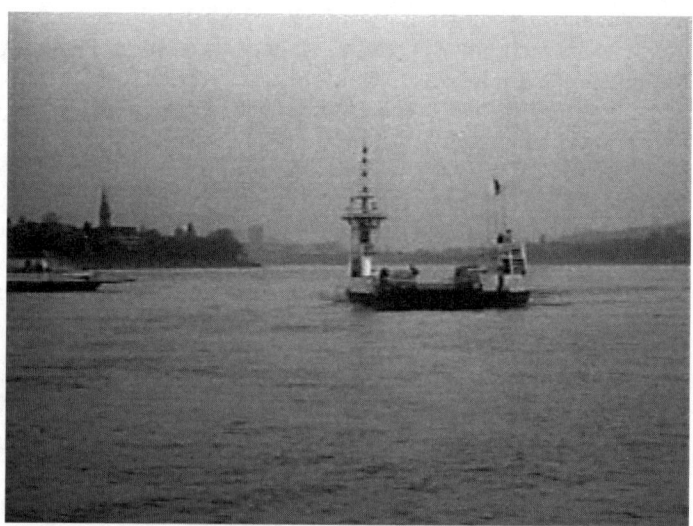

Abb. 25:
Weite (WT): Wiedergabe eines sehr großen, panoramatischen Raum-ausschnitts, der einen Überblick gibt und Distanz schafft.

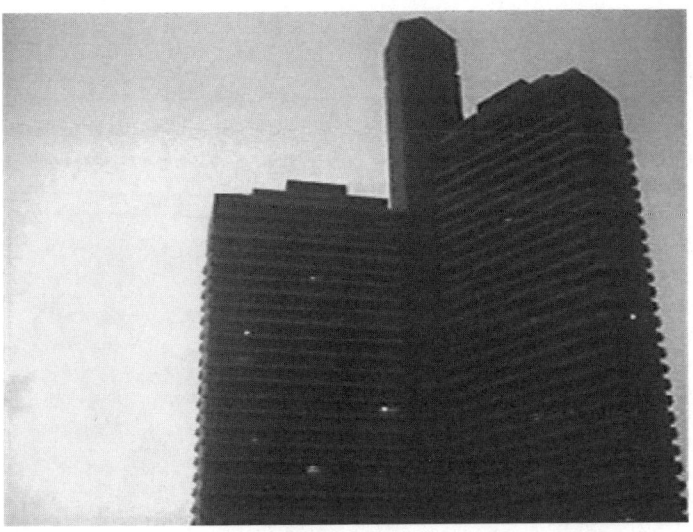

Abb. 26:
Totale (T): Wiedergabe eines großen Raumausschnitts, der auch
Architekturen, Personen oder Landschaftslemente erkennen läßt und
die Wiedergabe von Handlungssegmenten leistet.

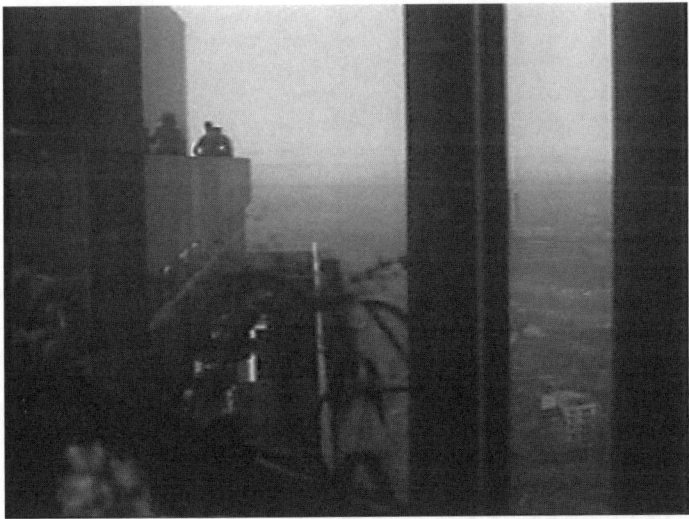

Abb. 27:
Halbtotale (HT): Figuren werden unter Berücksichtigung der räumlichen Umgebung von Kopf bis Fuß erfaßt, so daß sie als Handlungs-
träger zu erkennen sind.

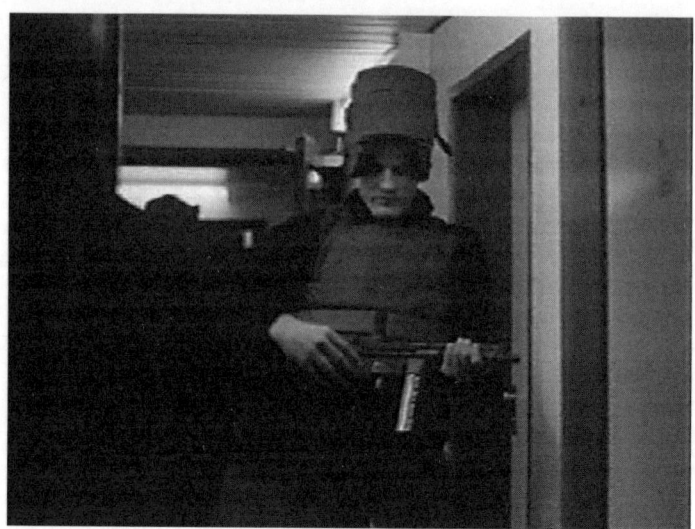

Abb. 28:
Halbnahe (HN): Wiedergabe von etwa zwei Dritteln einer Person
(Kopf bis Knie), so daß Gestik und Mimik erkennbar sind.

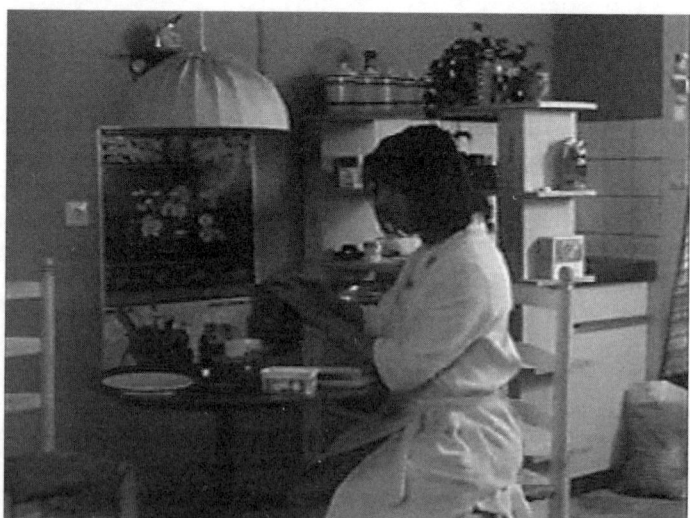

Abb. 29:
Amerikanische (A): Wiedergabe eines etwas größeren Personenaus-
schnitts (Kopf bis Oberschenkel), vor allem im amerikanischen Spielfilm als universell verwendbare Einstellungsgröße beliebt.

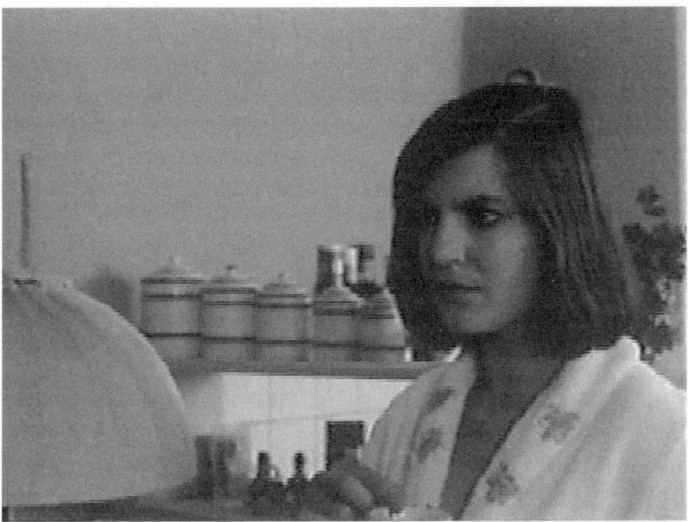

Abb. 30:
Nah (N): Wiedergabe des Brustbildes eines Figur, durch die mimische und gestische Feinheiten vermittelt werden können.

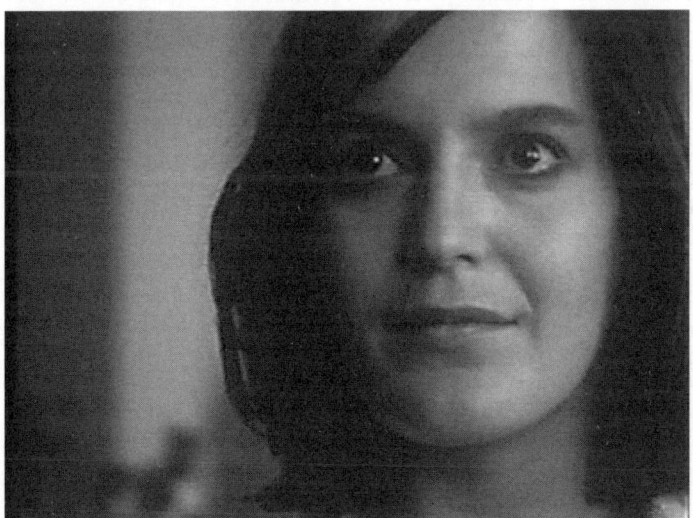

Abb. 31:
Groß (G): Wiedergabe des Kopfes einer Figur bis zum Schulteransatz, so daß Einzelheiten der Gesichtsbewegungen und Gefühle vermittelt werden können.

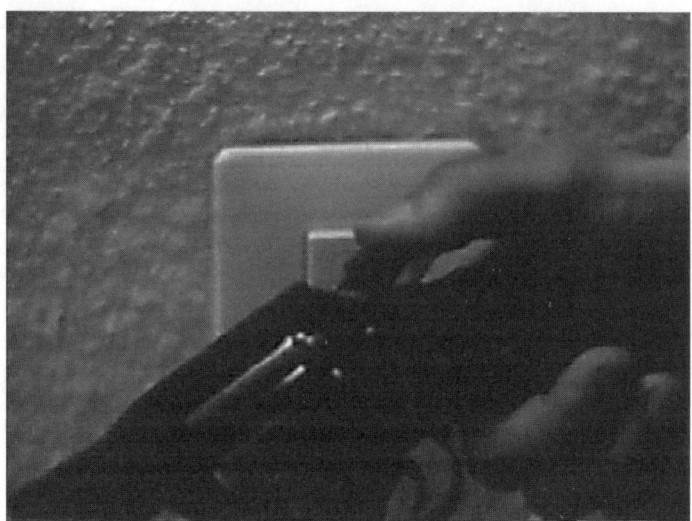

Abb. 32:
Detail (D): ausschnitthafte, vergrößerte Wiedergabe eines Körperteils
oder eines Gegenstandes, der symbolhaft exponiert werden kann.

Es versteht sich, daß alle diese Bezeichnungen und Begriffe Annäherungs-
werte wiedergeben, also nicht statisch, ein für allemal festliegend zu denken,
sondern Schwankungen und Variationen unterworfen sind, nicht zuletzt bedingt durch jene Veränderungen der Einstellungsgrößen, die sich durch Bewegungen von Figuren vor der Kamera, innerhalb des Bildraums, oder auch
durch Bewegungen der Kamera ergeben. Alle diese Einstellungsgrößen haben eine spezifische Aussagequalität, die sich auch als filmische Semantik
bezeichnen läßt. Eine Totale etwa besitzt einen ordnenden Zugriff auf
Räume und Handlungsverläufe. Sie überblickt diese, vermittelt Inhalte, beobachtet aus der Distanz. Demgegenüber tritt die Großaufnahme einer Figur
nahe, setzt das Publikum in ein vergleichsweise direktes Verhältnis zu ihr
und kann so Emotionen mitteilen und erwecken.

Weitere semantische Qualitäten, die der Kameraeinstellung entspringen
und ihre Wirkungen in Relation zur jeweiligen Einstellungsgröße entfalten,
treten durch die gewählte Perspektive hinzu. Die Perspektive – Normalsicht,
Obersicht oder Untersicht – akzentuiert ein Geschehen oder eine Wahrnehmung wie ein Hinweis auf die Deutung, die mit dem aufgenommenen Objekt
verbunden werden soll. Während die Normalsicht gegenüber dem wahrgenommenen Objekt Neutralität signalisiert, läßt die Untersicht (›Froschperspektive‹) das wahrgenommene Objekt groß, stark und mächtig erscheinen
(Abb. 33), das aus der Obersicht (›Vogelperspektive‹) gezeigte hingegen schwach
und hinfällig (Abb. 34). Die Figur in Abb. 34 ist in wörtlichem Sinne unterle-
gen, während die Figur des Gegenspielers in Abb. 33 überdimensioniert wirkt.

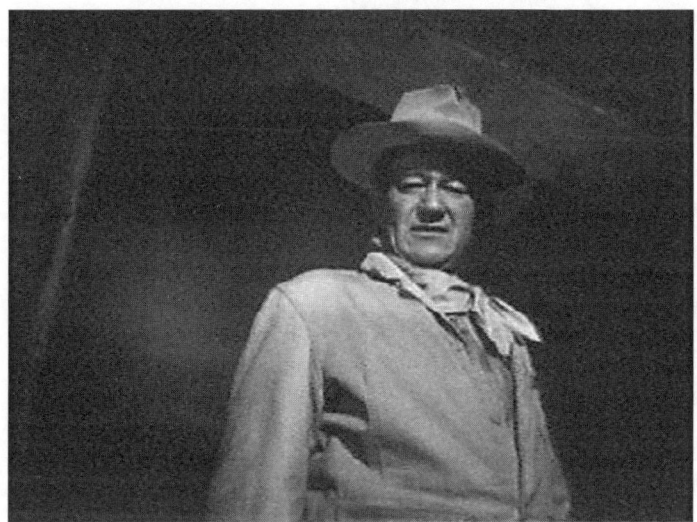

Abb. 33:
Untersicht »Froschperspektive«

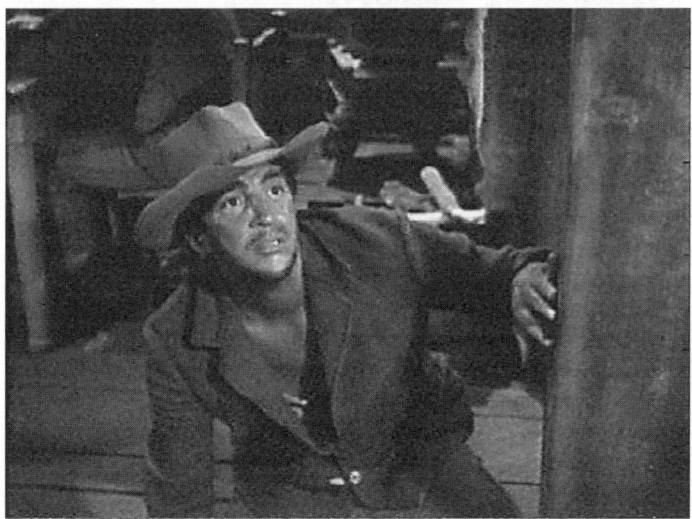

Abb. 34:
Obersicht »Vogelsperspektive«

Damit läßt sich das Verhältnis von Technik und Ästhetik unter dem Aspekt der Kamera folgendermaßen pointieren: Jedes Detail, welches der Film mittels der Kamera in sich aufnimmt, um es seinen Darstellungszwecken entsprechend zu funktionalisieren, erfährt eine Akzentuierung, eine Interpretation, eine Neubestimmung durch den Zusammenhang, auf den es funktional bezogen, in den es instrumentell eingebettet, durch den es technisch definiert wird. Zu diesem technischen Zusammenhang zählen ebenso die durch Lichteinfall und Lichtmenge erzielbaren Effekte. Sie erlauben Akzentuierungen innerhalb der Mise en scène oder des Handlungsgeschehens, die auch durch Blende und Belichtungszeit oder durch den Einsatz von Filtern reguliert werden können. Mit all diesen Hinweisen läßt sich erkennen: Es ist kein inhaltlicher oder thematischer, sondern ein technisch ermöglichter formbestimmter Prozeß, in den die filmischen Wirkungen eingebettet sind, jeweils mit erheblichen Konsequenzen für den Wirklichkeitsgehalt des Ausgangsmaterials. Nichts, keine Einzelheit der äußeren Wirklichkeit, welche die filmische Apparatur wahrnimmt und reproduziert, bleibt unverändert. Es gibt – im Unterschied zu der von Siegfried Kracauer in seiner *Theorie des Films* formulierten These – eine »Errettung der physischen Realität« so wenig, wie sich Natur als »Rohmaterial« (Kracauer 1979 b, S. 389 ff.) findet, das sich gleichsam unbearbeitet durch die Stufen filmischer Materialaneignung hindurch im Urzustand erhalten ließe. Vielmehr ist im Hinblick auf die filmische und fotografische Wirklichkeitswiedergabe festzustellen: Die Erscheinungsformen von Natur und Gesellschaft verfallen im Film einem Zustand der äußersten Entfremdung und Selbstentfremdung durch jenen technischen Prozeß, der sie sich unterwirft. In dem Maße, wie es dem Film gelingt, die durch die Kamera wahrgenommenen Phänomene in einem technischen Sinne zu instrumentalisieren, gelingt ihm auch deren ästhetische Reproduktion, die in Wahrheit eine Neu-Produktion ist.

Natur des Films – Natur im Film

Dieser Prozeß sei im folgenden an einem Beispiel veranschaulicht, das die technischen Voraussetzungen medienästhetischer Qualitäten konkret in den Mittelpunkt rückt: die Verarbeitung von Natur im Film. Zur besseren Konturierung der hier zur Diskussion stehenden Überlegungen ist es nützlich, abermals auf Georg Lukács zurückzukommen, auf seine Argumentationen aus der Frühzeit des Films, die sich auf den Naturaspekt ausdrücklich einlassen. Bereits 1913 notierte der junge Georg Lukács in seinen *Gedanken zu einer Ästhetik des Kinos:*

»Das Lebendige der Natur erhält hier [im Film] zum ersten Male eine künstlerische Form: das Rauschen des Wassers, der Wind in den Bäumen, die Stille des Sonnenunterganges und das Toben des Gewitters werden hier als Naturvorgänge zur Kunst (nicht, wie in der Malerei, durch ihre aus anderen Welten geholten, malerischen Werte). Der Mensch hat seine Seele verloren, er gewinnt aber dafür seinen *Körper*« (Lukács 1963, S. 78).

Man wird den Diskussionsanlaß, dem sich die Emphase dieser Argumentation verdankt, mittlerweile als historische Etappe filmkünstlerischer Entwicklung ansehen dürfen. Denn Lukács versuchte seinerzeit – mit großem Nachdruck und erstaunlicher Offenheit – die Eigenart filmischer Ästhetik gegenüber den anderen Künsten herauszuarbeiten. Nicht nur galt es – wie seit Mitte des 19. Jahrhunderts die Fotografie – nun, zu Beginn des 20., den Film von der Malerei abzugrenzen. Sondern mehr noch lag dem Theoretiker Lukács daran, die Eigenart der neuen filmischen Kunst-Wirklichkeit gegenüber der Tradition des Dramas wahrzunehmen, die Eigenständigkeit des Kinos gegenüber der Bühne zu betonen, kurz: die ästhetische Differenz, nicht ein künstlerisches Defizit der neuen künstlerischen Ausdrucksmöglichkeiten zu begründen.

Das Interesse an solchen historischen Diskussionen kann heute als vergleichsweise speziell gelten. Anders verhält es sich mit jenem Exempel, auf das sich Lukács' Plädoyer für den Film kapriziert, die Natur, und ebenso mit der Metapher, die er benutzt: »Der Mensch hat seine Seele verloren, er gewinnt dafür aber seinen Körper«. Die ›Seele‹ – das ist für den jungen Lukács ein geschichtsphilosophischer Terminus, jener Ort nämlich, an dem die ›transzendentale Topographie‹ des menschlichen Geistes sich ablesen läßt. Der Mensch hat seine ›Seele‹ verloren – das will sagen: Der Menschheit – und ebenso der Kunst als der authentischen Ausdrucksform des Menschen – ist die Fähigkeit abhanden gekommen, ihren Stand weiterhin transzendental zu vermessen. Die Poesie, das Drama, der Roman zumal besaßen noch eine ›Seele‹, wenn auch deren Inkongruenz zur Außenwelt wie zum möglichen Handeln in der Moderne immer offenkundiger geworden ist. Der Film aber bedeutet in der Geschichte der Künste eine radikale Neuerung: Verdiesseitigung, Verweltlichung, Vergegenständlichung. Der Film repäsentiert die reine Immanenz eines Lebens, das seine Transzendenz ebenso verloren hat wie seine transzendentalen Koordinaten.

Lukács argumentiert mithin – zieht man einmal alle untergründig spekulativen, geschichtsphilosophischen Theoreme ab – in einer Phase des Umbruchs künstlerischer Ausdrucksmöglichkeiten. Um so erstaunlicher ist es, wie geringfügig die Spuren sind, die seine scharfsinnigen Bemerkungen in der Theoriebildung zur Ästhetik des Films hinterlassen haben. Der Grund hierfür liegt offenbar im Hegemonieanspruch der Literatur. Das Beispiel, auf das Lukács sich bezieht, die Natur, galt stets als sakrosankter Artikulationsbereich der Poesie, von Goethes *Werther* über die großen Realisten des 19. Jahrhunderts bis hin zu den Chiffren abgründiger Irritation in der Naturlyrik unserer Zeit. Wie sich aber Natur *im* Film zeigt und was die Natur *des* Films wäre, das scheint von vergleichsweise geringem Interesse gewesen zu sein. Diese Tatsache hängt mit jenem Umstand zusammen, den Lukács als entscheidende Innovation hervorhebt: Gerade die Körperlichkeit des Films identifiziert ihn als eine künstlerische Reproduktionsform, in deren technischen und industriellen Standards sich eine äußerste Naturentfremdung manifestiert.

Dieser paradoxe Zusammenhang von Natur und filmischer Technik ist für eine Medienästhetik deswegen von Interesse, weil sich an ihm die Wahrnehmungsweise des Kameraauges bis ins ästhetische Detail hinein exemplarisch verfolgen läßt. Insbesondere geht es hierbei um das Wirklichkeitsverhältnis der Kamera, konzentriert auf die Frage, wie Natur *im* Film erscheint und wie sie zur Natur *des* Films wird, also zur Eigenart des Films, zu einem eigenständigen Ausdruck, der einer eigenen filmkünstlerischen Gesetzlichkeit des Films folgt.

Ein Beispiel: In Murnaus SUNRISE (1926/27) sitzt das junge Liebespaar in einem Boot, das sich auf einem See befindet: das filmisch-sinnliche Bild eines naturhaften Zusammengehörigkeitsgefühls, einer Liebe, die freilich vom Scheitern bedroht ist im späteren buchstäblich-bildlichen Sturm der Leidenschaften, den die Ornamentik der zitierten See-Szene vorausdeutend in sich selber formuliert. Denn die Wellenbewegung des Wassers durchschneidet die Bildachse, auf der das Boot liegt, indem sie gleichsam quer durch dieses hindurchgeht. Die ornamentale Funktion der Natur wird mithin symbolisch aufgeladen: Natur im Film als Symbol des Zwiespalts, des künftigen Zerwürfnisses, der Bedrohung einer Liebe.

Ein weiteres Beispiel: die integrierende Funktion der Natur. In ihr verschmilzt der Mensch mit der Natur in dem Augenblick, da er selber auf eine kreatürliche Stufe seiner Existenz zurückgeworfen – oder erhoben? – wird: im Augenblick des Begehrens, der Leidenschaft, der Erschöpfung, des Todes. Er verschmilzt mit der Landschaft ringsum, abgetrennt von aller Gesellschaftlichkeit und im Zustand eines nicht-entfremdeten Naturverhältnisses. Die Versöhnung der Liebenden in Luchino Viscontis OSSESSIONE (1942) kann hierfür als Exempel stehen: die Schlafenden nach dem Liebesakt, kaum wahrnehmbar im Sand des Strandes, Strandgut unter anderem, einbezogen in den Gleichmut der Natur. Doch sie werden aus der scheinbaren Dauer ihres kreatürlichen Daseins aufgeschreckt durch den ›realismo‹ ihres gesellschaftlichen Daseins, werden gejagt, kommen zu Tode. Die integrierende Funktion der Natur treibt, so zeigt sich, die Kräfte der Desintegration nur um so sieghafter hervor, die das Leben der Menschen bestimmt.

Als letztes Beispiel kann die ikonographische Funktion von Natur im Film dienen. Wir kennen sie nicht zuletzt aus den großen Schlußtableaus in den Filmen André Tarkovskijs. Menschen und Tiere, Gegenstände und Archtiekturen erstarren zu emblematischen Zeichen eines Natur-Gemäldes, das sie in sich aufnimmt und zugleich sie entrückt, dem Zuschauer ebenso wie dem Zusammenhang des Films, aus dem sie vertraut schienen. Sie werden zurück- und hineingenommen, buchstäblich versenkt in die Phantasmagorie einer Natur-Vision, die bei Tarkovskij Demut verlangt, das heißt Versenkung und Verehrung.

Diese drei Beispiele zeigen, daß Natur im Film als Stimmungsvermittlerin, als atmosphärischer Spiegel fungieren kann. Wie kein anderer Theoretiker oder Praktiker des Films hat der Sergej Eisenstein diese Ausdrucksqualität hervorgehoben und ihr eine eigene Musikalität zugeschrieben. »Denn die Landschaft«, so Eisenstein in seinem ebenso assoziationsreichen wie poetischen Essay *Eine nicht gleichmütige Natur,* »ist das unabhängigste Element des Films, sie ist am wenigsten belastet von bedienend-erzählerischen Aufgaben und am anpassungsfähigsten bei der Wiedergabe von Stimmungen, emotionalen Zuständen und seelischen Vorgängen« (1980, S. 16). Eben deshalb vermag Landschaft, vermögen Naturelemente im Film neben den schon genannten auch noch andere Funktionen wahrzunehmen; dokumentarische, metaphorische, expressive, impressionistische Funktionen, nicht zuletzt auch die Funktion der Mise en scène, also eines kalkuliert eingesetzten Hintergrundelements.

Die genannten Beispiele bilden eine Typologie filmischer Naturwahrnehmung. Ihr kleinster gemeinsamer Nenner ist ihr Ursprungszusammenhang, die Natur, der nächst größere ihr Funktionszusammenhang im Film. Um aber der Natur *des* Films auf die Spur zu kommen, bedarf es einer Analyse ihres Produktionszusammenhangs oder – mit einem anderen Akzent ausgedrückt – einer Analyse der ästhetischen Struktur visueller Kunst. Die *poetische* Wahrnehmung der Natur unterscheidet sich grundsätzlich von der des Films. Sie setzt Natur als einen atmosphärischen Resonanzboden ein, als Entwurf und Spiegel subjektiver Qualitäten, sei es in Form eines echohaften Gefühlsgleichklangs mit der Natur, als symbolhafte Überwölbung der Lebensimmanenz oder als Ausdruck einer abgründigen Lebensdissonanz. Demgegenüber läßt sich die Leistung, die die Apparatur des Films anhand der Bilder der Natur vollbringt, als die Vollstreckung eines unnachsichtigen Urteilsspruchs charakterisieren. Die filmischen Bilderwelten entfernen – kraft ihrer produktiven, nicht abbildenden, sondern transformierenden Qualitäten – ihr Sujet von dessen Ursprungszusammenhang, entfremden es diesem in eben dem Maß, wie sie ihre eigenen Zwecke verfolgen, eine eigene Ausdrucksqualität entwickeln, die mit der stummen Sprache der Natur nur so viel an Gemeinsamkeit aufweist, wie die visualisierten Naturphänomene an optischer Erinnerung bewahren. Es handelt sich bei der Naturwahrnehmung des Films um eine Imagerie der Natur. Sie verleibt sich die visualisierten Natur-Phänomene buchstäblich ein, zehrt von ihnen, inkorporiert sie sich, um selber Substanz zu gewinnen.

Auf den ersten Blick unterscheidet sich, was im Film den Bildern der Natur widerfährt, nicht von jenem Prozeß der Transferierung, dem jede andere Art von Gegenständlichkeit, beispielsweise die des Begriffs durch die poetische Materialaneignung, auch unterworfen ist. Diesen Wirkungszusammenhang meint Adorno, wenn er in der *Ästhetischen Theorie* schreibt, kein Begriff gehe »in das Kunstwerk ein als das, was er ist, ein jeder wird so abgewandelt, daß sein eigener Umfang davon betroffen, die Bedeutung umfunktioniert werden kann« (1970, S. 186). Was jedoch die Bilder der Natur im Film abhebt von jeder anderen Art Gegenständlichkeit oder Begrifflichkeit – und eben wegen dieser Differenz werden sie im Film zitiert und funktionalisiert –, das ist die Ahnung eines Zustandes, der nicht Entfremdung hieße. Eine Ahnung, die zugleich Erinnerung ist: Erinnerung an jenes Maß an Freiheit, das die ›erste Natur‹ einst reell bedeutete – als sie noch keine ›erste‹, sondern die alleinige Natur war, natura naturans –, ein Bild, das die Bilder von ihr im Film zeichenhaft und virtuell zugleich verheißen. Das Auge der Kamera ist, noch vor der Montage, technischer Mittler dieser Qualitäten, aber es steht als Technik auch in elementarer Opposition zu ihnen.

Die Vernichtung der ›physischen Realität‹ – Zu Siegfried Kracauers Filmtheorie

Dies ist der Ort, um die Auseinandersetzung mit Siegfried Kracauers häufig zitiertem Theorem von der »Errettung der physischen Realität« aufzunehmen. Kracauers Filmtheorie, die er selber als eine »*materiale* Ästhetik« bezeichnet, geht von der Annahme aus, »daß der Film im wesentlichen eine Erweiterung der Fotografie ist und daher mit diesem Medium eine ausgesprochene Affinität zur sichtbaren Welt um uns her gemeinsam hat« (1979 b, S. 11). Diese »Affinität« sieht Kracauer unter vier Aspekten realisiert: durch die Nähe zur »ungestellten Natur«, durch die Bedeutung des Zufälligen, durch die virtuell dem Film inhärente Tendenz zur Endlosigkeit und durch das der Fotografie wie dem Film eigene Phänomen des Unbestimmbaren (ebd., S. 95 ff.). »Filmische« Filme sind demzufolge für Kracauer »Filme, die sich Aspekte der physischen Realität einverleiben, um sie uns erfahren zu lassen« (ebd., S. 69). Die »oberste Tugend der Kamera« verwirklicht sich für ihn im Stande des »*voyeurs*« (ebd., S. 74). Kraft seiner »Affinität zur ungestellten Realität« besitze wie die Fotografie, so auch der Film die Fähigkeit, »Natur im Rohzustand« wiederzugeben (ebd., S. 45).

Dieser Terminus: ›Natur im Rohzustand‹, durchzieht, bisweilen in modifizierter Form, Kracauers Filmtheorie gleichsam als Leitmotiv seines Denkens, welches der ›äußeren Wirklichkeit‹ Vorrang vor aller Kunst-Wirklichkeit im Film einräumt. Theodor W. Adorno hat Kracauer – angesichts des verdinglichten Zustands jener ›äußeren Wirklichkeit‹ – nur halb im Scherz, einen »wunderlichen Realisten« gescholten (1974, S. 388 ff.). Doch es wäre fahrlässig, in Kracauer lediglich einen Abbildrealisten sehen zu wollen. Zwar behauptet er, daß »der Fotograf – wie überhaupt jeder Künstler – der Natur einen Spiegel vorhält« (Kracauer 1979, S. 40), doch er ist kein naiver Theoretiker. Er weiß sehr wohl um die qualitativen Veränderungen, die dem Natur-Sujet im Prozeß seiner Transformation ins filmische Medium widerfahren: »Fotografen« – und man darf, ohne Kracauer zu verfälschen, ergänzen: ebenso Kameraleute – »kopieren die Natur nicht bloß, sondern verwandeln sie dadurch, daß sie dreidimensionale Erscheinungen ins Flächenhafte übertragen und so aus dem Zusammenhang ihrer Umwelt lösen« (ebd., S. 40). Damit betont Kracauer deutlich die technischen Eigenschaften des Mediums Film, und nicht weniger klar benennt er die subjektiven Anteile filmkünstlerischer Inspiration:

»[Der] Fotograf ordnet und gliedert spontan die ihm zuströmenden Eindrücke; die gleichzeitigen Wahrnehmungen seiner übrigen Sinne, gewisse seinem Nervensystem innewohnenden Formkategorien des Wahrnehmens und nicht zuletzt seine allgemeinen inneren Anlagen drängen ihn dazu, den visuellen Rohstoff im Vorgang des Sehens zu organisieren. Und diese unbewußt sich abspielenden Tätigkeiten bedingen zwangsläufig die Aufnahmen, die er macht.« (ebd., S. 40).

Bei allem Beharren auf der ›realistischen Tendenz‹ von Fotografie und Film sieht Kracauer also durchaus die Berechtigung filmischer Formgebung, ja er formuliert vor dem Hintergrund dieser Einsicht die These: »Das formgebende Streben braucht also mit der realistischen Tendenz nicht in Konflikt zu geraten.« (ebd., S. 41). Dennoch besteht er auf dem Vorrang der ›realistischen Tendenz‹, darauf also, daß »die ›richtige‹ Mischung zwischen Wirklichkeitstreue und formgebendem Bemühen« hergestellt werde (ebd.), das heißt »eine Mischung, in der dieses [das formgebende Bemühen], so stark es auch entwickelt sein mag, seine Unabhängigkeit jener [der Wirklichkeitstreue] zuliebe aufgeben muß« (ebd.). Kracauers Differenzierung zwischen ›realistischer Tendenz‹ und ›formgebendem Streben‹ mündet in ein entschiedenes Plädoyer für ›Wirklichkeitstreue‹, das zwar über einen enggeführten Realitätsbegriff entschieden hinauswill und ihm doch verhaftet bleibt:

»Aus dem eben Gesagten ergibt sich, daß filmische Filme eine umfassendere Wirklichkeit beschwören als jene, die sie faktisch abbilden. Sie weisen in dem Maße über die physische Welt hinaus, in dem die Aufnahmen oder Aufnahmefolgen, aus denen sie bestehen, vielfältige Bedeutungen mit sich führen. Dank dem fortwährenden Zustrom der so auf den Plan gerufenen psychophysischen Korrespondenzen deuten sie auf eine Realität hin, die passenderweise ›Leben‹ genannt werden mag. Dieser Begriff, wie er hier benutzt wird, bezeichnet eine Art von Leben, das noch, wie durch eine Nabelschnur, aufs engste mit den materiellen Phänomenen verbunden ist, aus denen seine emotionalen und intellektuellen Gehalte hervorgehen. [...] Der Begriff ›Fluß des Lebens‹ umfaßt also den Strom materieller Situationen und Geschehnisse mit allem, was sie an Gefühlen, Werten, Gedanken suggerieren.« (ebd., S. 109).

So differenziert und aspektereich Kracauers Filmtheorie sich im einzelnen auch darstellt – im ganzen operiert sie mit einem vergleichsweise strengen und starren Filmkonzept, dessen Enge sich exemplarisch seiner Abwehrhaltung gegenüber dem Kunstanspruch des Films oder seiner distanzierten Wahrnehmung des experimentellen Genres ablesen läßt. Diese Dogmatik entspringt jedoch nicht einer willkürlichen Setzung von Prioritäten, sondern hängt ursächlich mit dem geschichtsphilosophischen Impuls zusammen, der Kracauers soziologischen und filmkritischen Arbeiten der zwanziger Jahre zugrundeliegt. Man kann, wie Gertrud Koch (1996, S. 125 ff.) gezeigt hat, Kracauers Filmtheorie analytisch in drei Bereiche untergliedern: »eine *sensualistische* Ästhetik, die am Zuschauer exemplifiziert wird, eine *existentialontologische* Philosophie des Realen, die das Seiende als Referenzobjekt ausmacht, und eine *versöhnungsästhetische* Rettungsfigur, die mit den Eigenschaften des Mediums begründet wird« (ebd., S. 138). Diese drei Komponenten sind untereinander verbunden durch Kracauers Geschichtsphilosophie. Deren Spuren finden sich in der *Theorie des Films* mit der Bemerkung, daß »die Welt, in der

wir leben, mit Trümmern übersät« sei: »Es gibt keine Ganzheiten in dieser
Welt, viel eher gilt, daß sie aus Fetzen von Zufallsereignissen besteht, deren
Abfolge an die Stelle sinnvoller Kontinuitäten tritt.« (Kracauer 1979 b, S. 386).
Auf den ersten Blick scheint dies ein geschichtsphilosophischer Topos der
Moderne zu sein, wie ihn in vergleichbarer Form auch Georg Lukács' Theorem von der ›transzendentalen Obdachlosigkeit‹ des modernen Menschen repräsentiert. Originär aber ist Kracauers Antwort auf diesen Befund: Gerade
wegen des Zerfalls von Zusammenhängen, gerade wegen des immer höheren
Abstraktionsgrades wissenschaftlichen Denkens sei es notwendig, sich dem
einzelnen Gegenstand, dem konkreten Phänomen zuzuwenden. Kracauer
sucht sein Heil nicht in der Utopie eines Goldenen Zeitalters, das die bestehenden Widersprüche im Licht ihrer künftigen, womöglich messianisch gedachten Versöhnung aufhebt, sondern er sucht »Rettung durch die Verdinglichung hindurch« (Koch 1996, S. 140). Er besteht auf der Dignität des
einzelnen Dings, des konkreten Details, und der Film, als ein visuelles Medium, gilt ihm als Garant der erhofften »Errettung«: »Das wesentliche Material ›ästhetischer Wahrnehmung‹ ist die physische Welt mit all dem, was sie
uns zu verstehen geben mag. Wir können nur dann darauf hoffen, der Realität nahezukommen, wenn wir ihre untersten Schichten durchdringen.« (1979
b, S. 387).

Einwände gegen dieses Theorem können nicht geschichtsphilosophischer,
sie müssen – zumal im Rahmen einer Medienästhetik – ästhetiktheoreti-
scher Art sein. Schon Brechts bekannte These, »daß weniger denn je eine einfache ›Wiedergabe der Realität‹ etwas über die Realität aussagt« (Brecht 1960,
S. 93), muß zweifelhaft erscheinen, weil es eine ›einfache‹ photographische
Wiedergabe der Realität nicht gibt. Jede ›Wiedergabe der Realität‹ ist in
Wahrheit komplex, da sie subjektiviert und verändert. Noch weniger überzeugend erscheint Kracauers Vertrauen darauf, vermittels der ›Affinität‹ des
Mediums Film zur ›ungestellten Wirklichkeit‹ diese »durchdringen« und dadurch »erretten« zu können. In Wahrheit verläuft die ästhetische Scheideli-
nie nicht zwischen Realismus und Formgebung. Sondern sie verläuft zwischen einer Formgebung, welche die ihr immanente Tendenz zur Wirklich-
keitsveränderung leugnet, indem sie sich der äußeren Physiognomik ihrer
Gegenstände ähnlich (›realistisch‹) zu machen trachtet, einerseits, und einer
Formgebung andererseits, die sich der ihr immanenten Tendenz zur ästhetischen Veränderung stellt, indem sie aus ihr die Konsequenz zieht, sie voran-
zutreiben, ungeachtet des Kunstvorwurfs, den eine Theoriebildung in der
Nachfolge Kracauers erheben könnte. Diese Konsequenz hatte Brecht im
Auge, als er aus dem vermeintlichen Unvermögen der ›einfachen‹ Wirklichkeitswiedergabe die Forderung begründete, es sei »tatsächlich ›etwas aufzubauen‹, etwas ›Künstliches‹, ›Gestelltes‹« (Brecht 1960, S. 94).

Die produktive Kamera

Will man sich die Vielgestalt dessen vor Augen führen, was die Kamera ›aufbauen‹ kann, ›künstlich und gestellt‹, dann muß man in der Literatur über Film weit über Kracauer hinaus-, das heißt: zurückgehen, bis zu jenen Texten nämlich, die, inspiriert durch die Tradition des filmischen Expressionismus in Deutschland, die ästhetischen Leistungen der Kamera kompetent zu bilanzieren und zu reflektieren wußten. Offenbar hat der deutsche Stummfilm – angewiesen darauf, den noch fehlenden Ton in der Sprache seiner Bilder mitzuvertreten – der Kamera ein höheres Maß an Wahrnehmungsqualitäten abverlangt, als dies der heutigen Filmproduktion notwendig erscheint. Und nicht nur der Kamera. Seine expressionistisch inspirierten Bauten und Dekors, seine atmosphärischen Dissonanzen und perspektivischen Verzerrungen, seine kalkulierten Licht-Effekte und Hell-Dunkel-Kontraste, die labyrinthischen Interieurs, die Szenarien der Ausweglosigkeit, die Detailgenauigkeit der Inszenierungen, nicht zuletzt die schauspielerischen Leistungen – all diese Elemente lassen den deutschen Stummfilm filmgeschichtlich als eine einzigartige Epoche erscheinen. Seither hat der Film in Deutschland nicht wieder zu einer so unverwechselbaren und eigenständigen Ausdrucksform gefunden. In der Exzeptionalität seiner Regisseure allein – Ernst Lubitsch, Fritz Lang, Friedrich Wilhelm Murnau, um nur einige wenige Namen zu nennen – wird man den Grund für dieses Phänomen nicht suchen dürfen. Und auch der Hinweis auf ökonomisch besonders günstige Produktionsbedingungen träfe – für sich genommen – den Sachverhalt nur oberflächlich. Dem deutschen Stummfilm liegen vielmehr, wie Lotte Eisner in *Die dämonische Leinwand* (dt. 1955) und Siegfried Kracauer in *Von Caligari zu Hitler* (1947; dt. 1958) gezeigt haben, eine Reihe politischer, psychologischer und ideologischer Dispositionen zugrunde, die in Szenerie und Choreographie, in Personnage und Ausstattung, in Zeitrelationen und Montageformen zu ihrem Ausdruck kommen Die Leistungen der Kamera – Fahrten, Perspektiven, Einstellungsgrößen, Aufnahmewinkel – bilden technisch das integrierende Element dieser ästhetischen Valeurs.

Béla Balázs' frühe monographische Arbeit *Der sichtbare Mensch* repräsentiert den ersten Versuch in der Geschichte filmischer Theoriebildung, einen systematischen Zugang zu Problemen filmischer Ästhetik zu gewinnen. Doch nicht nur dieses originären Zugriffs wegen gewann es, in zahlreiche Sprachen übersetzt, einen kaum überschätzbaren Einfluß auf die Theoriebildung jener Jahre. Was Balázs' Arbeit darüber hinaus auszeichnet, ist der enge, sympathetische Nachvollzug filmischer Verfahrensweisen. Man nannte sein Werk mit Recht eine »empirische Theorie insofern, als sie sich in ihren wesentlichen Bestandteilen auf die einzelnen Filme oder die Gruppen von Filmen zurückverfolgen läßt, die Ursprung und Auslöser des theoretischen Gedankens waren« (zit. nach Balázs 1982, S. 23). Die revidierte, 1930 unter dem Titel *Der Geist des Films* erschienene Fassung belegte dann die praktische Arbeit eines Filmkritikers, die sich am Anspruch der Theoriebildung zum Film mißt und selbstkritisch korrigiert. War *Der sichtbare Mensch* noch vornehmlich an Aspekten wie Schauspielertheorie (»Physiognomik«), Spielhandlung und Mise en scène (»Hintergrund«) orientiert, bei nachgeordneter Bedeutung der filmischen Montage, so findet sich in der zweiten monographischen Veröffentlichung eine entschiedene Hinwendung zur Produktivität und damit zur ästhetischen Eigengesetzlichkeit der Kamera. Insoweit repräsentieren die Schriften von Balázs eine theoretisch reflektierte, von deutlichen Erkenntnisfortschritten zeugende publizistische Praxis, an deren beeindruckendem Niveau sich die Qualitätsverluste eines großen Teils der gegenwärtigen Filmkritik unschwer ablesen lassen.

Was Balázs zur ›produktiven Kamera‹ mitzuteilen hat, ist noch heute der Lektüre wert. »Kunstwerk in jenem höchsten Sinne könnte [...] der Film nur dann werden«, so Balázs mit der rhetorischen Verve einer Zeit, die für die Anerkennung des Films als Kunstform noch glaubte kämpfen zu müssen, »wenn er nicht reproduktiv, sondern *produktiv fotografiert* wäre, wenn der letzte und entscheidende schöpferische Ausdruck von Geist, Seele und Gefühl nicht im Spiel und der Szenerie, sondern *erst durch die Aufnahme in den Filmbildern selbst* entstehen würde« (Balázs 1984, S. 210). Diesen produktionsästhetischen Ansatz verfolgt der Filmtheoretiker, bis hin zu Aspekten wie Großaufnahme, Einstellung und Montage, unter dem Obertitel »Die produktive Kamera« (Balázs 1984, S. 55 ff.). Entschieden wendet er sich von den gängigen zeitgenössischen Mustern der Filmrezeption ab, von der Theaterperspektive ebenso wie vom Abbildrealismus, nachdrücklich betont er die Eigenständigkeit filmischer Ästhetik, die nicht zuletzt der Subjektivität des gewählten Kameraauschnitts entspringt. Das Auge der Kamera gilt ihm deshalb als Mittelpunkt des Films, als sein organisierendes Zentrum, das nicht nur entscheidend auf die Objektwahl, die Gegenständlichkeit im Film wirkt, sondern auch für Wahrnehmungsakzente, Distanzen und Differenzen von und zu Gegenständen und Ausschnitten verantwortlich ist. Perspektivenwechsel und perspektivische Vielfalt bedingen qualitative Veränderungen der Kameraobjekte, die sich im Zusammenspiel mit den Formen der Montage zu einer neukonstituierten Realität sui generis fügen. Vor diesem Hintergrund bestimmt Balázs auch die Identität des Filmzuschauers neu: über den Distanzverlust nämlich, den die Fixierung aufs Kameraauge für diesen bedeutet.

Bis in die feinsten Nuancen der Kameraarbeit hinein entwickelt und begründet Balázs sein Konzept einer ästhetisch eigenständigen Qualität des Films, die diesem die Gleichnishaftigkeit, Symbolhaltigkeit und metaphorische Qualität einer hochdifferenzierten Kunstform sichere. Die Großaufnahme gilt ihm dabei als Parameter einer in der Kameratechnik fundierten Ausdrucksintensität, die Balázs auf den auf Johann Kaspar Lavater (1741–1801; *Physiognomische Fragmente*, 1775–1778) zurückgehenden Begriff der »Physiognomie« bezieht. Doch wo Lavater bei seinem Versuch, vom Äußeren eines Menschen auf seine Psyche zu schließen (und umgekehrt), das Verhältnis von Körpermerkmal und Charakterbildung auf statische Weise engführt nach dem Motto: »Was in der Seele vorgeht, hat seinen Ausdruck im Angesicht«, filtert Balázs aus diesem Zusammenhang eine offene und differenzierte Ästhetik des filmischen Bildausdrucks. Die Darstellung, die sich im Gesichtsausdruck konkretisiert, erfährt durch die Detailarbeit der Großaufnahme eine Analyse, die das Detail aus seinem angestammten Zusammenhang herauslöst. Diese Ausdifferenzierung der Physiognomik im Film führt zu einer Auflösung hergebrachter Kategorien wie Raum und Zeit, die durch neue, genuin filmische ersetzt werden. Im einzelnen nennt Balázs folgende Aspekte: die »mimischen Dialoge«, also die Kommunikation von Gesichtern, das Gespräch von Ausdrucksvaleurs, die durch die Nähe der Kamera möglich werden; ferner die Mikrophysiognomie: die Kamera rückt immer näher, innerhalb eines Gesichts zeigen sich Teilphysiognomien, die eigene Ausdrucksvaleurs besitzen und das ›wahre‹ Gesicht (Verschlagenheit, List, das Schöne im Häßlichen) offenbaren – die Kamera »photographiert das Unbewußte« (Balázs); dieser Leistung der Kamera entspringt, so Balázs, das »unsichtbare Antlitz«, also Ausdrucksmöglichkeiten gleichsam ›zwischen den Zeilen‹, Nuancen, die mit dem bloßen Auge nicht wahrnehmbar und die doch vorhanden sind. All diese Beobachtungen aber werden nicht lediglich deskriptiv und unkritisch referiert. Vielmehr weiß Balázs um das manieristische Verselbständigungspotential, das avancierten Kunstformen innewohnt. So sieht er durchaus, daß in der Perfektionierung der Großaufnahme die Gefahr einer ästhetischen Überdehnung liegt und daß dem outrierten Schau-Spiel bis hin zur Mikrodramatik aus der Montage von Großaufnahmen Übersättigung droht.

All diese Beobachtungen und Überlegungen sind nicht nur detailliert und theoretisch reflektiert – sie sind anregend auch durch ihre Detailgenauigkeit. Das gilt beispielhaft für die seit langem in Verdacht geratene Kategorie der Subjektivität. Balázs widmet ihr präzise Bemerkungen, die auf den ersten Blick idealistischen Konstruktionen gleichen – und die doch in Wahrheit nur immer aufs neue Bestimmungen des Verhältnisses von Technik und Ästhetik zu leisten versuchen:

> »Wir sehen im Bilde zugleich unsere Stellung, d.h. unsere Beziehung zum Gegenstand. [...] Jedes Bild meint eine Einstellung, jede Einstellung meint Beziehung, und nicht nur eine räumliche. Jede Anschauung der Welt enthält eine Weltanschauung. Darum bedeutet jede Einstellung der Kamera eine innere Einstellung des Menschen. Denn es gibt nicht Subjektiveres als das Objektiv. Jeder Eindruck, im Bilde festgehalten, wird zu einem Ausdruck, ob das beabsichtigt war oder nicht.« (Balázs 1984, S. 71).

Aus dieser Einsicht entwickelt Balázs eine Reihe von Bestimmungen, die das »photographische Bild« als subjektives herausarbeiten, vornehmlich unter dem Aspekt der »Identifizierung« des Zuschauers, die durch die Einstellung, also die Subjektivierung der Kamera, bewirkt wird. Ob Bildwahrnehmung im Raum oder Raumwahrnehmung im Bild, ob Bildmetaphorik (etwa die Karikatur der Bürokratie mit ihren überhöhten Stühlen in DAS KABINETT DES DR. CALIGARI) oder Bildgebärde (etwa die Segelschiffe zur Begrüßung des Panzerkreuzers Potemkin in Eisensteins Film) – »Objektivität« im Film ist keine ontologische Größe, sondern eine produzierte Qualität: »Gibt es denn keine

Objektivität im Bild? Gewiß. Doch sie ist auch nur ein Eindruck, den man mit gewissen Einstellungen bewußt wecken kann. Und die Sachlichkeit, die sich so im Bilde ausdrückt, ist auch eine subjektive Attitüde des Betrachters.« (Balázs 1984, S. 74). Entscheidend ist, was Balázs gelegentlich den »Bildstil« nennt – eine Kategorie, die sich kritisch gegen jeden Abbildrealismus wendet, weil das filmische Bild die Welt immer »wie zum ersten Mal« zu sehen versuche.

Unverkennbar bezieht diese erste große, sympathetische Ästhetik des Films ihre argumentativen Impulse vor allem aus dem deutschen Stummfilm und der russischen Film-Avantgarde. Deutlich wird allenthalben auch, daß sie aus der Praxis eines Filmkritikers, nicht aus dem systematischen Denkzusammenhang einer philosophischen Schule hervorgegangen ist. Zudem trägt Balázs᾿ Filmtheorie, mehr als fünfzig Jahre nach dem Tod ihres Autors, unübersehbar auch historische Züge, die sich an ihrem Pathos und der Revolutionseuphorie des Verfassers ablesen lassen. Daß sie dennoch lebendig geblieben ist, verdankt sie nicht zuletzt der Form, die der Autor ihr verliehen hat. Es handelt sich um eine Theoriebildung, die ihren Gegenstand über weite Strecken mit filmischen Mitteln kommentiert. Bis hinein in Aufbau, Gliederung und sprachliche Details kann man diese Nähe zum Untersuchungsgegenstand verfolgen. Balázs läßt seinen analytischen Blick in die Aspekte der Darstellung wie bei einer Kamerafahrt eindringen. Die Wertungen in seinem Text zeugen von der Subjektivität der ›Einstellungen‹, die er vornimmt. Seine analytische Technik der ›Großaufnahme‹ erlaubt ihm die Registrierung noch der feinsten Details. Das Organisationsprinzip der zahlreichen kleinen Abschnitte und Interpretationseinheiten ist die Montage. Während sich zeitgenössische, theoretisch orientierte Arbeiten zum Film wie Hans Richters *Der Kampf um den Film* (1929) oder Rudolf Arnheims *Film als Kunst* (1932) im wesentlichen auf technische (Richter) oder wahrnehmungspsychologische (Arnheim) Aspekte des Films beschränken, bietet Balázs eine Synthese produktionsästhetischer Art, die der Entwicklung des Films als einer Geschichte des Fortschritts seiner technischen Möglichkeiten theoretisch ebenso wie im Darstellungsverfahren gerecht wird.

Bereits 1930 – mehr als ein halbes Jahrzehnt vor Walter Benjamins inzwischen kanonischer Schrift *Das Kunstwerk im Zeitalter seiner technischen Reproduzierbarkeit* (1936) – gelang Balázs in *Der Geist des Films* eine Neubestimmung der Kunst, die den Aspekt der »kultischen Repräsentation« im Kunstwerk durch den der »Technik« der Apparatur ersetzt:

»Es liegt im Wesen der Technik, daß der Film die Distanz zwischen Zuschauer und einer in sich abgeschlossenen Welt der Kunst aufgehoben hat. Es liegt eine unabwendbare revolutionäre Tendenz in dieser Zerstörung der feierlichen kultischen Repräsentation, die das Theater umgeben hat. Der Blick des Films ist der nahe Blick des Beteiligten. Für den Blick des Films gibt es auch keinen absoluten und ewig gültigen Standpunkt. Denn der Film kennt die Bedeutung der wechselnden Einstellung und daher die Relativität der Bedeutung. Und wenn auch gerade diese Technik zu gefährlichsten Täuschungen mißbraucht werden kann, so ist doch der Geist dieser Technik revolutionär. [...] Die photographische Technik der Großaufnahme drängt den Film, trotz alledem, zu einem Realismus der Nähe, die zur unerbittlichen Gegenwart wird.« (Balázs 1984, S. 203 f.).

Der »Geist des Fortschritts«, von dem Balázs in diesem Zusammenhang spricht, entspringt dem Fortschritt der Technik des Mediums, von dem er handelt: »Der Film ist die Kunst des Sehens.« (Balázs 1984, S. 204).

›Der Regen des Herzens, das Weinen der Stadt‹

Der Film muß sich, wie sich bei Balázs lernen läßt, mit der Rolle eines abbildenden Exekutors nicht bescheiden. Wenn auch die Verdinglichung der technischen Apparatur so evident ist wie die der Wirkungen, die sie zeitigt, so hat dies gleichwohl nicht eine bloße Verdopplung zur Folge. Um auf filmische Naturwahrnehmung zurückzukommen: Film kann durchaus zur ›Errettung‹ der Natur-Realität beitragen, wenn auch in einem sehr anderen Sinn als dem Kracauers und wenn auch auf eine paradoxe, ›dialektische‹ Weise. Denn gerade eine Radikalisierung der filmtechnischen Möglichkeiten, eine vollständige Auslieferung – nicht nur Funktionalisierung – der Natur an die Verfahrensweisen des Films kraft einer filmischen Technik, die ihren Gegenstand vollkommen in ihre eigenen Ausdrucksmöglichkeiten aufgenommen hat, vermag eine Ahnung jener ›Wahrheit‹ zu bewahren, die der junge Lukács den Naturbildern des Films eingeschrieben sah. Sie entsteht aus der Produktion einer neuen Wirklichkeit.

Um das Maß an handwerklicher und intellektueller Rationalität zu verdeutlichen, das für solcherart filmischer Natur-Produktion vonnöten ist, mag ein Beispiel aus der Produktionssphäre des Films helfen. »Il pleure dans mon coeur / Comme il pleut sur la ville« – mit diesen Versen des französischen Lyrikers Paul Verlaine hat der Filmregisseur Joris Ivens den Stimmungsexpressionismus seines Opus REGEN (1929) exakt getroffen. Natur heißt hier: Regen. Regentropfen, Regenschauer, Sturzregen, Regenbäche, ganze Wasserströme aus Regen, konzentriert zu einem einzigen, sich wandelnden Stimmungseindruck, der von Bewölkung über Verdüsterung und Finsternis bis zur Aufhellung und schließlichen Heiterkeit reicht. In Joris Ivens‹ Autobiographie *Die Kamera und Ich* (dt. 1974) läßt sich der Produktionsprozeß verfolgen, der zu diesem stupenden Ergebnis führt. Seine Elemente sind: Sensibilität für das Naturphänomen Regen selber, bewußte Wahrnehmung differenter Lichtqualitäten, Einsatz der verschiedenartigen Stimmungswerte und Rhythmen unterschiedlicher Regenintensitäten, kontrapunktische Montage sozialer Phänomene, polyphone Assemblage korrespondierender Naturphänomene. Nur ein Zitat von Joris Ivens sei angeführt, das diesen komplexen Prozeß in seiner Gesamtheit umreißt:

»Die Nuancen in der Qualität des Lichts müssen nicht nur sorgsam fotografiert werden, sondern auch noch durch Bewegung betont werden. So verstärkte ich zum Beispiel die scharfe Helligkeit des Sonnenlichts, welches dem Regen vorausgeht, indem ich klar umrissene Bewegungen von Licht und Schatten einsetzte. Die klare, dunkle Schattenkontur einer Fußgängerbrücke saust dahin über das breite Deck eines Bootes, das in einer entgegengesetzten Diagonale die gesamte Leinwand überquert. Als der Regen begann, fügte ich den Veränderungen des Lichts eine Veränderung eben dieser Bewegungen hinzu, indem ich das fast gemächliche Treiben der Kähne betonte, die feuchten Dampfwolken und die welligen Widerspiegelungen auf dem Wasser. Als ich diese Einstellungen zusammenschnitt, vermied ich sorgfältig abrupte Kontraste, sondern ließ sich diese ohne Hast von selbst auf der Leinwand bilden.« (1974, S. 28).

Der mimetische Impuls dieser Naturwahrnehmung ist unüberhörbar. Ivens' filmische REGEN-Produktion schmiegt sich ihrem Gegenstand so an, daß sich dieser seinerseits der eigengesetzlichen Ausdruckskraft des Mediums Film zu fügen vermag, eine Ausdruckskraft, die einem Höchstmaß an rationeller Beherrschung filmischer Technik entspringt. Vollständige Unterordnung der filmischen Technik unter die Gewalt des Naturereignisses einerseits, vollkommene Anverwandlung des Natur-Sujets kraft einer radikalen Subjektivierung und Perfektionierung der filmischen Mittel andererseits – dies sind die beiden Seiten ein und desselben künstlerischen Prozesses. Sein Resultat – Natur *im* Film als Natur *des* Films – findet zu sich selber durch das restlose Einschmelzen der Differenz von Natur und Technik. So restlos jedenfalls, wie es der gleichwohl außerhalb des filmischen Kunstwerks fortbestehende Unterschied erlaubt: Auch der Film ist nur Schein der Wirklichkeit, und der Schein ist seine Wirklichkeit.

Der Begriff des ›mimetischen Impulses‹ bedarf deshalb einer präzisierenden Erläuterung. Denn um welche Art Mimesis kann es sich handeln, wenn ein Filmkünstler seine Technik einem Gegenstand so unterwirft, daß dieser aufs vollkommenste unterworfen und doch zugleich vollkommen zu seinem Ausdruck gebracht scheint? Wo liegt die Grenze zum rein Handwerklichen, nur Artistischen, zur Perfektion um ihrer selbst willen? Joris Ivens selber hat angesichts von Kritikern wie Belá Balázs und Siegfried Kracauer erzählerische Mängel seines Films eingeräumt, da er »die Reaktionen der Menschen einer Großstadt auf den Regen« inhaltlich nicht hinreichend berücksichtigt habe: »Alles war meiner ästhetischen Perspektive untergeordnet« (ebd., S. 30). Doch dieser selbstkritische Appell bleibt äußerlich. Ivens' Werk ist, wie seine rückblickenden Bemerkungen erkennen lassen, in einem Maße wirkungsästhetisch orientiert, das nicht auf eine Mimesis naturhafter Prozessualität, sondern auf die Erzeugung von Effekten verweist:

»Bei den Arbeiten zu *Regen* mußte ich mich unentwegt darauf besinnen, daß Regen naß ist – und daher muß man die Leinwand vor Nässe tropfen machen, das Publikum beinahe naß werden lassen und nicht nur Feuchtigkeit spüren. Wenn die Zuschauer meinen, nasser könnten sie nicht mehr werden, dann *verdopple* die Nässe, zeige, wie Regentropfen ins Wasser des Kanals fallen – mach es supernaß. Ich war überglücklich, als ich bei einer der ersten Vorführungen des fertigen Films bemerkte, wie die Zuschauer nach ihren Regenmänteln suchten und überrascht waren, als sie draußen vor dem Kino das Wetter freundlich und trocken vorfanden.« (ebd., S. 28).

So erheiternd die Anekdote auch sein mag – wie sehr sie Ausdruck eines sich selbst genügenden Impulses ist, läßt sich an einem anderen Beispiel filmischer Naturwahrnehmung zeigen. Sergej Eisenstein hat in seinem Essay *Eine nicht gleichmütige Natur* anhand der Hafennebel-Sequenz aus dem PANZERKREUZER POTEMKIN (1925) Auskunft über seine Transformation von Natur *im* Film zur Natur *des* Films gegeben. Drei Elemente – Nebel, Wasser, gegenständliche Elemente – nennt Eisenstein als strukturbildende, kompositorische Faktoren dieser Sequenz, drei Elemente, deren je eines »von Einstellung zu Einstellung auf verschiedene und eigene Art in Beziehung zu zwei anderen« trete:

»Da ist die ganz von grauem Nebel beherrschte Einstellung. Undeutlich, kaum zu erkennen, die Silhouetten der Mastbäume, wie verhängt mit einem halbverhüllenden Trauerflor. Dann die Einstellung mit der klar-silbrigen Wasseroberfläche; irgendwo ganz weit am Horizont deutet sich das Motiv der Schiffe an. Dann das schwarze Motiv der Boje: als schwerfälliger Akkord des ›Erdgebundenen‹ drängt sie sich in die Elementarkraft Wasser und schaukelt gemessen auf der silbernen Oberfläche des Meeres. Und dann füllen die schwarzen Massive der Schiffsrümpfe die ganze Leinwand aus und gleiten langsam an der Kamera vorbei. Von der Luftigkeit des Nebels über die kaum wahrnehmbaren Umrisse von schwarzen Gegenständen – über bleigraue Wasseroberfläche und graue Segel – zu den samtschwarzen Schiffsrümpfen und dem Erdelement Ufer: so bewegt sich die Motiv-Kette. Die dynamische Kombination der einzelnen Linien dieser Elemente mündet in einen statischen Akkord am Ende.« (1980, S. 27 f.).

Verschiedentlich benutzt Eisenstein in dieser Analyse den Terminus ›Element‹, konnotiert, über alle immanent filmische Struktur und Funktion hinaus, mit den buchstäblichen Elementargewalten der irdischen Atmosphäre. Mehr als nur augenscheinliche Tautologie, verweisen diese Konnotationen auf den mimetischen Impuls, der Eisensteins Anverwandlung von Natur durch den Film zugrundeliegt. Er benennt ausdrücklich das »System der ›vier Elementarkräfte‹ der Natur« als Inspirationsquelle. Er ordnet den drei genannten Kompositionselementen – Nebel, Wasser, Gegenstände – ebenso ausdrücklich emotive Qualitäten zu: »Tod, Trauer, Passivität«. Er verdichtet sie abschließend zu jener Vision, aus welcher die Verkörperlichung und Vergegenständlichung seiner Anverwandlung von Natur im Film symbolisch spricht:

»In einer unbeweglichen Einstellung laufen die Linien zusammen: das graue Segel ist zum Zelt geworden, die schwarzen Schiffsrümpfe zur Trauerschleife, das Wasser zu den Tränen auf gesenkten Frauengesichtern, der Nebel zu der Weichheit der Konturen in der Unschärfe, zum Erdelement aber wird der Leichnam, der auf den Ufersteinen liegt.« (ebd., S. 28).

Aus der Komposition jener Elementarqualitäten erwächst also atmosphärisch der Ausdruck des Leidens, dem sich die Filmkunst Eisensteins mime-

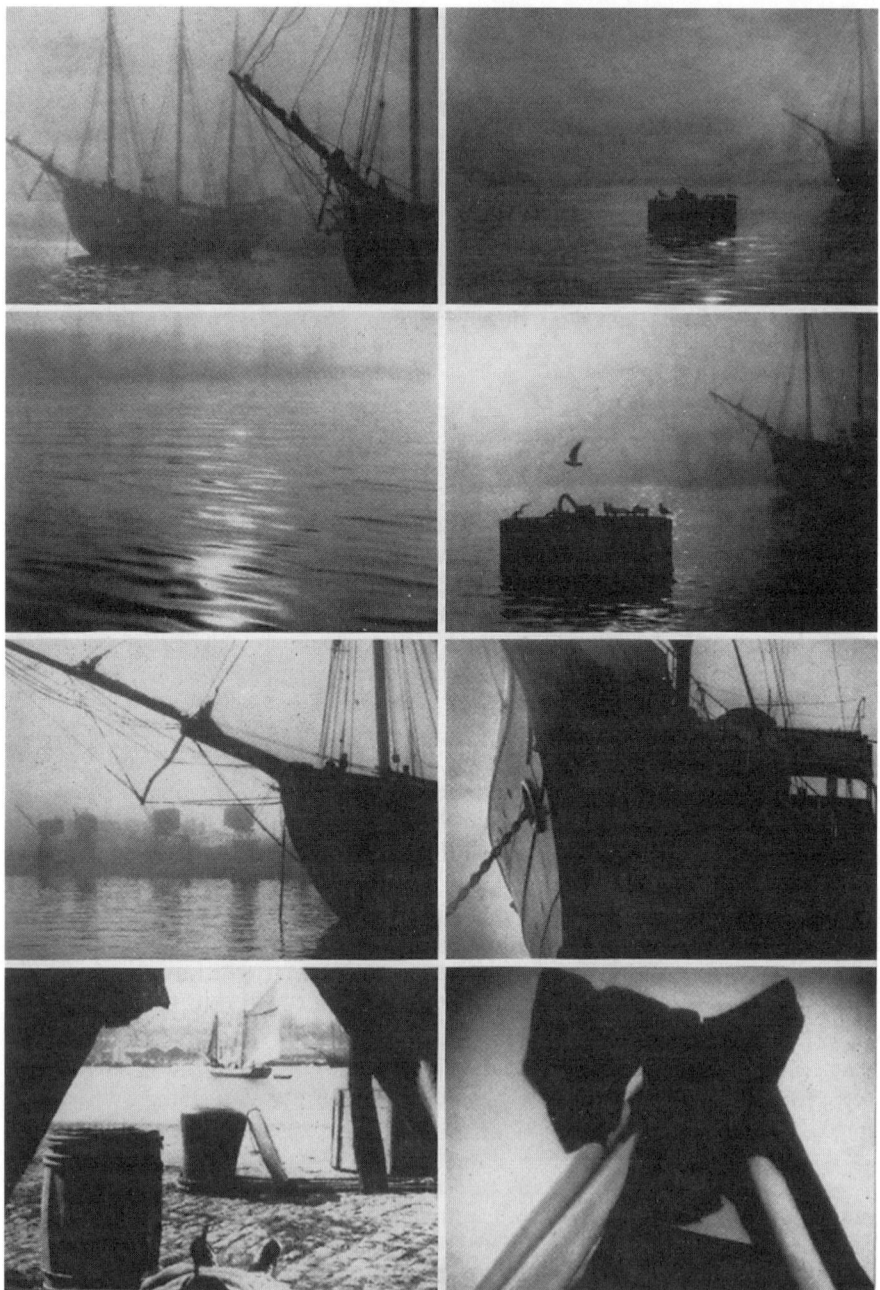

Abb. 35:
Eisenstein: PANZERKREUZER POTEMKIN: Die »Nebel-Suite«

tisch zu nähern versucht – eine »Mimesis ans Verhärtete«, durchaus im Sinne Adornos, die emphatisch auf der innigen Korrespondenz von Natur und Kunst besteht. Der Ausdruck des Leidens kann freilich nicht das letzte Wort des Revolutionärs Eisenstein sein. Dieser muß auf der Aufsprengung der emotiven Fesselung beharren, zu der sich die kompositorischen Elemente verschlungen haben. Und so führt er das letzte, noch fehlende, das vierte Element ein: das Feuer, als Signal des Protests, des Widerstands, des Aufruhrs, der verzehrenden Revolution. Dies aber um den Preis, die stumme Sprache seiner elementaren Naturbilder überzuführen in die Suggestionen einer Symbolsprache, die gleichsam einen neuen Code entwickelt: den der revolutionären Agitation. Das »Thema des Feuers«, so Eisenstein, »setzt ein als flakkernde Kerze in den Händen Wakulintschuks, wächst dann zum flammenden Zorn des Meetings an dem Leichnam und lodert auf als leuchtendes Feuer, als rote Fahne am Mast des aufständischen Kreuzers« (1980, S. 28). Die Gewalt, die damit, abermals, der Natur *des* Films angetan wird, springt ins Auge: Sie wird funktionalisiert, zurückverwandelt zur symbolischen Funktion von Natur *im* Film, um der erstrebten Wirkung ein Ziel zu setzen.

Triumph des Kamerawillens: Leni Riefenstahl

Inwieweit unterscheidet sich dieser wirkungsästhetisch funktionalisierte Einsatz der Kamera von anderen Versuchen, die Ästhetik des Films zu politischen Zwecken, zum Zweck der Propaganda einzusetzen? Ist filmische Ästhetik politisch beliebig instrumentalisierbar? Besitzt sie in sich eine Tendenz, die sich der Instrumentalisierung immanent sperrt?

Die Beantwortung dieser Fragen sei zunächst auf einem anekdotischen Umweg angegangen. Bekannt ist, daß der PANZERKREUZER POTEMKIN des Kommunisten Eisenstein auf den nationalsozialistischen Minister für Volksaufklärung und Propaganda, Joseph Goebbels, nach dessen eigenem Bekunden einen »unauslöschlichen Eindruck« gemacht hatte. In den höchsten Tönen jubelte Goebbels:

»Er ist fabelhaft gemacht, er bedeutet eine filmische Kunst ohnegleichen. Das entscheidende ›Warum‹ ist die Gesinnung. Wer weltanschaulich nicht fest ist, könnte durch diesen Film zum Bolschewisten werden. Dies beweist, daß Tendenz sehr wohl in einem Kunstwerk enthalten sein kann, und auch die schlechteste Tendenz ist zu propagieren, wenn es eben mit den Mitteln eines hervorragenden Kunstwerks geschieht.« (zit. nach Albrecht 1979, S. 27).

Eisenstein hat auf solche und ähnliche Äußerungen mit einem höchst polemischen, sarkastischen Protest geantwortet, so im März 1933 unter der Überschrift »Über den Faschismus, die deutsche Filmkunst und das echte Leben« in der sowjetischen Zeitschrift *Literaturnaja Gazeta* (*Schriften 2*, S. 208 ff.). In Form eines Offenen Briefs an Goebbels zog er die Möglichkeit eines künstlerisch bedeutenden Filmschaffens im nationalsozialistischen Deutschland grundsätzlich in Zweifel: »Zutiefst irrig ist Ihre Mutmaßung, daß der Faschismus eine große deutsche Filmkunst hervorbringen könnte.« (ebd., S. 208). Die Begründung bot – zwei Jahre vor den Moskauer Prozessen – der Lebenszusammenhang der stalinistischen Sowjetunion: »Denn in unseren Tagen sind eine große Kunst, eine wahrhaftige Darstellung des Lebens, Lebenswahrheit, ja das Leben selbst nur im Sowjetland möglich, gleich wie es früher hieß. – *Wahrheit und Nationalsozialismus sind jedoch unvereinbar.*« (ebd., S. 210).

Zu erinnern ist im Kontext dieses revolutionär sich verstehenden filmpolitischen Optimismus an eine bereits zitierte These von Béla Balázs. Balázs hatte in *Der Geist des Films* nicht nur auf die »revolutionäre Tendenz« des Films verwiesen, da der Film »die Bedeutung der wechselnden Einstellung und daher die Relativität der Bedeutung« kenne. Sondern er hatte ebenso die Gefahr eines Mißbrauchs »zu gefährlichsten Täuschungen« hervorgehoben, auch wenn »der Geist dieser Technik revolutionär« sei (Balázs 1984, S. 203 f.). Balázs erkannte, besser als Eisenstein, daß nicht die beabsichtigte Wirkung allein über das entscheidet, was Lukács die »Naturwahrheit« des Films genannt hat, sondern daß diese zu dem ihr eigenen Ausdruck in dem Maß kommt, wie sie alle ihr äußerlichen Funktionszuweisungen abstreift, hinter sich läßt. Film restituiert dann als vollkommene ›zweite Natur‹ das Bild einer ›ersten‹, ihm voraufgehenden, indem er diese radikal aus ihrem Ursprungszusammenhang entfernt und, von sekundären erzählerischen Aufgaben entlastet, zu ihrem genuin filmischen Ausdruck bringt. Diese ästhetische Qualität ist keineswegs nur ein ›Ergebnis des Schnitts‹, wie Walter Benjamin in seinem *Kunstwerk*-Aufsatz meint, sondern verdankt sich zuallererst der spezifischen Wahrnehmungsleistung des Kameraauges. An einem spektakulären Gegenstück zu den filmischen Arbeiten Eisensteins, an Leni Riefenstahls umstrittenem Film Triumph des Willens (1935), in dem die Wahrnehmungs- und Vermittlungsqualitäten der Filmkamera auf eine spezifische Weise genutzt werden, läßt sich die vollständig instrumentalisierbare Dimension des Kameraeinsatzes zeigen.

Der Film wurde im Auftrag Hitlers hergestellt, mit einem ungeheuren Aufwand an Produktionskapazitäten und Filmmaterial – Ausdruck eines Propagandawillens, der die Bedeutung des Films als Medium der Politik durchschaut hatte und zu nutzen wußte. Die zuvor schon in Filmen wie Der heilige Berg (1926), Der große Sprung (1927) Die weiße Hölle vom Piz Palü (1929), Stürme über dem Mont Blanc (1930) und Der weiße Rausch (1931) als Schauspielerin hervorgetretene Regisseurin (geb. 1907) hatte 1932 ihre eigene Produktionsfirma gegründet und ihren ersten Spielfilm, Das blaue Licht, produziert, bei dem sie selbst Regie führte und zu dem kein Geringerer als Béla Balázs das Drehbuch schrieb. Eine in den Dolomiten spielende symbolische Legende um die Bereitschaft junger Männer zum Selbstopfer im mächtigen Gebirge – in einer ebenfalls »nicht gleichmütigen Natur« also. Dieser Film machte die Nationalsozialisten auf Leni Riefenstahl aufmerksam und überzeugte insbesondere Hitler so sehr, daß er die junge Schauspielerin und Regisseurin von der Partei fördern ließ.

Resultat und Ausdruck dieser Förderung ist der Film TRIUMPH DES WILLENS. Er besitzt einen Vorläufer in dem Kurzfilm SIEG DES GLAUBENS (1933) über den Reichsparteitag des Jahres 1933, dessen Erfolg der Regisseurin den Durchbruch in der NSDAP gesichert hatte. Ihre Arbeitsmöglichkeiten darf man, aus ihrer Sicht, optimal nennen:

»Um neue filmische Wirkungen zu erzielen, werden in großzügiger Weise mit Unterstützung der Stadt Nürnberg Brücken, Türme und Bahnen gebaut, wie es bisher noch nie für einen Film gemacht werden konnte. So wird zum Beispiel an einem 38 Meter hohen Eisenmasten im Luitpoldhain ein Aufzug gebaut, der, elektrisch betrieben, den Operateur in wenigen Sekunden auf diese Höhe bringt... Oder am Adolf-Hitler-Platz wird in der Höhe des ersten Stockwerkes der Häuserfront entlang eine 20 Meter lange Fahrbahn gebaut, um die vorbeimarschierenden Truppen mit der bewegten Kamera von oben aufzunehmen. [...] Unser Arbeitsstab ist allmählich auf 120 Mann gewachsen. Ich zählte in Nürnberg 16 Kameraleute und 16 Hilfsoperateure mit 30 Apparaturen zum ›Stab‹. Daneben die 4 Tonapparaturen, die Beleuchter, 22 Autos mit ihren Chauffeuren, außerdem die SA.- und SS.-Wachen, die Feldjäger. Dazu 16 Wochenschau-Operateure, die mit ihren großen Erfahrungen eine wertvolle Unterstützung für den Film bedeuteten.« (Riefenstahl 1935, S. 26 f.).

Das Ergebnis dieser umfassenden Förderung und Unterstützung erschien in mehrfacher Hinsicht preiswürdig. Der Film erhielt die Prädikate »staatspolitisch und künstlerisch besonders wertvoll«, »volksbildend« und »Lehrfilm«. Er erhielt bei der Biennale in Venedig den ersten Hauptpreis in der Sparte ›Dokumentarfilm‹. Eine Verordnung der Reichsfilmkammer vom Mai 1935 sicherte dem Film außerordentliche Vergünstigungen in Form von Preisnachlässen für Eintrittskarten zu. Zudem wurde der Film im Rahmen der Weltausstellung 1937 in Paris wiederholt gezeigt. Goebbels verlieh der Regisseurin am 1. Mai 1935 den Nationalen Filmpreis mit den Worten:
»Dieser Film stellt eine ganz große Leistung im gesamtfilmischen Schaffen des Jahres dar. Er ist zeitnahe, weil er die Zeit darstellt; er bringt in monumentalen, niegesehenen Bildern das hinreißende Geschehen unseres politischen Lebens. Er ist die große filmische Vision des Führers, der hier zum ersten Male bildlich in niegesehener Eindringlichkeit in die Erscheinung tritt.« (zit. nach Wulf 1966, S. 287 f.).
Der Film wird im Vorspann ein »Dokument« genannt, »im Auftrag des Führers, gestaltet von Leni Riefenstahl«. Doch was an dieser »Gestaltung« ist »dokumentarisch«? Der Film hält sich nicht an die Chronologie des Parteitags. Er ist auf Wirkungen und Steigerungen hin geschnitten. Der Ton ist keineswegs durchgehend der Originalton. Und auch wenn es keinen expliziten Kommentar der Regisseurin im Film gibt, so läßt sich doch der ganze Film als ein einziger zustimmender Kommentar zum Reichsparteitag der NSDAP 1934 verstehen. Er ist die filmkünstlerische Gestaltung eines Ereignisses, das seinerseits nach den Maßstäben einer hochentwickelten Ästhetisierung des politischen Lebens entworfen wurde. Zwar bezieht sich der Film durchweg auf eine authentische Szenerie. Ob Hitler lächelnd am Flugplatz ankommt, ob er sich

am Fenster seines Hotels den Massen zeigt, ob diese ihrerseits am ›Führer‹ vorbeidefilieren, ob sie sich in männlichen Spielen die Zeit vertreiben, ob die Protagonisten und die Chargen Reden halten – alles das sind Wirklichkeiten des Parteitages gewesen, inszenierte Wirklichkeiten, und als solche bilden sie das Ausgangsmaterial des Films. Doch bei genauerem Zusehen ist dieser Eindruck trügerisch. Er steht in Gefahr, naiv aufzunehmen, was das Auge der Kamera als authentisch wahrgenommene Wirklichkeit vorgibt.

Schon der Vorspann erzählt eine andere Geschichte. Er zeigt einen überdimensionierten Reichsadler, der den Zuschauer in seinen Bann zu ziehen versucht, ein Symbol der Macht, der Stärke, das Unterwerfung androht, wo kein Einverständnis herrscht. Von diesem sehr deutschen Symbol folgt der Blick auf die Überleitung der Schrift: »Das Dokument des Reichsparteitages, im Auftrag des Führers gestaltet von Leni Riefenstahl.« Daran anschließend vier monumental in Erinnerung gerufene Daten: »5. September 1934. 20 Jahre nach dem Ausbruch des Weltkrieges. 15 Jahre nach dem Beginn deutschen Leidens. 19 Monate nach dem Beginn der deutschen Wiedergeburt.« Mit dieser Kette historischer Daten wird Geschichte gedeutet, wird eine Interpretation der Gegenwart angeboten, in Gestalt einer Einverständnis erzwingenden Monumentalität, die eine kritisch-reflektierende Ansicht der nachfolgenden Sequenzen ausschließt.

Der Film überführt diese suggestiv ins Bild gesetzte Deutung der Geschichte in eine Bildersprache, die ihr Ziel in der Apotheose des ›Führers‹ findet. Diese setzt unmittelbar mit den ersten Bildern ein, die den Zuschauer buchstäblich in den Himmel tragen, über die Wolken, in die göttliche Sphäre dessen, der da kommen wird. Aufgenommen von einer Bordkamera aus, zeigt sich ein Flugzeug, das über den Wolken dahingleitet, sie durchstößt, als Schatten in Form eines Kreuzes über den auf der Erde marschierenden Massen schwebt. Diese winken, als das Flugzeug sich der Erde nähert, vereinzelte Rufe erschallen, die schnell zum kollektiven Schrei anschwellen. Das Flugzeug landet, rollt aus, hält an, und ER steigt aus, er selber, der ›Führer‹, strahlend, der Messias der Bewegung, lächelnd und gerührt angesichts der massenhaften Begeisterung, die ihn umfängt. Dann die Fahrt durch die Spaliere aus winkenden, ›Heil!‹ rufenden Menschen, das Hotel, Hitler am Fenster – und das Filmpublikum ist eingestimmt, zur Zustimmung bewegt, identifikatorisch festgelegt auf die große Feier eines historischen Augenblicks, in dem der säkulare Gottvater seinen Blick kraft eines unbezwingbaren Kamerawillens zu dem des Filmpublikums machen wird, das geladen ist, teilzuhaben am Gottesdienst für den ›Führer‹ und seine Partei, Trennendes zu vergessen, sich einbeziehen und bewegen zu lassen, sich einzureihen in die Gemeinschaft, die ›Nationalsozialismus‹ heißt, kurz: einer Kameraästhetik des Erhabenen sich zu überlassen, die die ›Gemeinschaft‹ des Volks in ihren Bann zieht, sie derart über sich hinaus und dadurch zu sich selber führen wird.

Die Suggestivität der erhabenen Bildersprache entspringt einer Perspektivik, die mit der des Protagonisten des Festes identisch ist, denn dieser ist selbst dort, wo er nicht zu sehen ist, präsent. Die Schnittfolge stilisiert Hitler zum Gestaltungsmittelpunkt. Er ist das Wahrnehmungszentrum, auf das hin alles organisiert, von dem aus alles gesehen und gewürdigt wird. Selbst wenn Hitler Gegenstand der Kamerabeobachtung ist, wird nicht eine Person gezeigt, sondern deren Größe. Rührung, Begeisterung, Emphase – der perfekte Ablauf des Parteitags wiederholt sich bruchlos in der Perfektion des filmästhetischen Kalküls, das im ›Führer‹ seinen strategischen Fluchtpunkt hat. Ob Reden oder das Defilee der Getreuen – immer ist es Hitlers Auge, das sie wahrnimmt, und stets ist es das Auge der Kamera, das IHN wahrnimmt, das heißt: SEINE Perspektive aufnimmt, im doppelten Sinn dieses Wortes. Seine Hand, die sich zum ›Heil‹ erhebt, sein Blick, der den Seinen folgt, sein Ausdruck, der Zustimmung, Zufriedenheit und Einverständnis mitteilt. Der ›Führer‹ wirft seine Gefühle, sein Urteil, seine ganze Persönlichkeit in die Waagschale der Zuschauerwahrnehmungen, um Identifikation zu erreichen, Hingabe, rückhaltloses Opfertum. Die Wahrnehmung der Szenerie erweist sich als Wahrnehmung des ›Führers‹, die sich mit subkutaner Hilfe der Kamera zur Wahrnehmung der Zuschauer verändert.

In seinen *Männerphantasien* hat Klaus Theweleit am Beispiel der Eingangssequenz des Films darauf hingewiesen, daß bei Riefenstahl eine entscheidende Umkehr jener Ängste vorgenommen wird, von denen sich gemeinhin Kinder heimgesucht sehen. Der Schatten, den gleich zu Beginn die Maschine des ›Führers‹ wirft, belebe, so Theweleit, »zunächst die Kinderangst, vom Vogel Greif, vom Riesenadler geraubt zu werden, um sich sogleich als Bild des Schutzes zu erweisen. Der Schatten schwebt, landet, ist friedlich, winkt – nichts wird entführt; aber was noch fehlte, ist jetzt *da*. Daß die Angst der Stoff ist, aus dem der Schutz wird, macht ihn doppelt intensiv.« (Theweleit 1978, Bd. II, S. 468). In dieser psychoanalytischen Deutung Theweleits kommt eine Beobachtung zum Ausdruck, die sich auf den Film insgesamt beziehen läßt. Die Tatsache, daß der Film fast durchweg mit den Augen des ›Führers‹ sieht, bedeutet nicht nur eine Form der Identifikation, der Einbeziehung, der Fixierung des Zuschauers auf Hitlers Autorität, sondern ist darüber hinaus Indiz jener Schutzfunktion, die der Film insgesamt verheißt. Die Monumentalität der abgefilmten und filmisch gestalteten Szenerie, die bedrohlich wirken könnte, ist bedrohlich nur für den, der sich ihr nicht anvertraut oder überläßt. Sie bietet hingegen Schutz, und zwar ganz persönlichen, denjenigen, die sich für sie aufgeben, sich ihr hingeben, weil der Schutz für sie gemacht zu sein scheint. Daß der ›Führer‹ die Monumentalität des Films bisweilen ins Linkische hinein zu entmonumentalisieren scheint, mag heute lächerlich wirken. Doch der Eindruck der Menschlichkeit, der Nähe, der so entsteht, erweckt Vertrauen in Hitler, ja eine Vertrautheit mit ihm, die den angebotenen Schutz, frei von jeder monumentalen Unnahbarkeit, als real vorhandenen erkennen läßt. Daß Hitler sich linkisch zeigt, erweist ihn als Menschen, unkritisierbar zwar, unfehlbar auch, aber doch ›Einer von uns‹.

Nicht zu vergessen über der Suggestivität erhabener Bilderwelten ist die Suggestivität der Musik, die ihnen unterlegt ist. Sie ergänzt die Bilder, füllt die Optik akustisch auf, macht vernehmbar, was dem Auge sichtbar ist, rundet es zum Gesamtkunstwerk, das eine ästhetisierte politische Sphäre vorzustellen vermag. Auch hierfür ist die Eingangssequenz beispielhaft. Die Wolken, das Flugzeug, lautlos schwebend, die Wolkendecke durchschlagend, der Schatten der Maschine – und schon setzen die gedankenschweren Klänge ein, die um die Melodie des ›Horst-Wessel-Liedes‹ komponiert sind: »Die Fahne hoch, die Reihen fest geschlossen«. Ein politischer Gassenhauer, dessen Melodie im Dritten Reich wohl ausnahmslos allen erwachsenen Menschen im Ohr war, das Lied der SA, der ganzen NS-Bewegung sogar, leicht eingängig, überall zu hören und vielfältig nuancierbar, wie der Film verdeutlicht. Ein Lied, das die Traditionsbezüge ins Ohr und ins Bewußtsein ruft, eine Melodie, die Gemeinschaft schafft oder doch das Gefühl davon, ein Text, der die Anhänger Hitlers enger zusammenrücken läßt und damit auf seine Weise leistet, was die filmische Optik auf ihre Weise vollbringt: Vertrauen herzustellen und das Gefühl, beschützt zu sein, unter jenen zu schaffen, die – wie Hitler es in einer seiner Reden ausdrückt – noch am Rande oder abseits der Bewegung stehen, um sie einzubeziehen in das Panorama »der zwingenden Großartigkeit dieser Heerschau unserer Partei«: Einverständnis als Unterwerfung.

Leni Riefenstahl hat die ästhetische Maxime ihres Films auf eine prägnante Formel gebracht. Sie lautet: »Die Gestaltungslinie fordert, daß man instinktiv, getragen von dem realen Erlebnis Nürnbergs, den einheitlichen Weg findet, der den Film so gestaltet, daß er den Hörer und Zuschauer von Akt zu Akt, von Eindruck zu Eindruck überwältigender emporreißt.« (Riefenstahl 1935, S. 28). In seiner Analyse des Films – der wohl aufschlußreichsten und differenziertesten, die hierzu vorliegt – hat Karsten Witte bemerkt: »Wenn es eine faschistische Filmästhetik gibt, dann liegt in der hier bekundeten Intention ihr Schlüssel.« (Witte 1995, S. 50). In der Tat: »überwältigen und emporreißen« lautet das Credo des Kameraeinsatzes, dem Riefenstahl folgt. Es zeigt sich allenthalben, ubiquitär und totalitär: in den schwindelerregenden Kamerafahrten mit »induzierter Bewegung, die die unbelebte Materie in Wellenbewegung versetzen soll und die Menschenmassen zu Steinblöcken erstarren läßt« (ebd., S. 50), in der Montage von imperialem Führerblick und gegengeschnittenen Großaufnahmen aus der Masse – Kinder, Frauen, Uniformträger –, in den kreisenden Kamerafahrten, die die Massen umzingeln und einfangen, in den Untersichtperspektiven, die den Führer gottgleich vor dem Himmel verklären. Den erhabenen Höhepunkt bildet die Totenehrung, auch sie, wie Witte zeigt, Resultat eines filmästhetischen Kalküls: »Die Kamera hebt von der Augenhöhe zur Kranfahrt (im Aufzug, am Fahnenmast montiert) ab, und zieht in vertikaler Achse den Zuschauerblick nach oben.« (ebd.). Für den Zuschauer ergibt sich eine Art Sogwirkung, deren Summe die nicht endenwollende Schlußsequenz repräsentiert, das erhabene Schauspiel politisch-militärischer Machtentfaltung, zentriert um den gebietend-billigenden, omnipräsenten Blick des nationalsozialistischen ›Führers‹. Hitler erscheint zuletzt als eine zwingende Naturkraft, welche die Objekte ihrer Wahrnehmung ihrerseits »überwältigt« und – qua Identifikation – »emporreißt«.

Die bei Riefenstahl erzeugte Vision von der Omnipotenz des ›Führers‹, die bis in die letzten Tage des Zweiten Weltkriegs hinein durch eine totalitäre Herrschafts- und Propagandamaschinerie vermittelt und bekräftigt wurde – diese Vision, die den Glauben an die Geschichtsmächtigkeit der Einzelpersönlichkeit nachhaltig bestärkt hat, wird vermittelt über eine filmisch erzeugte Ästhetik, deren politische Funktion in einer einzigartigen Verklärung der Figur Hitlers besteht. ›Dokumentarisch‹ ist dieser Film nur, insoweit er den Standard einer nationalsozialistischen Filmästhetik dokumentiert. Die Multiplizierung und Potenzierung des Herrschaftsanspruchs erfolgt auf den Nürnberger Parteitagen durch die filmische Funktionalisierung politischer Mythen für einen Gestus des Erhabenen, der die herrschaftstechnisch durchgesetzte Stillstellung der Geschichte auch formal repräsentieren konnte. Die intentionale »Gestaltungslinie« bei Riefenstahl bildet die filmästhetische Konsequenz dieses Gestus. Sie dient der Ausfüllung des Defizits an politischer Evidenz, das der ordnungsstaatliche Machtapparat des NS-Regimes aufweist. Der Scheincharakter sozialer Harmonie bedarf eines Pendants in der ästhetischen Sphäre der Öffentlichkeit, um symbolhaft zu erfüllen, was real versagt wird. Die politische Funktion dieses Filmeinsatzes im Dritten Reich ist es, die Ungleichzeitigkeit des Nationalsozialismus zu sich selber zu verklären.

Doch nicht die Montage dominiert hierbei, sondern die Kamera. Sie ist der kongeniale Ausdruck des entschiedenen Gestaltungswillens, der diesen Film trägt und prägt und der die Kamera lenkt. Ihre Ästhetik ist eine der Verklärung, die Bewegung an Bewegung setzt, Bewegung durch Großaufnahmen unterbricht, Kamerafahrten durch Standaufnahmen anhält, zu dem einzigen Zweck, dem Panorama des Reichsparteitages den Ausdruck von unvergleichlicher Größe zu verleihen. Der spätere OLYMPIA-Film Leni Riefenstahls verklärt, den ästhetischen Maximen Arno Brekers folgend, die Schönheit des Körpers nach klassizistischem Maß. Auf seine Weise hat auch er Anteil an der Entwicklung einer faschistischen Filmästhetik. TRIUMPH DES WILLENS aber repräsentiert die Kongruenz von Inhalt und Form, Stoff und Stil, Gegenstand und Struktur. Man darf in diesem Film wohl den Anlaß für jene präzisierende Fußnote sehen, die Walter Benjamin dem Nachwort seines *Kunstwerk*-Aufsatzes zu applizieren sich genötigt sah. Der vielzitierten These, der Faschismus sehe »sein Heil darin, die Massen zu ihrem Ausdruck (beileibe nicht zu ihrem Recht) kommen zu lassen«, fügte Benjamin die von den Bewunderern des Essays wenig beachtete Anmerkung an:

»Hier ist, besonders mit Rücksicht auf die Wochenschau, deren propagandistische Bedeutung kaum überschätzt werden kann, ein technischer Umstand von Wichtigkeit. *Der massenweisen Reproduktion kommt die Reproduktion von Massen besonders entgegen.* In den großen Festaufzügen, den Monstreveranstaltungen, in den Massenveranstaltungen sportlicher Art und im Krieg, die heute sämtlich der Aufnahmeapparatur zugeführt werden, sieht die Masse sich selbst ins Gesicht. Dieser Vorgang, dessen Tragweite keiner Betonung bedarf, hängt aufs engste mit der Reproduktions- bzw. Aufnahmetechnik zusammen. Massenbewegungen stellen sich im allgemeinen der Apparatur deutlicher dar als dem Blick. Kaders von Hunderttausenden lassen sich aus der Vogelperspektive aus am besten erfassen. Und wenn diese Perspektive dem menschlichen Auge ebensowohl zugänglich ist wie der Apparatur, so ist doch an dem Bilde, das das Auge davonträgt, die Vergrößerung nicht möglich, welcher die Aufnahme unterzogen

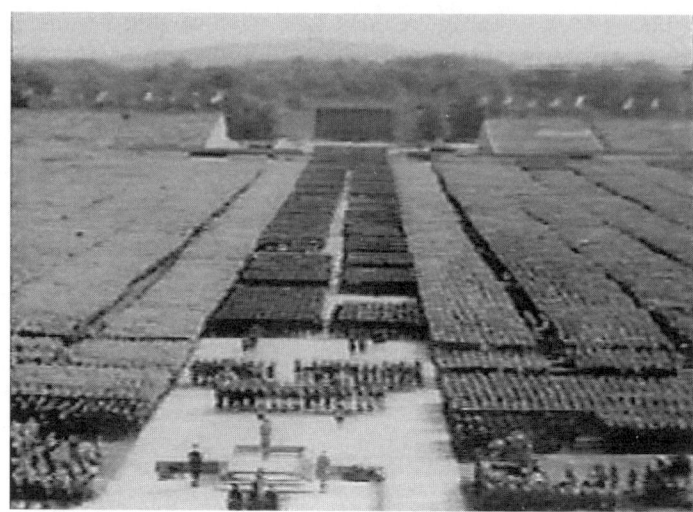

Abb. 36:
Der Blick des »Führers«

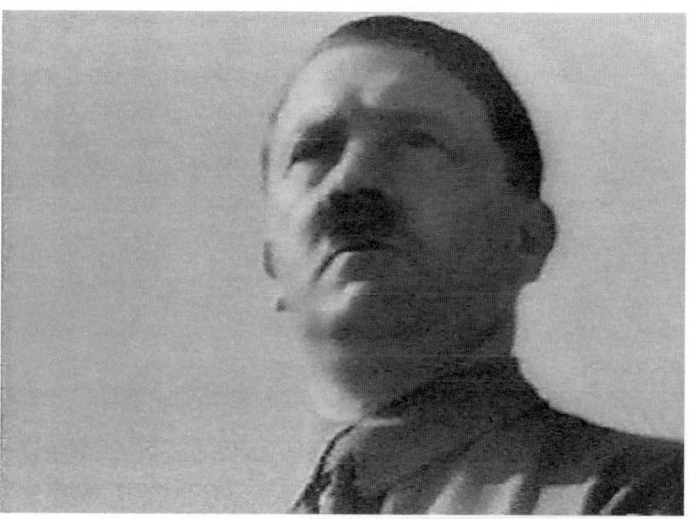

Abb. 37:
Reproduktion von Massen
aus: Leni Riefenstahl: Triumph des Willens

wird. Das heißt, daß Massenbewegungen, und so auch der Krieg, eine der Apparatur besonders entgegenkommende Form des menschlichen Verhaltens darstellt.« (Benjamin 1974, S. 506).

Auf kein Werk der Filmgeschichte treffen diese Sätze präziser zu als auf Riefenstahls TRIUMPH DES WILLENS. Von der Totale der Vogelperspektive bis zu den Einzelheiten der Großaufnahme – alle Wahrnehmungsmöglichkeiten der Kamera werden so instrumentalisiert, daß sich »die Masse selbst ins Gesicht sieht«. Auch und gerade dort, wo ihr Gesicht der ›Führer‹ ist. Ebenso aber gilt: Mit keiner Reflexion hat Benjamin seinen auf den Film projizierten Medienoptimismus deutlicher in Frage gestellt, wenn nicht zurückgenommen, als mit dieser Beobachtung. Was Benjamin dezent in der Fußnote zum Nachwort unterbringt, ist die Keimform einer Revision des *Kunstwerk*-Aufsatzes, die sich, ausgehend von der Kamerawahrnehmung der »Massenbewegungen«, implizit gegen seinen emanzipatorisch aufgeladenen Begriff der Montage und nicht weniger gegen die These vom »zerstreuten Examinator Publikum« (ebd., S. 505) richtet. Wenn Montage intentional, als Stilprinzip, auf die Zerstörung der Oberfläche, des Scheins, der Harmonie angelegt ist, auf eine Ästhetik, die in Dissonanzen Widersprüchliches ausdrückt und im Widersprüchlichen die Signatur ihrer Zeit mitteilt, so wird diese Montagetendenz bei Riefenstahl durch den Kameraeinsatz um ihre Intention gebracht. Riefenstahl hat die Technik der Montage ihrem Kamerawillen unterworfen, um die Selbstfeier des Nationalsozialismus mit den Mitteln des avanciertesten künstlerischen Mediums der Zeit zu verklären. Und die Zuschauer werden durch die eingesetzten filmästhetischen Mittel nicht dem Status der »Zerstreuung« überantwortet, sondern in den Bann eines erhabenen Rituals geschlagen.

Filmische Erhabenheit

Die Frage drängt sich auf: Wie könnte eine künstlerisch angemessene Auseinandersetzung mit dem nationalsozialistisch Erhabenen, also auch mit der technisch-filmischen Medialisierung des Erhabenen im Dritten Reich, heute aussehen? Wie läßt sich ästhetisch aufnehmen, bearbeiten, auch entgrenzen und überschreiten, was der Nationalsozialismus an Faszination ausgestrahlt hat? Der Mythos Hitler, die Rituale der Reichsparteitage, die spezifisch deutsche Geschichte des politisch Monumentalen und Sakralen – in welchen Bildern, welchen Symbolen ließe sich fassen, was selber als Mythos, als Bild und Symbol des Erhabenen zu seinem Ausdruck kam? Welche künstlerischen Transformationen müßte eine faschistische Ästhetik durchlaufen, um auf eine Weise zur Sprache zu kommen, die nicht Bewältigung, sondern Aufarbeitung genannt werden kann?

Den wohl umstrittensten Versuch, auf solche Fragen eine Antwort zu geben, hat Hans Jürgen Syberberg unternommen, und zwar in der provokanten Form einer erhabenen Medialisierung des medialisierten Erhabenen. In seinem Monumentalepos HITLER, EIN FILM AUS DEUTSCHLAND aus dem Jahre 1977 benutzt Syberberg Elemente des nationalsozialistisch Erhabenen, in wechselnden thematischen und ästhetischen Arrangements, als Material, das er mit Hilfe von Leitmotiven wie ein dichtes Netz unterirdisch kommunizierender Koordinaten mit deutscher Geschichte, Tradition, Ideologie, Kultur verbindet. Es handelt sich vor allem um musikalische Leitmotive aus Werken Beethovens, Mahlers, auch Mozarts, vor allem aber aus dem Werk Richard Wagners: Tristan, Götterdämmerung, Siegfrieds Todesmotiv, Rienzi. Und neben den musikalischen Leitmotiven – eng auf sie bezogen, mit ihnen verwoben – finden sich jene leitmotivischen Figuren, die nie nur historische Personen sind: Ludwig II., Karl May, Adolf Hitler und – wieder und wieder – Richard Wagner. Es sind Figuren der deutschen Geschichte, in denen sich Abgründiges, Mythisches, Märchenhaftes präsentiert, Verkörperungen sehr deutscher Ideen und Träume, Repräsentanten von Hoffnungen und Ängsten, Inkarnationen von Wünschen und Phantasien.

Das Grauen von Auschwitz, die Leiden des Krieges, die Unterwerfungssehnsucht im Volksgemeinschafts-Leben, die auf Hitler projizierten Sehnsüchte, Hoffnungen, Zuneigungen bilden Anlaß und Thema des HITLER-Films mit seiner Spieldauer von sieben Stunden, die sich in vier Kapitel unterteilen. Syberbergs vielschichtige, komplexe Abrechnung mit dem Faschismus in Form der Aufnahme seiner Erhabenheitsästhetik irritiert, weil sie die Antriebe, die zu Hitler geführt haben, ernst nimmt. Syberbergs Film bricht mit den Erzählkonventionen einer Vergangenheitsbewältigung, die auf nachstellenden Realismus setzt. Sein HITLER-Film entfaltet sich in magischen Theaterwelten, in Versatzstücken aus Geschichte und Gegenwart, die mit Bedacht ausgewählt und kalkuliert in Beziehung zueinander gesetzt sind, in Bühnenbildern voller Puppen, mit allegorischen Figuren, Requisiten, Dokumenten.

Syberberg zitiert emblematische Erinnerungsstücke zumal aus der Frühzeit der Fotografie und des Films: die Black Mary des Thomas Alva Edison, Bilder von Méliès und Lumière, Szenenfotos aus expressionistischen Stummfilmen – Caligari, Alraune, Nosferatu, Doktor Mabuse –, Ausschnitte aus Wochenschauen und Nazi-Filmen. Er bemüht die Kunstgeschichte: Dürers »Melencolia«, Dorés Illustrationen zu Dantes Inferno, Gemälde der Spätromantik von Caspar David Friedrich und Philipp Otto Runge. Seine Sammel- und Inszenierungsleidenschaft ist so grenzenlos wie die Wirklichkeit, in der sie ihre Spuren sichert. Wagnergrab und Wagnerhaus in Bayreuth, bundesrepublikanischer Alltag und DDR-Realität, die Gesellschaft der 20er Jahre und ihre präfaschistischen Mythen, der Kulturbetrieb der Gegenwart – alles wird für Syberberg zu einem Arsenal der Deutungsfülle, dem er sein beziehungsreiches Material entnimmt, um es provokant zu arrangieren. Syberberg will durch Kunst läutern, erheben, erlösen. Er läßt seine Zuschauer an seinen Seelenlandschaften teilhaben, indem er Zitate vorführt: distanziert und doch voll sinnlicher Nähe, in langsamen Kamerafahrten, in ruhigen Einstellungen, sparsamen Schnittfolgen, komplexen Montagen aus Bild, Sprache, Musik, Rückprojektionen. Elemente des Films und des Theaters sollen sich zu einem Neuen, Dritten verbinden: einer filmischen Theaterwirklichkeit oder einer theatralischen Filmwirklichkeit. Eine Ästhetik des Erhabenen, die das nationalsozialistische Erhabene zu ihrem Stoff macht. Sein Film-Panorama HITLER stellt sich damit als ein letzter, großer Erhabenheitsmythos dar: als begriffslose Bilderwelt, als Versenkung in die Immanenz der Dinge, als schöpferischer Irrationalismus.

Das hat ihn bei dem Historiker Saul Friedländer in den Verdacht gebracht, eine Art künstlerischen »Exorzismus« zu betreiben. Denn es handle sich bei Syberbergs Film um eine »Form, der Realität sich zu stellen, die zugleich ein Ausweichen vor ihr ist, um die Verschleierung [...] dessen, was an dieser Vergangenheit unerträglich bleibt« (Friedländer 1984, S. 73 f.). Nach Auffassung Friedländers führt diese Art der Vergangenheitsexorzierung dazu, daß zuletzt »der allzumenschliche Hitler bis zu den äußersten Grenzen des Kitsches stilisiert« (ebd., S. 54) wird. Doch diese These Friedländers läßt sich wohl nur dann aufrechterhalten, wenn man – wie dies in seinem Essay *Kitsch und Tod* geschieht – den Film nicht als Film, sondern unter Aspekten der Ideologiekritik analysiert, wenn man seine Bilder mithin als verrätselte Gedanken unterschätzt, statt sie als künstlerische Formen ernstzunehmen, wenn man sich weder mit der Technik des Schnitts noch mit der Ästhetik seiner Kameraarbeit auseinandersetzt, sondern lediglich ideologische Botschaften herauspräpariert. Kokett räumt Friedländer denn auch seine Inkompetenz in Fragen filmischer Ästhetik ein, um aus diesem Mangel sogleich eine Tugend zu machen – im apologetischen Rückgriff auf die Chimäre des vorgeblich ›naiven‹ Durchschnittsrezipienten: »Ich möchte hier gleich präzisieren, daß ich keinerlei fachliche Kompetenz in Sachen Film- oder Literaturkritik habe; es kommt aber gerade auf den Blick des ›naiven‹ Zuschauers oder Lesers an, der bestimmte Themen wahrnimmt, bestimmte Eindrücke empfängt und sich von bestimmten bildlichen Assoziationen leiten läßt.« (ebd., S. 13).

Man kann und muß den Film jedoch anders sehen, wenn man die Kritik an ihm fundieren und präzisieren will. Der Erhabenheitsanspruch dieses Films läßt sich in seinen Ambiguitäten fassen, darin also, daß Rätselhaftes offengehalten wird und Widersprüche nicht entschärft sind, Höhepunkt einer Filmästhetik, die sich in mythischen Bildern selber zum Mythos verdichtet. Hierin läge, wollte man Friedländer folgen, die eigentliche Gefahr des HITLER-Films: zur Versenkung in ein kontemplatives Anschauen anzubieten, was doch Funktion in gesellschaftlichen Konflikten besaß; in die erlösende Funktion der Kunst zu überführen, was doch real unversöhnt bleibt. Syberbergs Metier ist die Kunst, die Kunst des Films, den er einmal das »neue Kind dieses Jahrhunderts« und zugleich das »Gesamtkunstwerk dieser Zeit« (Syberberg 1977, S. 93) genannt hat.

Es geht Syberberg um eine komplexe Komposition von Bildern, deren mythische Qualität selber einen neuen Mythos zu begründen geeignet erscheint: den Mythos von der ewigen Unausdeutbarkeit kollektiver seelischer Prozesse. Syberberg nutzt die Kunst des Films in ihrer Vielschichtigkeit und Vielfalt, um – wie in einem Panorama – all die geschichtsphilosophischen Höhenzüge und Abgründe, die ideologischen Klippen und Vorsprünge, die sozialpsychologischen Nischen und Hohlräume der Entwicklung zu Hitler auszuleuchten. Entindividualisierung und Typisierung, Pathos und Monumentalität, die Verfremdungsmöglichkeiten der Opernszenerie und ihrer Requisiten in der Welt des Films – alle diese Mittel dienen Syberberg zur Begründung einer besonderen filmischen Haltung. Es ist dies eine Haltung des Fragens und Suchens, der versuchten Fragen und der verworfenen Antworten. Sie nimmt nicht nur Mythen ernst als fortwirkende Anschauungs- und Verhaltensformen, sondern sucht sie produktiv zu machen für eine unabschließbare Ergründung dessen, was deutsche Geschichte im Innersten bewegt. Die Welten des Films und der Oper bleiben diesem Anspruch nicht äußerlich: In ihnen findet Syberberg die ästhetischen Möglichkeiten vor, in Bildern die Tiefenschichten eines kollektiven Unterbewußtseins hervortreten zu lassen. Die ästhetische Rekonstruktion mythischer Welten durch die mythische Bilderwelt des Films – ein gleichsam hermeneutischer Zirkel.

Wer, wie er, ästhetisch im Bild des Kreises denkt, legt zugleich Einspruch ein gegen den Glauben an ein lineares Fortschreiten, im filmischen Erzählen ebenso wie im Gang der Geschichte. An dieser ästhetischen Entscheidung Syberbergs ließe sich also auch Skepsis gegenüber ganzen Traditionen aufklärerischen Denkens, die Absage an jeglichen Fortschrittsglauben ablesen. Syberbergs Bemühen, in der Komposition seiner filmischen Bilder die Abgründe kollektiver Innenwelten zum Sprechen zu bringen, steht insoweit in der Tradition der späten Romantik. Doch Syberberg bleibt in diesem Traditionsbezug nicht befangen. Sein Werk zeigt Entwicklungen, auch geschichtlicher Art, und es formuliert Appelle, die auf Wirkung rechnen. Das gelingt, weil Syberberg mit einer filmischen De-Montageästhetik arbeitet, die Gilles Deleuze die »Disjunktion des Akustischen und Visuellen« (Deleuze 1991, S. 342) genannt hat: die wiederholte, konsequent eingesetzte Abkopplung des Tons vom Bild, den Einsatz von Puppe und Puppenspieler, die Nutzung von Projektion und Rückprojektion, Techniken, die es ermöglichen, das Erhabene als Erhabenes vorzuführen und auszustellen. Die Brechung, die auf diese Weise strukturell entsteht, arbeitet der identifikatorischen Seite des »Kitsches« gerade entgegen, die Friedländer behauptet. Die Produktivität, die ästhetische Stärke von Syberbergs Hitler-Film besteht darin, daß die Gegenwart so sich selber in der Vergangenheit begegnet. Als Form dieser Begegnung erscheint das Déjà-vu: das Wiedererkennen des schon Bekannten.

Die hochreflektierte, äußerst sensible Berabeitung filmischer Erhabenheit mit den Mitteln des Films selber, wie sie Syberbergs Hitler-Film dokumentiert, repräsentiert freilich nur eine mögliche und, wie man weiß, nicht die dominante Verarbeitungsform der Erhabenheitstradition. Riefenstahls filmästhetisches Erbe – wohlgemerkt: nicht die politische Botschaft ihres Parteitagsfilms – ist andernorts aufgenommen worden, in Hollywood, in den großen Ereignisproduktionen einer Filmindustrie, die ihrerseits das Publikum in den Bann zu schlagen versucht hat. Die Tradition, die sich hier ausgebildet hat, läßt sich mit einem einzigen Namen und einem einzigen Filmereignis benennen: George Lucas und der Krieg der Sterne. Allein 50 Millionen Amerikaner, so lauteten Schätzungen des Jahres 1999, würden die vierte Folge dieses Filmprojekts, The Phantom Menace (1999) sehen, ein Monumentalepos, das 115 Millionen Dollar gekostet hat und eine Milliarde

Dollar allein im Jahr 1999 einspielen sollte, von den Vermarktungsgewinnen nicht zu reden.

Die Vorläufer dieses Films, die Trilogie KRIEG DER STERNE (1977), DAS IMPERIUM SCHLÄGT ZURÜCK (1980) und DIE RÜCKKEHR DER JEDI-RITTER (1983) haben ein Publikum geschaffen, das in Lucas' Filmen der Erfüllung einer Sehnsucht nachjagt: der Sehnsucht nach heilen Welten, klaren Strukturen und großen Bildern. Es sind die alten Sehnsüchte, die sich an die Struktur von Märchenerzählungen binden und die im Kino auf Antwort hoffen. Sie finden sie in großformatigen, farbigen Schwarz-Weiß-Gemälden. Hell und Dunkel, Licht und Schatten, Klarheit und Finsternis, Gut und Böse stehen einander unversöhnlich gegenüber. Phantastik, Mystik und Religiosität verbinden sich zu überhistorischen filmischen Monumenten: Science fiction in virtuellen Kamerawelten, mit opulenten Aufnahmen, Tricks und ›special effects‹. Bekannt ist, daß allein die Filmtrailer zur Neuauflage des alten Epos Kultstatus erlangt haben. Ganze Fangemeinschaften, so wird erzählt, bezahlten Eintrittsgeld an der Kinokasse, nicht um den Hauptfilm zu sehen, sondern allein für den Vorgeschmack, den die Werbung für THE PHANTOM MENACE bietet. Sie warten auf eine computergenerierte, digitalisierte Filmästhetik, die sie »überwältigt und emporreißt«: mit unvorstellbaren Geschwindigkeitsdimensionen durch ungeheure Räume zu ungeahnten Augen-Blicken und Höhepunkten. Daß Leni Riefenstahls filmästhetisches Erbe auf diese Weise in Hollywood an- und von dort nach Europa zurückkommt, ist weder ein Wunder noch ein Zufall. TRIUMPH DES WILLENS ist – ganz unabhängig von den Inhalten, die er präsentiert – ein Klassiker der Filmgeschichte. An seine Stilelemente anzuknüpfen, scheint dort kein Problem zu sein, wo die Ästhetik filmischer Erhabenheit sich auf kommerziell überzeugende Weise in den Dienst der Massenwirksamkeit stellen läßt. Das gelingt in dem Maße, wie die produzierten Stories und die Bilder, die sie umsetzen, weltweit verstanden werden können. Hollywood hat die Chancen einer solchen Globalisierung nicht nur verstanden, sondern auch genutzt.

Praktiker wie der Filmregisseur Volker Schlöndorff sehen diesen Aspekt in aller Schärfe: »Spielfilme, die wir Europäer im Kino oder Fernsehen sehen, kommen zu drei Vierteln aus den USA. Ziehen wir ein paar Independents und Außenseiter ab, können wir diese ›Mainstream‹-Ware *das Globale* nennen. Auf dem amerikanischen Markt dagegen machen ausländische Filme insgesamt etwa zwei Prozent aus. Unbestreitbar können wir also den Rest der Weltproduktion als *das Regionale* bezeichnen. Das ist kein Werturteil, nur eine Feststellung von Marktanteilen.« (Schlöndorff 1999, S. 196). Aber es ist auch ein Faktum der Filmgeschichte, deren große europäische Zeit mit Regisseuren wie Luis Buñuel, Ingmar Bergman, Michelangelo Antonioni, Federico Fellini, François Truffaut, Andrzej Wajda oder Jean-Luc Godard, mit Stars wie Alain Delon, Romy Schneider, Liv Ullmann, Jean-Paul Belmondo, Marcello Mastroianni, Jeanne Moreau, Sophia Loren, Catherine Deneuve oder Vanessa Redgrave zu Ende geht. Was bleibt, ist die vage Hoffnung auf eine Zukunft, die nicht auf die großen filmischen Erhabenheitsszenarien setzt, sondern auf die Tradition der kleinen Geschichten:

»In kleinen Filmen mit sozialen Inhalten und einem spezifisch schottischen, walisischen oder dänischen Ambiente kann ein weltweites Publikum sich wiederfinden. Es sind wohl kaum mehr als ein Dutzend regional verwurzelter Film pro Jahr, die mit Hilfe der entsprechenden Marketing-Startrampe in die Umlaufbahn der Globalen geschossen werden, aber sie bieten einen Hoffnungsschimmer, für die Zuschauer wie für die Filmemacher.« (Schlöndorff 1999, S. 197).

V. Film und Literatur

Literarische und filmische Wahrnehmung

Es ließen sich – so formulierte Robert Musil im März 1925 – »einige Hoffnungen bauen, daß der Film zu einer neuen sinnlichen Kultur beitragen werde« (*Ansätze zu neuer Ästhetik* [1925], 1978, S. 1148). Musils Optimismus beruhte auf dem »ungewohnten Leben, welches die Dinge in der optischen Einsamkeit gewinnen« (ebd., S. 1142). Denn »in der Schau entfaltet der Film [...] die ganze Unendlichkeit und Unausdrückbarkeit, welches alles Daseiende hat – gleichsam unter Glas gesetzt dadurch, daß man es nur sieht« (ebd., S. 1148). Mit diesen Überlegungen zur filmischen Visualität knüpfte Musil an enthusiastische Äußerungen einiger Autoren aus dem Umkreis des Expressionismus an, die zu den Bewunderern und Verehrern der Filmkunst zählten. Franz Blei ist hier zu nennen und Albert Ehrenstein, Else Lasker-Schüler und Walter Hasenclever, Max Brod und Paul Zech, nicht zuletzt der junge Lyriker Iwan Goll, der 1917 in der Zeitschrift *Aktion* eine Eloge auf den Film als Lebens-Kunst und das Kino als Illusionsraum veröffentlicht hatte: »Für einen Groschen öffnet sich euch das Paradies. [...] Hier im Kino seid ihr jenseits der Erde. Gut und Bös des Lebens sind ja nichts als ein Reflex wie Schwarz auf Weiß auf dieser Leinwand. Nichts ist. Alles ist!« (»Der Kino-Direktor« [1917], S. 803).

Goll und andere progressive Autoren dieser Zeit waren sich einig in ihrer Bewunderung für die ästhetischen Möglichkeiten, die in der visuellen Wahrnehmungskraft des neuen Mediums lagen. Der Begriff »Lichtspiel«, der zu Beginn der zwanziger Jahre aufkommt, bezeichnet diese Tendenz sehr genau. Es ging darum, dem Film eine eigenständige Qualität zuzuerkennen, ihn von Literatur und Theater abzugrenzen, um ihm eine eigene künstlerische Perspektive zu eröffnen. Die Anzeige eines Filmverleihs lehnte deshalb explizit »jegliche Verfilmung von Romanen, Epen oder Theaterstücken ab« und pointierte diese filmstrategische Position mit der These, »daß der Film ein durchaus selbständiges Kunstwerk darstellt, das sich an eine andere Kunstform nicht anlehnen soll, also sich auch nicht aus ihr entwickeln kann. [...] Er ist nicht in Worten sondern in Bildern gedichtet« (*Die neue Schaubühne*, Jg. 1920, S. 256, zit. nach Koebner 1977, S. 8). Magisch zog das filmische Bild die literarische Avantgarde dieser Zeit an. Der Film erschien als eine herausragende Möglichkeit, auf der technischen Höhe der Zeit deren Realität allererst zu entdecken, zu erschließen und zu erobern. Man verstand die Wahrnehmungsqualitäten der Kamera, die Verknüpfungsformen der Montage als Bereicherung der eigenen künstlerischen Ausdrucksmöglichkeiten. Zumal Goll nahm die besonderen produktiven Potenzen des neuen Mediums wahr: seine Sinnlichkeit, seine Geschwindigkeit, sein ›reflex‹-artiges Wirklichkeitsverhältnis, seine Ausstrahlung auf das Publikum. Goll faßte seine Einsichten in die grundlegend neuartige Qualität des Films 1924 in eine Formel, die sich als Prolegomenon zu einer modernen Medienästhetik verstehen läßt: »Wir sind im Jahrhundert des Films. Mehr und mehr machen wir uns durch visuelle Zeichen verständlich. Schnelligkeit bestimmt heute die Qualität.« (*Dichtungen*, 1960, S. 800).

Thomas Koebner hat die einschlägigen Materialien der frühen Kino-Debatte in einem Aufsatz mit dem Titel »Der Film als neue Kunst« (1977) in wünschenswerter Vielfalt ausgebreitet, darunter Aufsätze von Moritz Heimann, Egon Friedell, Kurt Pinthus, Carl Hauptmann, Rudolf Leonhard und Claire Goll, die der »Beschwörung eines Kulturwandels« (Koebner 1977, S. 17) Ausdruck geben. Koebner faßt seine Beobachtungen zur sprachkritischen Strömung der Zeit folgendermaßen zusammen:

»War dies vielleicht ein Nachhall jener Sprachkrise, die zumal österreichische Autoren (wie Hugo von Hofmannsthal oder Robert Musil) kurz nach der Jahrhundertwende beschrieben haben: als Verzweiflung über die Allgemeinbegriffe, die ein Reservoir längst nicht mehr bedachter, also konventioneller Werturteile geworden sind, so gewann die Kritik der Sprache nach 1918 aggressivere Züge: Im Vergleich zum Film erschien Sprache als das feindliche, verbrauchte, ruinierte Medium. Schnell wuchs die Kategorisierung ihrer Leistungen oder Gebrechen über filmpraktische Überlegungen hinaus und [...] in die Dimension der Epochenwandel-Prophetie hinein. Aus Kritik wurde kategorische Verdammung.« (ebd., S. 17).

Doch ebenso zeigt sich, daß in solchen Äußerungen »anti-traditionelle, anti-zivilisatorische, anti-intellektuelle Züge« synkretistisch miteinander verbunden sind: »Das Ideal des einfachen Lebens mischt sich in die Verheißung des Film- und Bild-Zeitalters, als seien alle Täuschungspotenzen mit denen der abstrakten Sprache erloschen, als sei die Vewirrung der Zungen, durch den Turmbau von Babel entstanden, nunmehr aufgehoben« (S. 18). Tatsächlich handelt es sich um die Euphorie eines Aufbruchs, die schon nach vergleichsweise kurzer Zeit durch »mehr Realitätssinn« (ebd.) verdrängt wird, ablesbar an einer Bestimmung, die Béla Balázs 1924 in *Der sichtbare Mensch* gegeben hat: »Es ist die schmerzliche Sehnsucht des Menschen einer verintellektualisierten und abstrakt gewordenen Kultur nach dem Erleben konkreter, unmittelbarer Wirklichkeit, die nicht erst durch das Sieb der Begriffe und Worte filtriert wird.« (zit. nach Koebner 1977, S. 18).

Im Umkreis dieser enthusiastischen Feier des Films als grundlegend neuer Ausdrucksmöglichkeit bewegt sich auch Robert Musils Essay von 1925. Doch Musil geht zugleich in bezeichnender Weise über die zeitgenössische Euphorie hinaus. Er bietet nicht nur den Entwurf einer Psychologie der Wahrnehmung, sondern er versucht darüber hinaus, diese Wahrnehmungspsychologie einem Grundriß seiner eigenen Poetologie einzuschreiben, der an die filmtheoretische Studie *Der sichtbare Mensch* von Balázs anschließt. Musils Essay repräsentiert insoweit nichts Geringeres als den Anspruch, eine Ästhetik des Films zu begründen, die den Film in Übereinstimmung mit anderen Künsten bringt und ihn mit diesen über den »Gegensatz zur normalen Welthaltung« definiert: »Ihre letzte Wurzel haben alle diese Mittel in sehr alten Kulturzuständen und insgesamt bedeuten sie eine außerbegriffliche Korrespondenz des Menschen mit der Welt und abnormale Mitbewegung« (*Ansätze zu neuer Ästhetik*, 1978, S. 1141). Diese Charakteristik ist nicht allein deswegen bemerkenswert, weil Musil mit ihr der sichtbaren Welt des Films ausdrücklich Kunstcharakter zuspricht, sondern vor allem wegen der qualitativen Differenzierung, die er dabei zwischen Film und Literatur vornimmt. Dadurch, daß der Film »die Seele wohl scheinbar unmittelbar sichtbar und den Gedanken zum Erlebnis« mache, hänge »die Interpretation jeder einzelnen Gebärde aber von dem Reichtum an Interpretationshilfen ab, den der Beschauer mitbringt, die Verständlichkeit der Handlung wächst [...] mit ihrer Undifferenziertheit, die Ausdruckskraft also mit der Ausdrucksarmut« (ebd., S. 1148 f.).

In dieser Bestimmung ist eine Auffassung der qualitativen Leistung des Films vorgeprägt, welche das Verständnis von literarischer und filmischer Wahrnehmung bis heute bestimmt hat, und zwar zu Lasten des Films. Musil nimmt vor dem Hintergrund seiner Charakteristik eine Abgrenzung des Films gegenüber der Literatur vor, deren Maßstab das respektive »Niveau« beider Kunstformen bildet. »Niveau« – das ist für Musil »der geistige Besitz, das seelische ›Niveau‹ von Menschen unserer Zeit«. Da die »Typik des Films« nichts anderes sei »als der vergröbernde Zeiger von der des Lebens«, zieht Musil die Folgerung: »Dadurch, scheint mir, wird der Film in einem Teil seiner Wirkungen mit seinem Niveau immer in einem festen Abstand unter dem Niveau der gleichzeitigen Literatur liegen« (ebd., S. 1149). Diesem Urteil werden vermutlich auch heute noch manche Literaturwissenschaftler und -kritiker zustimmen. Es ist jedoch ein Urteil, das der Nachprüfung nicht standhält. Dann jedenfalls nicht, wenn man – im Unterschied zu Musil – nicht von der »Gemeinsamkeit« der unterschiedlichen Künste ausgeht, sondern von ihrer Verschiedenheit. Tatsächlich ist der einzige Aspekt, unter dem sich eine Gemeinsamkeit zwischen Literatur und Film behaupten läßt, der des zeitlichen Verlaufs eines Geschehens, also ›Handlung‹. Auch dies gilt jedoch nur in eingeschränktem Maße: für erzählende Prosa und für den Spielfilm nämlich. Für diese beiden Genres läßt sich der Aspekt der Zeit, in der die Handlung verläuft, als ein qualitatives Merkmal hervorheben, das in beiden Genres strukturbildende Qualität besitzt. ›Story‹, verstanden als Gang der Handlung; ›Plot‹, verstanden als Verwicklung des Geschehens; ›Diskurs‹, verstanden als bewußter Einsatz der erzählerischen Mittel (Eco 1994, S. 48 ff.) – im Zusammenspiel dieser drei Faktoren entfaltet sich ein narratives Geschehen, für welches die Kategorie der ›Zeit‹ konstitutive Bedeutung besitzt.

Diese Einsicht ist freilich nicht eben neu. Als erster hat sie Gotthold Ephraim Lessing in seinem großen Essay »Laokoon: oder über die Grenzen der Malerei und Poesie« (1766) für die Differenzierung der Kunstformen fruchtbar gemacht. »Wenn es wahr ist«, so Lessing, »daß die Malerei zu ihren Nachahmungen ganz andere Mittel, oder Zeichen gebrauchet, als die Poesie; jene nämlich Figuren und Farben in dem Raume, diese aber artikulierte Töne in der Zeit«, so besitze diese Differenz weitreichende Konsequenzen für die Verfahrensweisen der Künste:

»Gegenstände, die neben einander oder deren Teile neben einander existieren, heißen Körper. Folglich sind Körper mit ihren sichtbaren Eigenschaften die eigentlichen Gegenstände der Malerei. – Gegenstände, die auf einander, oder deren Teile auf einander folgen, heißen überhaupt Handlungen. Folglich sind Handlungen der eigentliche Gegenstand der Poesie.« (Lessing 1974, S. 102 f.).

Diese Unterscheidung kann, bei allen Fortschritten der visuellen und literarischen Darstellungs- und Ausdrucksformen, noch heute Gültigkeit beanspruchen (Braungart 1997, S. 325 ff.). Wie schon bei Homer, auf den Lessing sich ausführlich einläßt, ist und bleibt das epische Verfahren durch seine Rückbindung an das Zeitgefüge gekennzeichnet. Wie schon in der berühmten Laokoon-Gruppe, die den Anlaß für Lessings Reflexionen gab, ist und bleibt die Malerei – und mit ihr alle visuellen Künste, auch die Fotografie – auf den Ausdruck des »prägnantesten« (ebd., S. 103) Augenblicks angewiesen. Selbst dort, wo die Literatur die zeitliche Sukzession souverän außer Kraft setzt, kann sie sich dies nur deswegen leisten, weil ihr eine Zeitstruktur zugrundeliegt, mit der sie ihr Spiel treibt. Selbst dort, wo die Malerei sich ins Ungegenständliche hinein entwickelt, tut sie dies auf eine möglichst »prägnante« Weise im zweidimensionalen Raum. Erst der Film leistet, was man eine Verbindung beider Ebenen, Raum und Zeit, nennen kann. Doch nicht der Film schlechthin, sondern nur der erzählende Film, der Spielfilm, der seine Handlung in der Zeit entwickeln, seine »prägnanten« Augenblicke immer neu erfinden und in Bilder umsetzen muß.

Die Konstruktion des Zeitgefüges entbindet, im Roman wie im Film, jene Techniken des Erzählens, deren Tradition uns aus der erzählenden Prosa hinlänglich vertraut ist: Vor- und Rückblende, Zeitsprung, Zeitdehnung und Zeitraffung. »Unsere Filmemacher«, so bemerkt Umberto Eco bei Gelegenheit seines hinreißenden Spaziergangs *Im Wald der Fiktionen,* »kennen die Erzähltechniken des 19. Jahrhunderts.« (Eco 1994, S. 95). Das ist eine keineswegs überpointierte Behauptung. In der Tat haben Erzählung und Roman die Formen des Erzählens im Spielfilm vorgeprägt. Noch die Generation der neueren filmischen Mythenproduktion aus Hollywood – Short Cuts (1993) von Robert Altman oder Pulp Fiction (1993) von Quentin Tarantino – folgt in ihren ausgeklügelten Erzählformen unverkennbar literarischen Mustern, ganz zu schweigen von dem avancierten Stand, den der Entwicklungsroman mit Robert Zemeckis Film Forrest Gump (1993) erreicht hat. Selbst spezifisch filmisch anmutende Mittel wie Zoom oder Montage lassen sich in Vorformen schon der erzählenden Prosa des 19. Jahrhunderts ablesen, vorausgesetzt, man kann eine literarische Landschaftsbeschreibung unter Kategorien wie Wahrnehmungswinkel und Einstellungsgröße analysieren oder das Verfahren der Montage unter dem Aspekt von Zeitbezügen. Denn auch Montage hat, wie gezeigt, ihre ästhetische Funktion nicht nur darin, daß sie Zusammenhänge aufsprengt, sondern ebenso darin, daß sie »als Formprinzip« (Adorno 1970, S. 232) Einheit herstellt. So hat sie – Story, Plot und Diskurs integrierend und variierend – in Hollywood immer schon funktioniert.

Um aber bestimmen zu können, was den Film im Vergleich zur Literatur zu einer Wahrnehmungsform sui generis macht, sollte man nicht von möglichen Gemeinsamkeiten, sondern von den grundlegenden Unterschieden zwischen beiden Künsten ausgehen. Sieht man daher von dem eingeschränkten Aspekt der erzählerisch organisierten Zeitbezüge eines Handlungsgeschehens ab, so muß man sagen: Literarische und filmische Wahrnehmung unterscheiden sich voneinander auf eine kategorial zu differenzierende Weise. Diese Differenz bestimmt sich – um abermals einen Begriff der Medienästhetik Walter Benjamins aufzunehmen – über den Aspekt des »Apparats«, der den Film definiert, noch *vor* der Differenz zwischen Bild und Schrift, die gemeinhin als der grundlegende Unterschied zwischen beiden Wahrnehmungsformen gilt. Es ist der Apparat, dessen der Film zur Erzeugung des Bildes bedarf, der Apparat, der die Wirklichkeit nicht abbildet, sondern durchdringt, nicht verdoppelt, sondern analysiert, nicht reproduziert, sondern umformt:

»Im Filmatelier ist die Apparatur derart tief in die Wirklichkeit eingedrungen, daß deren reiner, vom Fremdkörper der Apparatur freier Aspekt das Ergebnis einer besonderen Prozedur, nämlich der Aufnahme durch den eigens eingestellten photographischen Apparat und ihrer Montierung mit anderen Aufnahmen von der gleichen Art ist.« (Benjamin [1936] 1974, S. 495).

Film als technisches Medium gehört einer Wirklichkeit an, die durch Maschinen bestimmt ist. Ihr Subjekt ist, hinsichtlich Produktion wie Rezeption, nicht das Individuum, sondern das Kollektiv. Der filmische (und noch vor ihm der photographische) Apparat grenzt diese Kunstform auch von jeder anderen uns bekannten Form von Entwürfen und Reproduktionen ab, vom Schreibwerkzeug etwa zur Erzeugung von Schrift oder vom Malgerät zur Herstellung von Bildern. Den technischen Medien kommt gerade keine symbolische Repräsentanz von Sinn zu, wie sie die traditionellen Künste charakterisiert. Die technischen Medien haben ihren Ursprung und ihren Bezug in der Materialität der Wirklichkeit, aus der sie hervorgehen und deren Spuren sie tragen. Diese Materialität bestimmt ihren Charakter und ihre Grenzen, bis hin zur heute gängigen Stereo-Tonspur des Films, die unsere Ohren beherrscht. Der filmische Apparat ist dementsprechend ein komplexer Mechanismus zur Herstellung einer Wirklichkeit aus zweiter Hand. Sein Reproduktionscharakter zerstört jegliche Vorstellung ästhetischer Autonomie. Seine Technik schlägt sich in seiner Wahrnehmungsform nieder als komplexes Miteinander ästhetischer Strukturen. Diese Strukturen entspringen dem Zusammenspiel vielfältiger technischer Elemente mit einer je eigenen Semantik. Diese Semantik, die Semantik einer spezifisch filmischen Materialität, hat eine Analyse filmischer Wahrnehmung immer aufs neue zu entziffern, wenn sie ihrem Gegenstand gerecht werden will.

»Um dieses Buch zu verfilmen, müßte man 600 Stunden Film herstellen«, hat Alexander Kluge im Blick auf die Textfassung seines Films DIE PATRIOTIN (1979) bemerkt (Kluge 1979, Titelseite). Dieser Umstand hat mit der semantischen Komplexität und ästhetischen Polyvalenz von Texten zu tun. Sprache kann in die Tiefe gehen, in die Tiefe eines Gedankens, einer Seele, auch eines Körpers, von dem Texte sprechen. Bilder aber sind flächig. Sie zeigen, was sie zeigen – sonst nichts. Ihre Wahrnehmung ist eine von außen. Die Komplexität von Bildern entsteht durch ihre Korrespondenz mit anderen Bildern, eine Komplexität, die auch dem entspringt, was nicht gesagt oder gezeigt wird, was zwischen den Bildern liegt: Film als Film im Kopf des rezipierenden Kollektivs. Dessen vielschichtiger Zusammenhang bestimmt sich, mit Kluge zu sprechen, über die Kategorie der »Erfahrung«: »Kino ist Programm, d.h. Zusammenhang, schon deshalb, weil die Erfahrungen der Zuschauer diesen Zusammenhang haben und den Horizont des Kinos immer neu produzieren.« (ebd., S. 40). Daß Filme wie die Kluges ihr Publikum nicht in dem Maße finden, wie die ihnen ablesbare künstlerische Anstrengung es verdient hätte, steht auf einem anderen Blatt und ist gewiß kein Einwand gegen sie. ›Filmisch‹ an ihnen ist, beispielsweise, das dem Text fremde Element des Bildes oder der dem Erzählfluß heteronome Faktor der graphisch hervorgehobenen Unterbrechung. Zwar werden bei Kluge auch filmische Elemente im Text eingesetzt, doch entsteht daraus gerade keine Mischform, sondern eine Ästhetik des Kontrasts. Sie weist auf den Text als Text hin, und zwar vermöge des ihm heteronomen Elements des Bildes. Eine Ästhetik, deren sich Kluge – wie noch zu zeigen sein wird (s. S. 226 ff.) – auch in seinen Fernsehproduktionen bedient, um diese aus dem Fluß der Medienüberflutung zu erretten. Der Text dient hier der Erinnerung an das, was verlorenzugehen droht: Sprache, Gedanke, Geschichte. Mit seinen Bildern knüpft Kluge dabei bewußt an die Filmgeschichte der zwanziger Jahre an, an den Stummfilm, um erklärtermaßen jenem gegenwartsspezifischen kannibalistischen Verhältnis zur Geschichte entgegen, das er 1985 mit einem sprechenden Filmtitel den Angriff der Gegenwart auf die übrige Zeit genannt hat.

›Filmische Schreibweise‹

Die literarische Moderne hat aus der Entwicklung der neuen visuellen Medien Nutzen gezogen, in einem weit höheren Maße, als selbst die hoffnungsvollsten Äußerungen aus der Frühzeit des Films dies hätten erwarten lassen. Die Voraussetzungen für dieses produktive Zusammenspiel hat Bertolt Brecht prägnant beschrieben, mit einer häufig zitierten Bestimmung, die auch hier nicht übergangen werden soll: »Die alten Formen der Übermittlung nämlich bleiben durch neu auftauchende nicht unverändert und nicht neben ihnen bestehen. Der Filmesehende liest Erzählungen anders. Aber auch der Erzählungen schreibt ist seinerseits ein Filmesehender. Die Technifizierung der literarischen Produktion ist nicht mehr rückgängig zu machen« (*Der Dreigroschenprozeß*, 1967, S. 156). Aufschlußreich ist in diesem Zusammenhang jedoch zunächst, daß eine ›filmische Schreibweise‹ existiert, lange bevor es den Film gibt. Zwei Beispiele mögen dies verdeutlichen.

In E. T. A. Hoffmanns Erzählung »Des Vetters Eckfenster« (1822) führt der Autor zwei Personen zusammen, die von der Warte eines in einem oberen Stockwerk gelegenen Zimmers aus das Treiben auf einem Marktplatz beobachten. Hoffmann gibt ihre Beobachtungen als Dialog wieder, in Form einer Wechselrede, die Äußerung an Äußerung gleichsam ›schneidet‹, ohne den zwischengeschalteten Bericht oder Kommentar eines Erzählers. Entscheidend für den Aspekt ›Moderne‹ ist dabei, daß die Wahrnehmungen eine Art Kameraperspektive repräsentieren. Mittels Totale, Nahaufnahme und Detaileinstellung, mit Wahrnehmungstechniken, die wie Kamerafahrt und Zoom funktionieren, wird eine Vielfalt von ›filmischen‹ Wahrnehmungsformen aufgeboten, die Überblick geben, aber auch Einzelheiten herausheben können, die subjektivierende Annäherungen und Wertungen erlauben, aber auch distanzierte Einschätzungen und Hintergründe mitteilen können. Ein einziges optisches Instrument wird als ›Medium‹ und damit als technische Wahrnehmungsvoraussetzung dieser erzählerischen Moderne offenbart, ein Opernglas, das Figuren und Gegenstände an den Betrachter heranrücken kann, um den Fernsinn ›Sehen‹ zu einem Nahsinn zu machen, mithin im Wechsel der Einstellungsgröße Perspektivenvielfalt und durch diese eine Ökonomie des Erzählens als Sehen zu vermitteln.

Ein anderes Beispiel bietet das Werk des Malers und Zeichners Wilhelm Busch. Unschwer lassen sich in seiner bekanntesten Bildergeschichte, *Max und Moritz* (1865), Einstellungsgrößen wie Totale, Halbtotale, Großaufnahme und Detail ausmachen, die in buntem Wechsel, nach genauem zeichnerischen Kalkül, Funktion für die Erfordernisse der Erzählung besitzen. Der Erzähler und Zeichner Busch weiß, in ironischer Absicht, die perspektivischen Verzerrungen der fotografischen Naheinstellung zu nutzen (»Ehre dem Fotografen«). Er nimmt Elemente der filmischen Wahrnehmung vorweg, die sich als Schockeffekt durch Montage bezeichnen lassen (Lehrer Lämpels explodierende Pfeife im vierten Streich von *Max und Moritz*), und er versteht es, die innere Dynamik der bewegten Kamera ins Bild setzen (»Abenteuer in der Neujahrsnacht«). Erkennbar wird hier, wie präzise Brechts Wort von der »Technifizierung der literarischen Produktion« die Sache, das heißt: die Darstellungsmittel von Autoren auf der Höhe ihrer Zeit trifft. Erstaunlich ist nicht, daß der Zeichner Busch sich kritisch mit den Errungenschaften der Fotografie auseinandersetzt, ebensowenig, daß ihm die visuellen Ausdrucksformen seiner Zeit vertraut sind. Beides ist für ihn elementares Handwerk. Als bedeutsam aber für die intermedial verfaßte Entwicklungsgeschichte der Künste muß die Inspiration gelten, die das Erzählen durch die optischen Techniken gewonnen hat.

Wenn sich wachsende Geschwindigkeit und Mobilität als hervorstechende Kennzeichen des technifizierten und medialisierten 20. Jahrhunderts bestimmen lassen, so steht die literarische Avantgarde unseres Jahrhunderts mit ihren repräsentativen Autoren für eine solche medienästhetisch inspirierte Tradition der literarischen Innovation ein (hierzu Paech 1997). Von John Dos Passos zu Alfred Döblin, von James Joyce zu Bertolt Brecht, von Alain Robbe-Grillet zu Alexander Kluge, von Thomas Pynchon zu Rolf Dieter Brinkmann

reichen die Belege für eine literarische Wahrnehmung, die dem technisch-vi-
suellen Zeitalter eine Formensprache abgewonnen hat, mit der sie zugleich
auf die Fragen ihrer Zeit antwortet. Thomas Manns *Zauberberg*, Lion Feucht-
wangers *Erfolg*, Robert Musils *Mann ohne Eigenschaften*, Wolfgang Koeppens
Tauben im Gras – all diese bedeutenden Werke der literarischen Moderne sind
ohne die Entwicklung der modernen Medien und ihrer Ästhetik schlechter-
dings nicht zu denken. Sie repräsentieren eine literarische Praxis, deren Programm sich mit Begriffen wie Montageästhetik, Simultantechnik und Synäs-
thesie, Multiperspektivik und ›stream of consciousness‹, Auflösung von
Linearität und Sukzession und Spiel mit Raum und Zeit umschreiben läßt.
Doch Aspekte einer solchen bipolaren Intermedialität Literatur-Film im einzelnen zu analysieren, setzt voraus, die Frage nach der Grenze zwischen ver-
arbeitendem Medium und Bezugsmedium zu beantworten, mithin die
Schnittstellen zwischen den unterschiedlichen ästhetischen Valeurs der beiden Medien zu bestimmen, die eine produktive Berührung ermöglichen.

An einem aufschlußreichen Beispiel aus der Zeit der frühen Diskussionen
über den Film sei zunächst die Emphase demonstriert, mit der zeitgenössische Autoren sich der Dynamik des neuen Mediums sprachlich zu versichern
versuchten. Wiederum ein Text von Iwan Goll:

»Der Stern hat einen Chock bekommen. Wir stehn in einem neuen Zeitalter, dem der
Bewegung.
Dies alles ist der Technik zu verdanken. Ihr zuliebe hat das Antlitz des ganzen Globus
sich verändert. Aus kleinen Städten schwoll die Blase riesiger Bahnhöfe, New York mit
seinen Wolkenkratzern ein Lichtgebirge, in fruchtbaren Ebenen weite, weiße Flughal-
len.
Umstülpung des Kalenders, der Zeitrechnung, der zwölfzahligen Uhr. Immer mehr
hetzt Nacht den Tag, die Stunde wird zum Tag, und auch die Minute. Bewegung, nur
Bewegung. Geschäft jagt Geschäft. Erlebnis Erlebnis. Bild jagt Bild. [...]
Die Umwälzung war seit langem gespürt: Futurismus, Simultanismus, Picasso in der
Malerei, Stramm in der Lyrik, Ahnungen.
Aber es ist mehr geschehen. Die statischen Gesetze sind umgestoßen. Der Raum, die
Zeit ist überrumpelt. [...]
Wir haben den Film.« (Goll, »Apologie des Charlot« [1920], zit. nach Koebner 1977, S. 11).

»Es kam der Tag«, so hat Walter Benjamin festgestellt, »da einem neuen und
dringlichen Reizbedürfnis der Film entsprach. Im Film kommt die schockför-
mige Wahrnehmung als formales Prinzip zur Geltung.« (Benjamin 1974,
S. 127). Bei Goll ist unverkennbar: Er will den »Chock«, den die Welt mit der
Entwicklung des Films als Wahrnehmungsreiz erfahren hat, in einen Text
übertragen, welcher der neuen Erfahrung angemessenen Ausdruck gibt. »Veränderung« heißt das Thema des Textes, »Bewegung« ist sein Schlüsselwort,
die Transformation des »Chocks« in die Strukturen von Sprache seine künstlerische Intention. Kein Zufall, daß die exemplarische Großstadt: New York
den Ereignisraum bildet, der die globale Umwälzung repräsentiert und generiert, eine Revolution der Wahrnehmung, der Zeit- und Raumerfahrung, der

physikalischen Gesetze, des Denkens, der Künste, die vor nichts und niemandem Halt macht. Goll nimmt sprachlich vorweg, was Filme wie Walter Ruttmanns BERLIN, DIE SINFONIE DER GROßSTADT (1927) oder Dziga Vertovs DER MANN MIT DER KAMERA (1929), der die Metropole Moskau thematisiert, Jahre später realisieren. Bewegungsverben (schwellen, umstülpen, hetzen, jagen, umwälzen, umstoßen, überrumpeln) dynamisieren den Wahrnehmungsvorgang, parataktische Reihungen imitieren das Verfahren des filmischen Schnitts. Thema und Form, textuelle Referenz und Textgenerator – dies ist deutlich zu erkennen – sollen eins werden. Die Montageästhetik des Films entbindet bei Goll das Stakkato einer Sprache, die der neuen Erfahrung habhaft werden will, in dem sie sich ihr gleich macht.

Wie sehr eine literarische Avantgarde, die durch die Schule des Films gegangen ist, gelernt hat, die neuen Wahrnehmungsformen sich anzuverwandeln, wie sehr sie andererseits aber auch verstanden hat, daraus einen genuin poetischen Stil zu machen, das läßt sich dem Prosatext »New York« von Wolfgang Koeppen entnehmen. Auch hier steht New York im Zentrum einer umwälzenden Erfahrung, auch hier bilden die visuellen Künste den ästhetischen Katalysator für deren Freisetzung. Doch zugleich läßt sich diesem Text mit seinem programmatischen Titel die Fortentwicklung der kinematographischen Anfangsimpulse ablesen. Ein Auszug:

»[...] Die Fenster des Taxis hatten Vorhänge, die fest zugezogen waren, als wolle man den Fahrgast schützen, zu sehen, was zu sehen war. Der Taxi-driver lenkte sein Panjepferd durch Russisch-Polen. Rotbart. Alter, kräftiger Mann. Harte Winter. Sie hockten auf der Ofenbank im Dämmerlicht unter der schweren Last des Kaftans und der rechten Lehre. Der runde Pelzhut verfinsterte die bleiche Stirn des Kindes. Seine weißen schmutzigen Hände suchten den Namen, der nicht genannt werden durfte, in den langen geringelten Locken über den Schläfen. Im Anfang war das Wort. Die alte Schrift. Der Rebbe droht mit dem Stock. Jahwe mit sich selbst versteint und mit zu Tisch und mit ins Bett gegangen. Der Messias wartete draußen in Schnee und Kälte. Nie kam er in die überhitzte Stube, wo ihm das Mahl bereitet war von seinen Armen. Der Rotbart war in Manhattan frei, freundlich und stolz. Die Tür war zugeschlagen. Ich suchte den Weg in der Nacht im Central Park. Eine mühselige Anpflanzung von Alpen. Aufstieg durch Felder von Edelweiß. Oben ein japanischer Steingarten. Ernste Bäume. Trauer um einen Samurai. Sein Totenstein in Singsing. Sie setzten sich neben mich, rechts und links, legten mir die Hand auf die Schenkel, schwiegen, Boten des Hades, ich sagte nichts. Der Mond war aufgegangen. Die vierzehnjährige Waise Gloria Vanderbilt lief Schlittschuh auf dem zugefrorenen See vor dem Parkrestaurant. Schnappschuß eines Illustriertenphotographen. Ein Knabe streunte nach Hamburg, versteckte sich auf dem Dampfer, wurde aufgegriffen auf dem Moravian Cemetery vor dem Mausoleum der Familie Vanderbilt. Der Lehrer hatte von Ravenna gesprochen. Fremde Gräber. Was gingen sie mich an? Ich hatte mit ihren Geschäften nichts gemein. Selbst der Hades stieß mich aus. Sie nahmen ihre Hände zurück, lösten sich wie der Tau. Die Häuser waren um den Park der Circus Maximus mit seinen Rängen. Lampen eines Festes, Wohnungen der Reichen, Tierhetzen, Gladiatorenkämpfe für sie. Meine Ohnmacht in verlassener Landschaft. Ging barfuß über chinesische Teppiche, inspizierte meine Bibliothek, suchte Bordeaux und Escherndorfer in meinem Weinschrank, lehnte mich aus dem Fenster in die laue Nacht, streichelte meinen Hund, blickte in die finsteren Park, hörte den Schrei der Morituri, schloß die Jalousie, deckte das Bett auf, seidene Bezüge, löschte das Licht. Haus der Psychoanalytiker am East River, vereint mit den Vereinten Nationen, ein Stahlbau und doch im Stil des Palladio, Prinzip der Rotunde, halb schon im Wasser, der Kanalisation verbunden, unter eine lastende Kuppel der Hoffnung gesetzt, die, schon wenn man unten ausharrte auf hygienischen Kacheln, die Schöpfung öffnete, fast zum Entschlüpfen. Förderbänder und Rolltreppen von Couch zu Couch, Lupanare der Einsamkeit, wo man es hängen konnte das Bildnis des Sigmund Freud, ein Relief der Kapuzinergruft, das Kabinett des Professor Makart wurde renoviert, die Jagd der Diana war für den Schulgebrauch verliehen. Computer erfaßten die Leiden der Millionäre. Bodensatz vom Ball der weißen Kittel in den weißen Betten. Doch konnten sich Minderbemittelte der in der Vorhölle aufgestellten Automaten bedienen. Man steckte die Münze in einen Schlitz, erigierte, erzählte seinen Traum. Ein erhabener Dom. Der Priester sprach sein Latein in den alten Bach. Der Automat schwieg. Doch war ein Tedeum in jeder Brust. Haarlem und die Grachten von Haarlem und die Spitzen, so fein gepinselt von Frans Hals, auf schwarzer Haut, wenn sie die Wäsche waschen am Harlem River. [...].« (Koeppen 1986, S. 247 ff.).

Auch der Text von Koeppen, ursprünglich als ›Hörtext‹ verfaßt, entnimmt die ihm eigene Dynamik seinem Sujet, der modernen Großstadt New York. Tempo und Rhythmus prägen den Text. Spannungsreich verbindet seine Dynamik eine hinsichtlich ihrer Quellen und Anregungen kaum erschöpfend rekonstruierbare Fülle heterogener Aspekte, Themen, Bilder, Vorgänge, Anspielungen und Assoziationen. Entscheidendes literarisches Merkmal sind jedoch offenbar nicht die inhaltlichen Bezüge, sondern die Strukturen der Wahrnehmung. Tempo, Rhythmus, Spannung, Dynamik entspringen dem elliptischen Bau der Sätze ebenso wie ihrer parataktischen Fügung und der additiven Reihung der Bilder. Das kollektive Wir wechselt übergangslos zu einer subjektivierenden Ich-Perspektive – sprunghafte Wahrnehmungs- und Ausdrucksvarianten, die auf die Geschichts- und Gesichtslosigkeit, die Traditionssplitter und den Ereignisreichtum der Großstadt durch Anonymität antworten. Ihre Perspektivik entspricht der Konstitution der großen Stadt, insoweit diese nicht personal konstituiert ist. Sie wirkt körperlos. Sie nimmt die Stadt New York nicht sinnlich wahr, sondern phänomenologisch. Sie bleibt, obwohl im Zentrum, vollständig außerhalb des heterogenen Gewebes, das die Stadt New York bildet. Diese literarische Konstitution ermöglicht es der Ich/Wir-Perspektive, sich als ein kollektives Gedächtnis der Ersten Welt zu präsentieren. Ihre Wahrnehmungen, Assoziationen und Bilder bleiben dem ›Text‹ der Großstadt New York thematisch verhaftet, doch sind sie ihm nicht verpflichtet und bleiben nicht durchweg auf ihn bezogen.

Man wird, läßt man sich auf eine genaue Lektüre solcher filmischen Schreibweisen ein, rasch erkennen, daß es zu ihrer Analyse eines differenzierten Instrumentariums bedarf. Ob der Montagebegriff, »wenn er umfassend genug verwendet wird« (Paech 1997, S. 129), zur Strukturanalyse ausreicht, ist dabei von Fall zu Fall zu prüfen. Die drei »umfassenden«

Bedeutungen, die Paech im Zusammenhang von Montage und filmischer Schreibweise nennt, lauten:

- *Mimesis* einer montageförmig erlebten Realität,
- *Konstruktion* von Bedeutungen aus der Reihenfolge oder dem Zusammenprall von Elementen zu einem neuen Zusammenhang,
- *Dekonstruktion* bestehender Zusammenhänge und ihre Auflösung in Elemente, die in ihrer Heterogenität erhalten bleiben und in einer offenen textuellen Struktur variable Verbindungen eingehen (ebd., S. 129).

Das sind in der Tat umfassende Kategorien, die Orientierungen im großen Maßstab erlauben. Doch man kann der Komplexität, den Nuancen, den Bewegungen, die sich in Koeppens Text vollziehen, und den Assoziationssprüngen, die dieser Text vollführt, gerade nicht gerecht werden, wenn man sie anhand eines ›umfassenden‹ Montagebegriffs analysiert. Zwar macht sich der Text dem Primärtext der Großstadt mimetisch gleich, doch zugleich distanziert er sich von ihm auf eine Weise, die mit ›Konstruktion‹ und ›Dekonstruktion‹ nur sehr grob umschrieben ist. Die Ambivalenz bei Koeppen wird ermöglicht durch ein Verfahren, für das selbst der Begriff des ›stream of consciousness‹ Joycescher Prägung zu undifferenziert erscheint, ein literarisches Verfahren, das sich bekanntlich seinerseits dem Film verdankt. Doch Koeppens literarische Arbeit ist mit der von Joyce nicht identisch. Wo sich bei Joyce – exemplarisch im letzten Kapitel des *Ulysses* – mit den assoziativen Erinnerungsbildern der Mrs. Bloom tatsächlich ein ›Bewußtseinsstrom‹ ergießt, ein Gedankenfluß, der, interpunktionslos und vielstimmig aus einer Perspektive entworfen, traumartig dahinströmt, besitzt Koeppens Text eine klare Struktur und Kontur. Im Unterschied zum ›stream of consciousness‹ geht der Blick hier nicht – oder doch nur teilweise – nach innen, in die Gedanken-, Gefühls- und Wahrnehmungswelt eines Subjekts, sondern hier herrscht der technische, gewissermaßen ›kalte‹ Blick einer kinematografischen Wahrnehmung, die unerbittlich bleibt, sich nicht versenkt oder verliert, sondern scharf und präzise beobachtet und Konkretes, Gegenständliches notiert.

Vor dem Hintergrund solcher Beobachtungen läßt sich für die Untersuchung filmischer Schreibweisen sagen, daß diese nicht in erster Linie film-, sondern spezifisch literaturwissenschaftlicher Untersuchungsaspekte bedarf. Der literarische Text ist sprachlicher Natur, seine Mittel, auch wo sie sich den Anregungen des Films verdanken, sind literarischer Art. Nur so läßt sich beispielsweise der Unterschied – man könnte auch sagen: der ›Fortschritt‹, wenn es so etwas in der Literatur gibt – von Koeppens Text gegenüber dem von Goll angemessen beschreiben. Die Ästhetik des Films, bei Goll noch Gegenstand der Wahrnehmung, wird bei Koeppen nicht mehr zum Thema gemacht, sondern vorausgesetzt und strukturell einbezogen in den poetischen Prozeß, also en passant – und das heißt: souverän – für ihn produktiv gemacht. Was Goll noch thematisiert – »Chock«, Film, Technik, Bewegung, die veränderte Wahrnehmung von Raum und Zeit –, bildet bei Koeppen bereits die Grundlage des Schreibens. Das Sujet »New York«, im Titel thematisch angesprochen, liegt den Wahrnehmungen zugrunde, bildet die Voraussetzung für den ›Hirnfilm‹, der hier abläuft. Die Bilder des Textes sind in der Art filmischer Schnitte aneinander gereiht, teils mit fließenden Übergängen, teils in harter Fügung. Der Raum zwischen ihnen entspricht dem nicht wahrnehmbaren Schwarz der Schnittstellen im Film. Diesem filmisch inspirierten Verfahren der literarischen Produktion entspringt die Distanz gegenüber dem Sujet, die dem Text innewohnt. Nicht das ›Was‹ dessen, was wahrgenommen wird, sondern das ›Wie‹ der Wahrnehmung macht den Text aus. Die Form der Wahrnehmung wird zum Inhalt des Textes.

›Literarischer Film‹

Wie steht es demgegenüber mit dem Verhältnis der Bilder zum Text? Man kann sich diesem Problem über einen kleinen Umweg nähern, über die Frage: Was geschieht, wenn wir lesen? Auf diese komplexe Frage hat Barbara Sichtermann eine verblüffend einfache Antwort gefunden: Wir machen uns Bilder. »Der geschichtenverschlingende Mensch«, so die Fernsehkritikerin der *Zeit*, »*macht sich Bilder* zu jeder Szene, jeder Beschreibung, jedem Dialog, den er vernimmt, und manches spricht für die Vermutung, daß er – um im Bild zu bleiben – Geschichten um so besser verdaut, je autonomer seine innere Bild-Produktion dabei ablaufen kann.« (Sichtermann 1994, S. 96). Eine Überprüfung dieses Sachverhalts kann jeder problemlos leisten. Sie dürfte die These in den meisten Fällen bestätigen. Kein Roman, den wir nicht visuell, in Physiognomien, Räume, Handlungsverläufe oder Ereignisse übertragen. Kein Theatertext, dessen Lektüre wir nicht mit Figuren beleben. Kein Gedicht, dessen poetische Struktur in uns nicht die Ahnung einer Atmosphäre, die Wahrnehmung einer Stimmung, eines Dufts oder eines Geräuschs evoziert. Das Lesen eines Textes bildet die erste Stufe der inneren Bild-Produktion:

»Beim Lesen können wir innehalten, wenn wir eines Bildes noch nicht ganz gewiß sind oder wenn wir es zu sehr genießen; wir können einen Abschnitt wiederholen oder gar die Augen schließen und die Wirkung noch einmal durchkosten. Im Idealfall ist es um uns bei der Lektüre still, so daß kein akustischer Reiz den inneren Film, der übrigens auch eine Tonspur hat, überlagert. Dieser innere oder Lese-Film [...] ist in seiner Entstehung noch unerforscht; er ist wohl so etwas wie die Feuerung für den Ofen unserer Vorstellungskraft. Mit Sicherheit ist er dann bedroht und in seinem spontanen Ablauf, in seiner Kontur und Sinnhaftigkeit gestört, wenn ein Geschichten-Tier *ausschließlich*, Tag für Tag, ohne Unterlaß optische Medien nutzt.« (Sichtermann 1994, S. 97).

Das Lesen – man müßte wohl hinzufügen: soweit es nicht äußeren Zwängen unterliegt – hat den Vorzug, nicht reglementierbar zu sein. Wir können uns im Idealfall zurückziehen und uns einer anarchischen Lektüre hingeben, die sich nicht kontrollieren läßt. Literatur bezieht ihre jahrtausendealte Wirkung bekanntlich nicht zuletzt aus den Unschärferelationen, mit denen sie, aller sprachlichen Präzision zum Trotz, immer auch arbeitet. Allegorien, Metaphern, Symbole – das gesamte Traditionsarsenal der literarischen Formensprache bietet ein unerschöpfliches Reservoir an Polyvalenzen, an Vieldeutigkeiten und Deutungsmöglichkeiten, die nach Auf- und Ausfüllung rufen, nicht allein durch eine verstandesgelenkte hermeneutische Arbeit am Text, sondern zuallererst durch die Übersetzungsarbeit ins Bild. Diese Übersetzungsarbeit ist prinzipiell unerschöpflich und unabschließbar. Passionierte Leserinnen und Leser kennen das Abenteuer einer zweiten Lektüre, die bislang unbekannte Dimensionen eines bereits gelesenen Textes erschließt. Texte – wenn sie denn danach sind – bieten immer neue Schichten, die nach immer neuen Ergänzungen rufen, nicht zuletzt durch visuelle Komplementärproduktion.

Von Bedeutung für den thematischen Zusammenhang von Text und Bild ist freilich nicht allein die Frage nach der produktiven Bilder-Arbeit von Leserinnen und Lesern, sondern ebenso die nach der Leistung von Bildern, die ihnen geliefert werden. Und hier scheint der Hinweis auf die »Bedrohung« interessant, den die Fernsehkritikerin bei den »optischen Medien« angesiedelt sieht. Die Gefahr der ›Bilderflut‹, seit langem zur unvermeidlichen Signatur des Fernsehzeitalters erklärt und immer wieder nachdrücklich kulturpessimistisch beschworen, besteht in übermäßigem Konsum der Angebote von Bildmedien ebenso wie in der Beschränkung oder Behinderung der inneren Bild-Produktion durch visuelle Offerten. Der Austausch zwischen Text und Bild ist ein reziproker Prozeß. Textstrukturen führen in der Phantasie zur Erzeugung von Bildern. Das ist aber nur möglich, weil die Phantasie bereits über Bilder verfügt: Vorstellungen, Eindrücke, Wahrnehmungen, Ansichten, die der Wirklichkeit entnommen sind und mit denen der Lektüreprozeß angereichert und aufgefüllt wird.

Daß diese Bilder im audiovisuellen Zeitalter auch von den optischen Medien geprägt werden, liegt auf der Hand. Zu Problemen kommt es dabei regelmäßig dann, wenn die Vorstellungswelten des Lesers durch Außenprägungen bebildert werden. Auch dieser Vorgang ist bekannt: Er setzt grundsätzlich bei Literaturverfilmungen ein (vgl. I. Schneider 1981; Paech 1997, S. 85 ff.; Albersmeier/Roloff [Hg.] 1989; H.G. Rötzer [Hg.] 1993; Strautz 1996; Gladziejeski 1998). Man weiß, daß die Verfilmung literarischer Werke stets mit der visuellen Okkupation eines bislang freien oder autonom verwalteten Gebiets verbunden ist. Die Bilder, die eine Literaturverfilmung zeigt, sind jene, die ein Drehbuchautor oder ein Regisseur aus der Lektüre eines Textes entwikkelt haben. Die Umsetzung einer Romanvorlage, beispielsweise, in den Erzählzusammenhang eines Films legt die Optionen der Phantasie auf die individuelle Ausgestaltung von Vorstellungswelten fest. Figuren bekommen Stimme, Gestalt und Gesicht, Räume erhalten ein Interieur, Handlungsfäden werden gebündelt oder gekappt, Zeitschichten umgebaut oder kanalisiert, Offenheiten vereindeutigt und optisch festgeschrieben. Innenansichten von Figuren werden ans Licht gezerrt, ganze Reflexionspassagen entfallen, der ›plot‹ rückt in den Vordergrund. Der Film reicht an die Vorlage nicht heran, zumindest nicht an die durch Lektüre geweckten Phantasien der Leserinnen und Leser, und diese, soweit sie liebende sind, erfahren eine narzißtische Kränkung. Noch einmal in den anschaulichen Worten Barbara Sichtermanns:

>»Der Film [...] veräußerlicht und objektiviert, was zuvor eine inwendige und höchst persönliche Angelegenheit war. Er raubt der Phantasie ein Spielfeld und dem individuellen Zugriff ein Objekt. Wer eine Romanverfilmung sieht, nachdem er zuvor das Buch gelesen hat, kennt diese nur schwer zu bestimmende Enttäuschung, die häufig daher rührt, daß die äußeren Filmbilder an die inneren nicht heranreichen, vielleicht aber auch nur daher, daß sie mit ihnen nicht übereinstimmen. Die Vorstellungskraft fühlt sich durch den Kinofilm über den Haufen gerannt und spielt beleidigt, so was ergreift das ganze Gemüt.« (Sichtermann 1994, S. 100).

Verhalten optimistisch fügt die Kritikerin hinzu: »Aber es muß nicht so sein. Es gibt ja auch das Gefühl der Erfüllung nach dem Anschauen einer Romanverfilmung: dann, wenn der ›äußere‹ Film Bilder aufgeboten hat, die den inneren ähnlich oder überlegen sind.« (ebd., 100 f.). Doch hier ist Skepsis geboten, denn wann wäre das je der Fall gewesen? Luchino Viscontis vielgelobtes Ausstattungsstück DER TOD IN VENEDIG (1971) – ein Äquivalent für »innere Bilder«, die Thomas Manns Novelle hervorruft? Das Anschauen von DER NAME DER ROSE (1985/86) mit dem facettenreichen einstigen James-Bond-Darsteller Sean Connery – verbunden mit einem »Gefühl der Erfüllung«? DAS BOOT (1979/81), DIE UNENDLICHE GESCHICHTE (1983), DAS GEISTERHAUS (1993) den Vorstellungen des Lesers »überlegen«? Gewiß, es gibt Verfilmungen von Literatur, die sich auf literarhistorisch bedeutende Werke beziehen und die große Erfolge wurden. VOM WINDE VERWEHT (1939) nach dem Roman von Margret Mitchell wäre hier zu nennen, ein Film, der sich hinsichtlich der Handlungs- und Dialogführung sorgsam an die Vorlage hält. Aber ein Erfolg von singulären Dimensionen wurde er nicht deshalb, sondern weil zwei faszinierende Stars, Vivian Leigh und Clark Gable, ganze Generationen zu tränenreicher Identifikation einluden. Die Stars haben den Erfolg ermöglicht, nicht zu Lasten der Literatur, sondern jenseits aller Literarizität.

An der Werkgeschichte eines der bekanntesten Literatur-Verfilmers, Volker Schlöndorff, läßt sich die Problematik erweitern und vertiefen. Schlöndorffs Verdienst war es, in der DER JUNGE TÖRLEß (1966) nach Robert Musils Erzählung stilistisch eigenwillige, ja bedrückende Akzente zu setzen, die in Bilder zu fassen verstanden, was die Atmosphäre der Vorlage ausmacht. Schon sein MICHAEL KOHLHAAS – DER REBELL (1969) nach Heinrich von Kleist, nicht weniger dann sein BAAL (1969) nach Bertolt Brecht (mit dem jungen Rainer Werner Fassbinder) blieben hinter jenem Auftakt deutlich zurück, weil sie keine filmischen Äquivalente für Struktur und Sprache der dramatischen Vorlagen fanden. Das läßt sich grundsätzlich auch gegen seine späteren Literaturverfilmungen einwenden: Schlöndorffs VERLORENE EHRE DER KATHARINA BLUM (1975) oder seine BLECHTROMMEL-Verfilmung (1979) – wären diese Filme den »Vorstellungswelten des Lesers ähnlich«? Im Falle der Böll-Verfilmung muß man von der unterkomplexen Adaption einer literarischen Vorlage sprechen, deren ir-

ritierte und irritierende, abschweifende, doppelbödige und immer wieder
Abgründe auslotende Sprache gerade nicht dem strikten sozialkritischen Er-
zählfaden folgt, den Schlöndorff – in bester politischer Absicht, aber doch
eindimensional – auslegt. Und die vielgelobte, mit der Verleihung des Oscars
ausgezeichnete Grass-Verfilmung – bietet sie mehr als gutes Handwerk? Nämlich eine Übertragung der barocken Sprachgewalt des frühen Günter Grass in
eine adäquate Bilderwelt? Das kann man mit guten Gründen bestreiten. Und
der Grund dürfte auch in diesem Falle in dem Ehrgeiz des Regisseurs gelegen
haben, Erfolg bei einem großen Publikum zu suchen – notfalls auf Kosten
von künstlerischen Ansprüchen, die denen des Romans gewachsen wären.
Was dabei herauskommen kann, im besten Fall, hat man mit Recht »Kunst-
handwerk« genannt (Schulte 1998, S. 194).

Am Beispiel der genannten Filme mag deutlich geworden sein, weshalb ›Literaturverfilmung‹ nur wenig mit Literatur zu tun haben kann, viel aber mit
Film zu tun hat. ›Literaturverfilmung‹ ist immer und zuerst Film, Literatur
nur in abgeleiteter Form. Deshalb bedarf verfilmte Literatur der Analyse *als
Film* eher als des Vergleichs mit dem Text. Der Text ist immer nur Vorlage für
den Film – was dieser aus dem Text macht, wenn er etwas genuin Filmisches
aus ihm macht, besitzt immer eine eigenständige kinematographische Qualität, die nicht den Gesetzen der Literatur, sondern denen des Films gehorchen
muß. Es kann nicht verwundern, wenn der Vergleich von Filmen mit ihren literarischen Vorlagen so häufig zuungunsten der kinematographischen Adaption ausfällt. Das Übertrage von Erzähltsrukturen, wie die Literatur sie bietet, in die Erzählformen, die dem Film eigen sind, wirkt fast notwendig
defizitär, vergleicht man die filmische Adaption mit dem literarischen Original. Dort aber, wo der Film die Vorlage filmästhetisch, mit seinen eigenen
Mitteln, aufnimmt, kann er auch eine eigene Qualität gewinnen. Alfred
Hitchcocks Die Vögel (1963) nach der Vorlage von Daphne du Maurier bietet
hierfür ein ebenso treffendes Beispiel wie Francis Ford Coppolas Apocalypse
Now (1976/79) nach dem Roman *Heart of Darkness* von Joseph Conrad. Das
heißt: Es geht bei der Verfilmung von Literatur nicht allein, nicht einmal in
erster Linie um das Problem ›Literaturverfilmung‹, sondern es geht um die
Frage nach der Äquivalenz von Texten und Bildern, Schreibweisen und Ansichten, literarischen und filmischen Wahrnehmungsweisen, darum, ob die
filmischen Bilder den literarischen Texten gewachsen sind, ihnen standhalten oder sie gar überbieten können. Und auch die Gegenprobe läßt sich machen: Die Literarisierung von Filmen, die sich inzwischen zu einem eigenen
Genre ausgebildet hat, muß dann mißlingen, wenn sie sich, wie meist, ihrerseits auf die sprachlich illustrierende Wiedergabe des ›plots‹ beschränkt, anstatt eigenständige literarische Ansprüche zu realisieren.

An Rainer Werner Fassbinders Effi Briest-Verfilmung, die verschiedentlich
zur Auseinandersetzung herausgefordert hat (Wolff 1981; Schmid 1989;
Schestag 1993), läßt sich allerdings zeigen, daß die Bilanz eines Vergleichs
zwischen literarischer Vorlage und Literaturverfilmung nicht notwendig zuungunsten von Literaturverfilmungen ausfallen muß. Der Titel des Films lautet: »Fontane Effi Briest oder Viele, die eine Ahnung haben von ihren Mög-

lichkeiten und ihren Bedürfnissen und dennoch das herrschende System in ihrem Kopf akzeptieren durch ihre Taten und es somit rechtfertigen und durchaus unterstützen«. Ein Titel in der literarhistorischen Tradition des Barock: weit ausholend, das Thema umspielend, deutend und wertend. Zugleich aber setzt der Titel den Roman selber als Erzählvorlage voraus, bezieht ihn in die Verfilmung ausdrücklich ein, verschiebt also das semiotische Potential einer Literaturverfilmung von der bloßen Adaption des Stoffs auf die Tradition der Überlieferung, die mit dem Stoff verbunden, und auf die Formensprache, in die der Stoff eingebunden ist. »Ich meine«, so hat Fassbinder betont, »man soll an dem fertigen Film ganz klar merken, daß das ein Roman ist und daß an dem Roman nicht das Wichtige ist, daß er eine Geschichte erzählt, sondern wie er sie erzählt« (zit. nach Wolff 1981, S. 55).

Das ›Wie‹, die Narrativität des Romans, verschiebt sich durchs Zitat freilich von der Romanebene auf die des Films. Der Film wird zum Träger aller Wahrnehmungen, die der Roman enthält, auch derjenigen, die in wörtlichem Zitat wiedergegeben werden. Drei Zitatmedien lassen sich benennen: Figurendialoge, Erzählerkommentar und Inserts. Sie besitzen unterschiedliche Funktion. Die Dialoge verknüpfen in – auf den ersten Blick – konventioneller Weise Handlungsfäden und Konfliktentwicklungen, der Erzählerkommentar tritt – scheinbar ebenfalls konventionell – reflektierend und urteilend neben Handlungs- und Konfliktverlauf, die Inserts hingegen unterbrechen als Schriftmedium die Homogenität des Bildmediums und arbeiten damit der scheinbaren filmischen Konventionalität von Dialog und Kommentar entgegen. In Wahrheit aber repräsentieren auf ihre Weise auch Dialog und Kommentar Formen der Unterbrechung filmischer Konventionen. Während die Inserts dem ästhetischen Arsenal der Stummfilmzeit entnommen sind und damit den Film Fassbinders perspektivisch auf die Filmgeschichte beziehen, setzen Dialog und Kommentar, indem sie den Roman – und das heißt: die Sprache Theodor Fontanes – wörtlich zitieren, den Film kunstvoll in Distanz zum Rezipienten am Ende des 20. Jahrhunderts.

Das Ergebnis ist eine komplexe, überstrukturierte Form von Intermedialität. Der Film wird durch die Art, wie er seinen Bezugstext zitiert, ›verfremdet‹. Man könnte auch sagen: Das Zitat dezentriert den Film, hebt ihn aus der Mitte eines Erzählens, wie es der Roman vorführt, heraus, verlagert die filmische Wahrnehmung von der Wiedergabe des zentralen Konflikts auf die Bedingungen und die Formen, unter denen und mit denen der Konflikt erzählt wird. Dabei sind Text, Bild und Ton nicht notwendig kongruent, sondern können auseinandertreten, sich wechselseitig kommentieren, aber auch in Frage stellen. Unterstützt wird diese distanzierende Funktion durch Reminiszenzen an die Stummfilmzeit, durch historisch akzentuierte Mittel und Techniken wie die Verwendung grobkörnigen Filmmaterials, den Verzicht auf Farbe, die Strukturierung des Handlungsverlaufs durch Aufblenden und die Zerlegung der erzählerischen Kontinuität nach Art eines Stationendramas. Hinzu tritt die prononciert anti-realistische Künstlichkeit des Geschehens und des Kunstcharakters der filmischen Erzählweise. Eine extrem langsame Kameraführung mit bisweilen eingefrorenen Bildperspektiven, die

Überbetonung der Bewegungsarmut vor der Kamera und die auffällige Häufung des Spiegel-Motivs, Medium und Symbol des Indirekten, der Perspektivierung von Entwicklung, der Brechung von Subjektivität – all diese artistischen Elemente unterstreichen die Unterbrechung der Wahrnehmung, die auch die Schrift im Bild bewirkt. Dieses Verfahren funktioniert deshalb, weil die homogene mediale Information der Bildsequenz durch die Einführung einer anderen, strukturell ihr inhomogenen medialen Information ergänzt, substituiert oder konterkariert wird. Auf diese Weise wird weder Literatur verfilmt noch wird der Film literarisiert, sondern genau genommen: Die literarische Vorlage wird gegen ihre Verfilmung aufgeboten. Das Erzählen verlagert sich durch das Zusammenspiel seiner Einzelelemente von der Handlung auf das Erzählen des Erzählens – die Intermedialität wird zur Meta-Medialität.

Was Fassbinder mit Effi Briest gelungen ist, mißglückte ihm mit Berlin Alexanderplatz. Wo hätte diese gigantische TV-Produktion, eine melancholische Fernsehfassung von Alfred Döblins Jahrhundertroman, die Schärfe des literarischen Originals erreicht, die gnadenlose Ironie des Zitierverfahrens bei Döblin, die Härte der Montage, die den Roman zum epischen Monument der literarischen Moderne gemacht hat? Das grundsätzliche ästhetische Dilemma, die künstlerische Aporie des Unternehmens ›Literaturverfilmung‹ hat Joachim Paech im Hinblick auf Fassbinders Berlin Alexanderplatz präzise benannt: »Indem Fassbinder die filmische Schreibweise des Romans getreulich im Film rekonstruiert, geht ihre Wirkung fast vollständig verloren; im Film ist ›normal‹ und nur noch konventionell, was literarisch aufsehenerregend war, weil es die Konventionen der Literatur durchbrochen hat.« (Paech 1997, S. 150). Dieser Befund klingt zunächst paradox: »getreulich rekonstruiert« – und doch die »Wirkung verloren«. Doch die Feststellung trifft die Sache genau. Sie läßt sich ins Prinzipielle vertiefen. Der Versuch von Literaturverfilmungen, dem Original auf dessen eigener Spur zu folgen, führt künstlerisch in die Irre. Der Film muß seine eigenen Ausdrucksmöglichkeiten nutzen, nicht die der Literatur, wenn er die Vorlage erreichen will. Die filmisch imprägnierten Mittel der literarischen Avantgarde sind, wenn sie Teil des poetischen Werks werden, Literatur geworden. Als solche aber sind sie nicht in Film rückübersetzbar, es sei denn um den Preis erheblicher ästhetischer Reduktionen. Den eigenen, filmischen Ausdrucksmitteln zu vertrauen, kann im Extremfall bedeuten, sich von der literarischen Vorlage weit zu entfernen – und gerade dadurch das Original kongenial zu treffen.

Filmische und literarische Intermedialität

An einem filmkünstlerischen Extrembeispiel wie Fassbinders Effi Briest zeigt sich, daß Begrifflichkeiten wie ›filmische Schreibweise‹ und ›literarischer Film‹ ebenso metaphorischer Natur sind wie die semiologischen Prägungen ›Sprache des Films‹ bzw. ›Grammatik des Films‹. Solche Begrifflichkeiten sparen die Spezifik des jeweils gewählten Verfahrens aus, indem sie zwei katego-

rial zu unterscheidende Bereiche metaphorisch verbinden, mithin eine
Mischform unterstellen, die so nicht besteht. Vielmehr zeigt sich bei Fassbinder, daß zur produktiven filmischen ›Lektüre‹ des Fontane-Romans bzw. zur
›filmischen‹ Wahrnehmung von Großstadt in einem literarischen Text nicht
die Veränderung oder Umschmelzung der einen Kunstform durch die andere
geführt hat, sondern die zwischen beiden erhaltene Spannung.

Für solche Formen des spannungsreichen Austauschs und der wechselseitigen Anregung, Bereicherung und Veränderung hat der Germanist Oskar Walzel bereits 1917 den Terminus ›Wechselseitige Erhellung der Künste‹ eingeführt. Walzel beschrieb damit idealtypisch eine Symbiose unterschiedlicher
Kunstformen, die je auf ihre Weise ›erhellend‹, also steigernd und verdich-
tend aufeinander einwirken könnten, eine Qualität, für die sich seit vielen
Jahrhunderten, von der griechischen Antike bis zur Gegenwart, vielfältige Belege finden lassen. Die Verbindung von Lyrik und Musik im Kunstlied, Ballett
und Tanztheater, die Illustration von Texten und das Zusammenspiel von
Bild und Text in Bildergeschichten, die Oper als »Kraftwerk der Gefühle«
(Alexander Kluge), das sich aus zwei Quellen speist, Bühnendramen mit Mu-
sik- und Liedeinlagen, die Piktogramme der Konkreten Poesie, die Verfahren
der Collage- und Montagekunst – all das sind Beispiele einer langen Tradition
des Austauschs zwischen den Künsten. Von Richard Wagners Monumental-
opern bis zu Bertolt Brechts ›operativen‹ Bühnenstücken reicht die ästhetische Physiognomie solcher ›Erhellungen‹, von der Synthese der unterschiedlichen Medien zu einem integralen Werk bis zur Aufsprengung künstlerischer
Geschlossenheit erstrecken sich die dramaturgischen Strategien. Nicht ein
einziges Konzept allein repräsentiert das ganze Spektrum, sondern zahlreiche Einzelversuche und Neuansätze stehen für künstlerische Erneuerungen,
die sich in ihrer Einwirkung aufeinander immer wieder auf unterschiedliche
Weise als produktiv erwiesen haben.

Innovative künstlerische Unternehmungen dieser Art umschreibt seit Beginn der achtziger Jahre der Begriff ›Intermedialität‹ (Eicher/Bleckmann[Hg.]
1994; Link-Heer/Roloff [Hg.] 1994; Zima [Hg.] 1995). Literatur, Musik, Malerei,
Graphik, Fotografie, und immer wieder Literatur-und-Film, Film-und-Litera-
tur bilden die Parameter, mit deren Hilfe Theoretisierungsversuche eines
komplexen Wechselspiels und Zusammenklangs der Künste unternommen
werden:

»Dabei sind die Prozesse der immer engeren Vernetzung der verschiedenen Medien,
die ständige Erweiterung der Kombinationsmöglichkeiten und die Substituierbarkeit
des einen Mediums durch das andere nur verschiedene Seiten eines Phänomens. In
dieser Hinsicht ist es durchaus ein Vorteil, daß ›Intermedialität‹ – als Begriff und Konzept – nicht den Status eines geschlossenen, bereits festgelegten wissenschaftlichen
Paradigmas beansprucht, sondern eher Spielregeln und Perspektiven für die Analyse
medialer Interaktionen und Traditionen zur Verfügung stellt.« (Roloff 1995, S. 271).

Die Offenheit von Begriff und Konzept der ›Intermedialität‹ ist in der Tat von
Vorteil. Und doch kann man unter dem Aspekt des intermedialen Verhältnis-

ses von Literatur und Film die grundsätzliche Beobachtung nicht übergehen, daß Systematisierungsansätze ambitionierter Art im Regelfall dann ein Erkenntnisgewinn sind, wenn sie dieses Verhältnis im Blick auf den Film bestimmen (beispielsweise Spielmann 1998 a, v.a. S. 73 ff.), von begrenztem Erkenntnisgewinn aber dann, wenn sie dieses Verhältnis vom literarischen Text her zu bestimmen versuchen. Die Unterscheidung zwischen zwei grundlegenden Textebenen, deren eine »*im Hinblick auf* den Film/das Kino/bestimmte Filme produziert« wurde und deren andere »sich entweder unilateralen (›von der Literatur zum Film‹ oder ›vom Film zur Literatur‹) oder reziproken (wechselseitigen) Einflüssen zwischen den genannten Medien verdankt« (Albersmeier 1995, S. 241 f.), bleibt deutlich dem Ausgangsmedium Literatur verhaftet. Die überraschte Erkenntnis, »welch verwirrende Medienverschränkung allein durch das Auftreten des Films entstanden ist« (ebd., S. 241), legt aber gerade die Frage nahe, ob nicht der Ansatz bei der Entwicklungsgeschichte der filmischen Bilder ertragreicher und für die Theoriebildung zur filmisch-literarischen Intermedialität folgenreicher wäre (Köster 1994). Wenn es nicht nur um Transposition – also die Übertragung von Stoffen, Konfliktkonstellationen oder ›plots‹ –, sondern um Transformation geht – also um die strukturelle Veränderung der Formensprache eines Mediums durch die eines anderen –, so wird man sich grundsätzlich darauf besinnen müssen, daß die ästhetisch signifikante Instanz dasjenige Medium ist, in dessen Struktur der Transformationsprozeß resultiert.

Das läßt sich für den Komplex ›Bild und Text‹ exemplarisch an einem posthum erschienenen Werk Rolf Dieter Brinkmanns zeigen: *Rom, Blicke* aus dem Jahre 1979. Es handelt sich um eine Sammlung von Materialien, die Brinkmann während eines Aufenthalts in der Villa Massimo zusammengestellt hat, eine vielfältige Collage aus poetischen Arbeiten, autobiographischen Notizen, Briefen, Exzerpten, Zeitungsausschnitten, ›Texten‹ also im literarischen Sinn des Wortes, die Brinkmann aber in Verbindung bringt mit visuellen Elementen wie Fotos, Postkarten, Filmbildern, Stadtplänen, Typoskripten, Rechnungen, Skizzen. Zweifellos ein Beispiel für die Intermedialität von Bild und Text, ein Beispiel zudem, das den Graphismus des literarischen Textes erweitert hat durch die Assemblage visueller Zeichen der unterschiedlichsten Art. Doch diese Erweiterung öffnet den Textbegriff, sie verändert ihn nicht, schon gar nicht setzt sie ihn außer Kraft. Der Grund hierfür ist die einfache Tatsache, daß die assemblierten Materialien, die für sich genommen einer ästhetisch homogenen Sphäre, der des Bildes entstammen, nicht transformiert, sondern nur transferiert werden. Sie erscheinen in neuer Umgebung, und sie unterliegen deren ästhetischer Gesetzlichkeit.

Ein anderes Beispiel für Intermedialität, das den Komplex ›Ton und Text‹ berührt, findet sich in Marcel Beyers Roman *Flughunde* aus dem Jahr 1995. Der Roman handelt von einem Beschallungsspezialisten, der im Dritten Reich für die NS-Massenveranstaltungen zuständig ist. Er ist ein Stimmforscher, der sich mit Hilfe von Grammophon und Nadel in die feinsten Verästelungen der Akustik, in die subtilsten Vernarbungen des menschlichen Kehlkopfs vertieft, um eine Art Stimmfärbungskarte zu erstellen, mit der sich alle

Lautphänomene erfassen lassen sollen. Beichtstühle, Verhöre und Frontge-
spräche bilden seine Quellen, Mikrophone, Magnetbänder und Frequenzen
sein Handwerkszeug auf dem Weg zum Ideal der ›Sprachhygiene‹, das dem
NS-Ideologem von der ›reinen Rasse‹ korrespondiert. Einbezogen in diesen
Forschungszusammenhang sind auch die Stimmen von sechs Kindern, die
durch das Initial ihrer Vornamen dem ›Führer‹ geweiht sind, die Kinder von
Joseph und Magda Goebbels, die am Ende des Romans von ihren Eltern in
den Tod, in den gemeinsamen Selbstmord mitgenommen werden. Die Arbeit
des Stimmforschers, die der Roman schildert, endet mit diesem Tod, konse-
quenterweise also mit dem Schweigen:

»Ab diesem Punkt spricht niemand mehr. Ein Schlürfen nur, das sich insgesamt sechs-
mal wiederholt. War da ein Schrei? Ein kurzes Weinen? Dann bleibt nur das Atmen.
Das Atmen von sechs Kinderlungen in versetztem Rhythmus. Es läßt an Intensität und
Lautstärke nach. Schließlich ist gar nichts mehr zu hören. Es herrscht absolute Stille,
obwohl die Nadel noch immer in der Rille liegt.« (Beyer 1995, S. 301).

Ein Roman, der von einem Tontechniker handelt, ein Text, der physikalische,
physiologische, technologische Aspekte der Akustik thematisiert, der Probleme der Aufzeichnung, Speicherung und Abtastung akustischer Signale
einbezieht, der den komplexen Mechanismus des Austauschs zwischen den
Systemen Kommunikation, Information und Archivierung aufgreift, ein Roman auf der Höhe der technologischen Kenntnisse, die sein Gegenstand erfordert, wie auf der Höhe eines medialen Problembewußtseins, das unserer
Zeit entspricht – aber ein Roman. Er handelt von einem Medium – dem Ton,
der Akustik –, aber er folgt den Gattungsgesetzen eines anderen. Seine Analyse läßt sich deshalb sinnvollerweise nicht von jenem Medium aus in Angriff nehmen, das sein Ausgangsmaterial bildet, die Akustik also, sondern
nur im Zusammenhang jenes Mediums, in das hinein jenes Ausgangsmaterial transferiert worden ist: die Literatur.
  Die Beispiele lassen sich vermehren, vor allem um Romane aus den Vereinigten Staaten. Thomas Pynchon ist hier an erster Stelle zu nennen, mit Werken wie *V.* (1961; dt. 1976) und *Die Enden der Parabel* (dt. 1981), ferner John Up-
dike mit *Das Gottesprogramm* (dt. 1988), dazu Schriftsteller, die sich, wie
Robert Coover in *Geralds Party* und in *Die öffentliche Verbrennung* (beide dt.
1988), die Ästhetik der Videokamera zunutze machen. Man sieht an solchen
Beispielen: Die Schriftsteller erschreckt die Realität der neuen Medien nicht.
Längst ist es nicht mehr der Film allein, von dem sie lernen, dessen Ästhetik
sie sich poetisch zunutze machen. Sie haben sich der Herausforderung auch
der neueren audiovisuellen Medien gestellt, bis hin zu den Verfügungsmög-
lichkeiten der Videoapparatur und der Omnipräsenz des Fernsehens. Ein
deutscher Schriftsteller, der dieser audiovisuell geprägten Autorengenera-
tion angehört, Klaus Modick, hat mit kenntnisreichem Blick auf die Entwicklung des amerikanischen Gegenwartsromans festgestellt:

»Die Entwicklung der elektronisch-digitalen Medien folgt tendenziell einer ›Ökono-mie der Signale‹: Die Techniken überwinden mit möglichst minimalem Aufwand für die Einzelkommunikation möglichst große Räume in möglichst kurzer Zeit mit mög-lichst vielen Informationsmengen. Der Mikrochip ist die repräsentative Form dieser Entwicklung. Es gibt allerdings sehr viele (und vielschichtige) Beziehungen, Bedürf-nisse und Verhaltensweisen, die sich dieser reinen Praktikabilität widersetzen. Die Ge-genströmung trägt dazu bei, daß die alten Instrumente, zu denen der Roman gehört, die im erweiterten Ensemble der Medien an Bedeutung verlieren, in stärkerem Maße als zuvor Qualitäten transportieren, deren Funktion von den neuen Medien nicht ge-leistet werden kann. Das schließt nicht aus, daß der Roman den Erkenntnisgewinn neuer Medien seinen Techniken zuführt.« (Modick 1990, S. 312).

Wenn mit dieser These die Seite der Literatur zutreffend beschrieben ist, dann darf man für den Film auf eine alte These André Bazins zurückzukom-men, der die Forderung nach dem ›cinéma impur‹, dem ›unreinen‹ Film auf-gestellt und die Tradition des ›cinéma des auteurs‹, des ›Autorenfilms‹, pro-grammatisch begleitet hat (Bazin 1975). Zwar ist die ›nouvelle vague‹ Geschichte, aber ihr Umgang mit Literatur ist aktuell und anregend geblie-ben, weil die Verbindung beider Kunstformen strukturell über die Priorität des visuellen Mediums definiert ist. Von dieser Dominanz zeugt die Ge-schichte des surrealistischen Films mit der exemplarischen Intermedialität von Luis Buñuels und Salvador Dalís Un chien andalou (1928) und L' âge d'or (1930), in denen sich Traumsequenzen und Bilder des Unbewußten mit in-haltlich bestimmten, literarischer Erzähltradition entstammenden Realitäts-partikeln so verbinden, daß jeder Versuch einer konsistenten Deutung schei-tern muß. Die Konstellation der Bilder, die ihre literarische Herkunft nirgendwo verleugnen, entwickelt eine filmische Dimension, die jenseits der Hermeneutik liegt. Eine Tradition, die ihre Fortsetzungen gefunden hat bei Alain Robbe-Grillet und Jacques Rivette, Michelangelo Antonioni und Claude Chabrol, François Truffaut und Jean-Luc Godard (Roloff 1995, S. 284 ff.). Der vermeintlich ›unreine‹ Film, so zeigt sich an diesen Beispielen auf paradoxe Weise, entwickelt in dem Maße eine genuin filmische Qualität, wie er in sei-nen durch Literatur inspirierten ›intermedialen‹ Bilderwelten »nicht die Nähe zur literarischen Vorlage, die sog. Werktreue, sondern die Kreativität der Transformation, die dargestellte Spannung und Diskrepanz von Text und Bild« (ebd., S. 305) zu realisieren sucht.

Wenn man sagen kann, daß die audiovisuellen Medien, allen voran der Film, die Literatur einem Umschmelzungsprozeß unterworfen haben, der die Formensprache der Poesie revolutioniert hat und mit ihr die literarische Wahrnehmung der Wirklichkeit selber, so zeugt dieser Umschmelzungspro-zeß von nichts anderem als von der unaufhebbaren Rückbindung einer im Geiste Rimbauds als ›absolument moderne‹ sich verstehenden Literatur an eine soziale Evolution, der sie freilich auch zum Opfer fallen könnte: dann nämlich, wenn sie medienästhetisch nicht auf der Höhe ihrer Zeit wäre. Und umgekehrt gilt, daß die Zukunft des Films auch davon abhängt, wie weit er sich durch Literatur ›intermedial‹ anregen lassen kann. Bemerkenswert ist dabei, daß Schriftsteller wie Regisseure der Avantgarde die Wirklichkeit potentieller Bezugsmedien schon immer aufgeschlossen nicht nur wahrgenommen, sondern auch produktiv genutzt haben. Wenn sich der Text das Bild anverwandelt, wenn die literarische Formenwelt audiovisuelle Techniken in sich aufnimmt, wenn das Zeitmaß des Erzählens von Rhythmus und Struktur des Medienzeitalters spricht, dann handelt es sich offenbar nicht um Kapitulation. Und wenn der Film an die Tiefenperspektiven, die Polyvalenz und die Poetizität der Literatur anschließt, dann handelt es sich nicht um die Ablösung eines alten Leitmediums durch ein neues, sondern um geschärfte Aufmerksamkeit von Regisseuren und um die bewußte Nutzung von Protestenergien poetischer Texte, die in die Zukunft weisen.

Text und Bild

Zu einigen festen, offenbar unerschütterlichen Voraussetzungen der Diskussion um die neuen Medien zählt die Auffassung, das Bild habe die Schrift abgelöst. Gleichviel, ob die Vorzeichen in dieser Diskussion negativ oder positiv gesetzt werden, ob man den Umbruch beklagt oder bejubelt, ob man das Abendland untergehen oder in eine neue digitale Freiheit aufbrechen sieht, ob man das »Verschwinden der Kindheit« (Postman 1983) beklagt oder das »Ende der Gutenberg-Galaxis« (Bolz 1993) begrüßt – der jüngste Paradigmenwechsel der Kulturgeschichte scheint beschlossene Sache. Plakative und erfolgreiche Buchtitel wie die eben zitierten repräsentieren diese Diskussion und treiben sie – These um These – voran. Seriöse literaturwissenschaftliche Arbeiten wie etwa Manfred Schneiders Untersuchung zum autobiographischen Text im 20. Jahrhundert haben die Einsicht, im Verlauf der letzten Jahrzehnte sei eine Funktionsveränderung der Literatur eingetreten, die ihren tradierten Status als homogenisierender kultureller Faktor außer Kraft gesetzt habe, in den Rang eines Axioms erhoben. »Hierzu gehört die einfache Erkenntnis«, so Schneider, »daß dem Medium Literatur in den technischen Medien eine ganze Serie von Substituten erwachsen ist, die ihr Monopol verstreut hat. Zugleich muß sie mit ihrer kulturellen Vorrangstellung auch ihre Führungsposition bei der Verwaltung des anthropologischen Diskurses« abtreten (Schneider 1986, S. 248).

Was dieser Status- und Funktionswandel kulturgeschichtlich zu bedeuten hat, darüber besteht, wie gesagt, durchaus kein Einvernehmen. Er hat aber, soviel scheint festzustehen, die Literatur entlastet. Er hat sie nämlich von der Aufgabe befreit, verbindliche Normen noch aufstellen oder verkünden zu sollen, eine Aufgabe, die sie bekanntlich seit jeher nur mit wechselndem Glück und zweifelhaftem Geschick und nicht ohne gelegentlichen Hang zu einem ideologischen Übersoll aus Pflichtbewußtsein wahrgenommen hat. Wenn aber die »Funktion der Homogenisierung« nicht mehr wahrgenommen werden kann, weil die »Homogenität des Mediums« fragwürdig oder gar brüchig geworden ist, dann entfällt auch, auf befreiende Weise, die Last der Verantwortung. Dieser Prozeß hat es, so Schneider, der »Literatur leicht gemacht, von sich zu sagen, daß sie ein Spiel von Schaltungen ist, ein Spiel von unendlichen Möglichkeiten, die allein durch die Gesetze der Sprache begrenzt sind« (Schneider 1986, S. 248). Die Leser sind auf diese Weise zu Mitspielern geworden, die keine kulturelle Norm mehr zur Wahrnehmung eines spezifischen Kanons zu zwingen vermag. Und die Klage über den fortschreitenden Analphabetismus obliegt vielleicht nur noch einer geringer werdenden Zahl von Kulturforschern und -verwaltern, die wahrhaft Grund zur Trauer haben: Weder besitzt ihr Gegenstand, die Literatur, weiterhin seine traditionelle homogenisierende Funktion, noch kommt ihm länger Bedeutung für die Ausbildung verpflichtender Traditionen zu.

Doch der vielfach beklagte Mangel an Lesefähigkeit, das bisweilen bejubelte Schwinden der Schriftkultur, die kluge Einsicht in den Funktionsverlust, den die Literatur erlitten habe – sind nicht diese mittlerweile geläufigen Formeln Ausdruck, womöglich bereits Ergebnis eben jenes Dilemmas, zu dessen Beschreibung und Analyse sie aufgeboten werden? Keine Frage: Das Bildmedium Fernsehen zieht eine größere Aufmerksamkeit auf sich als das Schriftmedium Buch. Das hat erkennbar damit zu tun, daß das Bild leichter zugänglich ist als die Schrift, die Schrift abstrakter ist als das Bild – jedes Kind weiß das oder erfährt es doch. Eine medienanthropologische Konstante – kein Grund zur Klage. Wer aber pflegen, bewahren, erhalten und retten will – hat der nicht den Gegenstand seiner Fürsorge bereits für tot erklärt? Wer das allmähliche Vergehen einer Kulturtechnik – hier: des Lesens, der Schrift – affirmativ begleitet, befindet der sich nicht im Status jener Würdenträger, die, um ihrer Privilegien willen, bei jedem Machtwechsel entschlossen die Seiten wechseln? Der Status der Literatur hat sich durch die audiovisuellen Medien verändert – das läßt sich kaum bestreiten. In welcher Weise aber verändert und in welche Richtung diese Veränderung weist, wann sie anzusetzen und wie sie zu bewerten ist – darüber wäre noch zu streiten.

Der Streit muß dort beginnen, wo der Welt der Bilder im Zusammenspiel mit den neuen Medien ein entscheidender, kulturgeschichtlich umwälzender Einfluß auf den Status der Literatur zugesprochen wird. »Das Bilderuniversum«, so etwa Hartmut Winkler in seiner Auseinandersetzung mit der Medientheorie der Computer, »war die Antwort auf ein beschreibbares historisches Problem, eine Reaktion [...] auf die Tatsache, daß Sprache und Schrift in eine tiefgreifende Krise geraten waren; wenn die Entwicklung nun also auch die technischen Bilder hinter sich läßt, so liegt die Vermutung nahe, daß eine vergleichbare Krise gegenwärtig die Bilder ergriffen hat.« (Winkler 1997, S. 192). Winklers These enthält eine argumentativ interessante Pointe. Die Bilder haben – so seine doppelte Strategie – inmitten einer Krise von Sprache und Schrift deren Status übernommen, und der Status der Bilder ist »durch innere Widersprüche des Bilderuniversums selbst« seinerseits in eine Krise geraten, deren Ausdruck der »gegenwärtige Medienwechsel« zu Computer und Internet sei (ebd., S. 192). Anregend an dieser strategischen Doppelung ist zunächst die Abkehr von dem argumentativen Stereotyp, die »Krise von Sprache und Schrift« sei neueren Datums, also erst durch Elektronik und Digitalisierung hervorgerufen worden. Im Rückgang auf den kanonischen Text der ›Sprachkrise‹, Hugo von Hofmannsthals »Ein Brief« aus dem Jahre 1902, versucht Winkler deutlich zu machen, daß die »Krise von Sprache und Schrift« innerhalb des Zeitrahmens von 1850 bis 1918 zu datieren sei, mithin jener Epoche zugehöre, die zugleich mit der Sprachkrise die neuen Medien Fotografie und Film hervorgebracht hat. So wichtig dieser Historisierungsversuch ist – er bedarf doch seinerseits einer Historisierung.

Denn jene Bildersehnsucht liegt auch der Vorgeschichte der kinematographischen Wahrnehmung schon zugrunde, wie sie zuvor skizziert worden ist (vgl. Kap. II). Sie erweist die Entwicklung der technischen Bilder als einen Jahrhunderte währenden Prozeß, der immer aufs neue Medienumbrüche, auch Wahrnehmungsveränderungen hervorgebracht hat. Dieser Prozeß legt es nahe, eine historische Einbettung von Fotografie und Film in den Entwicklungszusammenhang technischer Medien ebenso vorzunehmen wie eine perspektivische Verlängerung dieses Medienumbruchs in die Gegenwart. Vor diesem Hintergrund wäre dann auch die Frage zu stellen, ob es sich bei dem ›gegenwärtigen Medienwechsel‹ tatsächlich um eine ›Krise‹ des Bilderuniversums handelt, die von einer vergleichbar euphorischen ›Sehnsucht‹ nach den neuen Speicher- und Kommunikationsmedien zeugt. Allem theoretischen Aufwand zum Trotz bedient sich eine solche Argumentation einer im Grunde schematischen Denkfigur: die Krise der Schrift durch Entleerung der Signifikanten führt zum Universum der Bilder, die Krise der Bilder durch Konventionalisierung führt ins Universum der Rechner. Dieser Argumentation entgeht die Pointe, die in einer historischen Perspektivierung des Materials läge: nämlich den Medienumbruch, der etwas qualitativ Neues hervorbringt, als Ferment einer Medienkoevolution zu verstehen, die ihrerseits auf eine jahrhundertealte Tradition verweist.

Zudem ist der berühmte, kanonische Text Hofmannsthals selber nicht ohne innere Spannungen, die freilich kaum einmal ausgelotet werden. Der Text stammt aus dem Jahre 1902, paßt also gut zum argumentativen Kontext der ›Sprachkrise‹, die zu diesem Zeitpunkt ersichtlich die des Autors Hofmannsthal einschließt. Deshalb bleibt häufig außer acht, daß die brieflichen Äußerungen des Lord Chandos durch den Autor auf das Jahr 1603 datiert wurden. Offenbar hat Hofmannsthal, avant la lettre, einen »Tigersprung in die Vergangenheit« von Benjaminschen Dimensionen gewagt. Der fiktive Briefschreiber adressiert sich an seinen Freund, den Naturforscher und Philosophen Francis Bacon (1560–1626). Im Jahre 1603 begann die Herrschaft Jakobs I., unter dem Bacon zum Großsiegelbewahrer und Lordkanzler aufsteigt. Mit Bacon setzt der Siegeszug eines Denkens ein, das Fortschritt als ein Fortschreiten naturwissenschaftlicher Erkenntnis und diese als die fortschreitende Herrschaft des Menschen über die Natur versteht. Hofmannsthal siedelt sein Textprojekt zudem exakt zu Beginn jenes Jahrhunderts an, in dem die Entwicklung der optischen Medien einen bahnbrechenden Aufschwung genommen hat, zu einer Zeit, da Galilei (1564–1642) als Professor in Padua die natürlichen Bewegungsabläufe analysiert und die Beobachtung des Sternenhimmels vorantreibt, zu jener Zeit, da Johannes Kepler (1751–1630) als Mathematiker und Hofastronom in Prag den Gesetzen der

Planetenentwicklung auf der Spur ist. Diese Entdeckungen, nicht in erster Linie die Welt der neuen Bilder, macht der Autor zur Basis der Sprachkrise seiner Figur. Er sucht nach einem »Material, das unmittelbarer, flüssiger, glühender ist als Worte« (Hofmannsthal 1951, S. 13). Bilder können ein Teil dieses Materials sein, doch wird man, auf den weiteren Weg Hofmannsthals selbst blickend, ebenso das große Theater, die Bühnenkunst, die Musik und den Tanz in Betracht ziehen. Auch wenn aber innerhalb der hier entworfenen Zeitkonstellation zugleich die Schreibgegenwart eines so hellsichtigen Autors wie Hugo von Hofmannsthal mitverhandelt wird, bleibt eine weitere Irritation durch den performativen Widerspruch des Textes. Denn die Klage über die Krise der Sprache ist in einer meisterlichen Sprache gehalten, so kunstvoll wie elegant, so geschmeidig wie eloquent, voll abgründiger Szenen, prägnanter Bilder und spannungsreicher Metaphern. Auch deswegen haben sich Generationen von Literatur-, Geistes- und Kulturwissenschaftlern immer wieder mit ihm auseinandergesetzt. Was gibt es Schöneres als ein Meisterwerk der Literatur über die Krise der Sprache!

Der Hinweis auf diesen Widerspruch ist keineswegs nur ironisch gemeint. Wenn die ›Sprachkrise‹ »die Sprache offensichtlich von der Signifikatseite her« angreift (Winkler 1997, S. 198), so ist doch der Status der Literatur nicht notwendig von ihr in der gleichen Weise betroffen wie die diskursive Sprache – es sei denn, Literatur transportierte die Signifikate ungebrochen. Die ›Sprachkrise‹ der Moderne aber und die Debatte über sie ist ohne jene Literatur nicht denkbar, die sich mit dem Phänomen der Krise auseinandersetzt. Ihre Geschichte beginnt nicht erst um 1850, sondern bereits Ende des 18. Jahrhunderts, zur Zeit des *Athenäum*-Projekts und der ästhetischen Theorie der Frühromantik. Bereits in diesem frühen Stadium zeigt sich die Literatur wie die Theoriebildung, die sie begleitet, entschlossen – und übrigens auch in der Lage –, die erkannte Krise von Sprache und Schrift gleichsam homöopathisch zu therapieren: die Krisenphänomene in die Bearbeitung der Krise produktiv aufzunehmen. Für die erste Hälfte des 19. Jahrhunderts können Heinrich Heine und E.T.A. Hoffmann als Repräsentanten dieses Moderne-Phänomens gelten, für das 20. Jahrhundert Karl Kraus und die Wiener Moderne, die Konkrete Poesie und Ernst Jandl, Helmut Heißenbüttel, Arno Schmidt und, in jüngster Zeit, Elfriede Jelinek. Es handelt sich – bei aller Unterschiedlichkeit im einzelnen – um Texte, die den gestörten »Mechanismus der Signifikatbildung« (ebd., S. 198) gezielt unterlaufen. Es ist eine Traditionsströmung der Moderne, die den »Umschlag von Diskurs ins System« (ebd.) hintergeht, indem sie die »Signifikate in der Krise« (ebd.) subversiv der Ebene ihrer Signifikanten einschreibt. Zwar stehen nicht ›Konventionen‹ zur Diskussion, sondern »die erschreckend allgemeine Ebene des Semiotischen selbst« (ebd., S. 199). Auf eben diese Ebene aber hat sich der aus der Sprachkrise erwachsene Diskurs der Literatur längst schon verschoben. Nicht – um ein Begriffspaar der *Mythen des Alltags* von Roland Barthes aufzunehmen – »metasprachlich«, also *über* die Krise der Sprache redend, sondern »objektsprachlich«, also *die* Krise der Sprache sprachkritisch bearbeitend (Barthes 1974, S. 134).

Diese Leistung der poetischen Sprache ist reflektiert und gebrochen. In sie geht das Bewußtsein einer Krise ein, die auf der Ebene des Semiotischen zugleich verdeckt und offenbart wird. Man kann deshalb mit guten Gründen bezweifeln, daß »die technischen Bilder zur ›Lösung‹ der Sprachkrise werden« konnten (Winkler 1997, S. 209). Daß »Bilder immer eine Vielzahl von Lesarten« anbieten (ebd., S. 207), ließe sich mit größerem Recht von der Literatur sagen, und auch dieses: »Wahrnehmung und Deutung fallen nicht im selben Maße zusammen und dies eröffnet einen Raum für Ambiguitäten« (ebd.). Nur in einer Fußnote will Winkler auch der Literatur »Ambiguitäten« (ebd.) zugestehen, bezeichnenderweise mit der Einschränkung, bei den literarischen »Ambiguitäten« handle es sich um eine »Bedrohung des Sinnverstehens« (ebd.). Doch Bilder und Texte sind nicht in dieser Weise gegeneinander auszuspielen. Bilder sind ästhetische Gegenwelten zum poetischen Text, aber nicht sein Ersatz. Der Film ist die Gegenwelt zur Misere der empirischen Realität. Dies – und nicht der Gegensatz zur »Sprache« – ist der Kern von Hofmannsthals Hommage an den Film, die er 1921 unter dem Titel »Ersatz für die Träume« veröffentlicht. Die Bilder des Films sind ein Anderes zur Sprache, zur Schrift allein im Sinne der Ergänzung und Erweiterung eines Mediums durch ein anderes, neues. Daraus erklärt sich, daß die Bilder nicht nur die Struktur von Texten verändert, sondern auch ihrerseits im Laufe ihrer Entwicklung Veränderungen durch die Schrift erfahren haben, Ergänzungen und Erweiterungen.

VI. Exkurs: Gibt es eine ›Sprache‹ des Films?

»Ein Zeitalter, in dem Druck, Fotografie, Malerei, Film und Fernsehen eine wichtige Rolle einnehmen«, bemerkte 1946 der amerikanische Philosoph und Semiologe Charles William Morris, »erfordert eine Semiotik, die die visuellen Zeichen nicht vernachlässigt.« (Morris 1981, S. 291). Visuelle Zeichen – in dieser Begriffsprägung verbergen sich erkenntnistheoretische Voraussetzungen, die einer ganzen Schule der ästhetischen Philosophie im 20. Jahrhundert den Weg gewiesen haben: der Semiologie oder Semiotik genannten Lehre vom Zeichencharakter nicht nur der Sprache, sondern der Kommunikation generell. Sie geht im wesentlichen auf Erkenntnisse der modernen Sprachwissenschaft zurück, die mit Ferdinand de Saussures *Grundlagen der Allgemeinen Sprachwissenschaft* (1916) begründet worden ist.

Unter ›Zeichen‹ wird in der Semiologie ein sprachliches oder nicht-sprachliches Element verstanden, das für etwas anderes steht oder auf ein anderes Element – einen Gegenstand, eine Idee, einen Sachverhalt – deutet. Ein Zeichen besitzt mithin eine doppelte Struktur: den Signifikanten (= das Bezeichnende) und das Signifikat (= das Bezeichnete). Der Signifikant ist die Ausdrucksseite des Zeichens. Er verweist auf das Signifikat – das Wort in einem Text auf ein Problem oder eine Sache, ebenso das Filmbild auf den mit ihm dargestellten Ausschnitt der Wirklichkeit. ›Sein‹ und ›Bedeutung‹ des Zeichens – die jeweilige lautliche oder figurative Erscheinungsform eines Zeichens und der mit diesem verbundene Inhalt – müssen also nicht notwendig identisch sein. Vielmehr können Zeichen sowohl auf etwas verweisen, das ihnen ähnlich ist – das heißt, einen Gegenstand, eine Idee, ein Bild, einen Sachverhalt denotieren –, als auch eine Bedeutung besitzen, die nicht-gegenständlicher Art ist, sondern auf die Form der Anschauung verweist, die in der Struktur des Zeichens angelegt ist.

Im ersten Fall ließe sich mit der modernen Semiologie von einem ›Ikon‹ sprechen, von einem ikonischen Zeichen, das in seiner Bildlichkeit oder Sprachlichkeit ein Anderes durch Ähnlichkeit repräsentiert. Im zweiten Fall haben wir es nicht mit einer Ähnlichkeitsbeziehung zu tun, sondern mit einem inhaltlich begründeten Verweisungszusammenhang, einem ›Index‹, der einen physischen oder einen Kausalzusammenhang zwischen dem Bezeichnenden und dem Bezeichneten benennt. Der ›Index‹ berührt die metasprachliche Ebene der Zeichen. An die Stelle des ›Was‹, also des Gegenständlichen, tritt das ›Wie‹, also die Darstellungsweise oder die Ausdrucksform, in der das Gegenständliche wahrgenommen wird. Schließlich kann man innerhalb der Aussagequalitäten von Zeichen noch die Ebene des ›Symbols‹ unterscheiden, dessen Konnotation durch Konvention erfolgt. Das heißt, die semiotische Qualität entspringt weder der Ähnlichkeit noch der inhaltlichen Beziehung, sondern einem vergleichsweise willkürlichen Bedeutungszusammenhang, der durch Konvention und Tradition festgelegt ist (Nöth 1999).

In der Sprach- und Literaturwissenschaft haben die Erkenntnisse der Semiologie, wie man weiß, große Resonanz gefunden, bis hin zur Ausbildung ganzer Wissenschaftsrichtungen. Das hat auch damit zu tun, daß die Differenz von Signifikant und Signifikat in der Literatur beträchtlich ist – daher die unabschließbaren hermeneutischen Spielräume der Textinterpretation. Demgegenüber scheint diese Differenz im Film vergleichsweise gering zu sein. Filmbild und Wirklichkeit liegen, zumindest auf den ersten Blick, nahe beieinander. Deshalb ist das semiotische System ›Film‹ nahezu auf Anhieb verständlich, auch einem mit seinen Geheimnissen nur wenig vertrauten Publikum. Diese Tatsache hat die Semiologie des Films auf den Plan gerufen. »Gerade weil der Film leicht zu verstehen ist, ist er so schwer zu erklären«, hat der Verfasser der ausgefeiltesten Filmsemiotik, der französische Theoretiker Christian Metz, einmal gesagt (*Semiologie des Films,* dt. 1972, S. 101). In den sechziger und siebziger Jahren entwickelte Metz in mehreren Anläufen das differenzierte Modell eines Phänomens, das er mit dem Begriff »kinematographische Grammatik« (ebd., S. 197) belegte.

Die metaphorologische Terminologie von der ›Sprache‹ oder der ›Grammatik‹ des Films entstammt der Linguistik. Daß auch die Verfahrensweisen der filmsemiologischen Analyse denen der Linguistik nachgebildet sind, sei zunächst am Beispiel des niederländischen Sprachwissenschaftlers Jan-Marie Peters gezeigt. Peters legitimiert seinen Transfer aufgrund struktureller, modellhafter Identitäten zwischen Wortsprache und Filmsprache. Er versteht Sprache als Kommunikationsmittel, mit dem sich Gedanken, Gefühle oder Wünsche ausdrücken lassen, und zwar mithilfe eines »Systems von Zeichen einer sehr bestimmten Struktur« (Peters 1979, S. 374). Diese Einsicht führt Peters zu weitreichenden Konsequenzen. Mittlerfunktion und systemischen Zeichencharakter sieht er in gleicher Weise beim Film angelegt. Da die Zeichenelemente Wort und Bild gleichermaßen einen Abstraktionsgrad im Verhältnis zu der von ihnen jeweils ›bezeichneten‹ Sache aufweisen, lassen sie sich übereinstimmend begreifen als »Zeichen, in dem das Abgebildete *verstanden* wird« (ebd., S. 375). Von dieser Beobachtung ist es nur noch ein Schritt zur Legitimation eines Vergleichs, der auf eine Gleichsetzung hinausläuft:

»Unter Vernachlässigung der Tatsache, daß es viele Wort*arten* gibt, nehmen wir das einzelne Wort als kleinste Sprachgebrauchseinheit, um es zu vergleichen mit der kleinsten Gebrauchseinheit des Mediums Film. Als solche glauben wir das einzelne Filmbild, das heißt eine einzige Aufnahme mit einer stillstehenden oder bewegten Filmkamera, betrachten zu dürfen.« (ebd.).

Peters geht induktiv vor, vom Detail zu immer komplexeren Zusammenhängen fortschreitend. Vom ›Wort‹ auf der einen Seite kommt er zu einer Gruppe von Worten, die sich zum ›Satz‹ fügen. Vom ›Bild‹ auf der anderen Seite, gelangt er zu einer Gruppe von Bildern, die eine sinnhaltige Bildkombination in Form einer Mitteilung darstellen. Aus den Elementarbausteinen ›Wort‹ und ›Bild‹ konstruiert er auf diese Weise semiologische Komplexe, die sich als ›syntaktische‹ respektive ›morphologische‹ Systeme fassen lassen. Das Resultat dieser Konstruktion bildet die Erkenntnis, daß der Film eine eigene »‹Sprachsystematik‹« besitze, die sich in der »*Form* der Bilderkombination« (ebd., S. 379) zeige, das heißt: in den unterschiedlichen Möglichkeiten der Montage, die den »filmischen ›Satzbau‹« (ebd., S. 380) repräsentiere.

Gegen Peters' Gleichsetzung von Sprache und Film lassen sich eine Reihe von grundsätzlichen Einwänden vorbringen. Zum einen nimmt sein Verfahren partikulare Basisbegriffe des Systems ›Sprache‹ in eklektischer Weise in Anspruch, um mit ihnen ein System zu erschließen, das einer eigenen ›Logik‹ folgt. Ein ›Filmbild‹, verstanden als Mise en scène, ist in anderer Weise komplex als ein Wort, das seine Semantik in einem Kontext entfaltet. Zudem gibt es ein ›Bild‹ in diesem idealtypischen Sinne im Film nicht, sondern es gibt komplexere Einheiten, die ›Einstellung‹ heißen. Dementsprechend wird im Film nicht ein Bild an andere Bilder gefügt, sondern es werden Einstellungen, also komplexe Bildensembles, aneinander montiert, die sich nicht zu Sätzen, sondern zu Sequenzen fügen, Bildfolgen, die nicht ›mitteilen‹, sondern ›zeigen‹. Nicht zuletzt folgt die ›Syntax‹ der Montage anderen Regeln als die Sprache, nämlich solchen des visuellen und akustischen Systems, die sich nicht ins Regelwerk der linguistischen Grammatik auflösen lassen.

Auch Christian Metz wendet linguistische Methoden der Semiologie an, um eine analytische Terminologie zu entwickeln, die ihn den Film als eine Sprache besonderer Art entziffern läßt. In zahlreichen Aufsätzen und Einzelstudien versuchte der Semiologe nachzuweisen, daß das komplexe ästhetische Gebilde Film, um überhaupt verstanden werden zu können, sich in Form einer ›Sprache‹ mitteile. Er grenzt sich dabei jedoch nachdrücklich von Theorien ab, denen zufolge das Wort in der Sprache der Einstellung im Film entspreche, der Satz demzufolge der Szene und das Kapitel der Sequenz. Demgegenüber analysiert Metz die ›Sprache‹ des Films in Analogie zu den grundlegenden Figuren der Übertragung von Information. Sein Ziel ist, die spezifischen »grammatischen Regeln« herauszuarbeiten, denen die kinematographische ›Sprache‹ gehorcht und die ihrerseits ein Verständnis von Filmen erst ermöglichen: »Nicht weil das Kino eine Sprache ist, kann es uns so schöne Geschichten erzählen, sondern weil es sie uns erzählt hat, ist es zu einer Sprache geworden.« (ebd., S. 73). Die Frage ist freilich, ob die mittlerweile häufig und ganz selbstverständlich gebrauchten Wendungen von der ›Sprache‹ des Films und seiner ›Grammatik‹ mehr als nur modisch gewordene Metaphern darstellen.

Metz weiß als reflektierter Theoretiker sehr wohl, daß die Begriffe der Linguistik »in der Semiologie des Kinos nur mit größter Vorsicht benutzt werden« können (ebd., S. 150). Denn während die Leistung der Sprache auf einer »doppelten Artikulation« beruht – Klang und Bedeutung, Signifikant und Signifikat –, funktioniert Film vermöge einer Analogiebildung zwischen Signifikant und Signifikat. Deshalb differenziert Metz wiederholt und nachdrücklich zwischen den unterschiedlichen Leistungen von linguistischem Wort und filmischer Einstellung: Während die Zahl der Einstellungen im Film unbegrenzt ist, ist die der Wörter in einer Sprache endlich; während die Einstellungen im Film neu erfunden werden, liegen die verwendbaren Wörter lexikalisch fest; während die Informationsmenge der filmischen Einstellung von unbestimmter Größe ist, stehen die von einem Wort mitgeteilten Informationsmengen fest; während die filmische Einstellung eine »aktualisierte« Einheit (Rede, Behauptung) darstellt, bildet das Wort eine »potentielle« (lexikalische) Einheit; während die Einstellung ihren Sinn nur in geringem Maß durch die Opposition zu anderen möglichen Einstellungen erhält, stehen Wörter, als präsente Einheiten, in einem oppositionellen Zusammenhang mit absenten Einheiten. Eine Sprache ist für Metz, wie sich diesen Differenzierungen entnehmen läßt, ein System von Zeichen, das zur »Interkommunikation« bestimmt ist, während er den Film, soweit dieser Kunst ist, als ein »Mittel der Expression« auffaßt (ebd., S. 108 f.).

Trotz solcher Vorbehalte gibt die Linguistik dem Semiologen ein reiches Instrumentarium an die Hand, um die spezifische Wirkungsweise zumal des erzählenden Films zu analysieren. Dazu gehört zunächst das Problem der Motivation von Zeichen im Film. Metz entwickelt diese Problematik anhand der Unterscheidung zwischen Denotation (=›wörtlicher‹ Sinn) und Konnotation (=›symbolischer‹ Sinn) im Spielfilm, um deutlich zu machen, daß Bedeutung im Film immer motiviert, also begründet und ableitbar ist, niemals arbiträr oder willkürlich. Die Denotation erfolgt im Film mittels der wahrnehmbaren Analogie zwischen *signifiant* und *signifié*, der perzeptiven Ähnlichkeit etwa zwischen dem Bild eines Hundes im Film und einem wirklichen Hund oder einem Geräusch im Film und in der Realität. Demgegenüber ist die filmische Konnotation immer ›symbolischer‹ Art, das heißt, die Bedeutung ist gegenüber der Denotation erweitert. Zwar motiviert das *signifié* auch im Fall der Konnotation das *signifiant,* doch geht seine Funktion nach Art der Symbolbildung darüber hinaus. Eine einmal durch eine spezifische Eigenschaft (z. B. durch eine gepfiffene Melodie) leitmotivisch charakterisierte Figur kann im Verlauf des Films mittels dieses Charakteristikums auch dann konnotiert werden, wenn sie selber nicht erscheint. Der konnotierte Sinn geht also über den denotierten Sinn (die Melodie als Melodie) hinaus, ohne im Widerspruch zu diesem zu stehen.

Daß aber überhaupt Analogiebildungen möglich sind, hängt, Metz zufolge, mit einem ganzen System komplexer Codes zusammen, die sich außerfilmisch herausgebildet haben müssen, damit sie innerhalb des Films wirksam und für den Zuschauer verständlich sein können. Die »kinematographische Sprache« kann niemals für sich, separat oder abstrakt, erscheinen, wie dies die linguistische Sprache als Schriftbild oder Lautfolge vermag, sondern sie vermittelt sich immer über Bedeutungsrelationen kultureller, sozialer, stilistischer oder perzeptiver Art. Diese Bedeutungsrelationen lassen sich als ›Codes‹ verstehen, und zwar als Teil einer außerfilmisch entstehenden ›Ikonologie‹, die Produzenten und Rezipienten von Filmen gemeinsam ist und sich im Vorgang der treffenden Denotation eines Bildes bewährt, ebenso wie als Vermögen der ›Perzeption‹, etwa in Form von visuellen Gewohnheiten, Raum- und Zeitwahrnehmungen oder auditiven Strukturen. Zu diesen Codes zählen ferner die Fähigkeit zur Konnotation in Form einer zutreffenden Dechiffrierung von Symbolen, außerdem der angemessene Umgang mit narrativen Strukturen und nicht zuletzt die Entwicklung eines Verständnisses für das ästhetische System ›Film‹ selber. Codes dieser Art wirken zusammen im Vorgang der Analogiebildung, ja die Analogie ihrerseits wird, versteht man sie als einen gesellschaftlich motivierten Funktionsmechanismus, kodiert. Unterscheiden lassen sich mit Metz weiterhin kulturelle Codes, die der Kultur einer sozialen Gruppe, häufig mit dem Anspruch auf Generalisierbarkeit, angehören, und spezialisierte Codes, die aus besonderen, eingeschränkten sozialen Zusammenhängen oder Tätigkeiten hervorgehen und ein entsprechendes Vorwissen für ihr angemessenes Verständnis erfordern. Film stellt, mit anderen Worten, ein komplexes, hierarchisches System gegliederter, einander überlagernder oder überschneidender Codes und Subcodes dar, das bis ins Detail ästhetischer oder technischer Spezifikationen (Montage, Zeitstrukturen, Beleuchtung, *special effects)* wirksam ist.

Nun bietet freilich die Geschichte des Films ein eigenes ästhetisches Profil, das die filmische ›Grammatik‹, also das spezifisch strukturierte Zusammenspiel der unterschiedlichen Codes und insbesondere das Verhältnis von Denotation und Konnotation, nicht – wie noch in der Frühzeit des Kinos – als eine einsinnige, neutrale Abfolge von Impulsen bestehen läßt. Vielmehr hat sich im Verlauf der Filmgeschichte eine besondere Ästhetik herausgebildet, eine eigene ›Sprache‹ des Films, die seine ›Grammatik‹ zugleich in den Rang einer Art ›Rhetorik‹ erhebt. Der Film ordnet, wie der Redner auch, seine Elemente nach spezifischen Schwerpunkten, um mit ihnen spezielle Wirkungen zu erzielen. Metz exemplifiziert diese Einsicht anhand der alternierten Montage, die ursprünglich lediglich ein Mittel zur Erzeugung technischer, stilistischer oder kompositorischer Effekte bildete. Entwickelt aber hat sie sich im Laufe der Zeit zu einem »Schema der Denotation« mit der man dem Publikum verdeutlichen kann, daß die jeweils in alternierenden Schnittfolgen gezeigten Vorgänge in der zeitlichen Abfolge der Handlung simultan vor sich gehen. Deshalb kann Metz sagen, daß im Kino »die Konnotation nichts anderes ist als die Form der Denotation« (Metz 1972, S. 163). Denn wenn sich die Denotation der alternierten Montage im Spielfilm zu einem »Schema« fügt, das gleichsam auf der Metaebene der Form von einer Simultaneität der Handlungselemente spricht, dann handelt es sich nicht mehr allein um eine Denotation paralleler, gleichzeitiger Handlungsstränge, sondern zugleich um Konnotationen. Der Zuschauer weiß oder kann sich doch vorstellen, was gleichzeitig geschieht, weil er die Struktur der Sequenz zu lesen versteht. Dieser Aspekt wurde eingangs mit dem Hinweis umschrieben, daß an die Stelle des ›Was‹, des Gegenständlichen oder Inhaltlichen, das ›Wie‹ trete, also die Darstellungsweise, in der das Gegenständliche wahrgenommen wird. Dieses ›Wie‹ bildet das ›Was‹, oder – in der Begrifflichkeit der Semiologie von Christian Metz gesprochen – die »Grammatik« wird zur »Rhetorik« (ebd., S. 162).

● In Form eines Diagramms hat Metz seine Hypothesen am Beispiel der Montage im Film aufgeschlüsselt. Es lohnt sich, dieses differenzierte Schaubild einer genaueren Betrachtung zu unterziehen, da es den analytischen An-

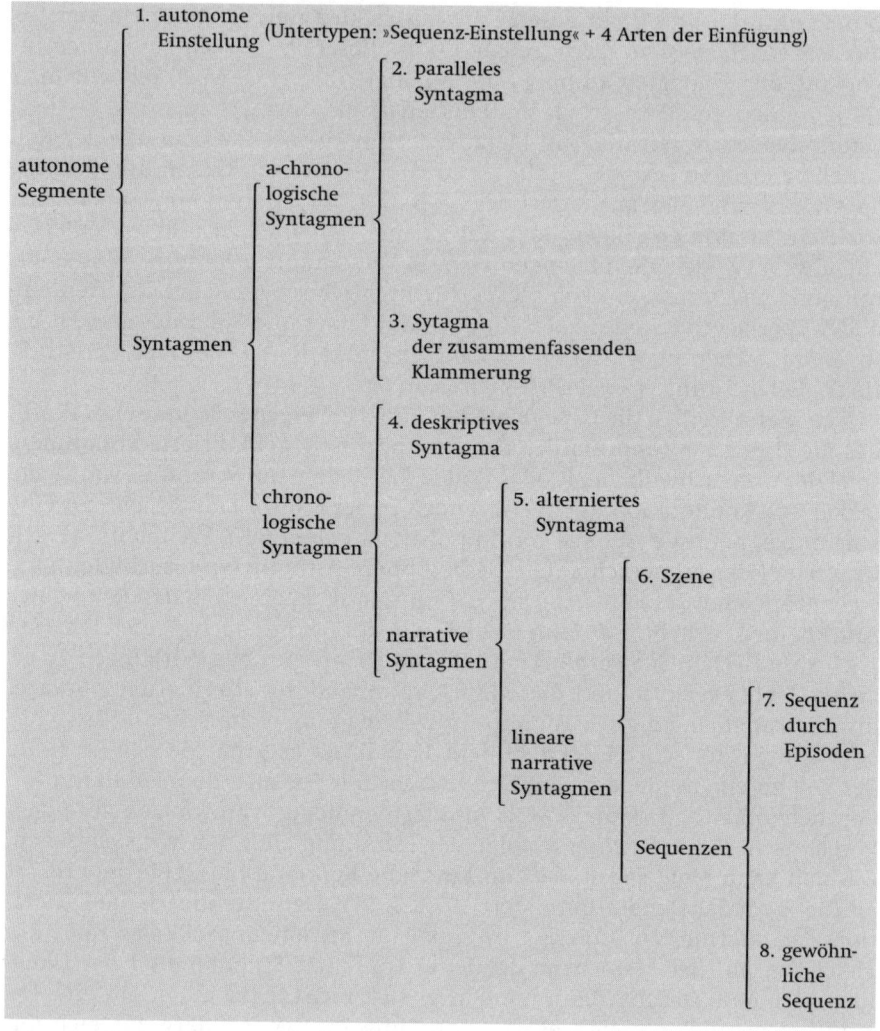

Abb. 38:
aus: Christian Metz: Semiologie des Films

satz und das theoretische Interesse der semiologischen Methode anschaulich zusammenfaßt. Metz unterscheidet in seinem Diagramm acht Montage-Typen, die er als »autonome Segmente« versteht, das heißt als filmisch eigenständige Elemente der Montage. Solche Elemente heißen in der Filmanalyse gewöhnlich ›Sequenzen‹, ein Begriff, den Metz jedoch ausschließlich den Segmenten 7 und 8 vorbehält. »Autonom« nennt Metz diese Segmente nicht, weil sie unabhängig vom filmischen Zusammenhang existierten, sondern ihrer inneren Geschlossenheit wegen, die gegebenenfalls kürzere, sukzessive Einstellungen (»minimale Segmente«) einschließen kann. Jedes der »autonom« genannten Segmente bleibt also bei Metz definiert durch seine Stellung zum Gesamtfilm, dem »maximalen« Syntagma. Innerhalb der autonomen Segmente differenziert Metz zunächst grundsätzlich zwischen »autonomen Einstellungen« und »Syntagmen«.

- Autonome Einstellungen (1.) – für sie ließe sich auch der Begriff der »Plansequenz« benutzen – bestehen aus einer einzigen Einstellung und können in einer in sich geschlossenen Weise »Einfügungen« repräsentieren, das heißt ästhetisch autonome Bildkomplexe, Assoziationsräume, herausgehobene Details oder ganze Handlungsepisoden.
- Syntagmen hingegen enthalten mehr als ein minimales Segment, sind also unterteilt, da sie mehrere kürzere Einstellungen umfassen.
Diese Syntagmen untergliedert Metz nach dem Kriterium der Chronologie der filmischen Handlungsfolge. »A-chronologische Syntagmen« können zwei Arten von Montage repräsentieren:
- das »parallele Syntagma« (2.), mit dessen Hilfe unterschiedliche Bildwelten oder -qualitäten symbolisch aufeinander bezogen werden,
- das »Syntagma der zusammenfassenden Klammerung« (3.), das eine Serie kurzer Szenen wie eine Klammer zusammenbindet, um eine bestimmte Realität in einer Folge von Bildern zu veranschaulichen (etwa die Realität des Kriegs durch eine Serie entsprechender kurzer Einstellungen). Qualitativ unterscheiden sich diese beiden achronologischen Syntagmen also voneinander: Das parallele Syntagma verfährt alternierend, da es im Wechsel differente Bildqualitäten miteinander in Beziehung setzt, während das Syntagma der zusammenfassenden Klammerung nicht-alternierend angelegt ist, also im wesentlich identische Bildmotive oder Ereignisse bietet, deren Aussagen sich in Form von Andeutungen ergänzen und verstärken, die aber »ganz bewußt nicht in ein zeitliches Verhältnis zueinander gebracht werden«. Diese beiden Arten der Syntagmen stimmen darin überein, daß sie, bezogen auf den Filmzusammenhang, nicht chronologisch definiert sind. Im Unterschied hierzu präzisieren die denotativ angelegten »chronologischen Syntagmen« den zeitlichen Ablauf im Film, jedoch auf eine narrativ unterschiedlich wirksame Weise.

Das »deskriptive Syntagma« (4.) beschränkt sich, wie der Begriff sagt, auf die ästhetische Leistung der Beschreibung, beispielsweise einer Szene oder Landschaft, ist also nicht narrativ motiviert, sondern im wesentlichen durch Simultaneität charakterisiert, auch wenn die einzelnen Einstellungen dieses Syntagmas einander notwendig sukzessiv folgen. Demgegenüber sind alle anderen chronologischen Syntagmen aufgrund ihres Anteils am Erzählzusammenhang des Films als »narrative Syntagmen« definiert.

Auch hier unterscheidet Metz zwei Möglichkeiten. Entweder handelt es sich um ein »alterniertes Syntagma« oder um »lineare narrative Sequenzen«:

- Ein »alterniertes Syntagma« (5.) ist nichts anderes als das in der Filmgeschichte und -analyse wohlbekannte Exempel der »alternierten Montage«

oder »Parallelmontage«, durch die im Wechsel zwei oder mehr Ereignisfolgen, die jeweils in sich konsekutiv strukturiert sind, simultan aufeinander bezogen werden (z. B. Verfolger und Verfolgte). Ein solches Erzählen ist nicht linear angelegt, sondern, zumeist zum Zweck der Spannungserzeugung im Film, alternierend auf einen Höhepunkt hin komponiert. Demgegenüber sind alle anderen narrativen Syntagmen »linear« strukturiert, das heißt, ihre Qualität läßt sich unterscheiden nach dem Maß, in dem sie dem Kriterium der Kontinuität des Handlungsverlaufs entsprechen.

Wenn die Zeitfolge kontinuierlich organisiert ist, spricht Metz in Analogie zum Bühnenraum von einer »Szene« (6.), weil es sich um ein zeitlich und räumlich abgeschlossenes Ganzes handelt, das sich ohne erkennbaren Bruch oder Einschnitt als Einheit wahrnehmen läßt – ein ästhetisches Urelement des Films, das bereits in seinen Anfängen vorhanden war und von seiner Verwandtschaft mit dem Theater zeugt.

Von solchen in sich kontinuierlich angelegten szenischen Einheiten lassen sich jene unterscheiden, die Metz, abweichend von der geläufigen Terminologie, »Sequenzen« nennt. Sie weisen übereinstimmend eine diskontinuierliche Struktur auf, doch besitzen sie eine unterschiedliche Funktion:

● Entweder dienen sie als »Episoden« (7.), das heißt, sie bilden in sich geschlossene, jedoch im Verhältnis zur Zeitfolge des Films diskontinuierliche Einheiten, in denen häufig kleine Szenen in Form sehr kurzer Einstellungen aneinandergeschnitten werden, um Entwicklungsschritte oder -stadien von Figuren oder Handlungsteilen zu zeigen.

● Oder sie fungieren als »gewöhnliche Sequenzen« (8.), das heißt, die zeitliche Diskontinuität besteht darin, daß der Handlungsverlauf in Zeitsprüngen, also in elliptischer Form wiedergegeben wird, weil sich eine lückenlose Kontinuität aus Gründen der erzählerischen Ökonomie verbietet. Gezeigt werden also – und dies ist der Normalfall des ›gewöhnlichen‹ Erzähl- oder Spielfilms – lediglich die nicht-übersprungenen Handlungsteile.

Dementsprechend repräsentieren die Episoden mehr, als sie zeigen (eine Entwicklung, ein Stadium), während die gewöhnlichen Sequenzen nur das repräsentieren, was in ihnen dargestellt wird. Doch sind sie wesentlich komplexer strukturiert als die vergleichsweise statischen Szenen im Film (6.), da sie auf einer fortschreitenden Handlung beruhen und diese zugleich repräsentieren. In den Begrifflichkeiten der Semiologie gesprochen: In der Szene fallen die Zeit des *signifiant* und die Zeit des *signifié* zusammen, in der gewöhnlichen Sequenz hingegen ist die Zeit auf der Leinwand (*signifiant*) mit der des Handlungsfortgangs (*signifié*) nicht identisch, da Handlungsteile übersprungen werden oder sich an verschiedenen Orten entwickeln können.

Von besonderer Bedeutung ist in diesem Zusammenhang Metz' Unterscheidung zwischen Syntagmatik und Paradigmatik in der ›Grammatik‹ des Films. Syntagmen sind zahlenmäßig begrenzte Typen filmischer Anordnung, die Metz in seiner »Tabelle der großen Syntagmen« (ebd., S. 198) verdeutlicht. Konnotationen lassen sich demnach als »syntagmatisch« definieren, wenn ihre Bedeutung – über die Qualität der reinen Denotation hinaus – von den voraufgehenden oder nachfolgenden Syntagmen bestimmt werden. »Paradigmatisch« nennt Metz demgegenüber solche Konnotationen, die nicht von den umgebenden Syntagmen, sondern von anderen Wahlmöglichkeiten filmischer Bilder abhängen. Wir haben es im Film also immer zu tun mit »Paradigmen von Syntagmen«. Das heißt: Paradigmen im Film repräsentieren die jeweils in einem Film getroffene Wahl möglicher Bilder, Syntagmen hingegen deren filmische Anordnung.

Unverkennbar ist Metz‹ Semiologie an der Narrativik des Kinos orientiert, am Spielfilm oder erzählenden Film, genauer: am Aspekt der Handlung, der Zeitstruktur, der Chronologie, dem Verhältnis von Kontinuität und Diskontinuität des zeitlichen Verlaufs. Insoweit kann man sein Modell als Versuch ansehen, eine Syntax filmischen Erzählens zu entwerfen. Das bedeutet jedoch nicht, daß sein analytisches Verfahren sich ausschließlich auf die Handlung konzentriert. Vielmehr ist Metz gerade an der Beziehung von *signifié* (= Handlung, Konflikt, Figurenkonstellation) und *signifiant* (= »autonome Segmente«, »a-chronologische Syntagmen«, »chronologische Syntagmen«) interessiert, also an dem Verhältnis des ›Was‹ zum ›Wie‹, an der Frage, auf welche Weise der Inhalt eines Films organisiert ist, welche Erzählstruktur der erzählte Vorgang aufweist. Zugleich betont Metz mit seiner semiologischen Methode – und zwar in ausdrücklich kritischer Abgrenzung von den Montagetheorien der Theoretiker des Stummfilms –, daß sich die filmischen Einheiten aus dem Erzählzusammenhang nicht herauslösen ließen. Denn man würde andernfalls nur mit den *signifiants,* nicht aber mit den *signifiés,* den Elementen der filmischen Narrativik, arbeiten, obwohl doch »der wesentlichste Beitrag des neuen Kinos in der Bereicherung der filmischen Erzählung zu sehen« sei (ebd., S. 267).

So triftig dieser Einwand erscheint, er macht doch zugleich auf die Grenzen der an filmischer Narrativik orientierten Semiologie aufmerksam, auch auf ihre Widersprüche. Auch Metz kommt nicht umhin, zur Differenzierung seines Modells auf den Begriff der Montage zurückzukommen, wenn er von der technischen Realisierung seiner syntagmatischen Typen spricht. Zwar will Metz diesen Begriff nur im Blick auf das frühe Kino in Anspruch nehmen und benutzt für den modernen Film den Terminus »syntagmatische Gliederungen« (S. 267), doch bezeichnet auch diese letztere Begrifflichkeit in Wahrheit nichts anderes als ein – nur eben ›subtileres‹ – Montageverfahren. Es fragt sich also, ob die von Metz erarbeitete Semiologie des Films sich in manchem nicht lediglich als eine fortentwickelte Montageästhetik erweist.

Fragwürdig wird vor diesem Hintergrund auch der Begriff der »afilmischen« Strukturen, den Metz zur Differenzierung der Produktionssphäre des Films benutzt. Der »mechanische Charakter der Grundoperation des Filmens« bewirke, so Metz, »die Integration von Bedeutungsebenen in das Endprodukt Film, deren interne Struktur jedoch afilmisch und den allgemeinen kulturellen Paradigmen unterworfen bleibt« (ebd., S. 191). Diese These ist offenbar an dem analogen Verhältnis von filmischem Bild und äußerer Wirklichkeit orientiert, scheint mithin einem eher traditionellen Realismusverständnis verpflichtet. Gegen sie ließe sich einwenden: Nichts ist »afilmisch«, was der Film aufnehmen kann, denn Film ist nicht definiert. Vielmehr wird, was immer – direkt oder indirekt – zur Konstituierung des Films beiträgt, auch filmisch integriert, der »mechanische Charakter« seiner »Grundoperationen« eingeschlossen. Der Film läßt die kulturellen Paradigmen, die er benutzt, auch die technischen, nicht unberührt, sondern verwandelt sie sich an und verändert sie dabei, filmisch.

Schließlich ein Einwand zur analogen Verwendung des Begriffs ›Sprache‹ für die ästhetische Realität des Films. Der »kinematographischen Sprache« fehle, so Metz, die »stark rekonstruierende Eigenschaft« der verbalen Sprache, die dieser ihren Anspruch auf ihre »zentrale, dauernde, etablierte und universelle Bedeutung« verleihe. Dies ist die Festellung eines Defizits, das aber zum Defizit allein durch die erkenntnistheoretische Vorentscheidung des Autors wird: den Film in den Rang einer ›Sprache‹ nach dem Muster verbaler Sprachen überhaupt zu erheben. Auch bei dieser These steht im Hintergrund der Realitätsmaßstab des Semiologen. Das Kino, so Metz, »ist eine Sprache [*langage*] der Realität, das Charakteristische beim Kino ist seine Fähigkeit, die Welt in eine Rede zu transformieren, indem es ihm aber sein ›Welt-Sein‹ nicht nimmt« (ebd., S. 194). Damit wird dem Kino unterderhand die Fähigkeit abgesprochen, eine eigene Welt, eine Welt eigener Art zu entwerfen, die für sich bestehen kann und deshalb des vergleichenden Rückgriffs auf die vorgelagerte Realität kultureller Paradigmen gar nicht bedarf.

Trotz solcher Einwände muß man der *Semiologie des Films* von Christian Metz zugestehen, daß sie die Theoriebildung zum Film angeregt, verfeinert und bereichert hat. Nicht nur weiß Metz, daß die »große Syntagmatik« des Kinos nicht unveränderlich ist, daß sie sich vielmehr rasch entwickelt und daß der Filmemacher – nicht der Semiologe – der genuine Schöpfer der ›Filmsprache‹ ist. Vielmehr räumt Metz sogar freimütig ein, sein Modell sei vorläufig und begrenzt, bedürfe der Fortentwicklung und Differenzierung und sei auf Mitwirkung und Austausch mit anderen linguistischen Theoriebildungen angewiesen. Nicht zuletzt weist er selber ausdrücklich auch auf die »Grenzen« seines Verfahrens hin, auch auf das »Problem« – das freilich das jedes anderen filmtheoretisch gerichteten Unternehmens auch ist –, »eine geeignete Metasprache zu finden«, um die »spezifischen« Einheiten des Films zu beschreiben, die anders als die »distinktiven Einheiten« (S. 158) der verbalen Sprache organisiert sind.

Dieser Hinweis wirft noch einmal die Frage auf, um die es in diesem Kapitel grundsätzlich geht: Gibt es eine ›Sprache‹ des Films? Geht man den Wirkungen nach, die Metz‹ Semiologie des Films hervorgerufen hat, so stößt man erkenntnistheoretisch und methodologisch auf Unsicherheit im Umgang mit seinen Begrifflichkeiten und Verfahrensweisen. Beispielhaft läßt sich dies an der populären Filmdarstellung *Film verstehen* von James Monaco zeigen, einem grundlegenden und anregenden Standardwerk zu Technik, Geschichte und Theorie des Films. Die Filmsemiologie des Franzosen figuriert hier unter dem titelgebenden Aspekt »Filmsprache: Zeichen und Syntax« (1995, S. 151 ff.) als Integrationsmodell sehr unterschiedlicher filmästhetischer Kategorien. Neben spezifisch filmsemiologischen Kriterien wie Denotation, Konnotation und Codes werden zur Illustration filmischer ›Syntax‹ auch Probleme filmtechnischer Art wie Wahrnehmungsphysiologie, Mise en scène, Bildkomposition, diachronische Aufnahme, Ton und Montage in die Diskussion einbezogen. Dieser Heteronomie der analytischen Kategorien entspricht die Ratlosigkeit des Verfassers angesichts des Ausgangs- und Basisbegriffs jeder Filmsemiologie: Sprache. Innerhalb eines einzigen Kapitels mit der Überschrift »Filmsprache: Zeichen und Syntax« finden sich nach- und nebeneinander die Formulierungen: »Der Film ist keine Sprache [...]. Aber der Film hat viel mit der Sprache gemein [...]. Der Film ist keine Sprache, aber er ist wie eine Sprache [...]. Da Film jedoch keine Sprache ist [...]. Die Filmsprache [...]. Dennoch ist Film *wie* eine Sprache [...]. [...] stellt sich uns der Film als eine Sprache (oder etwas Ähnliches) dar [...]. Der Film hat keine Grammatik [...]« (Monaco 1995, S. 152–176).

Angesichts dieses Begriffswirrwarrs erscheint die Antwort, die Metz selber auf die Frage nach dem ›sprachlichen‹ Charakter des Films konkret gegeben hat, vergleichsweise differenziert: »Man kann das Kino als eine Sprache [*langage*] betrachten in dem Maße, wie es signifikative Elemente in geregelten Arrangements ordnet, die von denen verschieden sind, die unsere Sprachen [*idiomes*] bilden können und die auch nicht die perzeptiven Gebilde, die uns die Realität bietet (letztere erzählt keine Fortsetzungsgeschichten), abbilden.« (Metz 1972, S. 148) Mit anderen Worten: Es existieren filmische Strukturen, die denen der Sprache analog, aber nicht gleich sind. Sie besitzen eine eigene Wirklichkeit, die mit der der materiellen Sprachrealität nicht identisch ist. Der Begriff der ›Filmsprache‹ wäre demnach eine Metapher, deren Gebrauch sich aus dem erzählenden Charakter des Spielfilms herleitet.

Erhellend und präzisierend sind in diesem Zusammenhang die Überlegungen zur filmischen Semiologie, die der Filmregisseur Pier Paolo Pasolini bereits Mitte der sechziger Jahre unter dem Titel »Die Sprache des Films« vorgelegt hat. Pasolinis Thesen bieten keine Semiologie des Films, die den Arbeiten von Metz vergleichbar wäre, sondern sie lassen sich eher als Prolegomena zu einer Filmästhetik verstehen, die bei der Technik, bei der Produktionsseite des Films ansetzt. Wie Metz spricht zwar auch Pasolini von einem »Zeichensystem«, das der Kosmos filmischer Bilder in sich organisiere. Wie der französische Theoretiker geht auch der italienische Praktiker davon aus, daß ein »Wörterbuch der Bilder« (Pasolini 1971, S. 38) – ähnlich einem linguistischen Lexikon, also gebrauchsfertig und begrenzt – nicht existiert. Im Unterschied zum Semiologen setzt der Regisseur jedoch bei einem Begriff ein, der für ihn den Übergang von der unendlichen und chaotischen Vielfalt möglicher Bilderwelten zum Rezeptionshorizont des Publikums markiert: das »Bildzeichen (*im-segno*)« (ebd., S. 40). Pasolini fragt nach den Bedingungen der Möglichkeit, neue, nie gesehene Bilder zu verstehen, für deren Dechiffrierung ein hermeneutisches Bezugssystem, ein Code im linguistischen Sinne, nicht immer schon vorhanden ist: »Die Bilder oder Bildzeichen sind in keinem Lexikon geordnet, sie besitzen keine Grammatik, und doch sind sie Allgemeinbesitz« (ebd., S. 41). Dieses Paradox erklärt Pasolini aus dem »onirischen Wesen des Films«: aus seiner ästhetischen Verknüpfung mit Traumbildern, Emotionen, Elementen der Erinnerung, kulturellen Traditionen, die von den ›im-segni‹ aufgenommen und in ihnen wiedererkannt werden. Der Filmautor muß, so Pasolini, »eine doppelte Arbeit leisten«: Er muß »das Bildzeichen aus dem Chaos nehmen, es möglich machen und versuchen, es einem Lexikon der Bildzeichen einzuordnen«, und er muß »dem rein morphologischen Bildzeichen individuellen Ausdruck verleihen« (ebd., S. 40).

Auch Pasolinis Begriff des »im-segno« beruht also auf einer Analogie zwischen dem Objekt und seinem Bild im Film. Doch in diese grundlegende Relation trägt sich mit der Arbeit des Regisseurs, die auf der Technik der filmischen Apparatur beruht, ein subjektivierender Akzent ein, der die Bildzeichen definiert und ihre spezifische ästhetische Qualität, ihre »Poesie« (ebd., S. 47) ausmacht. Diese Qualität entspringt einem Prozeß, den Pasolini mit dem Ausdruck »freie, indirekte Subjektivierung« (ebd., S. 45 ff.) umschreibt. Er hebt dabei ausdrücklich die Verfahrensweisen des Films von denen der Literatur ab. Er unterscheidet beispielsweise zwischen den Leistungen der Metaphorik in beiden künstlerischen Systemen, und ebenso grenzt er literarische und filmische Formen der erzählerischen Perspektivierung, die Nähe zu einer Figur herstellen, kategorial voneinander ab. Die »freie indirekte Subjektivierung« besitzt für Pasolini eine andere Qualität als der Innere Monolog in der Literatur, weil den Bildzeichen des Films die »abstrakte und theoretische Dimension« (ebd., S. 46) der Sprache fehle. Der Regisseur – soweit er mit Bildzeichen und nicht mit sprachlichen Versatzstücken arbeitet – »kann sich nicht des großartigen, natürlich differenzierenden Instruments der Sprache bedienen«, sondern muß, um dem Film eine »poetische« Qualität zu verleihen, »mit dem Stil operieren« (ebd., S. 47). Pasolini versteht unter »freier indirekter Subjektivierung« also ein Stilelement, das nicht linguistischer, sondern filmbildlicher Natur ist, eine Ausdrucksform des Films, die ohne Begriffe und philosophische Abstraktionen auskommt. Ästhetisch geht mithin in die entsprechenden Bildzeichen eine subjektive Ausdrucksqualität ein, die den Stil des Filmautors repräsentiert. Auf diese Weise bewahrt die »freie, indirekte Subjektivierung« für Pasolini die »onirischen« Dimensionen des Films:

»Zumindest theoretisch gibt diese Charakteristik der ›freien, indirekten Subjektivierung‹ im Film sehr klare, stilistische Möglichkeiten. Sie vertieft sogar die Ausdruckskraft der traditionellen, erzählerischen Konvention durch eine Art Rückkehr zum Ursprung: durch die technischen Mittel des Films findet sie zu ihrem ursprünglichen, onirischen, barbarischen, ungeordneten, aggressiven und visionären Wesen zurück. Kurz, die ›freie, indirekte Subjektivierung‹ verspricht dem Film die Möglichkeit, eine Tradition der ›technischen Sprache der Poesie‹ zu verschaffen.« (ebd., S. 48).

Das Stichwort »Technik« ist in diesem Zusammenhang von entscheidender Bedeutung: Pasolini wollte den Film als künstlerisches Genre neu beleben, ihm Impulse und Anregungen verleihen, indem er an die ihm eigenen Qualitäten erinnert. Der Film, in einem emphatischen Sinne als Kunstform begriffen, sollte seine Geschichte, seine Formensprache, seine Stilmittel aufs neue entdecken und neuen Verwendungs- und Ausdrucksweisen zuführen. Das konnte – und kann – er aber nur, wenn er sich auf seine technischen Möglichkeiten, seine Apparatur, seine elementaren Operationen besinnt:

»Verschiedene Linsen, die sich abwechseln, eine 25. oder 300. Einstellung auf das gleiche Gesicht, immer wieder hochscharfe Anvisierung, die die Gegenstände aufquellen lassen wie zu stark gesäuertes Brot, ständiges, anscheinend zufälliges Gegenlicht, das die Objekte verschwimmen läßt, schwankende Bewegung der Handkamera, bewußt falsche Montagen, endloses Verharren auf dem gleichen Bild etc. etc. – dieser ganze neue technische Codex ist fast aus Opposition gegen die Spielregeln des Films geboren, aus dem Bedürfnis nach grenzenloser, provozierender Freiheit, aus einer bewußten Abkehr vom Normalen oder einem köstlichen Sinn für Anarchie, aber er wurde sofort als gültig anerkannt, linguistischer und prosodischer Gemeinbesitz der Filmleute in aller Welt.« (ebd., S. 53 f.).

Nicht nur die Kronzeugen, die Pasolini in diesem Zusammenhang anführt (Antonioni, Bertolucci, Godard, Rocha), lassen sich als Repräsentanten dieser gleichsam selbstreflexiven Ästhetik nennen, sondern auch einige seiner eigenen Arbeiten wie *Accatone*, *Edipo Re* oder *Teorema* können als Einlösung dieses Programms gelten. Diese bieten auf die Frage, ob Begrifflichkeiten wie ›Sprache‹ und ›Grammatik‹ in den audiovisuellen Medien eine strukturelle Entsprechung besitzen, eine klare Antwort an: Die Erzählformen des Films beruhen nicht auf linguistischen Strukturen, sondern entstehen aus technischen Mitteln, die ihrerseits Stiltraditionen generieren. Gerade Pasolinis Filme erwecken den Eindruck, ihr Regisseur habe mit ihnen und für sie bestimmte Einstellungen, Kamerafahrten oder Montageformen soeben erfunden oder erstmals in der Geschichte des Films verwendet. Insoweit sind die filmischen Arbeiten Pasolinis das Resultat einer gekonnt inszenierten, höchst artifiziellen Naivität. Mit ihnen ist er seinem Ziel, in seiner filmischen Praxis eine »technische Sprache der Poesie« (ebd., S. 47) zu formulieren, nahe gekommen.

VII. Televisionen

Fernsehen ist ein schrankenloses und klassenindifferentes Medium. Überall zu Hause: im Proletariermilieu wie in der Industriellenvilla, im Haushalt des Pfarrers wie in der Loge des Portiers, in großbürgerlichen Wohnräumen wie im brasilianischen Dorfgemeinschaftshaus. Und allgegenwärtig: in Wolkenkratzersilos und im Dschungel, im Flugzeug, im Auto und in der Eisenbahn, im ehelichen Schlafzimmer und bei den Entspannungsofferten von Fitneßzentren. Es strukturiert den Lebensrhythmus des jugendlichen Popfans, der auf VIVA starrt, wie den des Greises, der die Zeit totschlägt. Es belebt die Putzrituale der Hausfrau, und es vertreibt die Langeweile des freizeitverwöhnten Menschen. Es bedient den Massengeschmack wie das erlesene Hobby, die Neugier auf Mode wie das Interesse am Großsportereignis – das Fernsehen ist ein gigantischer Organisationsraum für die Lust an der Zerstreuung. Und deshalb wäre, fiele der Strom einmal aus, die Ratlosigkeit groß. Was tun ohne Fernsehen? Vielleicht käme die Antwort pünktlich nach neun Monaten: als schlagartige Erhöhung der Geburtenrate, wie vor vielen Jahren einmal in New York.

Omnipräsenz und Absorptionsdynamik des Mediums entspringen einem vergleichsweise unprätentiösen Gegenstand: einem viereckigen Kasten, der sich, trotz unterschiedlicher Designs, über mehr als ein halbes Jahrhundert im wesentlichen gleich geblieben ist. Im Kleinen wie im Großen, prägnant, doch einschmiegsam paßt er sich seiner Umgebung an. Er zeigt sich pompös, voluminös und spektakulär, doch er gibt sich auch handlich, beweglich und unscheinbar. Wo immer der Kasten erscheint, beherrscht er die Perspektive. Solange er abgeschaltet ist, wirkt er kalt, abweisend und unpersönlich. Sobald er läuft, dominiert er die Fluchtlinien der Wahrnehmung. Ein Möbelstück, das den Vorzug der Unterhaltsamkeit hat.

Entwicklungsgeschichte

Von den allgegenwärtigen Dimensionen des Fernsehens war zu Beginn seiner Ära naturgemäß noch keine Rede. Immerhin paßt aber zur gegenwärtig wahrnehmbaren Omnipotenz und Omnipräsenz dieses Mediums jene Legende, die den Berichten über seine Geburtsstunde eingewoben ist. Sie will, daß ein Student der Ingenieurwissenschaften namens Paul Nipkow pünktlich zum Heiligen Abend des Jahres 1883 die Lösung für ein Problem fand, das ihn geraume Zeit beschäftigt hatte, nämlich »ein am Orte A befindliches Object an einem beliebigen anderen Orte B sichtbar zu machen« (Goebel 1953, 267). An jenem 24. Dezember 1883 sei Nipkow die Lösung des Problems gleichsam in Form einer Eingebung zugefallen: die Möglichkeit, ein Bild mittels einer spiralgelochten rotierenden Scheibe mosaikartig in Punkte und

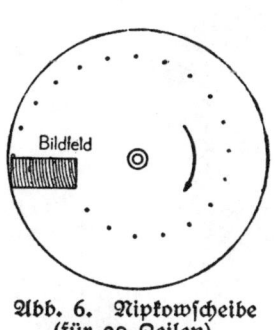

Abb. 6. Nipkowscheibe
(für 20 Zeilen).

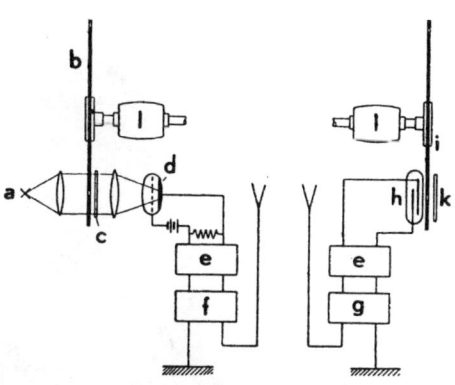

Abb. 39:
Nipkowscheibe

Abb. 40:
Einfacher Fernseher mit Nipkowscheiben

Zeilen zu zerlegen, die dabei entstehenden Lichtpunktserien in entsprechende elektrische Impulsserien zu verwandeln und sie dann im Empfänger wieder mittels einer gleichlaufenden Lochscheibe zu einem Bild zusammenzusetzen. Die sogenannte ›Nipkowscheibe‹ (vgl. Abb. 39) war mithin nichts anderes als eine Metallscheibe, auf der spiralförmig in gleichem Winkelabstand Löcher angeordnet waren, die beim raschen Drehen der Scheibe über das Bildfeld eilten und dabei je eine Zeile bildeten – ein mechanischer Bildzerleger, der zur Weiterverarbeitung, das heißt zur Wiederherstellung des abgetasteten Bildes »an einem beliebigen anderen Orte B«, elektrischer Impulse bedurfte.

Was Nipkow – und nicht ihm allein (vgl. Bruch 1967) – zu jener Zeit vorschwebte, bedeutete keine grundlegende Neuerung der bereits entwickelten kinematographischen Techniken, vielmehr baute es auf diesen auf, insbesondere auf der Fotografie und dem Film. Im Fernseher mit ›Nipkowscheibe‹ (vgl. Abb. 40) beleuchtet eine Bogenlampe (a) das Bildfeld einer Nipkowscheibe (b), in dem sich ein Film (c) bewegt. Der jeweils von einem Loch durchgelassene Lichtstrahl wird in der Fotozelle (d) in Stromstöße umgewandelt, die nach

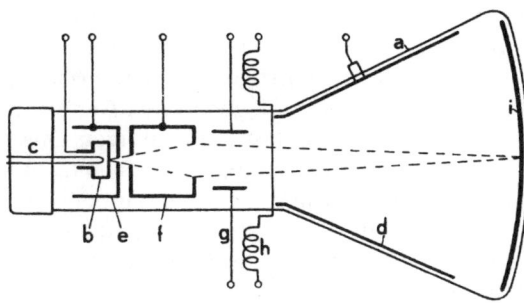

Abb. 41:
Braunsche Röhre

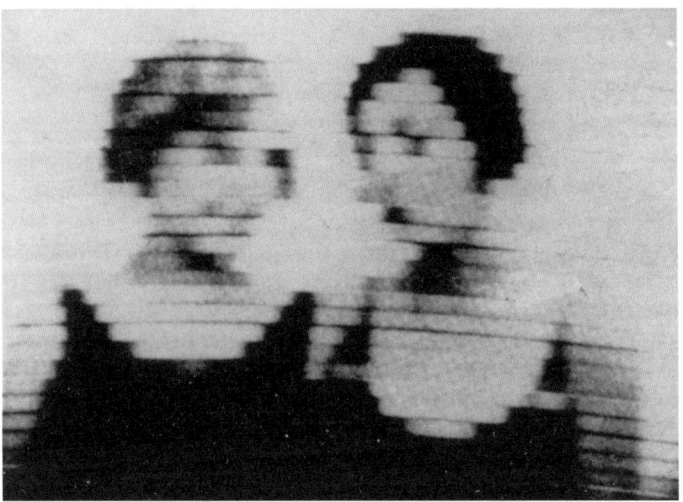

Abb. 42 und 43:
Fernsehbilder in einer Auflösung von 30 und 96 Zeilen

Verstärkung im Verstärker (e) und nach Übertragung durch Leitungen oder durch Funksender (f) und Empfänger (g) eine Glimmlampe (h) steuern. Diese beleuchtet das Bildfeld einer zweiten Nipkowscheibe (i), in dem sich die Mattscheibe (k) befindet. Bei Gleichlauf der Scheiben (b) und (i), der durch die beiden Synchronisationsmotoren (l) ermöglicht wird, erscheint auf der Mattscheibe das aufgezeichnete Bild. Mit diesem ›Elektrischen Teleskop‹ hatte Nipkow ein Verfahren vorbereitet, das knapp vier Jahrzehnte später den Siegeszug des Fernsehens ermöglichte. Nipkows Patentanmeldung vom 6. Januar 1884 verfiel zwar bereits im Jahre 1886, weil der Erfinder die Anmeldegebühren nicht bezahlt hatte. Gerade deshalb aber konnten sich zahlreiche andere Erfinder seines Verfahrens annehmen: Shelford Bidwell, Lazare Weiller, Henry Sutton, Louis Marc Brillouin, Leon Le Pontois, Quierno Majorana, Charles Francis Jenkins und Carly Nystrom – Namen, die heute, außer den Geschichtsschreibern des Mediums, kaum jemand mehr kennt. Sie alle haben, jeder auf seine Weise, beigetragen zur Fortentwicklung des Fernsehens, indem sie ihm neue Elemente hinzufügten oder Details perfektionierten.

Der endgültige Durchbruch in den elektronischen Bereich läßt sich auf das Jahr 1923 datieren, als es dem aus Rußland gebürtigen Wahl-Amerikaner Vladimir Kosma Zworykin mit Hilfe eines ›Ikonoskop‹ genannten Geräts gelang, die Braunsche Kathodenstrahlröhre zur Bildabtastung zu nutzen. Diese Röhre (Abb. 41) bestand ursprünglich aus einem luftleeren Glaskolben (a) mit Kathode (b), Heizfaden (c) und einer Anode in Form einer auf die Innenwand des Kolbens aufgespritzten Kohleschicht (d), wobei die Anodenspannung 5000 bis 20000 Volt betrug. Eine weitere Elektrode in der Nähe der Kathode, der Steuerzylinder (e), gestattete die Steuerung des von der Kathode nach der

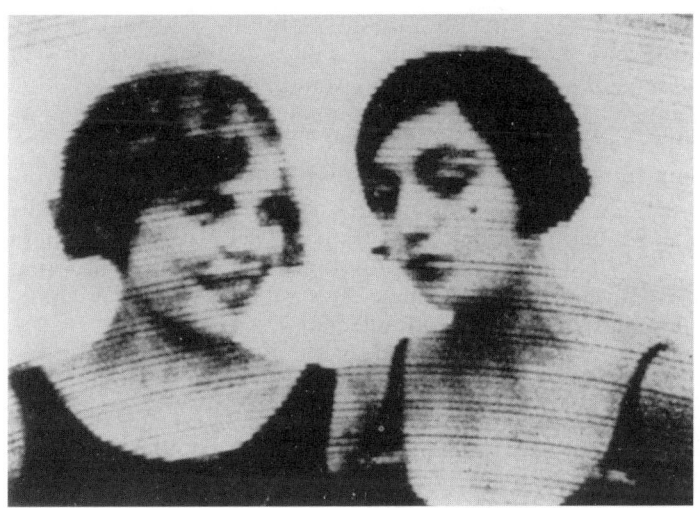

Anode gehenden Elektronenstrahls mit den vom Bildsender gelieferten Spannungen. Weitere Elektroden mit positiven Spannungen gegen die Kathode dienten als ›elektrische Linsen‹ (f) zumZusammenfassen des Elektronenstrahls und als Ablenkplatten (g) zum Lenken des Elektronenstrahls von Bildpunkt zu Bildpunkt auf der gewölbten Bodenfläche in dem Leuchtschirm (i). Beim Auftreffen der schnellfliegenden Elektronen aus Leuchtmasse (z. B. Zinksulfid) geriet dieser durch Fluoreszenz in mehr oder weniger intensives Leuchten. Zur Erzeugung eines Zeilenrasters wurde der Elektronenstrahl durch veränderliche elektrische Felder, zwischen den zwei gekreuzten Plattenpaaren (g), oder magnetische Felder, zwischen den zwei gekreuzten Spulenpaaren (h), in zwei Richtungen so abgelenkt, daß die Bildhöhe in 200 Zeilen unterteilt wird. Für diese veränderlichen Felder war die Implementierung von Spannungen oder Strömen nötig, deren Frequenz der jeweils eingehenden Zeilen- oder Bilderzahl entsprach. Die Lichtpunkte und -zeilen folgten einander so schnell, daß sie sich für das Auge zu einem Bild auf dem Leuchtschirm zusammensetzten.

Zworykin übernahm das Wirkungsprinzip der Braunschen Kathodenröhre und verfeinerte es indem er an Stelle des Leuchtschirms im Innern eine einseitig versilberte Glimmerplatte anbrachte, deren Rückseite etwa drei Millionen winziger Fotozellen in Gestalt einer Cäsiumoxyd-Schicht trug. Jedes Teilchen dieser ›lichtelektrischen‹ Schicht war demnach die Kathode einer Fotozelle, wobei die Anoden mit der für den Elektronenstrahl vorhandenen Anode zusammenfielen. An die Silberschicht war zudem eine Verstärkerröhre angeschlossen. Man konnte auf diese Weise von dem Gegenstand mit einem normalen Objektiv ein Bild auf das Zäsium-Mosaik werfen. Dort wurden je nach Helligkeit der einzelnen Bildpunkte bestimmte Mengen von Elektronen ausgelöst, die zur Anode wanderten. Auf dem Zäsium-Mosaik erhielt man so ein der Helligkeitsverteilung des Gegenstandes entsprechendes ›Bild‹ aus positiven Ladungen, die auf den kleinen Kondensatoren der aus Zäsiumteilchen bestehenden Silberschicht gespeichert wurden. Tastete man mit einem negativen Elektronenstrahl das Zäsium-Mosaik ab, so wurden die Kondensatoren über den Widerstand entladen, wobei der Entladestrom die Bildsteuerspannung für den Verstärker hervorbrachte. Bei 25 Bildwechseln in 1 Sekunde (in den USA 30) wurde jedes Zäsiumteilchen in 1/25 sek belichtet und wieder entladen. Mit diesem Verfahren konnte man bereits Freilichtübertragungen und Atelieraufnahmen mit 400 Zeilen machen.

Das hier in seinen Grundzügen wiedergegebene elektronische Verfahren ist im wesentlichen das für die Fernsehtechnik bis heute bestimmende Prinzip geblieben. Nach wie vor wird das Bild durch einen Bildzerleger in kleine Bildpunkte oder Pixels zerlegt. Die auf diese Weise entstehenden unterschiedlichen Helligkeitswerte, die in einem räumlichen Nebeneinander koexistieren, werden mittels elektrischer Spannungswerte in das zeitliche Nacheinander von Bildsignalen umgewandelt, die über Senderantennen ausgestrahlt und von Empfangsantennen aufgenommen und gleichgerichtet werden. Seit 1952 gelten in Mitteleuropa 625 Zeilen als Norm. Sie werden in 500 000 Pixels aufgelöst. Bewegte Vorgänge werden mit 50 Bildern pro Sekunde übertragen, wobei wegen der Breite des Frequenzbandes (12,5 Mhz) zur Übertragung das Zeilensprungverfahren angewandt wird. Das heißt: Es werden pro Sekunde nur 50 Halbbilder abgetastet, und zwar zuerst die 1., 3., 5., 7. usw. Zeile, dann die 2., 4., 6., 8. usw. Zeile. Diese Bilder lassen sich durch Synchronsignale in Bildelemente zurücktransformieren, so daß sie auf dem Bildschirm in der ursprünglichen Qualität erscheinen können. Die Einführung des Farbfernsehens hat an diesem technischen Prinzip im Grunde nichts geändert. Nur werden seither die Farbtöne und ihr Sättigungsgrad mit Hilfe von drei Fernsehaufnahmeröhren (für die Grundfarben Rot, Grün und Blau) in elektrische Signale zerlegt und für den Empfang wieder in farbige Bilder zurückverwandelt. Die Aufnahmeröhren gleichen der beim Schwarzweiß-Fernsehen.

Mit der Entwicklung des Fernsehens wurde die entscheidende Medienrevolution der Moderne vollzogen: die der elektronischen Bildmedien. Was auf diese Revolution folgte, ist unter dem Stichwort ›Digitalisierung‹ bekannt: eine Technologie, die schon jetzt ihre eigenen Gesetze entwickelt hat. Der Begriff ›Digitalisierung‹ bezeichnet ein binäres, das heißt ›zweiwertiges‹ Schreibsystem – man könnte auch von der künstlichen Sprache des Computers sprechen. Diese binäre Schreibweise besteht aus der denkbar kleinsten zweiwertigen Schreibeinheit, die zugleich sein elementares Ausdruckslement bildet, nämlich ›Null‹ oder ›Eins‹. Diese kleinste Einheit nennt man ›bit‹ (von engl. ›binary digit‹ = ›zweiwertige Ziffer‹). Die Bits übersetzen lebendige Realitätszusammenhänge in arithmetisch gefaßte Abstraktionen. Es ist das medientechnische Verfahren des Computerzeitalters – ohne dieses Verfahren gibt es keine medientechnologische Zukunft.

Die amerikanische Federal Communication Commission (FCC) hat im Einvernehmen mit der US-Industrie die Einführung eines neuen Standards ›High Definition Television‹ (HDTV) bereits verbindlich auf das Jahr 2006 terminiert. Europäische und japanische Hersteller arbeiten ihrerseits an entsprechenden neuen Technologien. Auch wenn bis zum Jahre 2000 die digitale Entwicklung des Fernsehens noch keineswegs abgeschlossen ist, läßt sich bereits absehen, daß durch neue Fernsehformate in digitaler Technik Bilder von einer neuen, störungs- und flimmerfreien Qualität und klaren, brillanten Farben entstehen, deren Übertragung sich durch digitale Kompression zudem verbilligt. Schon heute wird die Ausstrahlung von Filmen mittels einer digitalen Übertragungstechnik vorgenommen, die an die Stelle der Videotechnik getreten ist. Statt wie bisher auf Magnetbändern werden Filme auf Plattenspeichersystemen konserviert, als eine gewaltige Datenmenge, deren Speicherung erst durch neuere Speicherungsverfahren (160 Gigabyte für 60 Stunden Programm) ermöglicht wurde. Diese Server-Technologie lenkt die Datenströme, kann die Dateiformate anpassen und bis zu 30 Programmen gleichzeitig steuern. Mechanischer Verschleiß wie bei der Videotechnik entfällt, die Qualitätskontrolle wird durch den Rechner geleistet. Das digitale Fernsehen der Zukunft löst die Verfahren der analogen Bildübertragung unwiderruflich ab. Wahlweise können die Fernsehsender dann nebeneinander unterschiedliche Dienste (Fernsehen, Hörfunk, Internet) anbieten oder einzelne Filme ausstrahlen. Die nicht mehr analog, sondern lediglich als Datenmenge verfügbaren Filme werden durch gezielte Datenreduktion so bearbeitet, daß nur die jeweils für die Übertragung benötigten Daten tatsächlich auch gesendet werden, so daß die Qualität der ausgestrahlten Bilder gleichbleibend gut ist.

Nicht minder bedeutsam als der qualitative Aspekt ist der mit der Digitalisierung verbundene Vorzug einer wachsenden Multifunktionalität. In dem Maß, wie die unterschiedlichen Handhabungs- und Dienstleistungsqualitäten von Fernsehen und Computer im Zeichen der Digitalisierung zusammenwachsen, erweist sich das Fernsehgerät als elektronischer Alleskönner. Nicht mehr nur die Übertragung von optisch und akustisch kommunizierbaren Ereignissen, von Informationssendungen, von Filmen, Talkshows oder Hitparaden fallen künftig in sein Ressort. Sondern auch Homebanking, Teleshopping, Pay-TV, Video-on-demand, E-Mail, Internet – alle Funktionen, die durch solche neudeutschen Anglizismen bezeichnet werden, vernetzen sich perspektivisch zum Zukunftsprofil einer mittels TV vollständig integrierten Mediengesellschaft. Die Entwicklungsstrategien der Hersteller – dies machen Großtreffen der Branche wie die Internationale Funkausstellung in Berlin oder die Cebit in Hannover alljährlich immer aufs neue deutlich – tendieren zu einer Verschmelzung der verschiedenen Medien. Gearbeitet wird an einem Konglomerat der digitalen Unterhaltungsindustrie, in dem Telekommunikation, Informationselektronik und Unterhaltungsmedien miteinander verbunden sind: der Fernseher als Computer, der Computer als TV-Gerät und das Handy als Allround-Instrument.

›Konvergenz‹ lautet das Zauberwort, das vielleicht nur den ökonomischen Wunschtraum eines umsatzorientierten Produktionszweigs umschreibt, ›Multimedia‹ die magische Formel, mit der dieser sein Konzept unters zahlende Publikum bringen will. Produzenten der Unterhaltungselektronik präsentieren mittels Zusatzgeräten den bedienungsfreundlichen Computer mit Internet-Zugang, der Fernseher wird zur Startrampe für den Daten-Highway. Möglich ist all dies durch die Digitalisierung der gesamten Elektronik, für die es dank der universellen Computer-Rechenformel ›0–1‹ keine Funktions- oder Gerätedifferenzen mehr gibt. Alles ist mit allem kombinierbar, alles fügt sich zusammen, alles wird eins – es muß nur noch berechnet werden. Hinzu kommt ein Projekt, das mit einer etwas euphemistischen Vokabel »Interaktives Fernsehen« genannt wird: die Möglichkeit des Zuschauers, mit Hilfe von Fernbedienungen und Tastaturen, Mausklick oder Joystick in elektronische Steuerungsprozesse einzugreifen. Auf diese Weise wird sich, die technische Entwicklung geeigneter multifunktionaler und kompatibler Endgeräte vorausgesetzt, der Ablauf von Filmen und ganzen Fernsehsendungen durch das Publikum beeinflussen lassen. Im Übergang zum dritten Jahrtausend verbindet sich ›online‹ zu einem neuen technologischen, sozialen, informationellen und kommunikativen Aggregatzustand, was einmal konzeptionell getrennt oder doch in technologisch differenzierten Einzelschritten entwickelt worden ist.

Fragt sich, wer das eigentlich will. Nur 14 % der Bevölkerung, so hat Infratest 1997 festgestellt, sind an Entwicklungen wie den eben genannten überhaupt interessiert, nur die Hälfte sieht in den neuen Telekommunikationsmöglichkeiten eine gravierende Veränderung ihrer persönlichen Lebensverhältnisse, mehr als 350 Mark insgesamt geben deutsche Haushalte im Jahresdurchschnitt für Medien, gleich welcher Art, nicht aus, und so erwarten selbst die Unternehmer nur zu etwa 50 %, daß die von ihnen propagierte Entwicklung tatsächlich auch eintritt, also etwa die Internet-Nutzung in Zukunft so populär sein werde wie Telefon und Fernsehen heute (*Frankfurter Rundschau* vom 23. 8. 1997). Diese Zurückhaltung hat vermutlich mit Technikphobie einiges zu tun. Die wachsenden Dienstleistungsqualitäten des Fernsehens ebenso wie die zunehmenden Einwirkungsmöglichkeiten des Zuschauers auf die Abläufe von Programmen und Sendungen bewirken ja ihrerseits einen qualitativ neuen Zugriff der digitalen Medien auf die Realitätssphäre des Publikums. Wer einwirken will, muß sich auf den von ihm anvisierten Objektbereich zu einem guten Teil auch einlassen. Das kann aber nur gelingen, wenn dieser Bereich zugleich einen Teil der je eigenen Wahrnehmungswirklichkeit bildet. Mit den neuen Digitalmedien entfällt tendenziell die Unterscheidungsmöglichkeit zwischen den differenten Realitätsebenen ›privat‹ und ›öffentlich‹. Die Privatheit des persönlichen Lebensbereichs und die Öffentlichkeit einer telekommunikativ und informationstechnologisch ›konvergent‹ vernetzten TV-Wirklichkeit gehen tendenziell ineinander über.

Die Gefahr liegt auf der Hand: Die vermöge ihrer kommunikativen und informationellen Standards potentiell aufgeklärteste Gesellschaft befindet sich im Stande einer Unmündigkeit, die sie technologisch ›selbst verschuldet‹ hat. Fernsehen bietet bequeme, leicht verfügbare Möglichkeiten der Information und Unterhaltung. In dem Maß aber, wie diese Möglichkeiten sich erweitern, verzweigen und vernetzen, greifen sie auf weitere Bereiche der Freizeit und des Alltagslebens über. Der Zuwachs an Programmen, die Spezialisierung des Angebots, die Erweiterung der Nutzungsmöglichkeiten – Fernsehsender, TV-Anbieter und Industrie ziehen an einem gemeinsamen Strang, auch wenn das äußere Format des Siegers, Fernseher oder Computer, noch nicht feststeht. ›Megatainment‹ heißt das Versprechen der Veranstalter und Produzenten, eine visionäre Verheißung, die zugleich eine neue Bedrohung der freien Zeit ist.

Doch es gibt auch Gegensignale. Die Umsatzzahlen deuten darauf hin, daß die Konsumenten sich einstweilen zurückhalten. Zusatzgeräte zur Umrüstung des Fernsehers zum Internet-fähigen Computer, des Computers zum TV-Gerät haben sich, soweit man sehen kann, bislang als Verkaufsflops erwiesen – das Publikum bleibt bei seinem Leisten. Der Chef des Chipproduzenten Intel, Andrew Grove, hat dieses Problem deutlich benannt: »Es ist klar, wie sich der Nutzer eines PCs verhält. Genauso wissen wir, was ein Fernsehzuschauer macht. Aber gibt es Menschen, die vor der Glotze sitzen und dann auch noch durch das Internet surfen wollen? Ich habe da meine Zweifel, ob Kompromißlösungen – neunzig Prozent Fernseher, zehn Prozent Computer oder umgekehrt – großen Gefallen finden werden.« (*Die Zeit*, Nr. 34, vom 15. 8. 1997). Wer Zeitung liest, liest Zeitung. Wer fernsehen will, möchte nicht im Internet surfen. Und wer den Computer benutzt, konzentriert sich auf spezialisierte Kommunikation oder den Austausch von Informationen, nicht auf Talkshows oder Fußballspiele. Zwar besteht Grove im eigensten Geschäftsinteresse auf der Überlegenheit des PC: »Es geht darum, ob die Leute vor ihrem Computer sitzen oder vor dem Fernseher. Deswegen machen wir den PC ständig erlebnisreicher, etwa durch Sound, Multimedia oder 3D – und haben damit offensichtlich Erfolg: Die Haushalte in den Vereinigten Staaten, die einen PC haben, sehen nur halb so viel fern wie die ohne.« (ebd.). Doch die hier aufscheinende Vision eines digital gesteuerten Universalmediums, das alle anderen Medien in sich aufnimmt, deren Möglichkeiten multipliziert und potenziert und damit die Mediengeschichte in sich zusammenfaßt und aufhebt – das ist vermutlich eher der ultimative Wunschtraum einer Branche als die real Zukunft der Medien. Auch Fernsehen ist nur ein Medium neben anderen, zudem eines mit transitorischem Charakter, an dessen Seite – wenn nicht an seine Stelle – andere Medien treten werden. Doch das gilt gerade auch im Hinblick auf die zukünftig digitalisierten Medien. Digitalität bedeutet nicht nur Erweiterung, Vielfalt und Koexistenz, sondern auch Ersetzbarkeit und Austauschbarkeit.

Kulturkritik

Es versteht sich von selbst, daß ein Medium mit so ausgreifenden und ent-
wicklungsfähigen technischen Möglichkeiten wie das Fernsehen rasch zum
Gegenstand kulturkritischer und medienethischer Erwägungen werden
mußte (Wiegerling 1998). Das Fernsehen war nach Buch, Presse und Rundfunk das vierte Massenmedium der Neuzeit von globaler Bedeutung. Es über-
stieg, nachdem seine technischen Probleme gelöst waren, die Wirkungsmöglichkeiten aller anderen Medien um ein Vielfaches, und zwar kraft der
einprägsamen Sprache der beweglichen, aktuellen Bilder, die es zu liefern
vermochte. Es war nicht nur Informationsmedium, auch nicht allein Kommunikationsmittel, sondern zugleich Unterhaltungsinstrument von universeller Ausstrahlung. Auf der Hand lagen ebenso die wirtschaftlichen Möglichkeiten des Fernsehens, die politische Macht, die es in sich barg, die
gesellschaftlichen Konsequenzen in Form von Zuschauerbeeinflussung und
Ideologiebildung, Zeitstrukturierung und Wahrnehmungssteuerung. Die
›Massen‹ – was immer dieser unscharfe soziologische Begriff real bezeichnen
mag – waren von Anfang an das erklärte Ziel und der für alle medialen Strategien unabdingbare Integrationsfaktor des neuen Mediums. Um sein Publikum zu erreichen, ja um es allererst zu schaffen, mußte das Fernsehen eine
Sprache, eine Struktur, ein System von Zeichen, von Bildern und Symbolen
entwickeln, das über alle bislang bekannten Zeichensysteme hinausging. Ein
System, das ein Paradox zu lösen, jedenfalls zu verwalten hatte und immer
noch hat: daß es das Publikum zu seinem Objekt macht, im Sinne einer ideologischen und kommerziellen Lenkung, und zugleich glaubwürdig vorgeben
kann, für dieses Publikum, in seinem Namen und zu seinem Besten zu handeln.

Dieser Anspruch ist von Anfang an durch eine dialektische Kulturkritik in
Frage gestellt worden. So legte der Sozialphilosoph Günther Anders Mitte der
fünfziger Jahre unter dem Titel *Die Welt als Phantom und Matrize* Essays vor, die
eine konkrete Auseinandersetzung mit dem Medium Fernsehen in Form einer breit angelegten Phänomenologie darstellen. Anders' Analyse nimmt ihren Ausgang vom Begriff der ›ontologischen Zweideutigkeit‹, die der Struktur
des Fernsehens generell eigen sei, weil, so Anders, »die gesendeten Ereignisse
zugleich gegenwärtig und abwesend, zugleich wirklich und scheinbar, zugleich da und nicht da« seien (Anders 1987, S. 131). Der Begriff der ›ontologischen Zweideutigkeit‹ pointiert das Ineinanderübergehen zweier unterschiedlicher Realitätssphären – Realwelt des Alltagslebens und Bilderwelt
des Fernsehens –, die sich tendenziell, und zwar in zunehmendem Maß, bis
zur Ununterscheidbarkeit miteinander vermischen, mit dem Ergebnis, daß
die reproduzierte Welt der Medien zum Original, die Realität hingegen zur
Kopie werden kann. Resultat dieses Austauschprozesses ist, so Anders, »daß
das Wirkliche zum Abbild seiner Bilder wird« (ebd., S. 179), ein Vorgang, den
der Kulturkritiker in die Formel faßt: »Denn das Dasein in der Welt des post-
ideologischen Schlaraffenlandes ist total unfrei« (ebd., S. 197).

Diese dialektische Pointierung verweist auf die Vorgeschichte, die Günter Anders' Denken in der *Dialektik der Aufklärung* von Theodor W. Adorno und Max Horkheimer besitzt. Deshalb soll auf dieses Standardwerk dialektischer Kulturkritik kurz eingegangen werden. »Aufklärung als Massenbetrug« – unter diesem prägnanten Titel haben die Philosophen Theodor W. Adorno und Max Horkheimer jenes Paradox rubriziert. Ihre geschichtsphilosophisch grundierten Studien, die zwischen 1942 und 1944 entstanden sind, verdanken sich den im Exil gewonnenen Erfahrungen mit der amerikanischen Konsum- und Medienindustrie. Der Begriff ›Aufklärung‹ wird hier zum Fluchtpunkt eines Philosophierens, das den Anspruch emanzipatorischen Denkens am erreichten Stand realer Freiheit mißt. Die Brillanz des Stils, einzelner Formulierungen wie des rhetorischen Duktus insgesamt, verdankt sich der Schärfe des Verdikts, dem die Illusionen und Ideologien der Aufklärung verfallen: »Seit je hat Aufklärung im umfassendsten Sinn fortschreitenden Denkens das Ziel verfolgt, von den Menschen die Furcht zu nehmen und sie als Herren einzusetzen. Aber die vollends aufgeklärte Erde erstrahlt im Zeichen triumphalen Unheils« (Horkheimer/Adorno 1947, S. 13), lautet der desillusionierte, durch die Zäsur aus Faschismus und Holocaust geprägte Auftakt des Werks. Es handelt sich um eine radikale Kulturkritik, die Verluste beklagt, ohne einen Gewinn wahrnehmen zu können, und die den Zuwachs an technologischen, auch ästhetischen Möglichkeiten, der mit den neuen Medien verbunden ist, in Frage stellt. In den Massenmedien des 20. Jahrhunderts sehen die Autoren ausschließlich einen der sozialen Agenten, die der ›Dialektik der Aufklärung‹ wenn nicht vorgearbeitet, so doch sie wirkungsvoll und folgenreich begleitet haben.

Das Kapitel »Kulturindustrie«, von Adorno verfaßt, macht diesem Agenten, macht vor allem den modernen audiovisuellen Medien, den Prozeß: »Kultur heute schlägt alles mit Ähnlichkeit«, so lautet das Urteil. Und seine Begründung: »Film, Radio, Magazine machen ein System aus. Jede Sparte ist einstimmig in sich und alle zusammen« (ebd., S. 144). Auf diese Weise entsteht, so die Autoren, die »falsche Identität von Allgemeinem und Besonderem« (ebd.), in der sich die technokratische Herrschaft der ökonomisch – mithin auch »kulturindustriell« – Mächtigsten manipulativ repräsentiert:

»In der Tat ist es der Zirkel von Manipulation und rückwirkendem Bedürfnis, in dem die Einheit des Systems immer dichter zusammenschließt. Verschwiegen wird dabei, daß der Boden, auf dem die Technik Macht über die Gesellschaft gewinnt, die Macht der ökonomisch Stärksten über die Gesellschaft ist. Technische Rationalität heute ist die Rationalität der Herrschaft selbst. Sie ist der Zwangscharakter der sich selbst entfremdeten Gesellschaft« (ebd., S. 145).

Es geht im Kapitel »Kulturindustrie« um ökonomische Macht, um Schematismus und Totalität, um Stil, Integration und Freizeit, um Unterdrückung von Lust und Amüsement als Repression, um geplanten Zufall und Ideologie, um Tragik, Fürsorge und Individualität, um den Warencharakter der Kunst, um das Verhältnis von Sprache und Reklame und immer wieder auch um den inneren Zusammenhang dieser sozialen Strukturen mit dem Faschismus. Herausgearbeitet wird auf diese Weise anhand vielfältiger, einander ergänzender und verstärkender Facetten »die Schwerkraft der trotz aller Rationalisierung irrationalen Gesellschaft« (ebd., S. 149), in der Freiheit nur mehr als »Freiheit zum Immergleichen« (ebd., S. 196) erscheint – Emblem eines »Triumphs der Reklame in der Kulturindustrie, die zwangshafte Mimesis der Konsumenten an die zugleich durchschauten Kulturwaren« (ebd., S. 198).

Liest man diese brillant vorgetragene Analyse aus kritischer Distanz, so wird man sie freilich historisieren müssen. Zum einen erscheinen die philosophischen Denkvoraussetzungen nicht unproblematisch, die dieses Werk grundieren. Wie kann, so muß man in erkenntniskritischer Absicht fragen, die Aufklärung »sich auf sich selbst besinnen« (ebd., S. 9), wenn doch ausdrücklich die »Selbstzerstörung der Aufklärung« (ebd., S. 7) den Ausgangspunkt der kulturkritischen Diagnose bildet? Zum anderen gehen bestimmte Zeitumstände in das Urteil der Autoren ein – die Erfahrung des Faschismus etwa, des amerikanischen Kapitalismus gegen Ende des Zweiten Weltkriegs und der sich rasch entwickelnden Medienindustrie der Vereinigten Staaten –, die von der historischen Entwicklung außer Kraft gesetzt oder doch modifiziert worden sind, so daß sie sich als Kriterien der Analyse nur noch bedingt eignen. Zum dritten: Inmitten einer vollständig medialisierten Umgebung, vor dem Hintergrund des selbstverständlich gewordenen Kultursponsorings und angesichts der Tatsache, daß der Status der Kunst als Ware ihren Kultwert keineswegs aufgehoben hat, wirken die Wertungen Adornos und Horkheimers heute eigenartig konservativ.

Dies gilt in vergleichbarer Weise auch für Günther Anders. Auch Anders' Kulturkritik des Fernsehens ist eine Gesellschaftskritik im umfassenden Sinne, die ihrerseits von einer philosophischen Generalthese grundiert wird. Diese These richtet sich gegen die Technik schlechthin, die mit der Erfindung der Atombombe ihren technologisch destruktivsten Ausruck gefunden habe. Das Fernsehen steht deshalb im Mittelpunkt von Anders' Kulturkritik, weil es im Zusammenhang der destruktiven technischen Entwicklung zum ideologischen Transmissionsriemen geworden ist, zum Vermittler sozialer Lügen, die inhaltlich wie strukturell transportiert werden. Die »Verbiederung der Welt« im Fernsehen (ebd., S. 117), das Phänomen der Manipulation und des Sprachraubs, die Ideologisierungsfunktion, die der Fernsehapparat wahrnimmt als Inbegriff eines »pseudo-mikrokosmischen Modells, das seinerseits die Welt zu sein selbst vorgibt« – all das prägt, so Anders, »das Weltbild als Ganzes, das aus den einzelnen Sendungen zusammengesetzt wird« und damit jenen »Typ von Mensch, der ausschließlich von Phantomen und Attrappen genährt ist« (ebd., S. 164). Auch Anders' Kritik steht damit in der Tradition einer aufklärungsskeptischen philosophischen Aufklärung, die den Warencharakter aller sozialen Bezüge und Phänomene am schärfsten im Bereich der Massenmedien diagnostiziert: als ›Matrize‹ einer Welt, in der die Bedürfnisstruktur der Menschen zur Reproduktionsinstanz kulturdiustriell vorfabrizierter Bedürfnisse degradiert worden ist.

Wenige Jahre später hat der italienische Filmregisseur Pier Paolo Pasoloni diesen Aspekt auf den Begriff des ›Konsumismus‹ gebracht. Pasolini bezeichnet mit diesem Begriff eine medienethisch problematische Entwicklung der modernen westlichen Gesellschaften, deren Voraussetzung die Preisgabe einst verbindlicher Werte darstellt, die Verflüchtigung von Ethos, Moral und Verantwortung. Humanistisches Denken und Handeln, humane Wissenschaft und Forschung, so Pasolini, seien einem sozialen Hedonismus anheimgefallen, der durch den ›Konsumismus‹ gesteuert werde, das geheime, allgegenwärtige, terroristische Zentrum Italiens, ökonomisch und politisch mächtiger als der historisch obsolete Faschismus: »Kein Faschismus hat das geschafft, was der Zentralismus der Konsumgesellschaft geschafft hat.« (Pasolini 1978, S. 29). Wie für Günther Anders trägt auch für Pasolini das Fernsehen für diese Entwicklung – wenn nicht als ursächlicher Wegbereiter, so doch als strategischer Begleiter der »konsumistischen« Tendenz – Mitverantwortung: »Mit Hilfe des Fernsehens hat das Zentrum den gesamten Rest des Landes seinem Bilde angeglichen, eines Landes immerhin, das unerhört mannigfaltig in seinen Geschichtsabläufen und reich an originären Kulturen war.« (ebd.). Kulturkritik, Medienethik und Medienästhetik gehen ineinander über.

Man muß Kritikern wie Adorno und Horkheimer, Anders und Pasolini attestieren, daß die Schärfe ihres Verdikts, die Schwärze ihre wahrnehmenden und wertenden Optik repräsentative und signifikante Dimensionen der modernen Mediengesellschaft erfaßt. Tatsächlich haben seit Mitte des 20. Jahrhunderts die fortwährend sich reformierenden kapitalistischen Strukturen im Zusammenspiel mit den elektronischen Technologien, den Informationsmedien und den modernen Kommunikationsmitteln eine Homogenisierung der westlichen Sozietäten von zuvor nicht bekanntem Ausmaß bewirkt. Insoweit kann man auch von Nivellierung sprechen, von der Einebnung kultureller und ethnischer Differenzen und Spezifitäten, von Orientierungsverlusten und Sinnstiftungsdefiziten, auch von der Bedrohung unbefragter und unbefragbarer Zivilisationstechniken oder Kulturleistungen, wie es das Lesen oder das Buch darstellen. Ebenso aber muß man registrieren, daß eine Kulturkritik dieser Art ihrerseits mit erheblichen Entdifferenzierungen arbeitet. Entworfen wird – mit nahezu totalitären intellektuellen Energien – eine negative Totalität, die progressive Entwicklungen, produktive Neuerungen, anregende Alternativen zum bestehenden System nicht kennt oder nicht zur Kenntnis nehmen will.

Mehr als zwei Jahrzehnte nach der *Dialektik der Aufklärung* hat Adorno eingeräumt, daß die Perspektive nicht gänzlich versperrt sei, »aus dem Medium selbst spezifisch neue Möglichkeiten zu entwickeln« (Adorno 1984, S. 564). Nur komme es eben darauf an, das »Eigengewicht der Apparatur« zu nutzen und die gegebenen Strukturen in Rechnung zu stellen, mithin auch sachliche und fachliche Kompetenz zur Geltung zu bringen, Alternativen also zu entwickeln, auch innerhalb des sozialen Subsystems Fernsehen, anstatt daß – wie Adorno noch in den fünfziger Jahren im Blick auf das amerikanische Fernsehen formuliert hatte – »ununterbrochen in die Wurstmaschine etwas hineingestopft werden muß« (ebd., S. 559). Adorno verwies 1968 auf Karlheinz Stockhausen, der – unabhängig von Adornos eigenen Überlegungen – »ganz ähnliche Versuche unternommen« habe, ebenso auf »jüngste Versuche von Mauricio Kagel, die durchaus auf eine sinnvolle Verwendung auch des Fernsehens« hinausliefen (ebd., S. 563). Wie immer man das Wort ›sinnvoll‹ semantisch auffüllen möchte – daß diese Semantik primär mit der technisch eigenständigen Qualität der »Apparatur« Fernsehen zu tun haben müßte, geht aus Adornos Argumenten deutlich hervor. Ideale und Ideologeme wirken, wie der Philosoph wußte, gegenüber Technologien und ihren Fortschritten nicht nur konservativ, sondern auch hilflos. Wer das Fernsehen an Ansprüchen mißt, die mit diesem nichts zu tun haben, bleibt mit seinen Beobachtungen hinter der ›Autopoeisis‹ dieses Systems zurück. Er verhält sich anachronistisch gegenüber einem Gegenstand, der in seiner Technik ein materielles Eigengewicht besitzt.

Jürgen Habermas hat angesichts der »stilisierten Übervereinfachungen«, mit der solche Argumentationen arbeiten, im zweiten Band seiner *Theorie des kommunikativen Handelns* im Hinblick auf die *Dialektik der Aufklärung* den Einwand einer ahistorischen Verfahrens- und unterkomplexen Argumentationsweise erhoben (Habermas 1985, S. 572). Von Bedeutung für eine kritische Diskussion der Medien ist in diesem Zusammenhang jedoch vor allem die von Habermas eingeführte Differenz zwischen »Steuerungsmedien« und »generalisierten Formen der Kommunikation«. Während Steuerungsmedien, zu denen beispielsweise Geld zählt, den »lebensweltlichen Kontexten verhaftet« bleiben, sieht Habermas die »generalisierten Formen der Kommunikation« durch die Massenmedien repräsentiert, denen er ein »ambivalentes Potential« (ebd., S. 573) zuspricht. Ambivalent, weil sie einerseits über ein »autoritäres Potential« verfügten, das »Kommunikationsflüsse in einem zentralisierten Netzwerk einseitig, von der Mitte zur Peripherie oder von oben nach unten kanalisieren« und damit »die Wirksamkeit sozialer Kontrollen erheblich verstärken« können; andererseits aber ein »emanzipatorisches Potential« besitzen, mit dessen Hilfe sie »Verständigungsprozesse gleichzeitig aufstufen, raffen und verdichten« können (ebd.).

Worauf der Philosoph und Sozialwissenschaftler setzt, sind die den Massenmedien eigenen, vielfältigen »Widersprüche«. Sie resultieren, so Habermas, aus ihrer Konkurrenzsituation, dem journalistischen Ethos, dem kritischen Potential auch trivialer Sendungen, der begrenzten Reichweite ideologischer Botschaften, dem »Eigensinn« alltäglicher Kommunikationsprozesse und der Eigendynamik der technischen Entwicklung elektronischer Medien. Aufschlußreich an Habermas' Argumentation, die, unbeeindruckt von den kulturpessimistischen Pointierungen in der Tradition der Frankfurter Schule, ihre Analyse der Massenmedien mit kühler Distanz betreibt, ist der Denkzusammenhang, in dem sie sich entfaltet. Dieser Zusammenhang läßt sich mit dem Titel von Habermas' Habilitationsschrift *Strukturwandel der Öffentlichkeit* andeuten. Die Wahrnehmung des »ambivalenten Potentials« der Massenmedien erfolgt – sieht man einmal von dem letztgenannten Aspekt, der Technik, ab – von einem Öffentlichkeitsbegriff aus, der an das Projekt

›Aufklärung‹ gebunden bleibt. Daß die Massenmedien durch »autoritäre« Mechanismen und Strukturen geprägt sind, daß in ihnen zentralistisch und hierarchisch verfahren wird, kann man kaum bestreiten. Fraglich aber ist, ob ein Verständnis von Öffentlichkeit noch trägt, das die Funktion der Massenmedien an den ›emanzipatorischen‹ Anteilen mißt, die sie im Prozeß öffentlicher Kommunikation wahrzunehmen und zu behaupten wissen.

Gerade der von Habermas zuletzt genannte, nicht im einzelnen differenzierte Aspekt der Technik, legt – fast zwei Jahrzehnte nach dem ersten Erscheinen der *Theorie des kommunikativen Handelns* – den Gedanken nahe, es handele sich um Wünsche und Fiktionen einer Theorie, die mit dem harten Kern der Medienentwicklung, der Elektronik, nicht viel zu tun haben will. Medien aber sind, im besten Fall, Steuerungsinstrumente kommunikativer, informationeller und ästhetischer Prozesse, die zugleich eine eigene technologisch fundierte Dynamik besitzen. Dieser Dynamik ist das Ethos, das aus den Klagen um Verluste spricht, ebensowenig gewachsen wie das Telos der Aufklärung, das ihr die Richtung weisen soll. Adorno selbst hat dieser Einsicht 1968 Ausdruck gegeben, als er in seinen Äußerungen zum Verhältnis von Fernsehen und Musik das »Eigengewicht der Apparatur« (Adorno 1984, S. 564) hervorhob, das sich strukturell immer wieder auch und gerade gegen die im Apparat Tätigen durchsetze. Diese Feststellung berührt, auch in der begrifflichen Prägung, ein systemtheoretisches Problem, das Niklas Luhmann später – unter anderem in seinen Studien zur *Realität der Massenmedien* – als »Autopoiesis des Systems« (Luhmann 1996, S. 169) bezeichnet hat. In diesem Verständnis repräsentiert das Fernsehen als Teil der Medienrealität die autonome, gleichsam selbstlaufende und selbstreferentielle Struktur eines sozialen Teilsystems, das von subjektiven Einflußnahmen oder individuellen Prägungsversuchen weitgehend unberührt bleibt.

Im Hinblick auf das Fernsehen – so lassen sich die kulturkritischen Einwände resümieren – werden jeweils Verluste beklagt, die in Wahrheit einem spezifisch vorgeformten Verständnis von Kultur zugehören. Dieses erklärt sich seinerseits zum Gesamtbild von Kultur. Die Aufzählung der Verluste wird deshalb regelmäßig von einem spezifischen Kulturpessimismus axiomatisch grundiert. Doch selbst wenn die Programmentwicklung des Fernsehens und seine gegenwärtige Realität problematisch genug erscheinen mögen, erlaubt ein genauerer Blick auf die Programmstrukturen, die sich in fast einem halben Jahrhundert herausgebildet haben, ein differenzierteres Urteil.

Programmstrukturen

Was in den fünfziger Jahren als ›Fernsehen‹ in die Öffentlichkeit trat, war – trotz der früheren Versuchs- und Erprobungsphasen – ein technologisch neues Medium. Doch seine Präsentationsformen orientierten sich durchweg noch an der Ästhetik traditioneller Medien und Künste, allen voran der Rundfunk und das Theater. Die Dauer des gesamten Fernseh-Abendprogramms von zwei bis drei Stunden täglich, die Orientierung des Publikums auf in sich geschlossene und für sich stehende Einzelproduktionen, die Dramaturgie des Bühnenwerks, die in den Produktionsräumen der Studios reproduziert wurde, eine Vermittlung von Stoffen, die sich an einfachen Handlungsschemata orientierte – all das bot eine kompakte Einheit, die den Tagesablauf des Fernsehzuschauers pointieren, wenn auch noch nicht durchgängig strukturieren konnte. Daneben, wie man es aus dem Rundfunk kannte, Interviews mit Studiogästen, Nachrichten, Live-Reportagen ›vor Ort‹, nicht zuletzt vom aktuellen Sportgeschehen – die Welt bot sich geordnet dar, und sie wurde in überschaubaren Einheiten serviert, wie sie die Programmacher jener Jahre für verträglich hielten. Sendebeginn um 16. 30 Uhr mit einer Kindersendung, dann Wochenrückblick, anschließend Tagesschau mit Wetterkarte, nachfolgend Abendunterhaltung oder Kulturfilm, zum Abschluß eine Sportsendung, Sendeschluß um 22 Uhr – so etwa stellte sich das Programmschema Mitte der fünfziger Jahre dar.

Das begann sich in dem Maß zu ändern, wie sich der Kreis der Fernsehzuschauer erweiterte: von elftausend Teilnehmern im Januar 1954 über mehr als eine Million 1958 und drei Millionen 1960 bis zu mehr als sieben Millionen im Jahre 1963, dem Jahr, in dem das ZDF seinen Sendebetrieb aufnahm. Die sechziger Jahre brachten nicht nur eine quantitative Erweiterung des Programms mit sich, sondern auch eine deutliche inhaltliche Akzentverlagerung. Eine technische Neuerung vor allem ermöglichte den qualitativen Schub: die Magnetaufzeichnung, ›MAZ‹ genannt, die 1959 eingeführt wurde. Sie erlaubt die elektronische Speicherung der bis dahin live ausgestrahlten – das heißt: live aufgenommenen und live gemischten – Produktionen, die, soweit sie nicht abgefilmt wurden, zugleich mit der Sendung verschwunden waren. Die MAZ-Technik hingegen zeichnet elektrische Impulse in Form von Magnetisierung auf, ein Verfahren, das auch von Tonbandgeräten und Kassettenrecordern her bekannt ist. Konkret: Elektrische Spannungen werden in Magnetfelder verwandelt, die in ihrer Struktur den von der Kamera oder dem Mikrofon aufgenommenen Bild- oder Toneindrücken entsprechen. Sie brauchen für die Wiedergabe lediglich in elektrische Spannungen zurückverwandelt zu werden. Details oder Ausschnitte ebenso wie ganze Sendungen stehen damit jederzeit als wieder verwendbares Material zur Verfügung.

Im Zusammenspiel mit dem sukzessiven Ausbau des Sendenetzes erweiterte das Fernsehen sein Programm zu einem Spektrum von Sendungen, die der wachsenden Reichweite des Mediums wie seiner potenzierten Technik Rechnung trugen. Aus dem Ideal der bühnengerechten Abendunterhaltung mit Nachrichtenservice entstand in den sechziger Jahren eine öffentlich-rechtliche Institution, die ein breit gefächertes Publikumsinteresse mit differenzierten Angeboten bediente. Die in sich zusammenhängenden Programmeinheiten zerfielen dabei wie durch Zellteilung in zahlreiche weitere Programmportionen, die untereinander weder inhaltlich noch ästhetisch verbunden waren. Im Gegenteil: Es entwickelten sich Sendeformen, die sich konkurrierend zueinander verhielten, da sie unterschiedliche Adressaten ansprachen. Der zerfallenden Homogenität des Publikums korrespondierte eine zunehmende Heterogenität des Programms. In dem Maß, wie einstige

Schwerpunkte des Programms in Nachbarschaft zu stärker zielgruppenorientierten Sendeformen gerieten, verloren sie ihre hegemoniale Funktion – und das Publikum die Möglichkeit, sich auf eine televisuell vermittelte Gemeinschaftlichkeit zu beziehen.

Ob man die Programmstruktur, die sich im Übergang zu den siebziger Jahren herausbildete, in Anlehnung an Raymond Williams durch die Metapher »Programmfluß« (Hickethier 1994, S. 195) bezeichnen kann, ist zumindest fraglich. Denn was entstand, war eher eine Reihe von Schwerpunkten oder Akzenten, die sowohl miteinander – ARD, ZDF, Dritte Programme – koexistierten als auch aufeinander – in der zeitlichen Hierarchie der Einzelprogramme – folgten. Es handelt sich schon in den siebziger Jahren nicht eigentlich um einen »Programmfluß«, sondern eher um ein Bilderpatchwork, um ein simultanes Neben- und Nacheinander elektronischer Reize und Impulse, dessen Ausdehnung den Zuschauer in zunehmendem Maße – und mit der Einführung der Fernbedienung definitiv – zum wählenden Impulsgeber machte. Diese Struktur war freilich nichts Neues: Sie lag, garniert durch die kommerziellen Arabesken der Werbung, in den Vereinigten Staaten seit längerem zutage.

Was allerdings der Struktur des deutschen Fernsehens eine Zeitlang noch ein qualitativ anderes Profil verlieh, waren Magazinsendungen, unter ihnen die politischen die Wirtschafts- und die Kulturmagazine, dazu spezifisch fernsehgerecht entwickelte Sendeformen mit eigenständigem Profil wie »Das kleine Fernsehspiel« des ZDF, Dokumentarspiele, Sportsendungen, Jugendsendungen, Sendungen für Kinder, Ratgebermagazine, Interviewsendungen, Fernsehdiskussionen (vgl. Kreuzer/Prümm 1979). Soweit Produktionen dieser Art einen festen Programmplatz, zumal im Wochenrhythmus, behaupten konnten, bildeten sie Orientierungen und Erkennungsmarken für einen spezifischen Zuschauerkreis und durften mit einer entsprechenden publizistischen Resonanz rechnen. Insbesondere politische Fernsehmagazine wie »Panorama«, »Report« oder »Monitor« mit profilierten Moderatoren wie Joachim Fest, Peter Merseburger, Hans Heigert, Günter Gaus oder Klaus Bednarz schufen sich ein festes Publikum, das sich durchs Fernsehen Aufklärung versprach, auch Einmischung in politische Prozesse wünschte, nach Möglichkeit: investigativen Journalismus, der das Licht der Öffentlichkeit in politische Skandale trug, Unterschlagungen und Bestechungen aufdeckte, Hintergründe und Zusammenhänge erläuterte. Auch in diesem Bereich sind zunehmend deutlich Unterhaltungsakzente gesetzt worden – Information plus Entertainment = ›Infotainment‹ –, doch bislang mit einem nur begrenzt eigenständigen Profil. Der kontrovers inszenierte Dialog der Moderatoren Hauser/Kienzle im ZDF-Magazin »Frontal« beispielsweise bietet eine vorfabrizierte Konsumware, die auf amüsante Weise den öffentlich-rechtlichen Topos ›Meinungspluralismus‹ demonstrieren soll. Doch anstatt Kontroversen aus dem Material hervorgehen zu lassen, beruhigt man sich mit wechselseitig scherzhafter Korrektur: Man kann alles eben auch anders sehen. Der Ernstfall, der dem Bild entspringt, wird so zum Spaßfall der biederen Wechselrede entschärft.

So ist die hier skizzierte, durch Schwerpunkte und Alternativen strukturierte Programmgeschichte heute allenfalls unter Vergleichsaspekten noch
von Interesse. Im Übergang ins 21. Jahrhundert weisen die Programme der
Fernsehsender Strukturen auf, deren Ästhetik mit jener der Anfangsjahre
kaum noch etwas gemein hat. Diese Tatsache hängt mit der Einführung
neuer, kommerzieller Fernsehprogramme aufs engste zusammen. Am 1. Januar 1984 wurden in der Bundesrepublik Deutschland die rechtlichen Voraussetzungen für private Fernsehsendungen durch die Genehmigung von Ka-
belpilotprojekten geschaffen, die zunächst nur in Ludwigshafen und München, dann auch in Dortmund und Berlin realisiert wurden. In dem Maß,
wie im Übergang zu den neunziger Jahren der Zuwachs an privaten TV-Sen-
dern technisch ermöglicht und rechtlich sanktioniert wurde, ergab sich nahezu zwangsläufig eine qualitative Umschichtung von Programmschwerpunkten. Durch die seit 1989 bestehende Möglichkeit, das private Fernsehen
auch über Antenne zu empfangen, war das Privileg der öffentlich-rechtlichen
Sendeanstalten gebrochen. Die Konzentrationsbewegung im privaten Fernsehen hat seither dazu geführt, daß im wesentlichen zwei Anbieter, der Bertelsmann-Konzern und der Privatunternehmer Leo Kirch, das Geschäft in
Deutschland unter sich aufteilen: Kirch mit Beteiligungen bei Sat 1, DSF, Premiere und Pro 7, Bertelsmann als Anteilseigner von RTL, RTL 2, Vox, Premiere
und Super RTL. Kirch hat dabei nicht zuletzt deswegen einen entscheidenden
Vorsprung vor allen anderen Konkurrenten herausgearbeitet, weil er sich in
großem Stil die Vertriebs- und Senderechte an Hollywood-Filmen gesichert
hat. Das führt auf Dauer selbstverständlich zu einer Programmwüste aus
Wiederholungen. Da der Filmhändler zugleich Inhaber von Fernsehsendern
ist, werden aus immer demselben Sende-Archiv (Sat 1) immer dieselben
Filme ausgestrahlt, auf den verschiedenen Kirch-Sendern wie auf den Kanälen der öffentlich-rechtlichen Kirch-Konkurrenz. Von dieser Plattform aus erscheint die Aussicht auf ein Plateau von rund 600 Special-Interest-Channels
innerhalb weniger Jahre keineswegs rosig.

Wer gehofft haben mochte, auf Dauer werde sich das Programm des öffentlich-rechtlichen Fernsehens niveausteigernd auf die privaten Sender auswirken, sah sich enttäuscht. Das genaue Gegenteil dieser Hoffnung wurde
Wirklichkeit. Aus einem Ersten, einem Zweiten und einigen wenigen Dritten
Programmen entstanden bis Ende der neunziger Jahre rund 30 Kanäle. Aus
einem relativ gehobenen Programmniveau in den Bereichen Information, Politik und Kultur, wie es das öffentlich-rechtliche Fernsehen in Westdeutsch-
land über mehr als drei Jahrzehnte hinweg repräsentiert hatte, entwickelte
sich ein publikumswirksames Kommerzprogramm.

Die Entwicklungstendenz läßt sich anhand eines knappen Vergleichs illustrieren. Blickt man unter dem Aspekt ›Unterhaltung‹ auf das Genre und die
Geschichte der Komik- und Satireshows, so tritt in den siebziger Jahren die
von Michael Pfleghar betreute Sendung »Klimbim« als repräsentatives TV-Ex-
empel hervor. Eine Sendung, die hintergründigen Witz mit scheinbar naiver
Blödelei verband und erotischen Flair (Ingrid Steeger) mit Slapstick garnierte,
intelligent gemacht vor allem deswegen, weil ihr Regisseur die spezifischen

Möglichkeiten des Fernsehens für die strukturbildenden Elemente seiner Sendung nutzte. Gags, Tanzeinlagen, Handgemenge, pointierte Dialoge, phantasievolle Kostüme, farb- und kontrastreiche Ausstattungsdetails, rasche Bild- und Szenenwechsel, knappe Pointen, die den fließenden Übergang zum Kalauer nicht zu scheuen brauchten, weil sie dessen Flachsinn selbstironisch unterliefen – diese Ingredienzen machten »Klimbim« zu einem Beispiel für die innovativen Möglichkeiten dieses Mediums. Schlägt man von hier aus den Bogen zu Komik- und Blödelsendungen der neunziger Jahre wie denen von Karl Dall (»Dall-As«) oder Dieter Hallervorden (»Didis Spottlight«), so fällt nicht nur der Niveauunterschied auf, sondern auch die strukturelle Veränderung, die innerhalb von zwei Jahrzehnten eingetreten ist. Dall nutzt das Muster der Talkshow, um seine Gäste zu brüskieren, bloßzustellen, sich auf ihre Kosten und zum Vergnügen des Publikums zu amüsieren – von medienästhetischen Innovationen keine Spur. Hallervorden scheut seinerseits keine Platitüde, um aufs Zwerchfell seiner Stammkunden einzuwirken. Sketche der dürftigsten Art sind die Folge, Kalauer auf Kalauer wird gedroschen, und auch hier scheint es, als habe das Medium die Geschichte seine einstigen Unterhaltungsattraktionen vergessen.

An die Stelle von Programmalternativen ist eine beliebige Vielfalt getreten. Strukturelle Schwerpunkte haben sich aufgelöst. Exakt in dem Maße, wie das private Fernsehen Marktanteile gewann, vollzog sich der Profilwandel im öffentlich-rechtlichen. Der hatte sich in den sechziger und siebziger Jahren in Form von Abmahnungen und Umbesetzungen schon vorbereitet, etwa durch Einmischungen und Eingriffe von Programmgewaltigen und politischen Parteien in die Selbständigkeit und Unabhängigkeit der Redaktionen und Journalisten. Die neu einsetzende Differenzierung führte zwar zu mehr Vielfalt, aber nicht zur Bereicherung. Die Konkurrenz bewirkte einen Konturverlust. ARD und ZDF paßten sich, bis in Details ihrer Programmstruktur (Werbung, Serien) zunehmend dem Kommerz-TV an, ein ›face-lifting‹ mit dem Effekt, daß nicht nur ARD, ZDF und Dritte Programme sich heute gegeneinander austauschen lassen, sondern die öffentlich-rechtlichen und die privaten Sender dem Publikum – sieht man von einigen wenigen Schwerpunkten ab (Nachrichten, Kulturmagazine) – ein nahezu identisches Äußeres präsentieren. Man kann diesen Effekt der Struktur des Programmangebots ablesen, beispielsweise der Integration von Kinofilmen. Der Samstagabend mit den Doppelfilm-Programmen in ARD und ZDF, zeitlich parallel zu den Konkurrenzfilmen der privaten Sender, Filmprogramme zudem, deren Inhalte sich in unregelmäßigen Abständen wiederholen, zeugen von der eingetretenen Komplexitätsreduktion »nach dem Motto: auf immer mehr Kanälen immer weniger Filme – und zwar immer die gleichen« (Schlöndorff 1999, S. 197).

Durch die technischen Entwicklungen und wirtschaftlichen Erwägungen, die Strukturveränderungen innerhalb von Sendern und Programmen ermöglicht und durchgesetzt haben, droht nicht nur die bis Mitte der achtziger Jahre noch tragfähige Scheidung von privatem und öffentlich-rechtlichem Fernsehen an Gewicht zu verlieren. Sondern hinzu kommt, daß sich die traditionellen Sparten des Fernsehens bis zur Ununterscheidbarkeit ineinander aufzulösen beginnen: Fernsehen als massenhaftes Angebot von Seh-Waren, immer weiter sich differenzierend und doch immer gleichförmiger. Information und Unterhaltung, Politik und Kultur, Konsum und Moral, Marketingstrategien und Werbekampagnen, Meinungsbildung und Public relation – nichts, was sich nicht durch ein etwas anderes Angebot ebenso gut ersetzen ließe, nirgendwo mehr ein unverwechselbares Profil. Ein Phänomen, das sich detailliert, bis in die Bildsprache der Programme hinein verfolgen läßt. Jeder weiß, daß die Bilder von Cowboys und Pferden in der Marlboro-Kinoreklame die Codes des Western besser repräsentieren als die Klassiker des Genres. Aber auch die Emblematik von Werbespots im Fernsehen leistet inzwischen knapp und pointiert, was Sache der Sparten und Programme wäre. So kleidet im TV-Vorabendprogramm bei ARD und ZDF die Regenschirmwerbung, die Anpreisung von Hustenmedizin oder die Präsentation neuer Heizsysteme ins Gewand von Fürsorge für den Zuschauer. Werbung signalisiert – in Form von fröhlichen Kindern, springenden Hunden, wolkenbruchartigen Regenschauern oder entspannten Gesichtern nach erfolgreich eingenommener Medizin – die Wohltaten, die vom angebotenen Produkt ausgehen. Plaziert wird dergleichen Umsicht und Rücksichtnahme in die Sendezeit unmittelbar vor und nach den Wetterberichten, also zu einem Zeitpunkt, da mit erhöhter Zuschaueraufmerksamkeit zu rechnen ist. Auf diese Weise nimmt die Werbung vorweg oder greift wieder auf, wovon in der nachfolgenden oder der vorhergehenden Sendung, etwa in Gesundheits-, Freizeit- oder Technikmagazinen, die Rede war oder sein wird. Die Differenz zwischen Werbung und Programm bleibt zwar erkennbar, doch die Inhalte beginnen sich ebenso zu ähneln wie die Präsentationsformen.

Komplexitätsreduktion – mit diesem Begriff läßt sich bündig umschreiben, was das private, das heißt kommerziell profilierte Fernsehen im wesentlichen leistet, in Deutschland wie in den USA und anderswo. Das kommerzielle Fernsehen – und in seinem Sog zu einem guten Teil auch das öffentlich-rechtliche – reproduziert fortwährend sich selbst. Woran es thematisch interessiert ist, hängt vom Show-Wert ab. Wenn es Bilder bietet, so sind es – mit der Ausnahme von Bildern des Films – die des eigenen Horizonts. Doch auch Filmbilder dienen durchweg als Informationsträger, als Lieferanten von ›news‹ über Stars: Klatschstories und Bettgeschichten. Generiert wird diese Programmstruktur durch eine Dynamik der Überlagerung. Die Nachricht von gestern wird überlagert durch die von heute, und was heute zählt, ist morgen vergessen. Ein solches Fernsehen folgt dem Muster des Verdrängens und Vergessens. Es ist kein Speichermedium, auch kein Kommunikationsmedium, sondern ein Unterhaltungsmedium, das sich selbst unterhält. Worauf es spekuliert, ist Neugier. Was es in die Abfolge seines Programms wie in die Struktur einzelner Sendungen integriert, ist das Begehren, die Sucht des Publikums, teilzuhaben an Gefühlen und Wünschen, die Stellvertreter für sie äußern: die kleinen und die großen Stars, die kleinen und die großen Leute, die Prominenten und der Typ wie du und ich. Ein solches Programm lebt vom Wechsel der visuellen Impulse. Die schlechte Nachricht ist so gut wie die bunte Show oder das Angebot der Werbung. Mord und Totschlag, Krieg und Flüchtlingsströme sind im Paradies der kommerziellen Bilder keine Fremdkörper, sondern ein notwendiges, komplementäres Element der visuellen Oberflächendynamik. Mit ihrer Hilfe findet man leichter zurück in die Geborgenheit des Gesamtprogramms, die sich in der Figur des Moderators darbietet. Er belehrt, er führt, er ordnet, er urteilt – ein kleiner Gott des Fernsehalltags, der sich schützend zwischen die Welt dort draußen und die Häuslichkeit hier drinnen stellt.

Zur Gliederung der Stoffmassen dienen die Reduktionsschemata der Polarisierung und Personalisierung. ›Pro und Contra‹ – der Titel dieser Diskussionssendung des Süddeutschen Rundfunks umschreibt exakt die Vermittlungsintention, die der Programmstruktur den Weg weist. Gut und Böse, Links und Rechts, Wahr und Falsch, Ja und Nein, Kohl und Schröder, Joschka und Oskar, Sieg und Niederlage, Null und Eins – eine Digitalisierung des Denkens, die Komplexionen und Kontexte ausgrenzt, Differenzierungen unterschlägt und Begrifflichkeiten planiert. Und das gilt nicht allein im Programmzusammenhang des deutschen Fernsehens. »Wo vorher in einem Land Vielfalt der Sprache und Kulturen herrschte«, so Volker Schlöndorff, »verlor sich mit der Einführung des Fernsehens die Sprache der Minderheiten. In den europäischen Ländern verschwinden die regionalen Dialekte (und mit ihnen ihr Charme) mehr und mehr zugunsten einer TV-Einheitssprache.« (*Der Spiegel* 7/1999, S. 197).

Zuschauer

Wer vom Fernsehen reden will, kann vom Publikum nicht schweigen. Wer aber über das Publikum spricht, kann nicht allein medienästhetische, sondern muß notwendig auch soziologische Aspekte berücksichtigen. Um diese geht es im folgenden in erster Linie. Denn das Publikum ist nicht allein Objekt, sondern zugleich Bestandteil der konzertierten TV-Infiltrationen: Objekt zwar, ganz traditionell, als der durch Werbung zu infiltrierende Konsument, Bestandteil aber als integriertes Element einer elektronischen Dramaturgie, deren beliebiges Nebeneinander die bunte Totalität des Gesamtprogramms grundiert. Die Wahrnehmungen des Publikums sind den Wahrnehmungsformen der Sendungen, die dieses im Auge haben, bereits dramaturgisch und elektronisch implementiert: als permanentes Entertainment. Das Publikum ist zum »Relais innerhalb eines globalen elektronischen Zeichensystems« (Kreimeier 1995, S. 49) geworden. Sender und Empfänger verhalten sich nicht mehr wie Subjekt und Objekt zueinander, sondern die dramaturgischen Strukturen gehen so ineinander über, daß sich die Grenzen zwischen Sendern und Empfängern, aber auch die zwischen Sparten und Programmen verwischen. So vollzieht sich die konsumistische Persuasion, die früher einmal Werbung hieß, heute unmerklich, subversiv, das Publikum nicht nur fest im Blick, sondern strategisch integriert.

Wobei die Frage zu prüfen wäre, ob die Zuschauerinnen und Zuschauer sich von den skizzierten Intentionen tatsächlich überrumpeln lassen. Auch ohne seine zahlreichen medienkritischen Vormünder weiß das Publikum, daß die mit dem Videorecorder gewonnene Freiheit zur Programmauswahl, die mit der Fernbedienung gewonnene Freiheit zur Programmabwahl mit einer immerhin denkbaren Freiheit zur Programmgestaltung nichts zu tun hat. Deshalb dürfte es den Typus des Zuschauers, den die avancierte elektronische Infiltrationsdramaturgie fest einplant, auch nicht stören, daß er passiviert wird. Die Flut der Bilder, die über ihn hinwegrollt, ist ja gerade das Elixier, in das er, nach Maßgabe seiner emotionalen und intellektuellen Belastbarkeiten, eintauchen möchte. Wäre es anders, würde er sich zappend entziehen, was aber – wenn es nach der elektronischen Infiltrationsdramaturgie geht – gerade nicht geschehen soll. Schichten- und generationenübergreifend gilt die schlichte Formel: Das Publikum will unterhalten werden, also wird es unterhalten – auch dann und besonders dann, wenn es zum Konsum überredet werden soll. In welchem Gewand dies geschieht und mit welchen Inhalten, nach welchen Rhythmen und mit was für Klängen, das ist zweitrangig: eine Zielgruppenfrage, um deren Lösung die Macher von Programmen zur Freude ihrer Klientel noch nie verlegen waren.

Wer darüber, in der Manier der bereits zitierten Kulturkritik, meint klagen zu müssen, hat von der selbstlaufenden Dynamik solcher Prozesse nicht viel verstanden. Schon die Versuche der SPD, den Trend zum Privatfernsehen Ende der siebziger Jahre aus volkspädagogischen Erwägungen heraus abzubremsen, waren – wie ein einfacher Blick auf die TV-Realität der Vereinigten Staaten hätte lehren können – naiv. Technologien lassen sich möglicherweise politisch und juristisch steuern – aus der Welt zu schaffen sind sie nicht. Ebenso wenig aber dürfte der Versuch nützen, die elektronischen Medien in bester aufklärerischer Tradition optimieren zu wollen. Technologien unter dem Zwang, Geld einspielen zu müssen, sind nicht zu optimieren – es sei denn technologisch oder eben unter Aspekten des Geldverdienens. Sie sollen optimal unterhalten, von den Zwängen des Lebens ablenken und Geld einbringen, sonst nichts. Wer mehr von ihnen erhofft, erwartet oder verlangt, ist ihnen nicht gewachsen.

Das Fernsehpublikum legt nicht viel Wert auf Kulturkritik oder Aufklärung in Sachen Fernsehen. Der tägliche Blick auf das meistbenutzte Möbelstück des Haushalts – gleichviel, ob kritisch oder begeistert, gelangweilt oder hingebungsvoll mit ihm umgegangen wird – macht die Fernsehzuschauer selber zu Experten. Sie verstehen etwas von der Sache, weil diese sie betrifft, sehr persönlich. Fernsehen dominiert den Bereich der freien Zeit mehr als jede andere Freizeitbeschäftigung. Seit Ende der achtziger Jahre ist die tägliche Verweildauer vor dem Fernsehapparat erheblich angestiegen, von durchschnittlich zweieinhalb Stunden im Jahre 1988 auf dreieinviertel Stunden im Jahre 1996. Dieser Zuwachs geht, wie sich von selbst versteht, auf die Vervielfachung des Programmangebots zurück. Waren noch 1987 neben ARD, ZDF und Dritten Programmen nur RTL, SAT 1 und einige kleinere Anbieter auf dem Fernsehmarkt präsent, mit einem Anteil von insgesamt nicht einmal sieben Prozent, so hatten SAT 1 und RTL die öffentlich-rechtlichen Sendeanstalten Mitte der neunziger Jahre in der Zuschauerbeteiligung überflügelt.

Inzwischen sind, dank Kabel- und Satellitenfernsehen, in Millionen von Haushalten bereits 30 und mehr Programme zu empfangen, die sich ihrerseits existenzsichernde Aufmerksamkeitsanteile erobern konnten.

Empirische Untersuchungen des Zuschauerverhaltens zeigen, daß die kulturkritisch inspirierte Vorstellung von einem monolithischen, dem Fernsehkonsum so stumpfsinnig wie ergeben unterworfenen Publikumsblock eine Karikatur ohne Realitätsbasis ist. Legt man den Zeitfaktor als Maßstab des Medienkonsums zugrunde, so läßt sich das Fernsehen zwar einerseits als Organisator des Alltags bestimmen, der den Lebensrhythmus des Publikum strukturiert, andererseits aber als ein offenes Freizeitangebot, das aus unterschiedlichen Motiven genutzt und mit verschiedenartigen Argumenten bewertet wird. Vier Zeit-Typen des Umgangs mit diesem mächtigen »sozialen Zeitgeber« lassen sich identifizieren: der Typus »leere Zeit«, der Fernsehen als Dauerbeschäftigung betreibt; der Typus »knappe Zeit«, für den Fernsehen eine Marginalie des Alltags darstellt; der Typus »wohlstrukturierte Zeit«, der Fernsehen nach Art eines Rituals betreibt; der Typus »unstrukturierte Zeit«, der Fernsehen interimistisch betreibt, also nur gelegentlich, nicht selten zu Entspannungszwecken fernsieht (vgl. Neverla 1994). Gewiß könnte man unter Aspekten einer empirischen Sozialwissenschaft nach der Trennschärfe dieser vier Zeittypen fragen, ebenso danach, ob die statistischen Erhebungen in einer quantitativ und qualitativ stark eingegrenzten Gruppe von Befragten hinreichend repräsentativ ist. Wichtiger in unserem Zusammenhang ist etwas anderes: Die nach dem Zufallsprinzip ausgewählten Fernsehnutzer zeigten einen sehr differenzierten Umgang mit dem Medium, wobei der Fernseher nur bei einem einzigen Zeittypus (»leere Zeit«) im Mittelpunkt des Tagesablaufs stand. Bei den anderen Zeit-Typen ergab sich die Nutzung des Mediums, graduell abgestuft, nach Prioritäten, die durch den Beruf, das Freizeitverhalten oder persönlichkeitsspezifische Habitualisierungen bestimmt wurden.

Von einer generellen Fernsehabhängigkeit des Publikums kann man mithin sowenig sprechen wie von einem eindimensionalen Umgang mit diesem Medium. Wer, wie Dietmar Kamper, im Blick auf den »Januskopf der Medien« pauschal von einem »postmodernen Wiederholungszwang« spricht, der die »leere Figur eines ohnmächtigen Umgangs mit der Zeit« repräsentiere (Kamper 1991 b, S. 95), gibt eine Ansicht als Bild des Ganzen aus. Auch wenn der »Zeitgeber« Fernsehen den Alltag prägt, provoziert er, wie sich gezeigt hat, eine differenzierte Gegenarbeit:

»Der Widerstand gegen diese Zeitrationalität des Fernsehens kann je nach Lebenslage, individueller Zeitkultur und Valenz des Mediums Fernsehen ganz unterschiedlich ausgeprägt sein. Er reicht von einem bewußten Sichausliefern an das Medium – Fernsehnutzung als Delirium – bis zu einer bewußten Selbstdisziplinierung oder gar weitgehender Abstinenz – Fernsehnutzung als Entschleunigung der Reize« (Neverla 1994, S. 87).

Die Lust am Zappen oder Switchen von Programm zu Programm – wie auf andere Weise der subversive Einsatz des Videorecorders auch – ist ein Akt des Ungehorsams, Ausdruck eines selbstbestimmten Umgangs mit dem Fernsehen, das sich der Kontrolle entzieht. Der daraus entstehende Programm-Mix, der aus Unzufriedenheit oder Langeweile resultieren mag, bedeutet Arbeit gegen die vorgegebene Zeitökonomie des Fernsehens. Wer die Omnipräsenz und Omnipotenz der Bildermaschine Fernsehen pauschal kritisiert, nimmt diese Möglichkeiten nicht ernst, damit aber auch das Publikum nicht, dem seine Sorge gilt. Hinzu kommt: In dem Maß, wie die Zahl der Sender wächst, diese also ihr Programmangebot zielgruppenspezifisch akzentuieren müssen, erhöht sich die Zahl der Wahlmöglichkeiten weiterhin. Das Publikum wird zum Selektionssouverän im grenzenlosen Reich der bunten Bilder – von seinem Recht, abzuschalten, zu schweigen.

Bleibt der Einwand, daß dieses Reich dem Fernsehpublikum nicht gehört. Es gehört, beispielsweise, den Privatunternehmern Leo Kirch, Silvio Berlusconi und Rupert Murdoch, dem Bertelsmann-Konzern oder, öffentlich-rechtlich gewendet, den Proporzparteien in den Fernsehbeiräten, die seit langem die gesetzliche Auflage, die ›gesellschaftlich relevanten Kräfte‹ an der Kontrolle des Rundfunks und Fernsehens zu beteiligen, unter sich aufgeteilt haben, dem Geist dieser rechtlich verpflichtenden Maxime entgegen. Doch solange Fernsehen über Werbung finanziert wird – und der Trend nimmt zu, nicht ab, auch im öffentlich-rechtlichen Fernsehen –, solange dürfte auch ein größerer Zuschauereinfluß auf Programmstruktur und Zeitökonomie des Mediums ohne Bedeutung sein. Ganz abgesehen davon, daß die Mehrheitsfraktion in der Zielgruppe ›Publikum‹ das Reklamemedium *soap opera* oder den Edelkitsch der ›Traumhochzeit‹-Arrangements goutiert, nicht verachtet. Das Fernsehen repräsentiert einen Markt von inzwischen globalen Dimensionen mit einem Warenangebot internationalen Zuschnitts, zeigt sich arbeitsteilig segmentiert nach Branchen und Marketingstrategien und hat seine kommunikativen Dimensionen mit seinen kommerziellen Interessen synchronisiert: »In dem, was man Weltkommunikation nennen könnte, läßt sich der Datenfluß nicht mehr säuberlich vom Geldfluß trennen.« (Bolz 1996, S. 85). Das Publikum als Zielgruppe wird auf diese Weise seinerseits zu einem Medium, in dessen Kreislauf vielfältige Ströme zirkulieren: Waren, Daten, Informationen, Bilder, auch Geld. Daß das Publikum sich dafür nicht interessiert, ist den Verächtern des Mediums Fernsehen nicht recht. Doch gilt auch ein anderer Einwand: Vielfalt und Fülle, auch die der Geld- und Warenströme, relativieren sich gegenseitig so, daß sie an Substanz verlieren. Diese Tatsache wiederum festigt die Position der Zuschauer als Selektionsinstanz.

Wirklichkeit und Öffentlichkeit

Was sich aus den technischen Anfängen des Fernsehens und den auf sie folgenden kulturkritischen Einwänden juristisch, politisch und ästhetisch entwickelt hat, ist selber bereits Geschichte. Die öffentlich-rechtlichen Organisationsformen des Fernsehens, der Streit um die staatliche Einflußnahme auf die Programmgestaltung, die Einführung des Werbefernsehens und der Regionalprogramme, die epochale Erneuerung durch das Farbfernsehen, die Diskussion über den ›Kulturauftrag‹ des Fernsehens, die Entwicklung von Spartenprogrammen, Fernsehspielen und Fernsehserien, der Sprung ins Zeitalter des Privatfernsehens – all diese inzwischen historisch gewordenen Entwicklungsschritte lassen sich mittlerweile fundierten fernsehhistorischen Darstellungen entnehmen (Kreuzer/Prümm 1979; Hickethier 1998). Auf der Strecke dieser Geschichte aber ist zugleich die Möglichkeit geblieben, weiterhin von einer säuberlichen Trennung zwischen Fernsehen und Wirklichkeit auszugehen.

Die vom Fernsehen erzeugte Wirklichkeit ist längst zu einer Konkurrenzrealität mit eigenem Wirklichkeitsgehalt geworden. Die televisuell erzeugte Wirklichkeit, die man früher ›Erfahrung aus zweiter Hand‹ nannte, präsentiert sich in ihren Produkten als eigentliche, wenn nicht einzige Wirklichkeit. Das hat ersichtlich mit der Form zu tun, in der die Abbildung von Partikeln einer »ersten« Wirklichkeit geleistet wird. Die selektive Präsentation von Katastrophen und Sensationen in den Nachrichten – »Nur die schlechte Nachricht ist eine gute Nachricht« – gibt davon einen Eindruck. Sie verfährt nach dem Muster der Destruktion von Kontinuität, des Zerreißens von Zusammenhängen. Das kann diese Art der Selektion nur deswegen riskieren, weil ihr Verfahren auf einen moralischen Konsens abstellt, der das präsentierte Ereignis (Krieg, Hungersnot, Attentat, Verbrechen) als abzulehnenden Ausnahmefall rezipiert, auch wenn dieser die allabendlich vorgeführte Regel darstellt. Auf der Folie des »Normalismus« (Link 1997) wird das selektierte katastrophische Einzelereignis zum Normalfall des Abseitigen, das der Regeneration und Affirmation des Normalen zuarbeitet. »Die Moral bedarf des deutlich Skandalösen, um sich am Fall zu verjüngen; sie bedarf der Massenmedien und speziell des Fernsehens.« (Luhmann 1996, S. 144).

Damit dies gelingt, bedarf es der Evidenz des Bildes. Bilder überzeugen durch sich selbst, weil sie als Abbilder wahrgenommen werden, als Abbilder von Etwas: Menschen, Städten, Landschaften, Konflikten. Daß sie Abbilder in diesem umstandslosen Sinne nicht sind, sondern immer schon bearbeitetes Material, wird dabei nicht deutlich. Die Bilder, die wir im Fernsehen wahrnehmen, sind aber Material, auf das schon bei der Aufnahme Vorentscheidungen und Selektionen einen strukturierenden Einfluß genommen haben. Es wird eine Auswahl aus einer virtuell unendlichen Fülle von Bildern getroffen. Authentisch an diesen Bildern sind nicht die gezeigten Bildinhalte, sondern lediglich die Stufen der Bearbeitung, die sie bis zur Ausstrahlung durchlaufen haben. Es werden Kameraeinstellungen gewählt, die die ausgewählten Bilder in einer je spezifischen Weise wiedergeben: etwa Totale, Nahaufnahme, Großaufnahme oder Detail. Es finden sich Perspektivierungen, die die aufgenommenen Bilder in besonderer Form akzentuieren und damit interpretieren: beispielsweise Obersicht, Untersicht, gleiche Höhe, frontal oder im Profil. Dieses aufgenommene Material durchläuft weitere Bearbeitungsstufen. Aus der vom Aufnahmeteam getroffenen Bildwauswahl wählt wiederum die Redaktion aus, was ihr für den Sendezweck und den Sendeort akzeptabel und verwendbar erscheint. Es wird geschnitten, das heißt: gekürzt, wobei die Kürzung ihrerseits eine Pointierung bedeutet, ein Zusammenschneiden auf Höhepunkte visueller oder akustischer Art hin. Es handelt sich also, pointiert gesprochen, bei den ausgestrahlten TV-Bildern um Material, das in einem komplexen, mit dem Ausgangsort nicht identischen Rezeptionskontext als authentischer Wirklichkeitsausschnitt aufgenommen wird, der es nicht ist.

Das derart technisch und ästhetisch bearbeitete Material erfährt durch die Sendung weitere Verarbeitungsstufen. Es wird in einen Kontext eingebettet, zu dem etwa die Studioatmosphäre mit ihrer Architektur, ihren Interieurs, den Bildtafeln, der Moderatorin und dem Moderator gehört. All dies wird selbstverständlich von einer Kamera aufgenommen, in deren Positionierung wiederum Vorentscheidungen wie Kameraeinstellung oder -winkel eingeflossen sind. Die von den Moderatorinnen und Moderatoren geleistete Präsentation der Bilder, der Text, den sie sprechen, die persönliche Ausstrahlung, die von ihnen ausgeht, verleiht ihrer Sendung jene Wirkung, die dem jeweiligen Sendeplatz Renommée und Dauer verschafft. ›Anchor-man‹ und ›anchor-woman‹, wie die inzwischen auch im Deutschen gängige Bezeichnung für diesen Persönlichkeitstypus lautet, müssen bei den Zuschauerinnen und Zuschauern Vertrauen schaffen. Das geht bei Nachrichtensendungen nur durch eine Zurücknahme der subjektiven Persönlichkeitsanteile hinter die ausgewählten und sprachlich vermittelten Bilder, weil hier Objektivität durch Seriosität signalisiert werden soll. In Sendungen wie »Tagesthemen« oder »heute-journal« hingegen werden die Meldungen des Tages mit Kommentaren versehen, die Zusammenhänge herstellen und Interpretationen anbieten. Der Kommentar enthält auf den Wahrnehmungshorizont der Rezipienten abgestimmte Rückbindungsmöglichkeiten, die die Macht der Bilder im Zweifelsfall entschärfen: Was man verstanden hat, ist nicht mehr fremd und tut nicht weh. Deshalb ist das Live-Interview gefragt, das nicht selten mit einem resümierenden Nachsatz versehen wird. Die kritische oder ironische Pointierung bildet nicht nur ein probates rhetorisches Mittel im Arsenal der Kommentierungsformen, sondern sie bildet auch Meinung. Die persönliche Note, die ›anchor-man‹ und ›anchor-woman‹ entwickeln können und sollen, bietet dem Publikum Identifikationsmöglichkeiten. Die in der Sendung ausgestrahlten Bildmaterialien erhalten auf diese Weise eine Art persönliches Gütesiegel, das die vorgenommenen Verkürzungen und Eingriffe implizit sanktioniert.

Der Golfkrieg des Jahres 1991 gilt als Modellfall einer fernsehspezifischen Nachrichtenästhetik, mit der sich Zeit und Raum als Differenzkriterium zwischen Nationen und Kontinenten aufgehoben haben. An die Stelle der Zeiterfahrung ist die Kategorie der ›Echtzeit‹ getreten, an die erfahrbare räumliche Dimension des Schlachtfelds die des Monitors. Schon der Vietnamkrieg der sechziger Jahre war ein Fernsehkrieg, aber einer, über dessen Verlauf noch ex post berichtet wurde. Das Geschehen und der Bericht über das Geschehene blieben getrennt. Diese Trennung hat vermutlich zur Kritik am amerikanischen Krieg in Ostasien und zu dessen Ende nicht unwesentlich beigetragen. Denn die Trennung von Ereignis und Bericht schuf eine Distanz, die der Beobachtung Raum gab und diese in Reflexion überführen konnte. Das ist seit dem Golfkrieg vorbei. Berichtet wird nun in ›Echtzeit‹, das heißt: das TV-Publikum ist – zumindest potentiell – dabei. Es kann die Ziele der Marschflugkörper auf dem Bildschirm erkennen, die Flugbahn der tödlichen Geschosse verfolgen, ihren Einschlag erkennen und ihre Wirkung abschirmen. Der Krieg wird zum Sportereignis, an dem das Publikum teilhat. Der ›Dromologe‹ Paul Virilio, Geschwindigkeits- und Dynamisierungsexperte der medialen Wirklichkeit, hat diese These anschaulich umschrieben:

»Als *erster totaler elektronischer Weltkrieg* entscheidet sich der Golfkrieg nicht allein an der Frontlinie eines geographischen Horizonts, sondern vor allem auf den Monitoren und den Fernsehgeräten in der ganzen Welt. Die Perspektive des Schlachtfeldes ist nicht mehr die des Fluchtpunktes, sondern vielmehr die gleichzeitige Flucht aller Punkte, die der Pixel, aus denen das Bild der anzuvisierenden Ziele zusammengesetzt ist, durch deren Zerstörung der Feind vernichtet werden kann. Dieser überbelichtete und den Blicken ausgesetzte Krieg stattet sich selbst dank der durch Satelliten ermöglichten Allgegenwärtigkeit und dank der durch militärische Telekommunikationstechniken ermöglichten Augenblicklichkeit mit den traditionellen Attributen des Göttlichen aus.« (Virilio 1993, S. 35).

Keine Frage: Der Golfkrieg hat den Realitätsgehalt militärischer Konflikte verändert, doch nicht allein durch die »Pixel, aus denen das Bild der anzuvisierenden Ziele zusammengesetzt ist«. Drei weitere Faktoren kommen hinzu. Zum einen: Die lasergesteuerten Angriffe in diesem Konflikt galten nicht in erster Linie den traditionellen Kriegsobjekten (Truppen, Panzern, Waffenlagern), sondern vor allem den elektronischen Schaltzentralen, den Kommandostellen der Telekommunikation. Zum anderen: Mit Ausnahme ausgewählter Bildsequenzen, die immer aufs neue ausgestrahlt wurden, bestand Information in diesem Krieg im wesentlichen aus Videographiken, die an die Stelle des zurückgehaltenen authentischen Bildmaterials treten mußten. Schließlich: Der Golfkrieg war durch ein bislang kaum bekanntes Maß an gezielter Informations- und Desinformationspolitik von seiten der politischen und militärischen Führer der Vereinigten Staaten gekennzeichnet. Zensur, Irreführung und Manipulation der Presse waren an der Tagesordnung. Kritischen Analysen wie der von John R. MacArthur mit dem sprechenden Titel *Die Schlacht der Lügen* (1993) läßt sich entnehmen, daß »der größte Teil der Information in den Abendnachrichten mit Graphik (und Videos des Pentagon) bestritten wurde« (S. 95), so daß der »Eindruck eines Videospiels« (S. 97) entstand. Diese Entwicklung der Kriegsrealität trug ihrerseits zur Entstehung einer virtuellen Hyperrealität bei, die das Publikum ahnungslos ließ. Das Informationsbedürfnis wurde in den Abendnachrichten an der Oberfläche statistischer Daten stillgestellt: »Bei Licht besehen waren die meisten dieser farbigen, schwungvollen Graphiken nichts anderes als optisch aufbereitete

Pressemitteilungen und stellten [...] offizielle Angaben über die Truppen- und Waffenstärke der Iraker und der Alliierten dar.« (S. 101).

Vor diesem Hintergrund darf man die Beobachtung zitieren, mit der Klaus Kreimeier die der Struktur des Fernsehens innewohnende Dynamik prägnant umschrieben hat: »Fernsehen ›ist‹ nicht, sondern es geschieht« (Kreimeier 1995, S 9). Doch diese Beobachtung bedarf einer Präzisierung, wie sie gerade Kreimeiers Fernseh-Essay nahelegt: Fernsehen »geschieht« nicht allein, sondern es »geschieht«, indem es Realität produziert. Fernsehen stellt Wirklichkeit her, nicht eine, sondern mehrere: vielfache, vielschichtige Wirklichkeiten in Form von Ausschnitten, Partikeln und Teilansichten, farbig, flächig und mehrdimensional. Man könnte, was sich da im Fernsehen als »authentische« Bilderwelt zeigt, in seiner puren Virtualität mühelos phänomenologisch erkennbar machen, wenn man sich der Erfahrung einer 24stündigen simultanen Dauerpräsentation aller weltweit verfügbaren Programme aussetzte. Ein Traditionsbegriff wie »Wahrheit« verlöre dabei ebenso rasch an Überzeugungskraft wie der Begriff des Abbildes oder der einer Wirklichkeit, in der es Wahrheit noch gäbe. Authentizität ist in den Bildern des Fernsehens nur noch in den Stufen der Bearbeitung zu finden, die diese durchlaufen.

Doch es geht nicht nur um das Verhältnis von Realität und Abbild, auch nicht nur um das Wirklichkeitsverhältnis der Abendnachrichten. Das Fernsehen erzeugt Wirklichkeit nicht allein durch die Bearbeitung von Materialien, die der Realität reproduktiv entnommen sind, sondern auch durch elektronische Technologien, die ihrerseits Wirklichkeit neu konstituieren, das heißt: eine neue Wirklichkeit entwerfen. Beim Fußball sehen wir Perspektiven der Ballannahme, beim Tennis Variationen des ›top spin‹, beim Skispringen Flugbewegungen, beim Start der Sprinter Bewegungsabläufe, die kein Auge je so wahrnehmen könnte. Die elektronische Kamera kann es und stellt auf diese Weise, was sie zeigt, allererst her. Was wir sehen, ist nicht das, was uns gezeigt wird – Betrug am Auge auch hier. Was wir in extremen Zeitlupen vor Augen haben, sind Bildpunkte, in die das Bild, für das Auge nicht erkennbar, zerlegt wird. Ein anderes Beispiel sind Computersimulationen, die den Ernstfall des Einsatzes von Atombomben ersetzt haben. Farbige Kurven, dynamische Skalen, Rasterberechnungen sind an die Stelle dessen getreten, was einmal ›wirkliche‹ Wirklichkeit war. Im Licht einer retrospektiven Rekonstruktion heißen die auf die Benutzeroberfläche übertragenen, visualisierten Rechenvorgänge Hiroshima, Nagasaki oder Muroroa. Die Simulation ersetzt heute diese Wirklichkeit historischer Namen, doch nur, um ihrerseits zu einer Realität zu werden, die mit eben der Realität droht, die sie ersetzt, aber virtuell in sich enthält. So werden die Realitätssphären miteinander kompatibel und gegeneinander austauschbar.

Historisch geworden ist damit zugleich ein fester Topos, der die Diskussion über das Fernsehen in seinen frühen Jahre immer wieder geprägt hat: Fernsehen sei selber – oder repräsentiere doch zumindest – Öffentlichkeit. In diese Vorstellung gingen zwei traditionsreiche Vorentscheidungen ein, die mit der Selbstsituierung und mit der Selbsteinschätzung des Fernsehens in Deutschland zu tun hatten. Zum einen die Annahme, das Fernsehen könne sich, wie die Presse auch, neben Legislative, Exekutive und Jurisdiktion als eine Art Vierter Gewalt etablieren, als eine verfassungsrechtlich nicht vorgesehene, doch faktisch und praktisch wirksame Kontrollinstanz anderer Öffentlichkeiten, staatlicher Institutionen etwa oder der Politik, der Kirchen, der Wissenschaft. Zum anderen die Annahme, ihr so verstandener Öffentlichkeitscharakter gründe sich auf die Verpflichtung zur Aufklärung, beziehe sich damit auf die Instanz der Vernunft und auf einen historisch nachvollziehbaren Erkenntnisprozeß, der die Aufklärung anderer Öffentlichkeiten über sich ebenso einbezieht wie die Selbstaufklärung der Aufklärung. Beide Vorentscheidungen gehören in den Diskussionshorizont eines Öffentlichkeitsbegriffs, wie ihn Jürgen Habermas in seiner Untersuchung zum *Strukturwandel der Öffentlichkeit* für die Presse entwickelt hat.

Den Arbeiten der systemtheoretisch orientierten Sozialwissenschaften lassen sich hingegen triftige Begründungen dafür entnehmen, warum für das Fernsehen – allgemeiner gesprochen: für die modernen Massenmedien – dieser Öffentlichkeitsbegriff keine Geltung mehr beanspruchen kann: zum einen, weil der verbindliche Charakter eines an gesellschaftlichen Basiskategorien wie Staatlichkeit und Vernünftigkeit orientierten Öffentlichkeitsbegriffs fragwürdig geworden ist, zum anderen, weil die Massenmedien und insbesondere das Fernsehen sich als eine Art »Zweitversion von Öffentlichkeit« erwiesen haben (Baecker 1996, S. 101). Der Begriff »Zweitversion« will sagen, »daß die Öffentlichkeit keine Objekte erzeugen kann«, denn »die Öffentlichkeit kann die Gesellschaft nicht produzieren, deren Selbstbeschreibung sie ist«. Daher ist sie »in diesem Punkt auf die Hilfestellung der Massenmedien angewiesen« (ebd., S. 102). Das Funktionssystem der Massenmedien hingegen erweist seine Funktionsfähigkeit gerade in der »Erzeugung von *Objekten,* die in der weiteren Kommunikation vorausgesetzt werden können. [...] Daß es solche Objekte ›gibt‹, verdankt die moderne Gesellschaft dem System der Massenmedien« (Luhmann 1996, S. 178). Massenmedien, unter ihnen vor allem das Fernsehen, besitzen deshalb einen »oszillierenden« Charakter (Baecker), weil ihr Anspruch, selber Öffentlichkeit zu sein, ihrer tatsächlichen Qualität, Öffentlichkeit als Objekt zu präsentieren, zuwiderläuft.

Mediengeschichte, so ließe sich in diesem Zusammenhang eine These Klaus Kreimeiers variieren, ist nicht »die Geschichte zerfallender und sich neu konstituierender Öffentlichkeiten« (Kreimeier 1995, S. 165), sondern, präziser gesagt: die Geschichte der *Erzeugung* solcher Öffentlichkeiten. Das heißt: Nicht der Charakter des Fernsehens als ›Öffentlichkeit‹ an sich steht zur Diskussion, sondern die Mechanismen, mit deren Hilfe das Fernsehen Objekte generiert, die ›Öffentlichkeit‹ genannt werden und dazu führen, dem Fernsehen die Qualität eines öffentlichen Raums zuzusprechen. Die ›Öffentlichkeit‹ der Talkshows kann als Beispiel dienen. So einleuchtend der Gedanke zunächst erscheinen mag, an die Stelle des öffentlichen Kommunikationsraums ›Stadt‹ sei die Institutionalisierung der Talkshows getreten (Kreimeier 1995, S. 15 f.) – er vernachlässigt die qualitative Differenz der Erzeugung von Objekten. Der Kommunikationsraum ›Stadt‹ hat keine ›Objekte‹ erzeugt, son-

dern er war, idealtypisch gedacht, selber Öffentlichkeit – kraft der in ihm
kommunizierenden Subjekte. Das Fernsehen aber erzeugt das Objekt ›Talkshow‹ mitsamt den in ihm verhandelten Themen, das sich dann als ›Öffentlichkeit‹ darstellt. Ob hohe Politik oder Sorgen des Alltags: Es geht immer um
Inszenierungen, um Objekterzeugungen, die einem schauenden Publikum
vor dem Bildschirm als Wahrnehmungsgegenstand angeboten werden. Deshalb ist der Begriff ›Zweitversion‹ treffend. Die Verschiebung des Phänomens
›Öffentlichkeit‹ auf die Metaebene der Objekterzeugung ist die eigentliche
Leistung des Massenmediums Fernsehen. Sie hat dazu geführt, daß mit dem
Begriff ›Wirklichkeit‹ zugleich der Begriff ›Öffentlichkeit‹ fragwürdig gewor-
den ist.

Werbung

Zwar sind die Deutschen mit ihrem Fernsehkonsum von dem der Amerikaner (sieben Stunden) noch weit entfernt, doch der Kampf um die Einschaltquoten tobt nur um so heftiger. Es geht um Marktanteile, in einem ganz
buchstäblichen Sinne: Das Fernsehen in seiner Gesamtheit ist heute nichts
weiter als ein Markt, auf dem visuelle Waren verkauft werden. Die Händler
legen, von morgens früh bis in die späte Nacht, ihr Angebot aus, nicht anders
als auf dem Obstmarkt auch: zurückhaltend oder farbig herausgeputzt, dezent oder opulent drapiert, mit seriöser Information versehen oder markt-
schreierisch angepriesen. Was sie verkaufen, ist immer auch saisonabhängig,
Detailangebote wechseln mit Massenware. Eingekauft wird mit der Fernbedienung, über den Erfolg am Markt entscheidet die Einschaltquote. Das Publikum aber ist der Geschmacksexperte. Es läßt sich verführen, wenn es sich
umworben sieht. Es wählt aus, was ihm ins Auge fällt. Da hat Kulturkritik,
wenn nicht ihr Recht, so doch ihren Sinn verloren. Denn Kulturkritik setzt
Öffentlichkeit als Bezugsgröße noch voraus. Das Fernsehen ist aber nicht ›die
Öffentlichkeit‹, es ist auch keine Ersatzöffentlichkeit mehr. Öffentlichkeit repräsentiert das Medium Fernsehen nur insoweit noch, als sein Marktcharak-
ter dies zuläßt. Auf diesem Markt zählt nur ein Öffentlichkeitsaspekt definitiv: sehen und gesehen werden.

Und dazwischen immer wieder: Werbung, Störfaktor und Kitt, ein Marktplatz auf dem Markt, bunt, vielfältig, zielgruppenorientiert. Die Trends sind
erforscht, die Produkte entwickelt, nun müssen sie televisuell an die Kund-
schaft gebracht werden. Ein bekanntes Spiel nach eingefuchsten Regeln: Das
Neue muß sich als Sensation darstellen, Altes als Bewährtes, Überraschung
ist Trumpf. Da das jeder weiß, die Werbestrategen wie das Fernsehpublikum,
liegen nicht nur die Regeln, sondern mittlerweile auch die Tricks auf der
Hand. Sie werden, gelegentlich augenzwinkernd, als Gags eingebracht, die
ihrerseits der Unterhaltung dienen. Weil das so ist, weil alles offenliegt, wird
niemand mehr durch Werbung betrogen. Jeder Jugendliche weiß heute, was
dieses Überredungsspiel bedeutet. Wer daran teilnimmt, also zusieht, tut es
freiwillig, weil es Spaß macht. Das heißt nicht unbedingt, daß die Mechanis-

men durchschaut werden, nach denen das Publikum beeinflußt wird. Formen, Farben, Tempo bilden Rhythmen, keine Argumente. Texte und Stimmen lullen ein oder aktivieren – aber sie bieten keine Diskussion an. Verlangsamungen in der Produktpräsentation (»Dubo, Dubon, Dubonnet«), Paradoxien in der Publikumsansprache (ein ›exklusives‹ Angebot für alle), das Spiel mit dem Verhältnis von Eigentlichkeit und Uneigentlichkeit (Landschaftsbilder im Mittelpunkt der Autowerbung) – solche Formen der Ablenkung, die Niklas Luhmann »Paradoxierung der Motivlage« genannt hat (Luhmann 1996, S. 88), führt jeweils auf einem Umweg ins anvisierte Zentrum. Die Werbung wird zur Werbung der Werbung, zur Publikumsbeeinflussung auf einer zweiten, einer Metaebene.

Wo sie sich aber weiter um direkte Wirkung bemüht, sei es durch Direktheit der Publikumsansprache, sei es durch hämmernde Wiederholung wie in alten Zeiten, da zeigen sich, wie auf den Sportkanälen, die Fortschritte der Branche in der Ästhetik der Bilder: Zeitlupen, Detailaufnahmen, virtuelle Welten. Die Werbung reproduziert Inhalt und Struktur der Programmteile und weist so auf diese zurück und voraus, in einem buchstäblichen Sinne: als Werbung fürs kommende Programm. Der Spartensender DSF etwa komprimiert in seinen Werbeblöcken auf wenige Minuten, was das Programm im Prinzip ebenso, nur zerdehnt liefert. Formel 1, Tennismatch und Golfturnier bilden die visuellen Begleitinstrumente, mit deren Hilfe den simultan erzeugten Zuschauerlüsten Bier, Duschspray und Sportbekleidung angedient werden. Werbung und Programm, nur durch unscheinbare graphische Signale voneinander getrennt, verhalten sich zueinander komplementär. Das können sie, weil die annoncierten Produkte, die Waren, und die Träger der Zuschauersympathien, die Sportler, aufeinander verweisen. Nicht nur fungieren die Sportler als Werbeträger, sondern die Produkte werben ihrerseits für den Sport. Die Erotik, im Fall der Sport-Spartensender immer die des männlichen Blicks, benutzt den weiblichen Körper als Blickfang und Lockvogel, dessen Reize erst ausgestellt, dann in eine Kerzenflamme verwandelt, schließlich durch den schönen, muskulösen, wohlriechenden Macho ausgeblasen werden. Das letzte Bild gilt dem Produkt. Eine Synästhetik des Sports, des Dufts, der Erhabenheit und der Männlichkeit, die über das weibliche Element kraft der souveränen Verfügung über Bildqualitäten triumphiert. Die »Fernsehmacht«, so Manfred Schneider, liegt »bei den Entscheidungen über die Sichtbarkeit, die unsere Kultur prägt und verändert« (Schneider 1993, S. 871).

Bei alledem geht es ausschließlich ums Publikum – um so bedeutender der Zeitfaktor. Der Tag hat vierundzwanzig Stunden. Wenn davon nur wenig mehr als drei für den Fernsehkonsum aufgewendet werden, gilt es, Köder auszulegen: Stars, Shows, Sensationen. Doch das allein genügt nicht, denn das machen alle. Deshalb ist es nötig, den Faktor Zeit so zu rhythmisieren, daß sich die Attraktivität eines Programmangebots mit den eingeschnittenen Spots zu einer neuen Qualität der Attrahierung von Aufmerksamkeit verbindet. Geschwindigkeit geht über in Beschleunigung. Die Dynamisierung von Aufmerksamkeitserregungsprozessen wird dem Zeittakt der Programmstruktur so eingeschnitten, daß der Blick des Publikums bis zehn Sekunden vor der Nachrichtensendung gebunden bleibt, oder durch eine Trennung zwischen Nachrichtenblock und Wetterbericht, die auf Inhaltserwartungen spekuliert. Die Gefahr des Wegzappens verringert sich, wenn die Wahrnehmungsrichtung durch den jeweiligen Programmblock fixiert wird.

Da dieses Verfahren aber nicht durchgängig funktioniert, muß sich die Strategie der Aufmerksamkeitserregung ebenso auf den Werbespot selber konzentrieren. Reklame kann dem Programm nicht vollständig, bis zur Ununterscheidbarkeit, gleich gemacht werden, es bleibt eine Restdifferenz. Diese Not erzwingt eine medienästhetische Tugend: Der Spot muß zum Blickfang werden. Dies gelingt, indem man seine persuasive Semantik perfektioniert, sei es durch einen inhaltlich-thematischen Aufklärungs- oder Informationsbezug, sei es durch eine virtuos das Auge in sich hineinziehende Entfesselung von Kamera- und Schnittechniken, sei es schließlich durch eine Ästhetik, die den Beschleunigungseffekten gerade durch Verlangsamung entgegenarbeitet und sich so zur Entspannung anbietet. Möglich ist alles, entscheidend nur eins: daß das Publikum dranbleibt. Daß diese am Effekt des Werbespots orientierte Dramaturgie des Fernsehens die Zeitstruktur der einzelnen Sendung nicht unberührt gelassen hat, liegt auf der Hand. Nicht allein die Unterbrechung von Spielfilmen durch Werbung ist damit angesprochen, sondern ebenso die Tatsache, daß um Seriosität bemühte Moderatoren wie Erich Böhme oder Stefan Aust inmitten von Spannungshöhepunkten ihrer Talkshows kaltlächelnd den nächsten Werbeblock ankündigen.

Doch es bleibt für das Publikum ein Rest an Zudringlichkeit, der von solchen Spots ausgeht. Die Produktpräsentation setzt dem wahrnehmenden Auge lockend, überredend oder aggressiv zu. Es handelt sich um Zumutungen, die aus der Restdifferenz zum Programmangebot hervorgeht. Jeder kann sie erkennen, keiner muß ihr standhalten. Die medienästhetische Konzession ans zahlreiche Fußballpublikum besteht darin, die Fernsehspots unmittelbar, vorher wie nachher, ans ausgewählte Match lediglich anzuschneiden, nicht aber das Sportereignis zu unterbrechen. Beim Tennissport, wo man die Unterbrechungen zwischen einzelnen Spielen unverhüllt als Werbepause nutzt, liegen die Dinge schon anders. In beiden Fällen aber ist der Zeitfaktor entscheidend. Will man in einer Minute zwei Werbespots unterbringen, so muß für die jeweilige Produktpräsentation in zweimal 30 Sekunden ästhetisch alles geleistet sein – Bildauswahl, Bildpointierung, Schnittkonzentration, Textrelation, Musikunterlegung, Dynamisierung –, um dem Publikum jenes hohe Maß an Identifikationsbildung zu ermöglichen, das nicht nur das Wegzappen verhindert, sondern den Kauf des Produkts auch nahelegt, zumindest seinen Bekanntheitsgrad verbreitet und sichert.

Fernsehwerbung bedient sich dabei des Wiedererkennungsfaktors. Auch da, wo etwas Neues auftaucht, muß an Bekanntes appelliert werden. Das kann ein Begehren sein, Sehnsüchte, Wünsche oder Phantasien, die sich an einen Gegenstand oder einen Zustand heften. Das Besitzenwollen läßt sich in vielfältige Zeichen übersetzen, in Mode, Strände, Autokarossen, in eine Ästhetik des schönen Scheins, die ein Reich für sich zu sein vorgibt, abgetrennt von aller Alltagsrealität, eingebunden in ein Glücksversprechen, dessen Erfüllung man kaufen kann. Wenn sich die Funktion der Massenmedien in unserer Gesellschaft in der Begrifflichkeit des Soziologen als »Stabilisierung eines Verhältnisses von Redundanz und Varietät in der Alltagskultur« beschreiben läßt (Luhmann 1996, S. 94), dann repräsentiert die Werbung deren Herzstück. Nichts anderes als »Redundanz«, nämlich viel und immer mehr verkaufen, und »Varietät«, nämlich massenhaft immer Neues anbieten, bildet die Funktion der Werbung. Die Bilder, mit denen sie dieses Verhältnis im Fernsehen demonstriert, repräsentieren die illusionäre Verheißung des Glücks. Sie steht in einer zweifach strukturierten Spannung: Lüge zu sein und doch Erfüllung zu bieten. Nur wenn sie es schafft, diese Spannung durch die Ästhetik ihrer Bilder zu überbrücken, kann Fernsehwerbung gelingen, und so gelingt sie tatsächlich alltäglich.

Beschleunigung und Wiederholung

Würde man sich die Mühe machen, die Ästhetik der Werbespots für sich allein zu sichten, ohne ihren Programmkontext, und sie einer unbefangenen Analyse unterziehen, ohne permanenten Ideologieverdacht oder wohlfeile Inhaltskritik, so käme man einem aufschlußreichen Phänomen auf die Spur: Mit ihren Dynamisierungs- und Akzelerierungseffekten hat die Eigenbewegung der Werbespots längst dem übrigen Programm die Prägung gegeben. Das hat zum einen mit der inzwischen erreichten Qualität der Werbespots zu tun. Sie erlaubt es, im Hinblick auf das verwendete Zeichenrepertoire und die bereitgestellten Bildercodes von einer Autonomie der kommerziellen Programmteile zu sprechen. Die dramaturgischen Beschleunigungseffekte in der Werbung schlagen durch bis in den Rhythmus von seriösen Nachrichtensendungen wie »Tagesschau« und »heute«. Von Kurzinterview zu Kurzinterview, von Nachrichtenfenster zu Nachrichtenfenster – Abbreviatur des politischen Ereignisses zur Kürzestmeldung mit Hintergrundschlaglicht lautet hier die Beschleunigungsdevise. Sie ist an der Ästhetik des permanenten Reizwechsels orientiert, von dem auch die Werbespots leben.

Die Zeitstruktur der heutigen Nachrichtensendungen hat mit den jeweils vermittelten Gegenständen im Grunde nichts zu tun, viel aber mit der Maxime der permanenten Ablenkung. Von einem Ereignis durch ein anderes Ereignis abzulenken, von diesem wieder durch ein drittes, das ist erkennbar die Strategie, die bis hinein ins Layout moderner Nachrichtenmagazine wie *Spiegel* und *Focus* Folgen gezeitigt hat. Wenn zusätzlich zur Information durch den Nachrichtensprecher am unteren Bildrand laufend noch die aktuellen Börsenkurse eingeblendet werden, ist die Ausnutzung von Raum und Zeit nahezu perfekt. Demselben Prinzip folgt die Zeitlimitierung in Diskussionssendungen oder Streitgesprächen. Sie gibt abstrakte Zeitmaße vor, nicht weil objektiv Sendezeit fehlte – die ließe sich problemlos durch Akzentverlagerungen bei Themenwahl oder Moderationsschwerpunkten schaffen –, sondern um Spannungs-, also Aufmerksamkeitseffekte zu erzielen. Die Beschleunigungseffekte implementieren hier eine Dynamik, die mit der Sache nichts, viel aber mit den technologischen und ökonomischen Verflechtungen des Mediums zu tun haben. Ihren Adressaten, das Publikum , unterwerfen solche Übungen dem Zwang, sein Zeitbudget wie seine Verarbeitungskapazitäten dem intermittierenden Rhythmus des Angebots zu unterwerfen.

Die Beschleunigung und Vervielfachung der Programme hat in mehrfacher Hinsicht zur Veränderung – um nicht zu sagen: Entwertung – traditionsreicher Waren beigetragen, aber auch zu einer Erweiterung – um nicht zu sagen: Demokratisierung – des Programmangebots. Beispiel Talkshows: In den Anfangsjahren bildeten sie televisuelle Ballungszentren für Prominente aller Art, denen am Abend nicht zugeschaut, nicht zugehört zu haben, bedeuten konnte, am folgenden Morgen vom Hauptgesprächsgegenstand am Arbeitsplatz objektiv ausgeschlossen zu sein. Heute sind Talkshows zum nahezu beliebig abrufbaren Allerweltsgenre geworden, weil sie eine billig herzustellende und deshalb gern und häufig genutzte Sendeform darstellen. An die Stelle prominenter Gesprächspartner treten unbekannte, alltägliche Einzelpersonen. Die Themen sind so vielfältig wie auswechselbar, also beliebig. Personen werden zusammengeführt, die ein Problem, ein Persönlichkeitsmerkmal, ein Betroffenheitszentrum oder ein Skandalon verbindet. Intimität ist Trumpf. Drei, vier Talkshows an einem einzigen Sendetag allein in der ARD oder Überschneidungen von Sendezeiten, selbst beliebter Folgen wie »Talk im Turm« und »Sabine Christiansen«, sind keine Ausnahmen. Und im Grunde ist es auch gleichgültig, wen oder was man sieht (Entwertung), da sich gleich gewichtige Sendungen allenthalben finden (Demokratisierung). Gleich gewichtig heißt aber auch: gleich nichtig. Tatsächlich kommt es nicht mehr darauf an, welche Talkshow man sieht. Es gibt kein Zentrum mehr, nur viele kleine Zirkel.

Es ist deshalb heute auch eher eine Geschmacksfrage als eine Frage des tatsächlichen Öffentlichkeitscharakters von Talkshows, ob das Publikum sich an solchen Zirkeln passiv beteiligen möchte. Geboten werden – dem Anspruch nach – Probleme, Skandale oder Intimität. In dem Maße, wie sich die Talkshows als Genre der Tabuverletzung verstehen, mithin die Offenlegung von Intimität zum Zwang wird, findet eine mediale Vergesellschaftung von Privatheit statt, die durch Wiederholung gekennzeichnet ist. Der Einzelne mit seinen Besonderheiten – seinen exzentrischen Vorlieben, seinen Skurrilitäten, seinen Ticks – rückt so in den Mittelpunkt, daß das Besondere verallgemeinert und das Verallgemeinerbare redundant wird: der sado-masochistische Exzeß als Regelfall der Exzentrik. Da dem Publikum zudem versichert wird, daß die im Einzelfall gefundene Entspannung zugleich der sozialen Entlastung dient, ist der ethische Kontext gegeben, in dem sich Exzentrik legitimieren läßt.

Was für die Talkshows gilt, läßt sich als generelles Merkmal des Fernsehens festhalten. Auch die Zeit der großen Shows, der Shows mit den großen Stars wie Peter Frankenfeld, Hans Joachim Kulenkampff, Vico Torriani, Lou van Burg oder Rudi Carrell ist vorüber. Das hat mit der Vervielfachung der Programme einiges zu tun. Das Fernsehen ist – als Programmapparat – ungeheuer gefräßig. Es verschleißt, es verschlingt Menschen, Ressourcen und Requisiten in immer kürzer werdenden Verfallszeiten. Fernsehunterhalter wie Frank Elstner oder Thomas Gottschalk wechseln zu anderen Sendern, solange sie erfolgreich sind. Sie werden in andere Kulissen oder in andere Programmteile umgesetzt oder einfach ausgetauscht, sobald das Publikum ausbleibt. Das TV-Schicksal einer Medienattraktion wie Verona Feldbusch deutet, nach einer kurzen Erfolgszeit, auf ein Ende im Zeichen intellektueller Einfalt und sprachlicher Armut. Nicht nur Gesichter werden verschlissen, auch Sprechweisen, ebenso Habitualisierungen des Gestus und der Kleidung. Der Persönlichkeitsrest, das bißchen Sex womöglich, überlebt seine mediale Verwurstung meistens nicht. Zwar ist der Preis, den Erfolgsmoderatoren für ihre TV-Präsenz zahlen, vergleichsweise gering: Es reicht der intelligente, gelegentlich parodistische oder ironische, auch selbstironisch akzentuierte Bezug auf das Medium, in dem sie reüssieren.

Aber wenn die jeweils aktuellen Gesichter tatsächlich »Ikonen« (Kreimeier 1995, S. 94) sein sollten, dann doch keine von Dauer. Wo es sich aber um Dauer handelt, ist es die der permanenten Wiederverwertung. Die – fast – tägliche TV-Show des Phänomens Harald Schmidt bestätigt diese Regel ebenso wie die – fast – wöchentlich erscheinende vertrauenswürdige Biederkeit eines Alfred Biolek. Unter der Überschrift »Die Show ist die Show ist die Show« hat der *Spiegel* in diesem Zusammenhang von »Recycling« und »Inzucht« gesprochen (10/1999, S. 242 ff.), Metaphern, die das Problem exakt umreißen und sich gut belegen lassen. Schmidt und Beckmann, Biolek und Gottschalk, Gottschalk und Schmidt, Schmidt und Dietl, Gottschalk und Schmidt und Dietl und Böhme und Christiansen – ein Karussell der permanenten TV-Präsenz, das sich auch als eine rotierende Honorardruckerei definieren ließe. Der Effekt ist freilich widersprüchlich. Die fortwährende Gegenwart immer derselben Figuren in immer demselben Fernsehapparat – wenn auch auf unterschiedlichen Kanälen – fundiert, potenziert und zementiert den Star-Appeal. Doch nur auf den ersten Blick. Denn gerade die Dauerpräsenz führt zur Entleerung. Das Besondere, Unverwechselbare des einmaligen Auftritts und Augenblicks verliert sich mit dessen Wiederholung und der Wiederholung der Wiederholung der Wiederholung.

Den sich beschleunigenden Verfallszeiten des Mediums unterliegen freilich nicht nur TV-Stars, sondern auch Stars aus anderen Metiers. Zwar sind Politik und Fernsehshow in ihrer Öffentlichkeitswirkung nicht identisch, aber die jeweiligen Stars unterliegen, soweit das Fernsehen sie präsentiert, auch den Gesetzen dieses Mediums. Das hat Folgen für das Niveau: Fernsehen macht alles gleich. Ob Hooligans oder Politiker, Repräsentanten von Königshäusern oder prügelnde Polizisten gezeigt werden – die Selektion der Bilder nach qualitativen Kriterien markiert längst nicht mehr die entscheidende Differenz. Die Bildersprache ist durch die digitalen Aufnahmeverfahren technologisch heute so codifiziert, daß die Differenzqualitäten der Inhalte kaum noch eine Rolle spielen. Alles kann gezeigt werden, und alles, was gezeigt wird, ist gleich viel wert.

Die sich beschleunigenden Verfallszeiten haben mit den modernisierten Strukturen des Fernsehens zu tun. Mit dem Auftreten der kommerziellen Sender, mit der Einblendung von Werbespots hat sich die Chrono-Logik von aufeinander abgestimmten Programmeinheiten aufgelöst. Diese Logik folgte einem Zeitschema, das den einzelnen Programmteilen nicht nur untereinander, sondern auch jeweils in sich, in ihrem jeweiligen homogenen Verlauf Kontinuität sicherte. Die Vermittlung von Ereignissen – solchen der Nachrichtenwelt wie solchen der Programmrealität – folgte dem Prinzip der Linearität, Station für Station, Programmpunkt für Programmpunkt. Dieses vergleichsweise geruhsame Tempo ist einem intermittierenden Rhythmus von atemberaubender Kontrapunktik gewichen. Entstanden ist eine Ästhetik, deren Zeitachse keine linearen Verläufe mehr kennt. Alle Linearität wird durchschnitten. Zusammenhanglosigkeit bildet den Zusammenhang. Optische Stimulationsimpulse – Bildsprünge, Unterbrechung von Wahrnehmungsvorgängen, Akzeleration der visuellen Reize – regieren das Zeitmaß. Die gegen ihre eigensten Intentionen gerichteten Gefahren einer solchen Ästhetik liegen auf der Hand: Ein Übermaß an Reizen ermüdet, die Vielfalt verschwimmt ins Ungefähre. Ähnlichkeit und Wiederholung, einzelner Werbespots wie ganzer Sendefolgen, produzieren einen déjà-vu-Effekt, der das Basisproblem solcher Sendestrukturen bildet. Die Sender speisen ihr Publikum aus Konserven, die sie unermüdlich, immer aufs neue, zum Verzehr anbieten.

Redundanz

Das Programm – des einzelnen Senders wie des Sendekosmos insgesamt – steht deshalb in der Gefahr, leer zu laufen. Das Produkt der Ästhetik aus Beschleunigung und Wiederholung sind die zappenden Zuschauerinnen und Zuschauer, die in der Überfülle des Angebots dem Reiz des Neuen nachjagen und damit eben jene Strukturen in Frage stellen, die diesen Reiz hervorgebracht haben. Das Medium ist auf diese Weise vollständig selbstreferentiell geworden. Es verweist Zuschauerinnen und Zuschauer auf nichts als auf sich selber. Dabei bedeutet Wiederholung nicht Zirkel, auch nicht Rotation, sondern Redundanz. Jeder Sendepunkt verweist auf einen anderen, der ebensogut wahrgenommen werden könnte, weil alle gegeneinander austauschbar sind. Das Fernsehen – in seiner Gesamtheit wie innerhalb der Einzelprogramme, aus denen es sich zusammensetzt – kann dies, bei Strafe seiner Selbstverleugnung, weder offenlegen noch eingestehen. Jedes Programm muß an der Fiktion festhalten, singulär und autonom zu sein. Niemand glaubt daran, alle wissen es besser. Aber jeder Punkt auf dieser Fläche – vom Nachrichtenblock über den Moderator und den Fernsehspot bis zum eigentlichen Adressaten, dem Publikum – steht für die Fiktion, es handele sich um die beste alle denkbaren Fernsehwelten. Man muß diesen Zustand weder kritisieren noch dämonisieren. Er wird sich vermutlich eines Tages, aus gebührender historischer Distanz, als ein Übergangsstadium erweisen, an dem vieles interessant, manches amüsant und einiges sogar liebenswert war – so wie man in den neunziger Jahren Filme mit Heinz Erhardt sehen kann, die man als Jugendlicher in den fünfziger Jahren als ›albern‹ abgelehnt hat.

Historische Reminiszenzen in Form solcher Konserven sind ihrerseits eine Form der Wiederholung, eine vergleichsweise harmlose, da sie die Geschichte nicht verleugnen können, auch nicht wollen, die zwischen der Erstsendung und dem Wiederholungsdatum liegt. Doch inzwischen ist Wiederholung zur Programmstruktur geworden, gewissermaßen »Dinner for One« als Großveranstaltung, zu jeder Zeit, auf allen Kanälen und in Permanenz. Die wieder und wieder eingeblendete Programmvorschau, die damit rechnet, daß ihre Adressaten nicht jederzeit erreichbar sind; die Zweit- und Drittverwertung einer Sendung auf anderen Kanälen, wie sie dem Programmverbund etwa von ARTE, ZDF und 3sat oder dem von Erstem und Dritten Programmen der ARD entspricht; die Variation von Sendemustern im thematischen Zusammenhang von Kultur, Tierwelt und Abenteuer; Talkshows in allen Programmen und zu allen denkbaren Themen; nicht zu reden von der Wiederholung der Wiederholung der Wiederholung, die man jenen Sendungen angedeihen läßt, deren Moderatoren hohe Einschaltquoten erzielen – das ist mit ›Redundanz‹ gemeint. Das Medium will sich regenerieren, sich wandeln, sich anpassen, um up to date zu bleiben, auf der Höhe des sich verändernden Publikumsgeschmacks und des wetterwendischen Zeitgeistes. Zugleich muß es Kontinuität wahren und den Konstanten einer eher konservativen Rezeptionshaltung Rechnung tragen. Nicht zuletzt aber soll es neue Publikumsschichten ansprechen, muß also das Angebot breit streuen und gleichzeitig gezielt Schwerpunkte setzen. Diese mehrfache Quadratur des Zirkels ist von allen Sendern zugleich und in Konkurrenz zu den jeweils anderen zu leisten. Und so leisten sie diesen Service denn auch: alle in ähnlicher oder doch vergleichbarer Weise. Die Trailer etwa, mit denen Sender wie Sat 1, Pro 7 oder RTL ihr Spielfilmprogramm in Vorschau-Spots vorstellen, unterscheiden sich, von vernachlässigenswerten Nuancen abgesehen, in nichts von dem, was ARD und ZDF zur Zuschauerbewerbung für ihre James-Bond- oder Western-Konserven tun. Die Spots ähneln einander wie ein Ei dem anderen: Action, Gags, Dialogknüller, dazu fetzige Werbetexte, die Erlebnisverlust bei versäumter Sendung androhen, und die Aufforderung, gefälligst »bei uns« zu bleiben. Das Niveau dieser Ästhetik mit ihren grellen Beleuchtungseffekten und schrillen Anpreisungstönen entspricht dem von Ausrufern vor dem Zirkuszelt. Sie weist damit, wohl unwillentlich, zurück auf die Geschichte des Films, der als Publikumsbelustigung auf dem Jahrmarkt seine ersten großen Erfolge feiern konnte. Nur daß die Schaubuden drumherum heute zahlreicher sind als früher, dichter beieinander stehen und im Grunde dasselbe Programm bieten.

So findet sich Redundanz schon in der Struktur der Programmvorschau. Diese wird, buchstäblich, zur Wiederholung der Wiederholung, da sie innerhalb eines Programms mehrfach gesendet wird; strukturell, da sich Gleiches oder Ähnliches allenthalben findet; metaphorisch, da die Inhalte im Maße ihrer Reproduktion immer leerer werden. Auf diese Weise entsteht ein Effekt, der die Anfangsjahre der amerikanisierten Produktwerbung im Deutschland der fünfziger Jahre stets begleitet hat, nämlich der Effekt des Einhämmerns, der die Wirkung der Werbung und damit den Absatz des Produkts steigern soll. Bekannt ist aber, daß auf diese Weise genau das entsteht, wovor die Sender das Publikum schützen wollen: das Gefühl der Leere, der Eindruck des Déjà-vu, die Leere im Kopf und vor den Augen durchs Wiedererkennen. Solche Wirkungen treten freilich nicht nur bei wiederholter Ausstrahlung der Textsorte ›Vorschau‹ auf, sondern ebenso bei Bildmaterialien der Nachrichten- oder Magazinsendungen. Bilder von Toten und Verwundeten aus Kriegen etwa wirken abstoßend. Das kann einen aufklärerischen, sogar einen Politisierungseffekt haben. Bilder können aufrütteln, zumal dort, wo – wie es während des Kriegs in Vietnam der Fall war – mit ihnen der öffentlich demonstrierte Moralkonsens dementiert, der politische Schulterschluß mit den Vereinigten Staaten fragwürdig wird. Doch wo solche Widersprüche öffentlich nicht vorhanden sind, wie etwa beim Jugoslawien-Konflikt, oder wo die Bilder aus scheinbar fernster Ferne ins Haus kommen, wie jene aus dem Sudan oder aus Ruanda, da entleert sich die Betroffenheit, die den ersten Bildern der ersten Nachricht entsprungen sein mag, zur Gleichgültigkeit gegenüber dem schon bekannten, ausgereizten Bildeffekt. Die Wiederholung des einmal gezeigten Grauens, dazu die Wiederholung dieser Wiederholung und so fort – der Reiz des Neuen, dem die Sender bei ihrer Hatz auf die Zuschauerquote nachjagen sollen, verliert sich mit jeder Sendung, die ähnliches Material in vergleichbaren Präsentationsformen bietet.

Das Paradox der Wiederholungsstruktur aber ist: Das Fernsehen bildet keinen Kanon aus. Gefangen zwischen dem Zwang zur Beschleunigung und leerlaufenden Wiederholungsritualen, fächert sich das Programm immer weiter auf, ohne eine reproduzierbare Struktur hervorzubringen, die das Medium unverwechselbar machen könnte. Feste Programmschwerpunkte bilden allenfalls beliebte Serien wie die »Lindenstraße«, die Ausnahme von der Regel. Zu nennen wären auch immer wieder gezeigte Kino-Kultfilme, etwa die James-Bond-Erfolge der sechziger und siebziger Jahre. Sie aber stehen im Zeitalter des Videorecorders dem Publikum ohnehin zur Verfügung – einmal ganz abgesehen davon, daß Film im Fernsehen immer nur die Dokumentation eines Films im Kleinformat ist, nicht die Originalversion aus dem Kino. Wo man dennoch mittels Programmwiederholungen eine Art Kanon zu etablieren versucht, da wirkt das Programm eher veraltet statt profiliert. Beispiel: der Privatsender Kabel 1, mit fünf Prozent der Marktanteile Ende der neunziger Jahre vor RTL 2 und Vox die führende kommerzielle Station der zweiten Generation. Gezeigt wurden hier die Serienerfolge der sechziger Jahre, »Bonanza« oder »Die Zwei«, »Tennisschläger & Kanonen«, »F.B.I«, auch die der achtziger wie »Spencer« oder »Ein Engel auf Erden«. Legitimiert wurde das Unterfangen mit dem Stichwort »Klassiker des Fernsehens«. In Wahrheit handelte es sich um die Erstellung von Billigprogrammen mit einem strukturell implantierten Wiederholungszwang. Wie Zweit- oder Drittverwertungen erschienen auch die Reportagehäppchen, die Game- und Werbeshows oder die feilgebotenen Talkrunden-Konserven, Sendungen, die nicht nur aus Zeit- und Kostengründen vorproduziert wurden, sondern zudem lediglich kopierten, was andere Sender bereits entwickelt hatten.

Redundanz ist Entleerung durch Wiederholung – kein singuläres, sondern ein strukturelles Phänomen. Es besitzt keine bloß nationale Bedeutung, sondern hat mit der globalen Präsenz des Fernsehens zu tun. Wer Gelegenheit hat, Nachrichtensendungen beispielsweise in europäischen Ländern, den USA und Japan im Vergleich zu sehen, wird sehr schnell die Identität großer Teile des jeweils gesendeten Bildmaterials erkennen, zumindest was das internationale Themenrepertoire angeht, und ebenso die Ähnlichkeit der Bildauswahl und des Kommentierungszusammenhangs. Der Grund dafür ist vor allem ein Bilderproduzent und -lieferant wie der Mediengigant Time-Warner mit seinem CNN-Nachrichtensender, der weltweit über alle Großereignisse berichtet, in kleinen, verdaulichen Nachrichtenhäppchen, die mittlerweile überall das Muster bilden, und bei dem sich alle Sender bedienen, soweit sie keine eigenen Korrespondenten vor Ort haben. Hinzu kommt die Entleerung von Bildmaterialien durch Dauerberichterstattung, die sich Katastrophen oder Sensationsereignissen zuwendet. Der Mauerdurchbruch in Berlin oder die Geiselnahme von Gladbeck oder das Erdbeben im japanischen Kobe – weltweit bleiben die Kameras ›dran‹, die Sensation, gleichviel ob Mord oder Unglück, verpflichtet zur Aktualität, gleichviel ob es Neues gibt oder immer noch nur die alten Einstellungen und Informationen. Das Publikum aber ist verwöhnt: Action-Filme haben ein erhebliches Tempo, die Spannung wird dramaturgisch gesteuert, der Höhepunkt ist prognostizierbar, vor allem auch einplanbar in den geregelten Ablauf des Tages oder des Abends. Das Live-Ereignis läßt sich Zeit. Wenn nichts geschieht, werden die Zuschauerinnen und Zuschauer nervös, langweilen sich, zappen sich ins nächste Programm oder entziehen sich mit Hilfe des Ausschaltknopfes.

Langeweile als Folge von Entleerung durch Wiederholung kann zur Abwahl führen, aber nicht nur von Fernsehprogrammen. Wenn man den Wahlanalysen glauben darf, dann wurde Helmut Kohl bei der Bundestagswahl 1998 auch deshalb aufs politische Abstellgleis geschoben, weil die Wähler des TV-vermittelten Anblicks seiner massigen Gestalt und der durch sie symbolisierten Politik nach sechzehn Jahren einfach überdrüssig waren. Dieser Umstand hat seinem telegenen Nachfolger Gerhard Schröder, ungeachtet aller politischen Implikationen, offenbar einen nicht gering einzuschätzenden Vorsprung gesichert. Doch Wiederholung betrifft als Problem die Präsentationsformen ebenso wie die Bildinhalte. Die Ritualisierung von Sendeformen im Bereich des Sports, der Nachrichtenmagazine, der Shows bildet einen Faktor, der zur Einförmigkeit der televisuellen Landschaft beigetragen hat. Da das Ereignis von heute morgen schon vergessen ist, bleibt nur die Form der Präsentation gegenwärtig. Wenn aber immer dieselben Skiläufer immer dieselbe Strecke hinuntereilen, wenn immer dieselben Fahrer mit immer denselben Autos in immer demselben Kreis herumfahren, wenn immer dieselben 22 Spieler auf immer demselben grünen Rasen immer demselben Ball hinterherrennen, wenn immer dieselbe gelbe Filzkugel von immer denselben Spielern über immer dasselbe Netz geprügelt wird, dann gehört schon

Fanatismus oder ein intellektuell drastisch sich bescheidendes Anspruchsni-
veau dazu, sich solcherart Veranstaltungseinerlei immer wieder vor immer
derselben Mattscheibe auszusetzen. Namen wie Katja Seitzinger, Michael
Schumacher, Lothar Matthäus oder Boris Becker mögen manche Schwäche
erklären, aber daß der Bildschirm von ihnen immer etwas Neues zeige, würden sie wohl selbst kaum behaupten. Es gibt für die Beharrlichkeit des TV-
Sportpublikums am Ende nur eine Erklärung: Die Wiederholung macht hier
gerade den Reiz aus. Das Déjà-vu, die Wiederbegegnung wäre dann ein permanentes Glücksversprechen, das an die Erinnerungsfähigkeit der Zuschauerinnen und Zuschauer appelliert.

Diese befinden sich, soweit ihre Reflexionsfähigkeit und ihr historisches
Bewußtsein sie noch nicht verlassen haben, zwischen der Scylla postmoderner Kontingenzhypothesen und der Charybdis kulturkritisch inspirierter
Selbstaufklärungspostulate. Vermutlich tun sie gut daran, sich nicht für eine
der beiden Möglichkeiten zu entscheiden, sondern für beide. Sowenig dagegen spricht, das Fernsehen als Informationsmedium zu nutzen, als Mittler
zwischen der Instanz Zuschauer und den Institutionen Politik, Gesellschaft,
Kultur oder Sport, sowenig spricht dagegen, im Unterhaltungsmainstream
mitzuschwimmen, sich den digitalen Auffächerungen von Wirklichkeits-
sphären zu überlassen, den Unsinn als Unsinn zu genießen und der Trivialität und Banalität Raum zu geben, so lange man will, wenn es denn sein muß:
bis zum Überdruß. Freilich spricht manches auch dafür, das aufgenommene
Maß an Trivialität und Banalität, an Information und Aufklärung ebenso wie
das Spiel der digitalen Scheinwirklichkeiten einer Prüfung zu unterziehen,
die ihren kritischen Bezug zu politischen und geschichtlichen Entwicklungen und zur sozialen Realität noch nicht gänzlich verloren hat. Jeder Reflexion über das Fernsehen, die sich dieses Ziel setzt, liegt das Bemühen zugrunde, der Entwicklungsdynamik des Mediums auf die Spur zu kommen. In
diesem Sinne hat Klaus Kreimeier aus seiner medienkritischen Analyse mit
dem halb-ironischen Titel *Lob des Fernsehens* das Fazit gezogen:»Es geht nicht
darum, die neuen Technologien zu ›verbessern‹, sondern sie kennenzuler-
nen, um genauer bestimmen zu können, wohin die Reise geht.« (Kreimeier
1995, S. 285). Doch weder ist die künftige medienästhetische Reise dem technologischen Stand der Dinge einfach abzulesen noch wäre damit irgendet-
was über die Attraktivität des Ziels der Reise oder über ihre Begleitumstände
gesagt. Versuchen einer Bestandsaufnahme mit prognostischer Absicht haftet immer etwas Vorläufiges und Fragwürdiges an.

Nischen

Wenn man die TV-Programmstrukturen im wesentlichen unter dem Aspekt
ihrer Kommerzialisierung beschreibt, gerät man in Verdacht, einem verlo-
rengegangenen, einheitlichen Programmprofil nachzutrauern: dem des einen, integrierten Programms für das ganze Publikum, mit wenigen Schwerpunkten für viele, wie es das Fernsehen der ersten drei Jahrzehnte

kennzeichnete. Diese Zeiten sind bekanntlich definitiv vorüber. Gefordert sind heute, wenn es um ein anspruchsvolles TV-Programm gehen soll, kompetente und informierte Zuschauerinnen und Zuschauer, die TV-Zeitschriften studieren, den Videorecorder programmieren und nach eigenen Interessen und eigenem Geschmack eine Auswahl treffen. Und das ist immerhin möglich. So wenig die quantitative Erweiterung der Programme zu einer qualitativen Verbesserung geführt hat, so wenig hat sie Qualitäten schlechthin aus dem Angebot verbannt. Was immer man von Filmen im Fernsehen halten mag: Es gibt zweifellos ein großes Angebot an filmhistorisch wichtigen, auch spannenden, ja hinreißenden Filmen, und ebenso existieren Nischen innerhalb des flächigen Gesamtprogramms.

Die Metapher ›Nische‹ bedarf allerdings der Differenzierung. Woran wäre die Bedeutung des Exklusiven, Entlegenen und Besonderen zu erkennen und zu messen, die dieser Metapher zukommt? An den jeweiligen Programminhalten? Dann wären in der Tat, wie Knut Hickethier vorschlägt (1998, S. 446 ff.), die Themenkomplexe ›Sex und Erotik‹ oder ›Action und Gewalt‹ Nischen in einem Gesamtprogramm, das sich zu Teilen an ein spezifisches Publikum adressiert. Denn zweifellos finden sich für Softpornos wie *Die Geschichte der O.*, Erotikpräsentationen wie »Liebe Sünde« und »Wa(h)re Liebe« oder TV-Gewaltvariationen im Stil von *The Terminator* Zuschauerinnen und Zuschauer, die sich im Laufe von Jahren sogar zu treuen Fangemeinden entwickelt haben. Nur fragt sich, ob unter diesem Aspekt nicht auch Sparten wie ›Daily Soaps‹, ›Wrestling‹ oder die Konfrontations-Talkshow »Der heiße Stuhl« Nischen darstellen, die sich gezielt an ein treues Publikum wenden. Zu bedenken ist aber in diesem Zusammenhang, daß sich solche Sendungen von den gängigen Blödelshow-, Sportshow- und Talkshow-Sendungen nur thematisch unterscheiden, nicht aber in ihrer Struktur. Sie nehmen Strukturen auf, die sich in anderen Sendungen seit langem bewährt haben. Variiert werden lediglich die Programmoberflächen – die Muster und Abläufe sind seit langem vorgeprägt.

Von solchen ›Nischen‹ ist im folgenden nicht die Rede. Es geht vielmehr um Sendungen, die kulturell anspruchsvolle Programmanteile mit einer auch ästhetisch signifikanten Struktur bieten. Eine solche Nische ist beispielsweise der Sender ARTE, ein deutsch-französischer Kulturkanal mit Sitz in Straßburg, der am 20. Mai 1992 seinen Sendebetrieb aufnahm. Die juristische Konstruktion, die diesen Sender trägt, gibt dem politischen Willen, der ihn ins Leben gerufen hat, angemessenen Ausdruck. Die Programmkonferenz ist nationalparitätisch besetzt, also je zur Hälfte mit Deutschen und Franzosen. Sie entscheidet, damit keine nationale Seite die andere überstimmen kann, mit einer Zweidrittelmehrheit. Finanziert wird der Sender anteilig über Rundfunkgebühren. Seine Gesellschafter sind La Sept/ARTE auf französischer und ARTE Deutschland – das heißt konkret: ARD und ZDF – auf deutscher Seite. Programmdesign sowie 20 % des Gesamtprogramms werden in Straßburg produziert, vor allem Nachrichten und Magazinsendungen, außerdem ein Teil der sogenannten ›Themenabende‹. Sie bilden eines der besonderen Merkmale dieses Senders, sein strukturelles Rückgrat und inzwischen

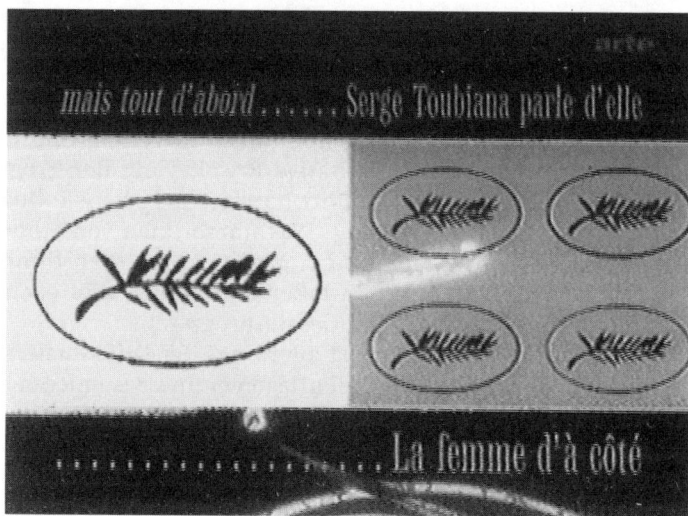

Abb. 44 und 45:
Trailer ARTE

ein Markenzeichen, das dem Ungewöhnlichen, Besonderen, auch Unbekannten breiten Raum sichert. ›Themen‹: das können Personen sein, z.B. Schriftsteller, Künstler oder Regisseure, die ausführlich, mit Leben und Werk, vorgestellt werden; das können historische Daten sein, beispielsweise ›1968‹, ein Datum, das aus französischer und deutscher Sicht analysiert und diskutiert wird; das können systematische Aspekte sein (›Europa‹), historische Probleme (›Holocaust‹) oder aktuelle politische Entwicklungen (›Kosovo‹).

Immer geht es darum, ein Thema unter verschiedenen Aspekten zu beleuchten, in wechselnden Medien – Diskussion, Film, Interview – und mit offenen Perspektiven auf mögliche Urteile, Wertungen und Problemlösungen. Mit Hilfe dieser Programmstruktur hat sich der Sender in der vergleichsweise kurzen Zeit seines Bestehens zu einer beachtlichen, wenn auch nicht immer hinreichend beachteten Programmalternative entwickelt, die den früheren ARD-Programmdirektor Dietrich Schwarzkopf mit Recht von einer »wirksam und dauerhaft positiven Reputation« sprechen ließ (*Frankfurter Rundschau* vom 24. 4. 1995). Reputation aber ist nur die eine Seite der Medaille – die Belastbarkeit des Publikums die andere. Lutz Hachmeister, früherer Direktor des Adolf-Grimme-Instituts, hat auf diesen Aspekt mit der kritischen Anmerkung verwiesen: »Reine intellektuelle Konstruktionen sind die ausgedehnten Themenabende auf arte, die sich auf dem Papier gut lesen, aber schlicht am Rezeptionsvermögen selbst gutwilliger Zuschauer vorbeisenden. Jegliche funktionale Kopplung traditioneller intellektueller Muster an die Riten der Audiovision muß scheitern.« (Hachmeister 1993, S. 851). Doch diese Kritik übersieht die Auswahlmöglichkeiten des Publikums. Themenabende wie die von ARTE lassen sich ja auch als Angebot betrachten, als Steinbruch, aus dem

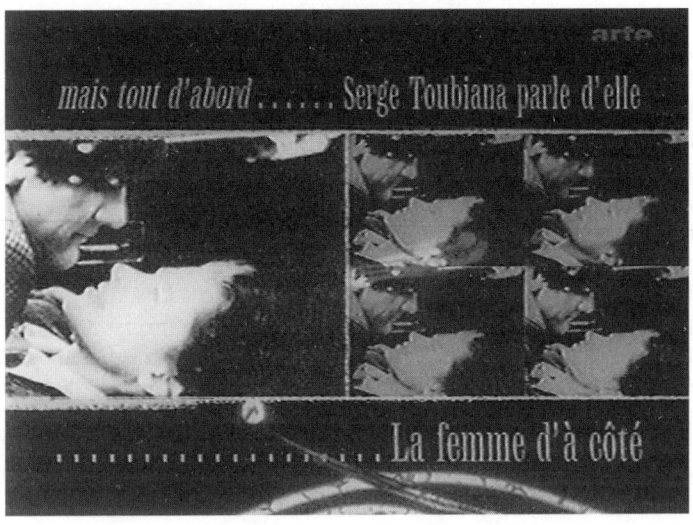

Brauchbares entnommen, anderes vernachlässigt werden kann. Der Videorecorder ist ein segensreiches Selektionsinstrument.

Doch nicht die Themen allein heben ARTE aus dem Gesamtprogramm des alltäglichen Fernsehens heraus. Vielmehr entwirft der Sender für die Themenabende jeweils spezielle ›Trailer‹, die ihrerseits ein Markenzeichen darstellen. Es handelt sich dabei um Grafiken, die erkennbar in der Tradition der klassischen Moderne des 20. Jahrhunderts stehen, um abstrakte Figurationen, die mit gegenständlichen Motiven verbunden sein können und auf die Inhalte des nachfolgenden Programms deuten. Ein leichtes und lockeres, ansehnliches und doch anspruchsvolles Design, das in sich thematisch geschlossen, doch ästhetisch offen und leicht ironisch wirkt. Schauspieler oder Regisseure werden auf diese Weise vorgestellt, Problemkreise angerissen, Kommentatoren eingeführt – rasche, unaufdringliche Appetithäppchen nach Art der französischen ›amuse geule‹, die den Gourmet aufs Hauptmenu vorbereiten sollen. Die visuellen Details werden akustisch begleitet von einer Hintergrundmusik, meist Piano oder Synthesizer, die dezent, aber vernehmlich die Botschaft der Bilder unterstützt, die auch die Sprecherstimme aus dem Off vermittelt, wenn sie in das Programm einführt: Hinsehen und Zuhören lohnt sich. Auf ihre Weise leiten diese Trailer sanft über zu Abenden, in denen die einzelnen Programmteile gleichsam fließend ineinander übergehen. Es gibt keine scharfen Schnitte oder Zäsuren, schon gar nicht durch Werbung, sondern alles verbindet sich zwanglos und ohne den Appellcharakter des ›Bleiben Sie dran‹, den die offensive Programmreklame der ARD, des ZDF und der Privatsender bevorzugt. Auf diese Weise unterstreicht der Sender ARTE, daß er – sieht man auf die Einschaltquoten – ein Programm für

Minderheiten sein will, und eben dies ist sein Auftrag. In dem Maße, wie er diesem Auftrag folgt, muß er der Versuchung widerstehen, populär zu werden. Die ›Trailer‹ sind ein pars pro toto dieses Anspruchs.

Ähnliche Beobachtungen lassen sich anhand der Fernseharbeiten Alexander Kluges zusammentragen. Am 12. Dezember 1987 hatten der japanische Marketingkonzern Dentsu (37,5 % der Anteile), der *Spiegel* (12,5 %) und Alexander Kluge (50 %) die Gesellschaft DCTP (Development Company for Television Programm) gegründet. Dentsu liefert die Reklame, die Kluges Sendungen einrahmt, und finanziert die Hälfte der Produktionskosten ein Jahr im voraus, ohne inhaltlich Einfluß auf das Programm zu nehmen – dies ist die juristische Konstruktion. Politisch wurde sie ermöglicht durch Bestimmungen des nordrhein-westfälischen Mediengesetzes, die den kommerziellen Fernsehsendern vorschreiben, unabhängigen lokalen Produzenten und Minderheiten einen Mindestanteil an ihrer Sendezeit einzuräumen. Auf diese Weise gelang es Kluge 1988, mit Hilfe seiner DCTP nicht nur seine eigenen kulturellen Programmanteile bei RTL und Sat 1 unterzubringen, sondern auch »Spiegel TV-Magazin«, »Spiegel-Reportage« und »Stern-TV« und 1992 zusätzlich bei VOX Sendezeit für »SZ-TV« (*Süddeutsche Zeitung*) und »Format NZZ« (*Neue Zürcher Zeitung*), ebenfalls mit DCTP als Lizenzgeber. Die Kulturprogramme sind mithin Teil eines Gesamtgeschäfts, dessen für die Privatsender attraktiven, weil publikumswirksamen Teile, also die TV-Magazine der Zeitungs- und Zeitschriftenverleger, die eher exzentrischen und avantgardistischen Ambitionen des publizistischen Multigenies Kluge strategisch schützen und stützen.

Die Vielfalt der von Kluge realisierten Themen und Inhalte (Stollmann 1998, S. 78 ff.) zeigt: Kluge ist ein unermüdlicher Materialsammler, hochintelligent, neugierig und aufgeschlossen, der in Geschichte und Politik, Alltag und Kultur, Gegenwart und Zukunft kaum einen Gegenstand ausspart, dem sich Bedenkenswertes oder Erinnerungswürdiges entnehmen ließe. Nicht aber die Themenvielfalt allein, sondern vielmehr die Formen, in denen Kluge diese Vielfalt präsentiert, bilden das anregende Element seiner Sendungen. Zwei dieser Formen vor allem sind hier zu nennen: das Interview und die Montageästhetik. Auch wenn man annehmen darf, daß die Form des Interviews nicht zuletzt aus ökonomischen Gründen gewählt wird, da sie vergleichsweise geringe Produktionskosten mit sich bringt, hat Kluge dieses altgediente Genre doch zu einer erstaunlich neuen, unverbrauchten Qualität fortentwickelt. Es ist eine Ästhetik der Insistenz, die sich hier zum Ausdruck bringt, ein forschendes Fragen, das sich Zeit läßt, das mitdenkt und nachfühlt, das sich in ferne und fremde Gedankengänge hineinversetzt, eigenes Wissen einbringt, in einen produktiven Prozeß des Austauschs eintritt, um Neues, noch Unbekanntes zu erfahren oder bereits Gewußtes zu überprüfen und gegebenenfalls zu revidieren. Die Kamera zeigt fast ausschließlich den Interviewpartner. Selten bezieht sie räumliche Perspektiven ein, selten präsentiert sie den Interviewer im Gegenschnitt. Intellektuelle, Künstler und Experten sind die Gesprächspartner – ihrem Habitus, ihren Köpfen gilt das Interesse der Kamera. Spezialgebiete stehen jeweils im Mittelpunkt, wobei zugleich herauspräpariert wird, was Kluge die »Tonlage« seiner Partner nennt, die Subjektivität also, die sich über die Mitteilung von Fakten und Daten vermittelt, der ›point of view‹, der den Gedanken und Wahrnehmungen zugrundeliegt. Das gelingt Kluge mit unterschiedlichem Erfolg, abhängig vom Eigensinn seiner Gesprächspartner einerseits, von den Präferenzen des Interviewers Kluge andererseits. Was dieses Sprachspiel aus Frage und Antwort leisten kann, zeigt sich in den kongenial geführten Gesprächen Alexander Kluges mit Heiner Müller (Kluge/Müller 1995).

Die Bilderästhetik, die Kluge in Sendungen wie »10 vor 11« und »News & Stories« entwickelt hat, knüpft an die seiner Filme an – beispielsweise *Die Patriotin* (1979) –, doch bietet sie sich hier gleichsam zugespitzt dar, fokussiert und pointiert für das kleinere Fernsehformat. Das Archiv bildet den Fundus, aus dem der Fernsehautor Kluge schöpft, der Stummfilm die Epoche, an die er bildergeschichtlich anknüpft. Ausgrabung, Untersuchung und Deutung des gefundenen Materials repräsentieren den Gestus des Umgangs mit den Fundstücken. Grundimpuls seiner Ästhetik ist die Aufsprengung des Bildzusammenhangs. Schrift, Bild und Ton treten in ein kommunikatives, teils explikatives, teils interrogatives Verhältnis zueinander. Die Medien Schrift und Bild erfahren dabei Unterbrechungen: die Schrift, als Laufband eingeblendet, durch Zerstörung der Kontinuität, das Bild durch Verfremdungsmittel wie Zerlegung, Überblendung oder Spiegelung. Kluge zeigt Bilder im Negativ, er fügt diese in einen Rahmen, er zerlegt sie in diverse Elemente, er splittert sie auf, verlangsamt sie, läßt sie vorwärts laufen, rückwärts: permanente Bewegung. Auf diese Weise stellt er den Bearbeitungsprozeß heraus, den sein Bildmaterial durchläuft. An die Stelle des Inhalts tritt die Form seiner Zurichtung fürs Fernsehen. Die Tonebene kommentiert den Inhalt der Bilder, indem sie zu ihnen in Widerspruch tritt. Die suggestive Stimme und, auf ihre Weise, die Musik entziehen sich hermeneutischen Ansprüchen. Sie übersetzen die Bilder nicht, sondern distanzieren sie: die Musik, indem sie dem Rhythmus der Bilder entgegenarbeitet, die Stimme, indem sie sie befragt. Mit Recht hat man angesichts dieser Ästhetik die Frage gestellt, ob sich der Begriff »Montageverfahren« hierfür überhaupt noch in Anspruch nehmen läßt, ob es sich nicht vielmehr um eine Ästhetik handelt, die »relativ beliebig auf alle Materialien angewendet werden kann« (Uecker 1998, S. 65). Doch eine solche Kritik wäre ihrerseits zu eng an inhaltsästhetischen Postulaten orientiert. Denn ihre künstlerische Energie bezieht Kluges Ästhetik aus dem Willen zur Demontage eingeschliffener Wahrnehmungszusammenhänge, seien diese an historischer Geschichte, an Geschichte als Erzählung oder an der Entwicklungsgeschichte des Films erarbeitet worden:

»Wichtig ist das Verankern unserer Arbeit in der frühen Erfahrung von Film, Kaleidoskop, Moritat, der ersten Filme von Méliès, von Lumière, und daß wir dies erweitern zur Ausbildung einer Grammatik für dieses Medium, die sicher anders ist als die des Kinos. Es gibt andere Zeiten. Die Möglichkeitsform ist zum Beispiel im Fernsehen möglich, im Kino nicht, – ich kann keine unbestimmten Filme machen. Im Fernsehen kann ich dagegen ungeheuer nebeln zwischen der Nachricht, die vorher lief, und Erzählung, da kann ich hohe Unbestimmtheitsgrade erzielen.« (Kluge in: Koch/Schlüpmann 1988, S. 21).

Offenbar soll das Publikum anhand dieser Ästhetik mit einer neuen Form von Wahrnehmungsarbeit beginnen, mit der Bearbeitung einer Rezeptionshaltung nämlich, die im Restprogramm des Bilderfernsehens weithin passiviert wird. Die Frage aber bleibt, ob die von Kluge immer wieder in Anspruch genommene These Walter Benjamins, das Publikum des Films sei »ein Examinator, doch ein zerstreuter« (Benjamin [1936] 1974, S. 505), in diesem Zusammenhang greift. Ausdrücklich weist Kluge selber darauf hin, daß Benjamin mit dieser These einen »Rezeptionsvorgang« und nicht das Medium Film beschreibe: »Meines Erachtens paßt, was Benjamin entwickelt hat, für Programme überhaupt und die Art, wie ein Mensch seine Aufmerksamkeit, wenn er assoziativ und bei sich ist, einteilt« (Kluge in: Koch/Schlüpmann 1988, S. 21). Doch auch diese These bedarf, soweit sie sich auf Kluges Nischenprogramme im privaten Fernsehen beziehen soll, der Überprüfung. Fraglich ist nämlich, ob die »Unbestimmtheitsgrade«, die Kluge erzeugt, zu einer Bearbeitung eingeschliffener Wahrnehmungsmuster tatsächlich herausfordern, zur Mobilisierung von Phantasie, Assoziationspotentialen, intellektuellen Eingriffen, gedanklichen und visuellen Fortschreibungen des Gesehenen.

Die von Kluges Gesellschaft DCTP lancierten Magazine »Stern-TV« und »Spiegel-TV« weisen beispielsweise Einschaltquoten von etwa 5 Millionen Zuschauern pro Woche auf, Kluges eigene Kulturmagazine insgesamt nur etwa 1 Million (Stollmann 1998, S. 151, Anm. 38). Daß für dieses Minderheitenpublikum das Wort vom »zerstreuten Examinator« tatsächlich in Anspruch genommen werden kann, läßt sich bezweifeln, wenn man ein gängiges Vorurteil gegenüber Rezeptionshaltungen zur Prüfung heranzieht. Das Vorurteil lautet: »Sendungen mit hoher Sehbeteiligung erreichen nur niedrige Aufmerksamkeitswerte und Sendungen mit niedriger Sehbeteiligung oft hohe Aufmerksamkeitswerte. Mit anderen Worten: die Masse schaut dumpf und zerstreut auf den Bildschirm, die mündige Minderheit aber wach und konzentriert.« (Niehaus 1991, S. 123). Ein »nicht sonderlich feines Instrument der Unterscheidung« (Niehaus), dessen wertende Konsequenz man in der Tat auch »umkehren« könnte:

»Der konzentrierte Blick, der gebannt auf den Apparat starrt, läßt sich von der Information, die er übermittelt, hypnotisieren, während der zerstreute Blick, der sich unterhält, nebenbei die Krawatte des Nachrichtensprechers registriert und dabei ist, wenn die Informationsübertragung eine Störung erleidet, weil die Fernsehansagerin sich etwa einen Versprecher geleistet hat. Es handelt sich hier um eine *andere Form* von Aufmerksamkeit, um jene, die dem Fernsehen insofern adäquat ist, als sie den Blick auf all das richtet, was man sehen kann.« (ebd., S. 123 f.).

Das Minderheitenpublikum des Fernsehens, zumal der Sendungen Kluges dürfte diese Rezeptionserfahrung teilen. Kluges Sendungen erlauben keine Zerstreuung, sondern sie bannen die Gemeinde, die sich auf sie einläßt, und sie verlangen ein hohes Maß an Konzentration. Mit anderen Worten: Sie setzen voraus, was zu erzeugen sie vorgeben – »die mündige Minderheit« (ebd., 123), eine Wahrnehmungsöffentlichkeit also, die das Gezeigte nicht nur rezipieren, sondern den Wahrnehmungsvorgang auch reflektieren kann. Das läßt sich zwar lernen, aber um es lernen zu wollen, muß zumindest die Bereitschaft dazu bereits vorhanden sein. Denn »Medien sind Instrumente, über die sich *mittelbare Erfahrung* überträgt«, wie der Theoretiker Kluge sagt (1985, S. 95). Das Medium, dessen sich der Fernsehproduzent Kluge bedient, überträgt »mittelbare Erfahrung« aber in der Form einer abermals vermittelten Erfahrung, nämlich als reflektierte und zur Reflexion angebotene Wahrnehmungsgeschichte. Wenn es, wie Kluge sagt, »um die künftige Gestalt unserer Öffentlichkeiten« (ebd., S. 55) geht, dann repräsentieren die TV-Nischen, die er besetzt hat, Keimformen von Teilöffentlichkeiten, deren Wirkungshorizont um so begrenzter bleiben wird, je weniger sie den »zerstreuten Examinator« Publikum in sich einlassen. Der Theoretiker Kluge hat diese Aporie des Praktikers Kluge deutlich genug benannt: »Die Gestalt des Selbstbewußtseins der Bevölkerung und des einzelnen hängt von dem Ausdrucksvermögen unserer Öffentlichkeit ab.« (1985, S. 56).

Progressive Synthetik

Die medientheoretische Bilanz, die Knut Hickethier aus seinen differenzierten Überlegungen zum Verhältnis von »Kunst im Programm« und »Programmkunst« gezogen hat, bietet eine bedenkenswerte Pointe. Aus »Programmfluß« einerseits, »Gitterstruktur« andererseits setzen sich, so Hickethier (1994, S. 210), die »ästhetischen Doppelstrukturen des Mediums« zusammen. Trotz einer auf den ersten Blick dominanten »Splitterästhetik« finden sich allenthalben Signale, die in Form von Markenzeichen, Titelsignets, zielgruppenspezifischen Programmschwerpunkten und Zuschaueransprachen Kontinuität und Zusammenhang der einzelnen Sender anzeigen sollen. Doch was für die Sender einzeln jeweils gelten mag, kann für das Gesamtprogramm keineswegs mehr in Anspruch genommen werden. Vielmehr treffen wir heute im Fernsehen auf eine Makrostruktur, in der sich die Mikrostruktur der »Splitterästhetik«, vervielfacht, immer aufs neue wiederholt. Legten die theaternahen Anfänge des Fernsehens und die relative Geschlossenheit seiner frühen Programmstruktur noch ›Werk‹-Vorstellungen nahe, Dimensionen der Gestaltung, wie sie die klassische Kunst- und Literaturdoktrin beherrscht haben, so muß eine kritische Bestandsaufnahme des Fernsehens ein halbes Jahrhundert nach jenen Anfängen einräumen, daß die pleonastische »visuelle Destruktion radikaler Splitterwelten« (Hickethier 1994, S. 210) keineswegs Musiksender wie MTV oder VIVA allein charakterisiert, sondern das Gesamtprofil der farbigen Programmoberfläche.

Deswegen steht am Ende dieses Kapitels das erfolgreichste der wenigen TV-spezifischen Genres, die dieses Medium hervorgebracht hat: der Videoclip. Seit Beginn der sechziger Jahre repräsentiert diese Gattung den Versuch, eine genuin fernsehästhetische Form der visuellen Umsetzung von Musik zu bieten. In den Anfängen gelang dies nur mühsam – ein Genre suchte, wie der Film in seinen frühen Jahren auch, seine Identität. Die Aufgabe hieß in dieser Zeit: Bild und Melodie müssen sich in irgendeinem abfilmbaren Zusammenhang präsentieren. Die Lösung lautete: Bob Dylan, statisch in einem beliebigen Fabrikambiente postiert, blättert vor laufender Kamera den Text seinen »Subterranean Homesick Blues« auf, den die Stimme Bob Dylans samt Gitarrenbegleitung zugleich aus dem Off erklingen läßt. Was hier zu sehen ist – und in ähnlicher Form auf anderen Pioniertaten aus jener Video-Frühzeit, Ray Charles etwa auf einem Clip des Collagekünstlers Bruce Coneer – wirkt wie die amerikanische Popmusikvariante der Stummfilmserie »Als die Bilder laufen lernten«.

Doch nicht nur deshalb ist das Genre immer unterschätzt worden. Die Geringschätzung seiner fernsehästhetischen Qualitäten hängt auch mit dem Mischcharakter zusammen, der seiner Bilderwelt anhaftet. Der Videoclip ist keine Bild-Reproduktion der Alltagswirklichkeit, obwohl er diese zitiert. Er ist nicht an künstlerischen Traditionen orientiert, obwohl er diese aufnimmt. Alltag und Kunst werden vielmehr so miteinander verschmolzen, daß aus ihrem Zusammenspiel ein spannungsreiches Mit- und Gegeneinander unterschiedlicher kultureller Paradigmen entsteht, das die gängigen Orientierungsmuster – hier ›hohe‹ Kunst, dort ›trivialer‹ Alltag – außer Kraft setzt. Ermöglicht wird dieses Zusammenspiel durch das Verbindungselement ›Musik‹, das – als eine Art Ferment des einzelnen Videoclips – die unterschiedlichen Bildmaterialien miteinander in Beziehung setzt, sie rhythmisiert, akzentuiert und pointiert, so daß im besten Fall ein neues, ästhetisch eigenständiges Produkt entsteht.

Beispielhaft ließen sich die akustischen und visuellen Möglichkeiten solcher Synthesen auf einer Ausstellung von 500 ausgewählten Exemplaren des Genres Videoclip wahrnehmen, die 1997 in Köln, 1998 in München zu sehen war. Untergliedert mit Hilfe thematischer Kategorien wie »Art«, »Beauty«, »Black & White«, »Camp«, Comic«, »Money« oder »Kitsch« gab diese Ausstellung einen Einblick in die Vielfalt an Einfällen, Umsetzungen, Experimenten, die mit, an und von Popstars wie Prince, Michael Jackson, Pet Shop Boys oder Grace Jones in den vergangenen 30 Jahren durchgeführt wurden. Auch wenn der hier gebotene Querschnitt seinem Gegenstand nur in begrenztem Umfang gerecht wurde, weil er diesen aus eben dem Konstitutionszusammenhang herauslöste, in dem er seine Wirkungen entfaltet – privates Fernsehen, das auf Konsum setzt –, war das medienästhetisch anregende Moment dieses neuen Genres unübersehbar. Die Geschichten, die hier erzählt werden, die Pointen, die sie setzen, die Wirkungen, die das Zusammenspiel mit der Musik hervorruft, die simultanen Bild-Ton-Effekte, die Kontrapunktik der Bildarrangements – all das bietet, konzentriert auf wenig mehr als drei Minuten Laufzeit, innovative Impulse von einer Dichte und Dynamik, wie sie die Geschichte des Films schon seit langem nicht mehr entwickelt hat.

Man kann, was die Videoclips erzeugen, mit dem Begriff ›Atmosphäre‹ angemessen umschreiben – ein Begriff, der das neue Genre deutlich von den berühmten Exempeln auratischer Kunst abhebt: »Die Clipkunst schafft Atmosphäre. Atmosphäre aber verbindet – während Aura trennt.« (Kittelmann 1999). Diese Unterscheidung macht deutlich, daß die Maßstäbe der Kunstgeschichte und der Kunstkritik vor einem Bereich versagen müssen, der sich traditionellen Wahrnehmungsmöglichkeiten entzieht. Er benötigt, um angemessen wahrgenommen zu werden, ein hinreichend eigenständiges Arsenal an Kriterien und Kategorien, und diese lassen sich nicht gewinnen ohne einen Blick auf die der Videoclip-Ästhetik zugrundeliegende Technik. Denn erst mit den fernsehtechnischen Fortschritten, die durch die Entwicklung der Elektronik erzielt wurden, hat sich das Genre von den vordergründigen Bild-Musik-Zusammenhängen seiner Anfangsjahre gelöst und eigenständige Strukturen ausgebildet. Die zunehmend sich perfektionierenden Techniken der elektronischen Bildbearbeitung und die hierdurch ermöglichten differenzierten Formen unterscheiden sich deutlich von denen der Montage in der Filmgeschichte, auch wenn sie gleichsam ihr Erbe im Zeitalter des TV-Kommerz angetreten haben.

Der Schnitt wird nicht mehr im buchstäblichen Sinne am Material ausgeführt, sondern indirekt, da ein mechanischer Schnitt die elektronisch aufgezeichneten Bild- und Tonsignale zerstören würde (zum folgenden Gruber/Vedder 1982, S. 60 ff.). Aus diesem Grund erfolgt der elektronische Schnitt durch ein Überspielen auf ein neues Videoband. Da eine nachträgliche Veränderung, ein Um- oder Herausschneiden der bereits kopierten Sequenzen nicht oder nur unter Verlust von Bildmaterial möglich ist, müssen diejenigen Bildsequenzen, die in der abschließenden Filmfassung aufeinander folgen sollen, bereits in der endgültigen Reihenfolge auf das neue Videoband kopiert werden. Das setzt eine genaue Planung voraus, da der Film andernfalls von der korrigierten Stelle an ein weiteres Mal montiert werden müßte. Ein einfaches Umkopieren und Weiterverarbeiten der bereits montierten Teile ist problematisch, denn jede Kopie, die von einer Kopie abgenommen wird, bedeutet einen Verlust an Qualität. Um den elektronischen Schnitt möglichst störungsfrei durchführen zu können, nutzt man elektronische Impulse, durch die die aneinanderzufügenden Teile synchronisiert werden. Zu unterscheiden sind hier der Assemble-Schnitt und der Insert-Schnitt. Der Assembleschnitt fügt eine Einstellung unmittelbar an die vorangehende an, mit kaum wahrnehmbaren Verlusten von Bildmaterial an der Schnittstelle. Der Insert-Schnitt fügt hingegen eine Sequenz zwischen zwei andere ein. Dies geschieht jedoch immer auf Kosten des an der vorgesehenen Stelle vorhandenen Bildmaterials, da dieses überspielt und damit gelöscht wird.

Die Bildmischung erfolgt über ein Mischpult und bietet die Möglichkeit, mehrere Bildsignale miteinander so zu verbinden, daß ein neues Bild entsteht. Als Bildquellen kommen dabei Videobänder ebenso wie Kameras in Frage. Auch hier sind die Möglichkeiten vielfältiger als im Film, da sich in die Bildmischung unterschiedliche Videotechniken einbeziehen lassen. ›Harte‹ Schnitte, die Bilder ohne Übergang unmittelbar aneinanderfügen, sind ebenso möglich wie das ›weiche‹, differenzierte Auf-, Ab- und Überblenden, das sogenannte ›Fading‹, durch das ein vorhandenes Bild durch ein neues mit behutsamen Übergängen abgelöst wird; ferner das ›Wischen‹, mit dem ein Bild durch ein neues gleichsam weggeklappt wird; die Einblendung, die eine Überlagerung von Bildern erlaubt, unter anderem in Form geometrischer Figuren; das Stanzen, das die Einblendung von Texten oder Grafiken in Bilder erlaubt; die ›Blue Box‹, mit deren Hilfe dem Bild Hintergründe eingefügt werden, die es ermöglichen, bestimmte Farbflächen (z. B. blau) zu entfernen und durch andere Bilder zu ersetzen, so daß eine Bildüberlagerung oder eine Durchdringung unterschiedlicher Bildschichten und -qualitäten entsteht.

Nicht zuletzt erlaubt der Video-Synthesizer die Erzeugung synthetischer Bilder in allen möglichen Farben und Formen, verbunden mit raschen Bildwechseln (bis zu vier Bildern pro Sekunde), ein Montageverfahren, das gleichfalls die Möglichkeiten des Films deutlich übersteigt. Da zudem mehrere Videoquellen zugleich eingespeist werden können, lassen sich mit dem Video-Synthesizer jene akzelerierten Schnittfolgen und verwirrenden Bildwechsel erzeugen, die das Auge vor dem Bildschirm faszinieren, gelegentlich aber auch überfordern. Das Genre Videoclip ist insoweit nichts anderes als eine Miniaturausgabe der technischen Möglichkeiten, die dem Fernsehen in seiner Gesamtheit heute eigen sind. Der Bildwechsel, der die Rhythmen eines Popsongs visuell umsetzt, läßt sich stufenlos und nahezu unbegrenzt variieren. Zeitlupe und Zeitraffer, Einsatz von Negativfilm, Zeichentrickelemente, Textinserts – nichts, was die elektronische Technik dem Fernsehen an ästhetischen Möglichkeiten zur Verfügung stellt, fehlt dem Videoclip.

Praktiker des Films wie Wim Wenders haben sich von den produktiven Qualitäten der Video-Ästhetik anregen lassen. Das Handwerk des Regisseurs, so Wenders in einem Interview Anfang der neunziger Jahre (1999, S. 36 f.), lerne man heute »mit Videoclips und Werbespots«. Die erzählökonomische Verknappung des Geschichtenerzählens, die Konzentration auf Spannungsmomente, die Computeranimation als Realitätsersatz, tragen nach Auskunft von Wenders zur Ausbildung einer neuen »Handschrift«, einer individuellen »Bildsprache« des Regisseurs bei, die der Entwicklung des Films zugute komme: »Mit den klassischen Mitteln, die ich vor 20 Jahren benutzt habe«, so Wenders, »kann ich keine moderne Geschichte mehr erzählen.« Als Praktiker des Films erkennt der Filmregisseur nicht nur die produktiven Impulse, die dem Genre Videoclip entspringen, sondern auch die Dynamik im wechselseitigen Austausch zwischen so unterschiedlichen Techniken wie Film und Video: »Heute existieren Film, Video, digitale Bildwelten prächtig miteinander. Sie verhalten sich komplementär und beeinflussen sich gegenseitig.« (ebd.).

Auch Alexander Kluge hat die ästhetische Qualität visueller Mischformen, die mit den Hinweisen von Wim Wenders angesprochen ist, gelegentlich hervorgehoben. Ihn interessiere bei seinen Arbeiten fürs Fernsehen, »wie fremde Materialien aufeinander reagieren«:

»z. B. ich überspiele etwas von 35 mm, ich habe etwas, was Dokumentarqualitäten hat, und ich habe jetzt ein hochsynthetisches Farbbild, das ich elektronisch herstelle, wie es in der Natur nicht vorkommt – so grünen Rasen, wie ich elektronisch herstellen kann, kann auch Antonioni nicht herstellen –, diese Mischung kann sehr starke Ausdrucksreize haben. Ich kann auch leichte Töne damit anschlagen, die ich brauche, weil die Aufmerksamkeit vor dem Fernseher ja nicht die wie vor Kunstwerken ist. Ich muß damit rechnen, daß mir keinerlei auratische Wirkung beim Fernseher zu Hilfe kommt. Unter diesen Bedingungen kann ich hier richtige imaginäre Welten, also Imaginäres, Bilder, irreale Bilder, aus den Konfliktzonen, aus den Nahtstellen von Materialien entwickeln.« (zit. nach Koch/Schlüpmann 1988, S. 22).

In dem Maß, wie sich der Videoclip mit den Fortschritten der Elektronik vom Vorbild des Films lösen konnte, hat er eigene fernsehästhetische Qualitäten entwickelt. Dennoch ist dieses Genre, zumal in der avancierten Kulturkritik, nicht eben auf vorbehaltlose Zustimmung gestoßen, vor allem aus zwei Gründen. Zum einen schienen die präsentierten Stars – ob Ray Charles oder Peter Gabriel, die Rolling Stones oder die Talking Heads – zu offenkundig in der massenhaft verbreiteten Popkultur zu Hause, als daß das gehobene Feuilleton sie hätte ernst nehmen wollen. Zu schrill wirkten die inszenierten Effekte, zu grell die bunten Bilder, zu vordergründig die Ästhetik der Montage, die offenkundig auf ein jugendliches Publikum zielte. Zum anderen ließ sich diese Ästhetik von der kommerziellen Funktion der Popvideos nicht trennen. Die Bilder sollen die Musik, die mit ihnen präsentiert, die durch sie repräsentiert wird, verkaufen helfen. Das können sie nicht verleugnen, und sie versuchen es nicht einmal. Die Erotik, die den Madonna-Clips visuell injiziert wird, die Sexualemblematik, die sie in Form von Körperkonfigurationen, Dessousvariationen und einer verhaltenen gestischen Obszönität feilbieten, regt nicht zum Beischlaf an, sondern stimuliert das Konsumbegehren.

In der Tat setzt die Einbettung in den Programmzusammenhang von Sendern wie MTV und VIVA auf den multiplikatorischen Effekt des Massenmediums Fernsehens für Jugendliche, auf die Kids, die nach der Schule nach Hause kommen, sich vor die Glotze hocken, sich berieseln, anmachen oder anregen lassen, um sich gemeinsam mit ihren Freunden vom nächsten Taschengeld die Hits aus dem Plattenladen zu holen, die gerade ›in‹ sind. Der 1980 in New York gegründete Musikkanal MTV hatte sich seit seiner Gründung zum Ziel gesetzt, einem jugendlichen Publikum zwischen 14 und 29 Jahren aktuelle Trends und Moden, Filme und Musikstile zu bieten, eine bunte Mischung aus Unterhaltung, Information, Rock und Pop, die sich an den Lebensgewohnheiten der Zielgruppe orientierte. Es handelt sich also um eine vergleichsweise kleine, gerade deshalb aber zielgenau anvisierbare Gruppe von Konsumenten. Um deren Gewohnheiten, Interessen und Bedürfnisse zu eruieren, setzt der Sender auf regelmäßige Befragungen und Hausbesuche der Kids. »Wir leben mit den Leuten«, so MTV-Chef Tom Freston, »flöhen ihre CD-Schränke, schauen uns ihre Zimmer an, und ziehen mit ihnen um die Blocks.« (Freston 1998, S. 158).

Zielgruppenspezifisch heißt freilich auch: regionalisiert. Die MTV-Anfänge mit einem durchweg amerikanischen Programm nährten nicht nur den Verdacht, der Sender wolle die Jugend der Welt im Zeichen der fortschreitenden Globalisierung zugleich amerikanisieren, sondern sie führten auch zu einem immer mehr vereinheitlichten Programm, das in zunehmendem Maße glatt wirkte und Wiederholungen in der musikalischen und visuellen Struktur der ausgestrahlten Clips bot. Solche Entwicklungen führten zur Entstehung

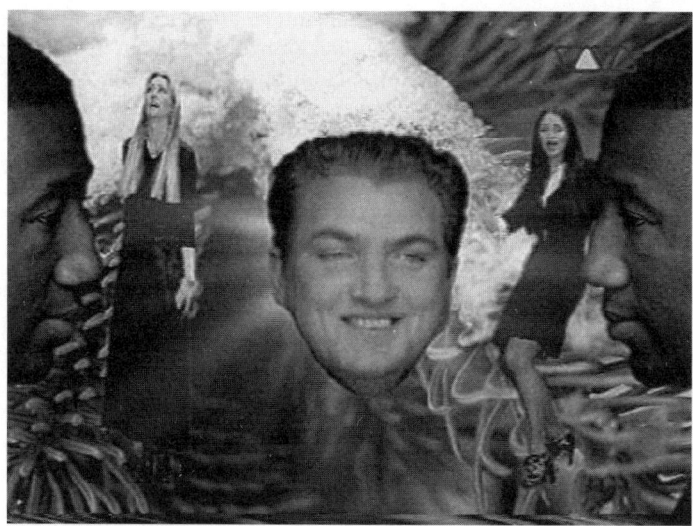

Abb. 46 und 47:
Music-Video Szene von MTV und VIVA

eines Konkurrenzsenders wie VIVA, der erfolgreich mit regionalen Pro-
grammanteilen aufwartete und ein abwechslungsreicheres Programm bot.
Beiden Ansprüchen – dem auf ein zentral gesteuertes internationales wie auf
ein regional orientiertes nationales Programmangebot – gerecht zu werden,
setzt voraus, daß man die spezifischen Neigungen und Interessen der Jugendlichen in unterschiedlichen Ländern angemessen berücksichtigt. Um die jeweils aktuellen ›Trends‹ herauszufinden, bedurfte es entsprechender Erhebungen, die im Auftrag potenter Geldgeber durchzuführen waren. Die
Ergebnisse solcher Analysen mußten in Strategien übertragen werden, im
Musikangebot, in der Werbung und in der Moderation. Nur so ließ sich das
globale MTV-Einheitsschema regional differenzieren.

    Die Vorbehalte, die gegenüber dem Genre Videoclip trotz seiner heute
reich entwickelten Bilderästhetik nach wie vor bestehen, hängen mit seiner
kommerziellen Funktion offenbar zusammen. Doch dieser kommerzielle Effekt ist Bestandteil einer Ästhetik, die gleichwohl – das heißt: in kommerzieller Funktion, aber ästhetisch eigenständig – bereits eine bemerkenswerte
Tradition ausgebildet hat. Sie zu übersehen oder zu unterschlagen, zeugt
nicht eben von medienästhetischer oder mediengeschichtlicher Kompetenz.
Insoweit läßt sich der Videoclip als pars pro toto, als repräsentativer Teil des
Fernsehganzen begreifen. Hans Magnus Enzensbergers Verdikt über das
›Nullmedium‹ Fernsehen (in: *Der Spiegel* vom 21. Juni 1993) und sein im »Bau-
kasten zu einer Theorie der Medien« (*Kursbuch 20,* 1970) geäußerter pauscha-
ler Manipulationsverdacht treffen den Gesamtkomplex der Television allenfalls aphoristisch, wenn nicht zur Unkenntlichkeit entstellt. Und ebenso
dürften ernstzunehmende Intellektuelle das gegenwärtige Fernsehen »als da-

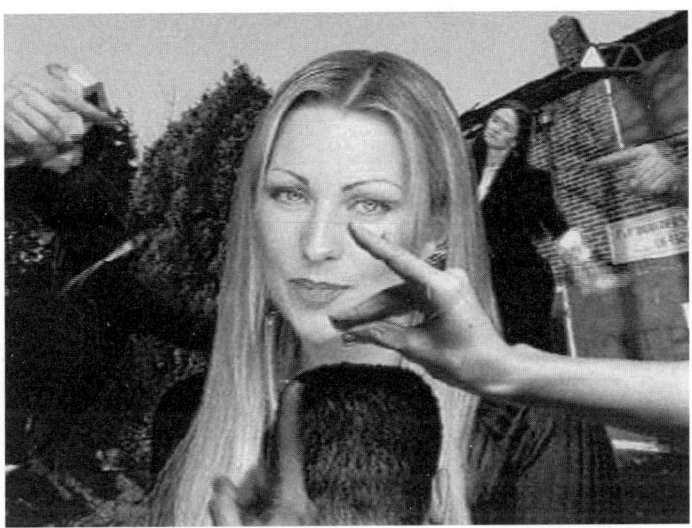

daistisches Gesamtkunstwerk, als *reality art,* in dem das Hehre und das Absonderliche Brüder und Schwestern sind, und das Bizarre und das Durchschnittliche sich täglich vermehren« (Hachmeister 1993, S. 853) wohl nur dann ansehen, wenn sie diese These in den rhetorischen Zusammenhang elaborierter ironischer Strategien einbetten.

Übersehen wird in solchen Pauschalurteilen die Tatsache, daß man in Europa beispielsweise Möglichkeiten der Kooperation zwischen Film und Fernsehen entwickelt und genutzt hat, die medienästhetisch außerordentlich anregende und produktive Impulse gegeben haben. Hierzu zählt nicht zuletzt das Zusammenspiel und die Auseinandersetzung mit der jüngeren Filmentwicklung in Deutschland (Scheunemann 1998, S. 15 ff.). Inzwischen bereits historische Traditionen wie der ›Junge deutsche Film‹ konnten eine neue Ästhetik ausbilden, weil sie sich mit Hilfe des Fernsehens gegen überlebte Erzähltraditionen, aber auch gegen das schon damals mächtige Hollywood-Kino wandten. Zu dem mit Bezug auf das TV-Format neu entwickelten Formenarsenal zählen etwa »die Einführung *variabler Zeitformate,* die Entwicklung der *Miniaturtechnik* und zugleich *serieller Formen,* die Kombination *dokumentarischer* und *fiktiver* Ausdrucksformen, die Emanzipation des *Tons* und die Erprobung *offener dramaturgischer Formen* wie schließlich die Rückgewinnung der grundlegenden filmischen Arbeitsmethode der *Montage«* (ebd., S. 33 f.). Freilich: So überzeugend die Beispiele für die produktive Zusammenarbeit zwischen Fernsehen und Film, zumal in Deutschland, sind und so innovativ die Ästhetik erscheinen mag, die sich auch im deutschen Film seit Mitte der sechziger Jahre entwickelt hat – gerade vor dem Hintergrund solcher Kooperationen wird man fragen müssen, ob die wirtschaftlichen Dimensionen des

Films nicht auch in film- und fernsehästhetische Erwägungen einzubeziehen wären. Denn auch wenn »das Interesse von Programmkinos und an der Spitze der Bewegung das von Kunstgalerien und Museen an der neueren europäischen Kinokunst« (ebd.) beachtlich sein mag – deren Entwicklungsmöglichkeiten stehen zweifellos im ökonomischen Schatten der amerikanischen Filmindustrie.

Solange aber selbst kluge Köpfe wie Pierre Bourdieu die Auffassung teilen, daß das Fernsehen »für verschiedene Sphären der kulturellen Produktion, für Kunst, Literatur, Wissenschaft, Philosophie, Recht, eine sehr große Gefahr bedeutet« (Bourdieu 1998, S. 9), solange wird man fragen müssen, ob das Medium Fernsehen, trotz zahlreicher Bemühungen approbierter Medienwissenschaftler (Hickethier/Schneider [Hg.]: *Fernsehtheorien,* 1992), seine Theoriefähigkeit bereits hinlänglich unter Beweis gestellt hat. Anzuraten wäre für die Zukunft – statt einer kritischen Theorie – die Fortschreibung einer kritischen Phänomenologie des Fernsehen, die dem raschen Wandel des Mediums Rechnung tragen könnte.

VIII. Computer und Internet

Computer-Geschichte

Der Computer ist eine Rechenmaschine. Ob man ihn überhaupt als ein ›Medium‹ ansehen kann, dem eine spezifische ›Ästhetik‹ zukommt, ist durchaus fraglich. Die Etymologie des Wortes ›Computer‹ legt diese Möglichkeit jedenfalls nicht unbedingt nahe. Die Bezeichnung entstammt der lateinischen Sprache. Das Verb ›computare‹ heißt ›berechnen‹, das entsprechende Nomen ›computatio‹ bedeutet ›Zusammenrechnen, Berechnung‹. In dieser Bedeutung hat sich das Wort erhalten, als heute weltweit gebräuchlicher Begriff für den elektronischen Rechner. Von der Wiedergabe eines Objekts, wie sie die analogen Bildmedien leisten, sind die rechnergesteuerten Informationsmaschinen grundsätzlich zu unterscheiden. Sie reproduzieren nicht Wirklichkeit, sie repräsentieren nicht etwas real Existierendes, sondern sie simulieren eine nur scheinbar vorhandene Gegenständlichkeit. Sie zeichnen nicht auf, sondern entwerfen. Sie bilden nicht Wirklichkeit ab, sondern fügen ihr etwas Neues, Virtuelles hinzu. Diese Möglichkeit beruht nicht auf einem Belichtungs-, sondern eben auf einem Rechenvorgang, der seinerseits auf Computersprachen und damit auf Programmierungen basiert. Deshalb kann man sagen: »Das synthetische Bild repräsentiert nicht das Reale, es simuliert es. Es läßt keine optische Spur, keine Aufzeichnung irgendeiner Sache sehen, die da gewesen und dies jetzt nicht mehr ist, sondern erzeugt ein logisch-mathematisches Modell, das weniger die phänomenale Seite des Realen beschreibt als die Gesetze, die es beherrschen.« (Couchot 1991, S. 348).

Im Unterschied zu den Rechenoperationen, die mit Hilfe des Computers durchgeführt werden, beruhen die technischen Verfahren herkömmlicher, analoger Bildmedien wie Fotografie und Film darauf, daß sie Objekte mit Hilfe von Lichteinwirkung reproduktiv zur Darstellung bringen, also etwas Gegenständliches repräsentieren (vgl. Kap. II). Es handelt sich um Verfahren der Abbildung, der bildlichen Wiedergabe von etwas Vorhandenem, das für den Vorgang der Abbildung, der mit dem der Belichtung identisch ist, eine notwendige Wahrnehmungsvoraussetzung darstellt: »Das optische Bild zeigt uns immer ein völlig momentanes, abgeschlossenes und buchstäblich im Granulat des Films oder in der Ausrichtung der magnetischen Teilchen der elektromagnetischen Bänder kristallisiertes Reales.« (ebd., S. 347).

Die digitale Revolution repräsentiert gegenüber analogen Verfahren einen so grundlegenden Wandel, daß darüber der Wirklichkeitsbegriff ins Wanken geraten könnte. Diese Tatsache läßt sich verdeutlichen, wenn man sich noch einmal die technischen Verfahrensweisen des Fernsehens (vgl. Kap. VII), eines der avanciertesten elektronischen Medien unserer Zeit, vor Augen führt. Fernsehen folgt einem analogen Verfahren visueller Wirklichkeitsrepräsentation. Ein Bild, das einem Zusammenhang gegenständlicher Realität entnommen ist, wird durch einen Bildzerleger in kleine Bildpunkte zerlegt, die – mittels elektrischer Spannungswerte in das zeitliche Nacheinander von Bildsignalen umgewandelt – über Senderantennnen ausgestrahlt, von Empfangsantennen aufgenommen, gleichgerichtet und in Bildelemente so zurücktransformiert werden, daß sie auf dem Bildschirm in der ursprünglichen Qualität erscheinen können. Demgegenüber bedeutet digitale Bilderzeugung, daß ein Gegenstand oder ein visueller Entwurf mit Hilfe eines Rechenvorgangs erkannt oder gestaltet wird. Entscheidend ist also nicht die elektronische Technik allein. Sie liegt dem Fernsehen ebenso wie dem Computer zugrunde. Entscheidend für die grundlegende Differenz zwischen beiden Verfahren ist die Verwendung des Binärcodes 0 und 1, der einen Universalcode darstellt. Die Bits, also die kleinste Einheit des Rechenprozesses, der im Computer durchgeführt wird, sind »*Elementar- und Universalzeichen,* mit deren Hilfe beliebige andere Zeichen und Zeichensysteme abgebildet, übersetzt, kombiniert und ausgetauscht werden können: Töne, Bilder, Schrift, logische Operationen, Roboterbewegungen und – Warenwerte« (Vief 1991, S. 120).

Trotz der grundlegenden Differenz zwischen analog und digital hergestellten Bilderwelten aber besteht zwischen ihnen eine zweifache Gemeinsamkeit. Zum einen generieren sie beide, wenn auch auf unterschiedliche Weise, symbolische Welten: Zahlen, Sprachen, Bilder, Töne, sind also ›Medien‹ in einem ganz wörtlichen Sinne: ›Mittler‹, durch die sich Kommunikation, Austausch, Zusammenhang und Verständigung herstellen läßt. Zum anderen besitzt dieser Verständigungszusammenhang einen referentiellen Charakter, das heißt: Er bezieht sich – auch im Falle digitaler Simulation – im Regelfall auf eine reale Größe der außerhalb des Apparats vorhandenen Welt, sei es die eines zu entwerfenden Objekts, sei es die einer dem Rechner eingegebenen Problemlösungsvorgabe: »Die Simulation automatisiert die Erfahrung und macht sie unbegrenzt iterierbar. Sie setzt an die Stelle des ursprünglichen Realen ein abstraktes Programm – die Software –, das in der Lage ist, genau so wie das Reale zu arbeiten und auf die Frage der Erfahrung zu antworten.« (Couchot 1991, S. 348 f.).

Es bedarf also, um den Simulationsvorgang erfolgreich durchführen zu können, bestimmter Prämissen und Konditionen, die nicht innerhalb des Rechners durchgeführt werden, sondern die ihm zur Aufgabe gemacht werden. Solche Aufgabenstellungen können den denkbar weitesten Horizont ausschreiten, bis hin zur Simulation von – beispielsweise – Leistungen des Gehirns und der Intelligenz. Doch welche Aufgaben immer das System zu lösen hat – es benötigt, um sie lösen zu können, eine Referenz. Insoweit gilt, daß auch die Rechenmaschine ein »Repräsentationssystem« konstruiert, »das die funktionellen Prozesse des Realen imitieren kann. So vermag sie beispielsweise, den Ablauf von Ereignissen zu antizipieren oder ihn so zu reproduzieren, wie er stattgefunden hat: sie imaginiert die Zukunft und erinnert die Vergangenheit. Durch Bilder oder Worte projiziert sie in die Gegenwart des menschlichen Bewußtseins das, was gewesen ist oder sein kann« (ebd., S. 349). Um die Spezifik dieser Leistung zu verdeutlichen, bedarf es eines etwas genaueren Blicks auf die Geschichte des Computers. Der folgende historische Abriß soll verdeutlichen, daß Allgegenwärtigkeit und Multifunktionalität des Computers aus einem vergleichsweise simplen Rechenprinzip erwachsen sind, dem Symbolisierung und Referentialität in seiner Entwicklung und seinen unterschiedlichen Funktionsbestimmungen von Anfang an zugrundelagen (vgl. Bolz/Kittler/Tholen 1993; Faulstich 1994).

Die Anfänge der Computerentwicklung lassen sich – will man nicht bis zu den alten Ägyptern mit den ersten funktionstüchtigen Rechenbrettern zurückgehen – auf die Mitte des 17. Jahrhunderts datieren, auf die berühmte ›Pascaline‹ von Blaise Pascal (1623–1662). Was Pascal – wie zuvor schon der Tübinger Mathematiker Schickhardt (1558–1634) und nach ihm Gottfried Wilhelm Leibniz (1646–1716) – im Jahre 1642, im Alter von gerade neunzehn Jahren, in Angriff nahm, war die Konstruktion einer Maschine zur Steuerung von Rechenvorgängen, die auf Steuerungstechniken mit einer invariablen Mechanik beruhten. Es ging darum, Algorithmen – also nach einem bestimmten Schema ablaufende Rechenvorgänge – mit Hilfe einer mechanischen Maschine durchzuführen. Harmonisch sollten auf diese Weise Rechenoperationen mit neuzeitlicher Technik verbunden werden. Nichts anderes leisten die modernen Computer, nur werden die Rechenvorgänge heute elektronisch statt mechanisch gesteuert.

Ihren entscheidenden qualitativen Sprung zu Instrumenten neuzeitlicher Programmierungstechniken erfuhren die Rechenmaschinen des 17. Jahrhunderts durch die Einführung von Lochkarten, wie sie in den mechanischen Webstühlen des 18. und frühen 19. Jahrhunderts in Frankreich (Jacques de Vaucanson, Joseph Marie Jacquard) eingesetzt wurden. Die Lochkarten erlaubten, wie zuvor schon in den Uhrwerken automatischer Glockenspiele des 14. und 15. Jahrhunderts, über Walzen, Federn, Kerben und Stifte die Steuerung mechanischer Vorgänge in einer beliebigen Variationsbreite. Die Lochkarten wurden aneinandergenäht und mit unterschiedlichen Mustern versehen, so daß sich mit ihrer Hilfe eine zuvor nicht erreichte Vielfalt von Webereiprodukten herstellen ließ. Dem englischen Mathematiker Charles Babbage (1772–1871) blieb es vorbehalten, dieses Produktionsprinzip im 19. Jahrhundert auf Rechenvorgänge zu übertragen. Babbage beschrieb nicht nur die Mechanismen und Funktionen der lochkartengesteuerten Jacquardschen Automaten detailgetreu und mit theoretischer Akribie, sondern er übertrug deren Wirkungsweise auch in seine eigenen ambitionierten mathematischen und konstruktiven Projekte. Das Ergebnis war eine Art Universalrechner in drei verschiedenen, allerdings nie vollendeten Ausführungen, die mechanische und analoge Rechenfunktionen über Lochkarten und Speicherwerke steuern sollten.

Dieses Prinzip blieb – mit dem Zwischenglied des nach seinem Erfinder benannten ›Hollerith-Verfahrens‹ – bis in die erste Hälfte des 20. Jahrhunderts für alle komplexeren maschinellen Rechenverfahren bestimmend, bis hin zu Konrad Zuse (1910–1985), dessen speicherprogrammierter Rechner (1934) und elektromechanische Rechenmaschine Z2 (1939) die ersten programmgesteuerten elektronischen Anlage zur Datenverarbeitung darstellen. Die Entwicklung der Computer-Vorläufer bis zu diesem Zeitpunkt kennzeichnet mediengeschichtlich wie medientechnisch die unmittelbare Verbindung von Rechentechniken mit Schrift- und Drucksystemen. Datenträger sind seither nicht mehr mechanische Speicher wie etwa Lochkarten, sondern an ihre Stelle sind magnetische Speicher, also etwa Disketten oder Magnetplatten getreten, inzwischen auch optische Speicher, die den mittlerweile geläufigen Namen CD-ROM (= Compact Disk Read Only Memory) tragen. Diese neueren Verfahren basieren auf der elektronischen Datenverarbeitung (EDV), die ihrerseits auf der Digitalisierung von Informationen beruht.

Der Begriff Digitalisierung bezeichnet ein binäres, das heißt ›zweiwertiges‹ Zahlensystem – man könnte auch von der künstlichen Sprache des Computers sprechen. Diese binäre Schreibweise besteht aus der denkbar kleinsten zweiwertigen Schreibeinheit, die zugleich sein elementares Ausdruckslement bildet, nämlich Null oder Eins. Diese kleinste Einheit nennt man ›bit‹ (von engl. ›binary digit‹ = ›zweiwertige Ziffer‹). Mit solchen binären Codes lassen sich im Grunde alle Zeichen und Symbole darstellen, mit nur 6 Bits bereits 64 Zeichen. Die Bits übersetzen lebendige Realitätszusammenhänge in arithmetisch gefaßte Abstraktionen. Die Geschwindigkeit, in der Computer heute rechnen, und die gewaltige Kapazität, die sie vermöge der ›Chip‹ genannten Speichereinheiten besitzen, erlaubt es, die von ihnen verarbeiteten Kommunikationsverläufe inzwischen in mehreren Gigabyte anzugeben: ›giga‹ als Zahlenbegriff für 1 Milliarde, ›byte‹ als Sammelbegriff für komplexe Informationseinheiten. Um den Zusammenhang mit der Speicherkapazität von Computern zu verdeutlichen: Experten gingen davon aus, daß der durchschnittliche Mitteleuropäer Ende der 90er Jahre weniger als 1 Gigabyte an Informationen benötigte – für das Jahr 2005 rechneten sie mit einem Informationsbedarf von 30 Gigabyte.

Am Beginn des Sprungs in die elektronische Gegenwart standen neben den Arbeiten Zuses vor allem die theoretischen und konstruktiven Entwicklungen Alan Turings (1912–1954). Wie fast alle bedeutenden Erfindungen oder Entwicklungen waren auch die von Turing entwickelten Maschinen von einer bahnbrechend simplen Wirkungsweise. Nach ihrem Prinzip funktionierten bereits die ersten Rechenmaschinen, ihm gehorchten auch alle folgenden Computergenerationen. Deren Entwicklung sei zunächst anhand einiger weniger, markanter Stationen historisch kurz nachgezeichnet. 1945 wurde in den USA der ENIAC (›Electronic Numerical Integrator And Computer‹) an der University of Pennsylvania im Auftrag der US-Army gebaut. Er konnte – ausgestattet mit 18 000 Elektronenröhren, einer Speicherkapazität von 2 Kilobyte und dem ansehnlichen Gewicht von 30 Tonnen – 5000 Rechnungen in der Sekunde ausführen, die allerdings noch über 6000 Schalter eingegeben werden mußten. Zudem litt der ENIAC unter erheblichen Mängeln: Seine Röhren wurden sehr schnell heiß und waren nach kurzer Zeit defekt. Ihm folgte 1951 der primär für militärische Zwecke konzipierte ›Univac I‹, der es der amerikanischen Rüstungsindustrie ermöglichte, ballistische Details zur Optimierung der Treffsicherheit von Geschossen berechnen zu lassen. Auch wenn Mitte der fünfziger Jahre bereits die ersten Computer an zivile Interessenten geliefert wurden, verdankten sich doch auch die folgenden

Fortschritte bei der Entwicklung von Rechnern den Ansprüchen der Militär-politik. Dazu zählt etwa die durch den ›Sputnik-Schock‹ – die Entsendung des ersten Satelliten (›Sputnik‹) in den Weltraum durch die Sowjetunion im Jahre 1957 – ausgelöste Irritation der amerikanischen Strategen. Sie führte zur beschleunigten Entwicklung eines vollständig mit Transistoren ausgestatteten Computers (CDC 1604), dessen Rechengeschwindigkeit in den nächsten Jahren durch den Einbau von Siliciumtransistoren (CDC 6600) weiter optimiert wurde (IBM 7094 mit 200 000 Rechnungen pro Sekunde und einer Speicher-kapazität von 32 Kilobyte).

Diese Entwicklung ließ den Computer auch in den Augen ziviler, privat-wirtschaftlicher Interessenten als eine ökonomisch zunehmend lohnende, weil effiziente Investition erscheinen. In den 60er Jahren begann man des-halb, mechanische Rechenmaschinen durch elektronische Großrechenanla-gen zu ersetzen, die freilich nur für entsprechend ausgebildete Fachleute wie Ingenieure, nicht für ein breiteres Publikum gedacht waren. Schlagartig er-höhte sich das Interesse der Wirtschaft, als Steuerungselemente eingeführt wurden, mit deren Hilfe man die verschiedenartigen Leistungen der bislang entwickelten Bauteile in ein sinnvoll abgestuftes Konzept einzubinden ver-mochte. In die integrierten Schaltkreise der im Zusammenhang mit der ame-rikanischen Raketenindustrie neu entwickelten Hardware ließen sich Mikro-prozessoren einbauen, die Abläufe unterschiedlichster Qualität steuern konnten. Diese Entwicklungsstufe markierte den Übergang der vom Militär vorangetriebenen Computerindustrie zur kommerziellen Unterhaltungselek-tronik, ein vergleichsweise kurzer Weg, auf dessen nächster, revolutionärer Station die Entwicklung des ersten Personal Computers (PC) lag, des APPLE I, den Steven Jobs und Stephen Wozniak 1976 in einer Garage im legendären High-tech-Areal von Silicon Valley kreierten: ein Rechner, nicht größer als zwei Schuhkartons, der, ausgestattet mit Mikroprozessoren, RAM-Chip und Tastatur, die Visualisierung der Rechenvorgänge in Form von Bildschirmkon-figurationen leistete. Innerhalb von drei Jahren erzielte die Firma Apple ei-nen Umsatz von 117 Millionen Dollar.

Der APPLE I gilt mit Recht als Beginn der modernen PC-Ära. Mit ihm stand eine Arbeitsmöglichkeit zur Verfügung, die – unabhängig von spezifischen Kenntnissen der installierten Schaltungen, des sogenannten ›Computer-De-signs‹ oder spezifischer Computer-Sprachen – die elektronische Organisation von Datenmaterial in Form einer vergleichsweise einfach handhabbaren Be-nutzeroberfläche bot. Es folgten – Schlag auf Schlag – der APPLE II, der Com-modore PET, die Programmiersprache BASIC und das Kalkulationsprogramm VISICALC. Apple leistete in dieser Phase auch weiterhin Pionierarbeit, unter anderem durch die Entwicklung von Computerspielen für den APPLE II (1977), der sich andere Hersteller (Radio Shack, Texas Instruments, Commo-dore) anschlossen. Die Computer-Generation des Jahres 1984 ließ sich bereits per Mausklick bedienen. Statt komplizierter Eingaben von Kommandos über die Tastatur konnte man von nun an Befehle mit Hilfe simpler, anschaulicher Bildschirm-Symbole, sogenannter ›Icons‹ eingeben, die unsere Computer-Ge-genwart seither bestimmen. Eine wichtige Station auf dem Weg zur graphi-

schen Benutzeroberfläche bildete die Erfindung des Mikroprozessors, eines
Schaltkreises, der bislang getrennte Rechenfunktionen integrieren konnte.
Dieser Mikroprozessor war ein universeller Rechenbaustein, der seine Aufgaben, seine Daten und Befehle aus einem Speicher holen, bearbeiten und wieder abgeben konnte. Als es gelungen war, komplexe Rechenvorgänge dieser
Art – das heißt: die Rechenfunktionen des modernen Computers – auf einer
einzigen Siliziumscheibe darzustellen, konnte der Computer seinen Siegeszug durch die elektronische Moderne antreten.

Hersteller wie der Kommunikationsriese IBM haben sich auf ihre Weise der
Einsicht angeschlossen, daß zur Popularisierung des Computers eine benut-
zerfreundlich gestaltete Apparatur gehöre. Bis zum Apple-Erfolg hatte IBM
ausschließlich auf die Fertigung von teuren Großrechneranlagen gesetzt. Anfang der achtziger Jahre begann man, einen eigenen Minicomputer zu entwickeln. Den Anstoß hierzu gaben Kooperationsmöglichkeiten mit dem noch
in den Anfängen stehenden Chiphersteller Intel und dem Computer-Freak
Bill Gates, der 1975, als gerade Zwanzigjähriger, zusammen mit seinem
Freund Paul Allen eine Programmiersprache für den PC entwickelt und die
Computerfirma Microsoft gegründet hatte. Der IBM-Computer setzte nun die
Maßstäbe in der Computerbranche, weil IBM ein offenes System anbot, das
sich ergänzen, ausbauen, auch nachbauen ließ. Seither entwickelten sich immer komplexere Programmiersprachen, die Verwendungsweisen sind immer
weiter differenziert worden, die Programme wurden zielgruppenspezifisch
verfeinert. Grundlage dieser Entwicklung waren die Fortschritte in der Chip-
Fertigung, deren Speicherkapazität sich ebenso wie ihre Komplexität binnen
kurzem vervielfachen ließ. Man spricht in diesem Zusammenhang vom ›Moo-
reschen Gesetz‹, benannt nach dem Computer-Pionier Gordon Moore, der bereits zu Beginn der siebziger Jahre festgestellt hatte, daß sich die Dichte der
Transistoren auf einem Chip – und damit Kapazität und Komplexität des
Computers – alle 24 Monate verdoppelte. Inzwischen haben Höchstleistungs-
Computer die Konstruktion von Mikro-Chips übernommen, deren Design nur
noch winzige Strukturen aufweist. Mikro-Chips mit bis zu 30 Millionen Transistoren sind auf dem Markt, die bis zu 500 Millionen Rechenoperationen pro
Sekunde bearbeiten können.

Solche Informationen gehören deshalb in den Zusammenhang einer Medienästhetik, weil alles, was am Computer ästhetisch möglich ist, technische,
das heißt: digitale Voraussetzungen besitzt. Der Computer ist von Hause aus
kein Bildmedium. Um visuelle Darstellungen oder akustische Ereignisse zu
generieren, benötigt er erheblich größerere Kapazitäten als zur Text- oder Datenverarbeitung. Die Markt- und Machtspiele der Computerhersteller sind insoweit von strategischer Bedeutung. So hat Bill Gates' Firma Microsoft die
Multifunktionalität des Computers in Form multimedialer Vernetzungen so
konsequent fortentwickelt, daß praktisch die gesamte elektronische Zukunft
unter einem einzigen Dach verknüpft ist. Mit dem Windows-Betriebssystem
wird seit Jahren weitere Microsoft-Software in den Computer installiert, ein
Wettbewerbsvorteil, der die Nutzer zur gedankenlosen Übernahme von Mi-
crosoft-Produkten geradezu einlädt. Das Schreibprogramm ›Word‹, die Tabel-

lenkalkulation ›Excel‹, die Datenbanksoftware ›Access‹ setzen die Standards in Büros und am privaten Schreibtisch. PC-Betriebssysteme und Datenbankserver, Schul- und Bürosoftware, Textverarbeitungsprogramme und Online-Banking, Tabellenerstellung und Flugsimulatoren, Enzyklopädien, Kino- und Musiklexika, Computer-Spiele, Fotosammlungen und Bildarchive, Kleinstcomputer, Kabel- und Digitalfernsehen, eigene Nachrichtensender und TV-Software – nichts, was sich gegenwärtig an Computer-Verwendungsbereichen und digitalen Entwicklungsmöglichkeiten abzeichnet, fehlt im Microsoft-Programm, nicht einmal die Vision eines Einstiegs ins Zeitalter der Satelliten.

Der Erfolg läßt sich beziffern: Die Umsätze des 1975 begründeten Unternehmens stiegen bis 1997 auf 11,4 Milliarden, die Gewinne auf 3,5 Milliarden Dollar. Daß die amerikanische Gesellschaft in diesem ungebremsten Expansionsdrang eine Gefahr sieht, liegt auf der Hand, und auch die Kartellbehörden in Europa und Japan prüfen inzwischen die rechtlichen Möglichkeiten zur Eindämmung des Computer-Imperiums von Bill Gates. Gates hat diese Verdrängungsstrategie 1998 eine Klage wegen Gefährdung des freien Wettbewerbs in der Computerbranche eingebracht. Das ändert nichts daran, daß die Firma in ebendiesem Jahr 14,5 Milliarden Dollar umgesetzt und 4,5 Milliarden Dollar Gewinn gemacht hat. Der Börsenwert betrug 280 Milliarden Dollar, das Privatvermögen von Gates wird auf 60 Milliarden Dollar veranschlagt – Zahlen, die man nicht kommentieren muß.

›Benutzeroberfläche‹

Es ist nicht übertrieben, im Hinblick auf die von dem Hersteller APPLE ausgehenden visuellen Impulse von einer computergeschichtlich epochemachenden Veränderung zu sprechen. Alle innerhalb des Computers auszuführenden Operationen waren bis zu diesem Zeitpunkt als Befehle über Tastenkombinationen einzugeben, die auswendig gelernt oder ausladenden Handbüchern, ›Manuals‹, entnommen werden mußten. Die Computernutzer und – vor allem im Arbeitsbereich von Sekretariaten – die Computernutzerinnen hatten sich in Schulungskursen mühsam Wissensstoff und Handfertigkeiten anzueignen, die in der täglichen Praxis zu erproben und zu festigen, auch zu modifizieren und an neu entstehende Anforderungen zu adaptieren waren. Auch wenn man zu diesem Zweck nicht unbedingt auf das Erlernen einer Programmiersprache angewiesen war, handelte es sich doch um Basistechniken der Computernutzung, die sich fortlaufend mit den sich wandelnden Ansprüchen und Aufgaben veränderten. Programme mußten entwickelt und geschrieben werden, geschrieben nicht als Texte, sondern als Codes für Rechenmaschinen, die sie zu lesen verstanden. Sie mußten von Personen angewendet werden, die das Entwickeln und Schreiben von Programmen selber im Regelfall nicht beherrschten, aber die von den Programmen geforderten Handreichungen zu bewerkstelligen hatten. Da aber die Softwareprogrammierer nicht immer alle Programme fehlerfrei zu schreiben und die Softwareanwender nicht immer alle notwendigen Befehle korrekt auszuführen

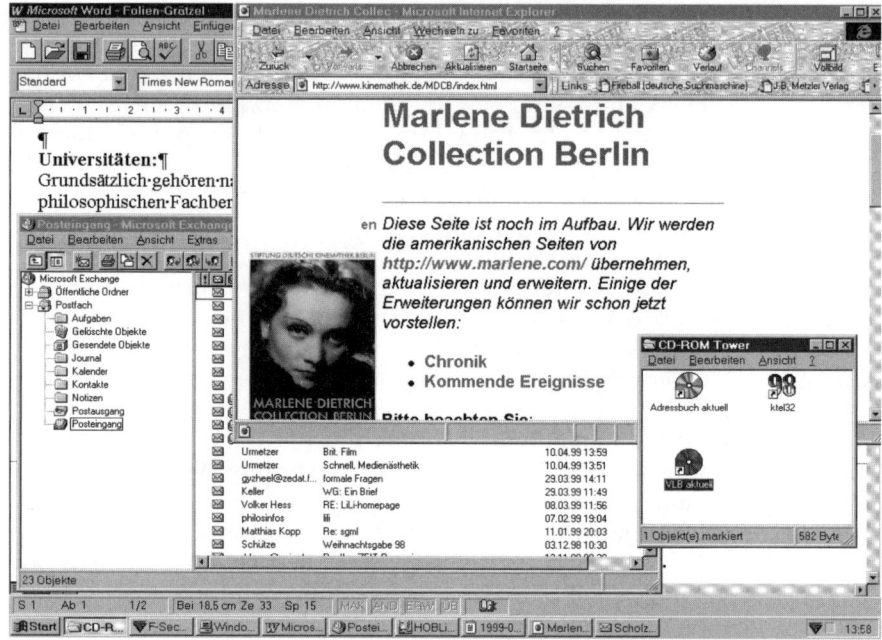

Abb. 48:
Benutzeroberfläche

pflegen, konnte es innerhalb des Rechners, der einzigen zuverlässig arbeiten-
den Instanz dieser Konstellation, zu der höchst unerwünschten Kollision eines Computer-Absturzes kommen.

Zwar beendeten die Icons diesen Bedingungszusammenhang nicht mit einem Schlag. Aber sie beseitigten eine entscheidende Schwachstelle der Com-
puterarbeit, indem sie jene Prozesse, die sich als komplexe Abläufe innerhalb
des Computers vollzogen, den Nutzern als eine symbolisch komprimierte Einheit anboten. Sie übersetzten den alphanumerischen, also aus Buchstaben
und Zahlen gebildeten Code aus dem Innern des Rechners in die symbolischen, metasprachlichen Zeichen seiner Außenhaut. Da die Symbolisierungen nicht nur vergleichsweise schlicht sind, sondern auch den in ihnen ver-
borgenen Rechenprozeß vollständig verschwinden lassen, hat den Computer-
fachleuten, den Kennern und Könnern des Metiers, dieser Symbolisierungs-
prozeß nur ein herablassendes Lächeln entlocken können: ›Kinderspielzeug‹
für Laien.

»Den Computeranalphabeten, die Codes weder lesen noch schreiben können, soll dadurch geholfen werden, daß sie mit binären Zahlen und umständlichen Buchstaben-
folgen überhaupt nicht mehr in Berührung kommen. Die Innereien der Maschine bleiben selbstredend weiter digital, weil sie sonst gar nicht laufen würde, aber ihre
Benutzerschnittstelle nimmt mehr und mehr die Züge analoger Unterhaltungsmedien an, wie sie seit gut hundert Jahren vertraut sind.« (Kittler 1996, S. 245).

Der mißbilligende Ton ist unüberhörbar. Mit den Icons ist eine graphische ›Benutzeroberfläche‹ entstanden, die auch »Computeranalphabeten« den Zugang in die digitale Welt eröffnet hat. Aber da sie hiervon nichts verstehen, nichts verstehen können, ja nicht einmal verstehen wollen, befinden sie sich weder in ihrer technischen Praxis noch erkenntnistheoretisch auf der Höhe der Technologie, die sie nutzen, und zugleich bleiben sie hinter den Computeralphabeten ihrer Zeit hoffnungslos zurück: »So wird die Trennlinie zwischen einer neuen Elite und dem Rest der Welt zum integralen Teil von Hardware und Software gleichermaßen, also zementiert.« (ebd., S. 247). Eine Tatsache, die kaum zu bestreiten ist, und jede neue produzierte und konsumierte Software bestätigt und verfestigt die Kluft zwischen ›Usern‹ und ›Designern‹.

Andernfalls aber, so wird man ebenfalls einräumen müssen, hätte sich den Analphabeten des Computerzeitalters die hochkomplexe Welt der Rechenmaschinen nur mühsam oder nie erschlossen. Die Übersetzung der alten multifunktionalen Tastenkombinationen – also beispielsweise die gleichzeitige Bedienung einer Befehls- und einer Buchstabentaste – in ein einfaches Symbol erleichtert den Umgang mit, die Arbeit am PC auch den schlichtesten Zeitgenossen. Daß diese Arbeit nach ihrer Wahrnehmung mit Rechenvorgängen nichts zu tun hat, ist gewiß ein Manko, aber ein im Zeichen hochdifferenzierter Softwareangebote vergleichsweise vernachlässigenswertes. Und unterscheidet sich dieser Mangel an Kenntnissen qualitativ so sehr von anderen Wissensdefiziten im technischen Zeitalter? Kaum jemand, der einen Lichtschalter betätigt, denkt daran, daß er soeben einen Stromkreis geschlossen hat. Nur wenige werden sich beim Rundfunkhören Gedanken über Ätherwellen machen. Und wer sich bei einer Talkshow amüsiert, räsoniert im Regelfall nicht über die Segnungen der Braunschen Kathodenröhre. Warum also sollten eine Schreibkraft in einem Industriebüro oder ein Tabellenkalkulator in einem Versicherungskonzern, warum sollten gar ›GeisteswissenschaftlerInnen‹, die an einem Vortragsmanuskript sitzen, sich den Kopf über Algorithmen und Emergenz zerbrechen, wenn sie mit dem Mauspfeil ein Symbol anklicken?

Auf der buchstäblich sichtbaren Simplizität, die in der gelungenen Ikonisierung von Rechenvorgängen liegt, beruht der Siegeszug des PC. Es zeigt sich beispielhaft in Datenverarbeitungsprogrammen wie »Windows 95«, »Windows 98« oder »MacOS«, in Textverarbeitungsprogrammen wie »Word Perfect«, »Microsoft Word« oder »ClarisWorks«, die den Bildschirm des Computers in einer auf die Ansprüche der User bis ins Detail abgestimmten Weise untergliedern. Das beginnt mit der Psyche. Schon der Start des Computers soll Vergnügen bereiten, also erklingt bei APPLE, von Brian Eno komponiert, ein heiter-sonorer Ton mit tiefem Nachhall, eine bunte Fahne flattert leuchtend über den Monitor (Micrsoft), ein fröhliches Doppelgesicht heißt die Nutzerinnen und Nutzer mit einer Schriftleiste ausdrücklich »Willkommen!« Anders als bei Betriebsverzögerungen der öffentlichen Verkehrsbetriebe wird das Herunterladen der Systemsoftware mit einem höflichen Hinweis erläutert, ihre Bestandteile werden in Symbolen veranschaulicht, nicht in Nutzung befindliche Elemente markiert. Eine Sanduhr indiziert, daß Zeit beansprucht wird, ihre Verwandlung in einen Pfeil signalisiert die Gebrauchsfertigkeit. Auf dem Bildschirm erscheint eine Menüleiste, die – teils in Begriffen, teils in Symbolen – Basisfunktionen wie Menüs, Beabeitungsmöglichkeiten oder Ordnungskategorien auflistet, dazu, wenn dies gewünscht wird, die Uhrzeit, ferner Hilfsprogramme und Informationen über den Rechner selbst. Eine Kontrolleiste am unteren Rand des Bildschirms bietet, ergänzend hierzu, weitere Informationen, Bearbeitungs- und Veränderungsmöglichkeiten, die etwa die Klangstärkeregelung, die Hintergrundrasterung des Bildschirms oder die Verbindung zu Schnittstellen wie Fax und Gemeinschaftsfunktionen betreffen. Mit Hilfe der ›Maus‹ läßt sich der Pfeil auf ein Symbol bewegen. Die Symbole sind kleine Bilder, die Disketten, Ordner, Programme oder Dokumente darstellen. Sie – und das heißt: die durch sie symbolisierten Programme – lassen sich durch einfaches oder doppeltes Klicken mit der Maus öffnen.

Öffnet man auf diese Weise eines der genannten Textverarbeitungsprogramme, so differenziert sich die Benutzeroberfläche in eine Vielfalt von Symbolen, die jeder Benutzerin, jedem Benutzer vertraut sind. Die Menüleiste erweitert sich um Begriffe wie »Datei«, »Bearbeiten« und »Ansicht«, die in sich weiter differenziert werden können. Unter dieser Menüleiste finden sich Symbole des jeweiligen Textverarbeitungsprogramms, die ein Blatt, einen Ordner, einen Drucker, eine Lupe, eine Schere und dergleichen darstellen, außerdem Schrifttypen und Schriftgrößen angeben, die Organisation von Texten von Manuskripten repräsentieren und ebenfalls über Pfeil und Mausklick aktiviert werden können. Mit ihrer Hilfe lassen sich ›Fenster‹ öffnen, die innerhalb eines gewählten Programmabschnitts Informationen enthalten oder Zwischenschritte der Textverarbeitung ermöglichen. Sie sind zum Teil ›interaktiv‹ angelegt, das heißt: Sie führen Befehle aus, aber sie können auch Fragen stellen oder ihrerseits Befehle geben, die der Präzisierung und Sicherung einzelner Arbeitsschritte, gelegentlich auch dem Überdenken möglicherweise fehlerhafter Anweisungen dienen (»Der Papierkorb enthält 1 Objekt, das x K auf dem Volume belegt. Wollen Sie es wirklich löschen?«). Zusammen mit der längst üblich gewordenen farbigen Auflösung stellt die graphische Oberfläche des Computers heute eine differenzierte, auch für ungeübte User überaus benutzungsfreundliche Arbeitsmöglichkeit dar.

Der verdeckte Impuls zur Gestaltung dieser Oberfläche läßt sich mit einem einzigen Begriff benennen: Ordnung. Die Stiftung einer Ordnung – welcher, ist eine Frage sekundärer Bedeutung, abhängig von der jeweils anvisierten Zielgruppe – dürfte das Prinzip sein, das die Programmierer, die Entwickler von Software und die Gestalter von Benutzeroberflächen neben ergonomischen Erwägungen zu ihrer Arbeit motiviert. »Softwareentwicklerinnen und -entwickler sind Ordner und Ordnerinnen. Sie suchen und weben Ordnung in Betriebs- und Arbeitsabläufen, in Satellitenbildern, in medizinischen Entscheidungsprozessen, auf mikroelektronischen Bausteinen.« (Schachtner 1993, S. 113). Wer auf diese Weise Ordnung schafft, im Textverarbeitungsprogramm wie beim Computerspiel, besitzt Macht über jene, die sich diesen Ordnungsvorstellungen unterwerfen. Je besser die Organisation der Ordnung, je feiner ihre Regeln, je differenzierter ihre Anwendungsmöglichkeiten und je benutzerfreundlicher ihre visuellen und schriftlichen Codes, desto größer die Reichweite, desto dauerhafter die Macht:

»Der Befehl, den Softwareentwickler an die Maschine erteilen, wird von dieser weitergegeben. So ist die Macht zweifach: Es ist eine Macht über die zu bearbeitende Maschine und über die zu bearbeitende Realität. [...] Das computergestützte Ordnungsmodell ist ein geschlossenes Modell, in dem nichts dem Zufall überlassen bleibt. Je lückenloser der Zufall gebannt wird, desto leichter ist das Modell unter Kontrolle zu halten, aber auch die dem Modell verhaftete Wirklichkeit.« (ebd., S. 114 f.).

Zweifach ist aber auch der Effekt dieses Herrschaftsgestus: Er wird von den Computerdesignern installiert und von den Usern genutzt. Dagegen verschlägt jenes grundsätzliche Bedenken wenig, das von Theoretikern geäußert wird. Gewiß: Der mediengeschichtlich revolutionäre Prozeß der Digitalisierung wird ausgerechnet am paradigmatischen Medium dieses Prozesses, dem Computer, revidiert. Denn das digitale Verfahren wird ja gleichsam rückübersetzt in analoge Symbole. Die User verpassen auf diese Weise die Chance, sich technologisch auf die mathematische Höhe ihrer Zeit zu schwingen. Zudem erscheinen die überaus simplen Formen der Symbolisierung anachronistisch, bezieht man sie auf den mediengeschichtlich erreichten, komplexen Stand der digitalisierten Dinge. Allenfalls ironisch ließe sich deshalb behaupten, die Übersetzung zwar endlicher, aber unüberschaubarer Datenströme in das symbolische ›?‹ eines Computerhilfsprogramms repräsentiere auf ihre Weise die Schlichtheit, die dem binären Code selber innewohnt. Tatsächlich unterfordern solche Symbolisierungen die intellektuellen Kapazitäten der weitaus meisten User. Aber sie sichern ihnen, auch bei relativ geringer Erfahrung im Umgang mit dem Computer, zugleich einen frühen, unmittelbaren Zugriff auf die zu organisierenden Arbeitsprozesse, mit der nicht unrealistischen Aussicht auf einen reibungslosen, wenn nicht fehler- und frustrationsfreien Ablauf.

Auch wenn sich die universelle Rechenmaschine auf diese Weise zur Schreib- (Zeichen-, Mal-, Grafik-, Tabellier-, Präsentations-) maschine verwandelt, auch wenn sie sich damit erkennbar den Standards und Chiffren der Unterhaltungsindustrie annähert, der Buntheit, der Schnelligkeit, der Flüchtigkeit, der Austauschbarkeit aller möglichen Zeichen – seine Universalität macht ja gerade den Reiz dieses Mediums aus, das alles mit allem verkoppeln, alle Darstellungsmöglichkeiten – Texte, Bilder, Töne – in alle anderen überführen kann. Daß das Universalmedium Computer auch eine Ware ist, daß Softwareprogramme entwickelt werden, um den Umsatz und die Rendite von Geschäftsunternehmen zu steigern, sind Binsenweisheiten. Was noch fehlte, um auch diese schlichte Einsicht in aller Öffentlichkeit zu demonstrieren, war die Entwicklung eines erschwinglichen Computers mit attraktivem Design, wie sie wiederum APPLE Anfang 1999 auf den Markt brachte. Der ›iMac‹ erschien in Traubenlila, Erdbeerrot, Mandarinenorange,

Limonengrün und Blaubeerblau – eine Farbskala mit einer Strategie, die sich erkennbar an ein junges Publikum beiderlei Geschlechts adressierte, an Teens und Twens, Anfängerinnen und Anfänger, Schüler, Schülerinnen und Studierende. Kunden, also denen nicht zuallererst an Rekordleistungen von Rechnern und nahezu unbegrenzten Speicherkapazitäten lag, sondern an einer Verpackungsästhetik. Ihr Computer sollte nicht nur leistungsfähig genug sein für die Nutzung von Internet, e-mail und handelsüblicher Software, sondern dazu noch handlich, farbig, elegant.

Computer-Theorie

Worum es neben allem technischen Fortschritt immer auch geht, das sind Marktanteile und Macht. Nicht nur ökonomische, sondern vor allem auch politische und militärische Macht. Daß sich der Sprung in die moderne Computerwelt im Zweiten Weltkrieg vollzog, war kein Zufall. Die Geschichte der modernen Medien ist ohne die Entwicklung der Techniken zur Kriegführung nicht nur nicht zu denken – sie ist durch diese vielfach erst in Gang gebracht worden. Immer wieder hat sich gezeigt – in ersten Ansätzen schon in der Schlacht zu Waterloo (1815), vollends aber und unübersehbar im Golfkrieg (1991) –, daß in den beiden letzten Jahrhunderten nicht der geniale Feldherr und nicht die persönliche Tapferkeit Tausender von Soldaten das Kriegsglück und die Geschicke des Militärs bestimmt haben, sondern Technologieimpulse wie Nachrichtentechnik, Informationsbeschleunigung und telekommunikativ gesteuerte Operationalität (Kaufmann 1996). Eisenbahn und Telegraf akzentuierten das Kriegsgeschick im deutsch-französischen Krieg 1870/71. Der Erste Weltkrieg bezog einen Teil seiner zerstörerischen Dynamik aus dem Einsatz des Telefons und der nachrichtentechnischen Vernetzung des Kriegsgeschehens durch Funk. Der von Goebbels proklamierte ›totale Krieg‹ der Jahre 1939 bis 1945 erfuhr seine strategische Zuspitzung zum ›Blitzkrieg‹ vor allem durch die militärische Instrumentalisierung des Radios, zumal des UKW-Funks im Zusammenspiel mit Panzerbewegungen. Auch die bereits zitierten Arbeiten Alan Turings trugen dazu bei, dem britischen Geheimdienst einen entscheidenden nachrichtentechnischen Vorteil über seinen deutschen Gegenspieler zu verschaffen. Turings Berechnungen erlaubten es den Briten, das Kodierungssystem der deutschen Wehrmacht vermöge einer vergleichsweise einfachen, computerisierten Decodierungstechnik zu entschlüsseln. Turings Herausgeber Kittler schreibt der Arbeit des Computer-Pioniers deshalb eine militärischgeschichtlich kaum zu überschätzende Bedeutung zu: »Wichtigster Faktor für den Kriegsausgang war die Tatsache, daß der britische Geheimdienst die ersten operationellen Computer der Geschichte (und damit das Ende von Geschichte) installierte.« (Kittler 1989, S. 195).

›Blitzkrieg‹ – diese vielzitierte Metapher aus dem nationalsozialistischen Deutschland trifft einen besonderen Aspekt des Zusammenhangs von Krieg und Technik genau. Sie deutet auf den nicht zuletzt medientechnologisch bedingten Geschwindigkeitszuwachs, der dem deutschen Heer den ›blitzartigen‹ Überfall auf Polen, auf Frankreich, auf die Sowjetunion ermöglicht hat. Immer wieder hat der französische Medientheoretiker Paul Virilio in Büchern wie *Ästhetik des Verschwindens* (1986), *Krieg und Kino. Logistik der Wahrnehmung* (1986) oder *Krieg und Fernsehen* (1993) auf den Zusammenhang von Technologieentwicklung, Geschwindigkeitszuwachs und Krieg hingewiesen. »Die Geschwindigkeit ist Krieg, ein letzter Krieg«, so hat Virilio seine Thesen pointiert (1980, S. 184). In der Geschwindigkeit sieht er »das Wesen des Krieges und damit auch der Macht« (1993, S. 21) zentriert. Der Golfkrieg des Jahres 1991 bildete den elektronischen Höhepunkt dieses Zusammenspiels von Krieg und Schnelligkeit, als das US-Militär laser- und satellitengesteuerte Kampfeinsätze mit ›smart weapons‹ gegen den Irak flog, die dem Fernsehpublikum in ausgewählten, zensierten Bildeindrücken präsentiert wurden – wie Video-Spiele.

Die Computerentwicklung entstammt militärstrategischen Erfordernissen. Militärstrategische Erwägungen sind es dementsprechend auch, die seine gegenwärtigen Fortschritte am nachhaltigsten befördern. *Der Spiegel* wußte Anfang 1997 in einem Artikel mit dem bezeichnenden Titel »Den Laptop im Tornister« von den computer-initiierten Überlegungen der Militärs folgendes zu berichten:

»Spionage und Fernmeldesatelliten, unbemannte Kleinflugzeuge, die Aufklärungsbilder in ›Echtzeit‹ liefern, digitale Funknetze zum Transfer der Daten in die Laptops des Kampftruppe – das alles verheißt den Militärs bessere Übersicht, schnellere ›Raktionsfähigkeit‹ und mehr Kampfkraft. [...] Per Internet eingeschleuste Computerviren könnten Aufmarschpläne oder Nachschubbefehle löschen, Störprogramme könnten falsche Ziele auf die Radarschirme der Flugabwehr zaubern, Hacker-Attacken ganze Computernetzwerke lahmlegen – und damit die Befehlsgeber mitsamt ihren Truppen.« (*Der Spiegel* 7/1997, S. 54).

Was hier zum Teil noch im Potentialis anklingt, ist längst schon Realität der digitalisierten Gesellschaft. Am Beispiel von Atomwaffentests läßt sich dies veranschaulichen. Seit Jahren schon werden Computer bei der Entwicklung von Atomwaffen eingesetzt. Sie berechnen, untergliedert in kleine Programmparzellen, den Gesamtverlauf einer Atomexplosion. Sie machen damit Tests wie den letzten Atomtest Frankreichs im Mururoa-Atoll am 27. Januar 1997 à la longue überflüssig. Mit Hilfe solcher Rechner tritt an die Stelle der Schlacht deren militärstrategische Simulation, an die Stelle des Gewehrträgers der Soldat mit Computer, eingebunden ins Netz der Informationen und seinerseits ein Informationsbaustein im Datennetz. Schon im Golfkrieg des Jahres 1991 wurde vorexerziert, daß die lasergesteuerten Angriffe den elektronischen Schaltzentralen, den E-Werken, den Kommandostellen der Telekommunikation galten. Die Kriege der Zukunft werden – diese These stand 1998 auch im Mittelpunkt einer Tagung der ›Ars Electronica‹ in Linz mit dem sprechenden Titel »information.macht.krieg« – durch das technologische Potential beim Kampf um die Informationen entschieden. Die Computertechnik hat diesem Problem eine neue Dimension verliehen.

Computerprogramme schneller und paralleler laufen zu lassen, den Zeitaufwand für die diskrete Sequentialität auch der kompliziertesten Rechenvorgänge zu minimieren, also einfach: Zeit zu sparen – an diesem Problem arbeiten seit Turings Überlegungen die Theoretiker und Praktiker der Computerindustrie, immer wieder angetrieben und vorangebracht durch die Ansprüche und Erfordernisse einer rasch voranschreitenden Militärtechnologie. Die Computermaschine konnte – so der österreichisch-ungarische Baron und Wahlamerikaner John von Neumann in seiner Entwicklungsgeschichte des Rechners – »durch Befehle gesteuert, dem Speicher Zahlen (oder Befehle) entnehmen und in gleiche oder andere Speicherzellen zurückgeben, d.h. sie kann den Inhalt des Speichers verändern, insbesondere auch die im Speicher gespeicherten Befehle einschließlich der Befehle, die ihren Operationsablauf steuern« (1986, S. 29). Von Neumann definierte mit dieser Bestimmung die Rechenlogik einer neuen Sprache, die als Sprache freilich nur verstanden werden kann, wenn man die Eliminierung jedes Bedeutungsgehaltes außerhalb ihres eigenen syntaktisch-semantischen Zusammenhangs in Rechnung stellt. Von Neumanns Definition verweist ausdrücklich auf die Immanenz des computerisierten Ablaufs von Rechenvorgängen, auf den ihnen inhärenten Steuerungsvorgang, der seiner eigenen, rechnergestützten Logik folgt, nicht aber den hierarchisch strukturierten Mustern diskursiver sprachlicher Verläufe.

Diese Tatsache hat naturgemäß die Theoretiker des Computerzeitalters auf den Plan gerufen. Der Computer- und Musikfachmann Wolfgang Hagen sieht die epochale Bedeutung des Maschinenlogikers Neumann darin, die »postatomare Erkenntnispolitik entscheidend geprägt« zu haben:

»Nicht mehr die rationale Linearität von Ursache und Folge, nicht mehr die diskursive Struktur von Signifikant und Signifikat, nicht mehr die Logik eines vorher und nachher, die die Fiktion einer Präsenz, eines singulären Zustands, impliziert, bilden die *mediale Struktur der modernen Technologien,* sondern allein raffinierte Steuerungslogiken variabler, unspezifisch materieller Zustände. Welchen Zustand ein Computer in der Darstellung eines Problems generiert, ist eine pragmatische Frage, keine prinzipielle. Ob er seine Ergebnisse oder Abbildungen zwei- oder dreidimensional auf einen Bildschirm abbildet, durch eingebaute Sprechautomaten tönen läßt, in Graphiken oder mathematischen Algorithmen notiert, holographisch oder flächig aufs Papier, unsichtbar oder sichtbar erzeugt – jeder dieser Zustände kann in seinen anderen übergehen. Computer entlasten damit von allen Diskursen unserer Kultur, die linear und material strukturiert sind, – allen voran: die Diskurse der Schrift. Aber auch Konstruktionszeichnungen und bewegte Bilder, also regelbare, berechenbare Abläufe jeglicher visuellen oder akustischen Art gehören dazu, die bisher nur analog darstellbar waren.« (Hagen 1989, S. 220)

Angesichts der universellen Verwendbarkeit des Binärcodes stellt sich, gerade unter Aspekten einer Medienästhetik, die Frage nach der Tragfähigkeit des

Wirklichkeitsbegriffs. Wenn – wie mit den einleitenden Hinweisen auf die Verwendungsmöglichkeiten des Computers bereits angedeutet wurde – Realitätsausschnitte, seien es Bilder, Töne oder Dokumente, nicht nur manipulativ bearbeitet werden, sondern als Wirklichkeitssimulationen und -entwürfe ihrerseits Wirklichkeit neu konstituieren können, dann entfallen der Aspekt der visuellen Information und der Begriff des Abbilds, also der bildlichen oder akustischen Wiedergabe einer vorgegebenen Gegenständlichkeit.

Dieser Problemkomplex sei am Beispiel computergesteuerter Kompositionen kurz veranschaulicht. Hier entstehen synthetische Klangdimensionen, die den traditionellen Begriff einer konzertanten Musikkultur in dem Maß außer Kraft setzen, wie der Computer den mathematisch generierten Klangkörper hervorbringt. Klangmischungen und Verformungen von Tönen und Geräuschen werden hörbar, für die es keine Vorbilder gibt. Was als Klang zu hören ist, bildet das Resultat eines minuziösen Arbeitsprozesses, in dessen Verlauf akustische Fragmente als digitale Daten gespeichert und auf dem Bildschirm visuell dargestellt werden. Die Visualisierung der Tonfolgen und -frequenzen auf dem Monitor des Computers wird zum Arbeitsfeld des Komponisten der Zukunft – eine künstlerische Praxis, die ohne Grundkenntnisse von Computersprachen und die Fähigkeit zur produktiven Kombination elementarer Rechenbausteine nicht mehr auskommen kann.

Aufgrund seiner universellen Verwendbarkeit hat der Computer das Gesicht der Welt verändert. Deshalb hatte sich, zumindest in den ersten Jahren der Computernutzung, eine Euphorie ausgebreitet, die dem genial-einfachen Rechner die Lösung aller Welträtsel zutrauen wollte. Doch über die medientheoretische Frage, was der Computer eigentlich ist, was er bewirkt und leistet und worin – nicht zuletzt – seine geschichtliche Bedeutung liegt, herrscht theoretisch durchaus kein Einvernehmen. Ist er bloßes Handwerkszeug? Bietet er eine weitere technische »Ausweitung des Menschen« und seines »Zentralnervensystems« im Sinne McLuhans (1994, S. 126, S. 98)? Repräsentiert er als »elektronisches Gedächtnis« womöglich »Simulationen einiger Gehirnfunktionen«, wie der Medienphilosoph Vilém Flusser meint (1989, S. 49)? Läßt sich angesichts seiner erstaunlichen Kompaktheit und Komplexität von einer »Universalen Diskreten Maschine« sprechen, mit der das »Mediensystem geschlossen« ist (Kittler 1989, S. 196)? Oder hat der »Computer als Medium« sowohl das »Ende der Gutenberg-Galaxis« (Bolz 1993) herbeigeführt als auch einen Weltzustand erzeugt, in dem es »Geschichte im spezifischen Sinn nicht mehr« gibt (Bolz 1993, S. 11)?

Verwendungsweisen

Man kommt einer Antwort auf solche Fragen näher, wenn man sich den praktischen Umgang mit der Computer und die Vielfalt seiner Verwendungsmöglichkeiten ansieht. Etwa 45 Millionen Menschen arbeiteten Ende der neunziger Jahre in Europa mit dem Personal Computer (PC). Allein in der Bundesrepublik Deutschland gab es zu diesem Zeitpunkt mehr als 1,5 Millionen dieser Rechengeräte, Tendenz steigend. Ob in Industrie, Handwerk oder Handel, bei der Produktion oder Distribution von Waren, ob im Dienstleistungsbereich oder am häuslichen Schreibtisch, in Banken, Versicherungen, Reisebüros oder Krankenhäusern, in der Küche oder selbst im Kinderzimmer – es existiert kaum mehr ein Lebensbereich in den entwickelten Ländern der westlichen Welt, der ohne Computer auskommt. Moderne Verwaltungen – etwa in Städten oder Gemeinden, Krankenkassen oder Hochschulen – sind nicht mehr ohne Computer zu denken. Ungezählte Arbeiten und Handreichungen, die bis ins letzte Drittel des 20. Jahrhunderts ausschließlich von Menschen geleistet wurden, haben inzwischen die hochentwickelten elektronischen Rechner übernommen. Computer können nicht nur lesen, sondern auch Stimmen verstehen und Menschen erkennen. Man benutzt Computer für Planung und Entwurf, für Produktionssteuerung und -kontrolle, für die Optimierung von Abläufen und die Feinabstimmung von Fertigungsprozessen. Computer leisten die Visualisierung von Dateien und Bilanzen. Sie können Bewegungsverläufe berechnen und Entwicklungen veranschaulichen, Filmdrehbücher in Bilder übersetzen, Fahrpläne erstellen und die Abstimmung von Flugprogrammen steuern. Zeitungen, Rundfunk, Fernsehen, Theater, Bildende Künste und Musikproduktionen benötigen den Computer.

Die Möglichkeiten seiner Verwendung scheinen unbegrenzt. Es gibt Computer für Gehörlose und für Blinde. Mit dem Bordcomputer im Auto lassen sich Staus und Wartezeiten vermeiden. Elektronisch gesteuerte Rechner erlauben Ärzten, digitale Zeichnungen nach Röntgenbildern anzufertigen. Computer sitzen in Robotern, die – präziser, als der Arzt es könnte – operative Eingriffe in der Gehirn- und Knochenchirurgie ausführen. Der Computer erlaubt die Entwicklung zunehmend differenzierter Modelle von Nervenzellen, deren Zusammenspiel die Funktionsweise des Gehirns simuliert. Spezialprozessoren, die untereinander komplex vernetzt sind und aufeinander in Form von extrem schnellen Schaltungen reagieren, sind in der Lage, bei entsprechender Programmierung bestimmte Muster, beispielsweise Geräusche, zu identifizieren. Auch die moderne Filmindustrie mit ihren vielfältigen Simulationstechniken und virtuellen Animationsprozeduren ist ohne die Hilfe des Computers nicht mehr zu denken. Der Begriff ›Virtualität‹ kann in diesem Zusammenhang zweierlei bezeichnen: zum einen die Möglichkeit des Computers, Hardware-Komponenten in Form von Software zu nutzen, also auf Ressourcen zurückzugreifen, über die er nicht wirklich, sondern eben nur ›virtuell‹ verfügt (z.B. Speicherkapazität oder Laufwerk), zum anderen die Fähigkeit des Computers, eine nicht vorhandene Realität darzustellen. Für diese Qualitäten hat sich ein Begriff eingebürgert, den der kanadische Science-fiction-Autor William Gibson erfunden hat: ›Cyberspace‹. In den virtuellen Welten des Cyberspace können beispielsweise mit einem Datenhandschuh und mit Ton- und Bildhelm immaterielle Realitäten erzeugt werden. Personen, die, mit diesen Instrumenten und Programmen versehen, können einen fiktionalen Raum fiktiv betreten und sich in ihm orientieren:

»Gegenstände können ›ergriffen‹ werden, ein entsprechender Raumklang wird zuge-spielt, und bei jeder Bewegung des Kopfes generiert der Computer die entsprechenden perspektivischen Verkürzungen des Raumbildes auf den Flüssigkristall-Bildschirmen der Stereobrille. Dies geschieht mit einem Verzögerungsmoment, ebenso wie das Fol-geleisten der Signale, die man mit der im ›Data-Glove‹ steckenden Hand gibt. Diese er-setzt die traditionelle ›Mouse‹, läßt sich als digitalisiertes Abbild vor Augen halten, schwebt so, seltsam abgelöst, in der digitalen Welt voraus.« (Kubaczek 1993, S. 97).

Auf vergleichbare Weise werden virtuelle Welten im Bereich multimedialer Konstruktionen genutzt, um in dreidimensionaler Form realitätsnahe Wahr-nehmungen zu simulieren. Mit Hilfe von Computern, die alle gewünschten Projektionsmöglichkeiten aufeinander abstimmen, und mit Unterstützung elektronischer Spezialbrillen werden – je nach eingesetzter Software – Ar-beitsprozesse, Karosserieentwürfe, Architektur-Designs, Häuserausstattun-gen, Cockpit-Phantasien, sogar ganze Flughafenmodelle in würfelartige In-nenräume für virtuelle Umgebungen projiziert, die man ›Cave‹ nennt (engl. ›Höhle‹). Grafische Workstations erlauben die Projektion von Bildern auf drei oder vier Leinwände. Die virtuellen Objekte lassen sich mit Hilfe virtueller Lichtquellen, die von außen bedient und gesteuert werden können, ausleuch-ten. 3D-Monitore ermöglichen die allseitige Wahrnehmung von virtuellen Gegenständen durch einfache Bewegung des Kopfes. Internationale Projekt-gruppen arbeiten inzwischen mit Hilfe computergenerierter Projektionen in weltweit vernetzten virtuellen Projektbüros gemeinsam an Großprojekten. Die virtuelle Interaktion zwischen den Gruppen schafft Räume für Entwick-lung, Erprobung, Überprüfung und Korrektur. Mögliche Fehlerquellen kon-struktiver Entwürfe lassen sich durch Realitätssimulation nach Art einer au-thentischen Materialprüfung aufspüren und beheben. Der Entwurf solcher virtueller Welten mit Hilfe des Computers erspart den Herstellern Entwick-lungskosten in Millionenhöhe. Die optische Qualität der hier erzeugten Vi-sionen, nicht selten angereichert durch musikalische Effekte, entspricht der von Fernsehbildern und läßt sich um die Suggestionen der Dreidimensionali-tät erweitern. Die virtuelle Projektion ist zum elementaren Bestandteil der industriellen Produktion geworden.

Im Bereich der elektronischen Musik bahnen sich im Übergang zum Jahre 2000 virtuelle Entwicklungen an, die es nicht nur erlauben, den Klang be-stimmter Instrumente perfekt nachzuahmen, sondern auch völlig neue Klangfolgen zu entwerfen (vgl. *Der Spiegel* 41/1998, S. 264 ff.). So ist es an der amerikanischen Stanford University gelungen, auf Grund komplexer Rechen-verfahren mathematische Modelle zur Klangimitation eines Saxophons zu entwerfen. Rechenverfahren wurden erprobt, die Teile des Instruments (Mundstück, Rohr, Trichter) ebenso wie die Lippenspannung des Saxophon-spielers in mathematische Formeln übertragen. Diese Modellformeln lassen sich mit Hilfe der Tastatur eines Keyboards in Töne übersetzen, die denen des Originalinstruments täuschend ähnlich klingen. Inzwischen sind bereits Synthesizer auf dem Markt, die über diesen bloßen Nachahmungseffekt deutlich hinausweisen. Der seit 1983 bestehende Standard ›Musical Instrument Digital Interface‹ erlaubte erstmals die visuelle Reproduktion akustischer Tonreihen und Klangfolgen, die sich mit Hilfe des Computers bearbeiten, aufeinander abstimmen und perfektionieren ließen. Viertelnoten konnten auf diese Weise in Tausendstel-Einheiten unterteilt werden, ein Verfahren, das die früher übliche Technik des Schneidens von Bändern wie grobes Handwerk erscheinen läßt. Die Möglichkeiten, die der Computer bietet, erlauben die rechnergestützte Korrektur von Fehlern und die manipulative Bearbeitung akustischer Mängel. Solche Möglichkeiten schließen die Verwendung traditioneller musikalischer Instrumentalpartien ebenso ein, wie sie neue Horizonte akustischer Erfindungen und Entdeckungen eröffnen.

Auch die Identifikation von Stimmen qua Computer ist mittlerweile kein Problem mehr. Im Zusammenspiel von Mathematik und Physik, Informatik, Linguistik und Neurowissenschaften sind in den neunziger Jahren Programme entwickelt worden, die die optische, akustische und sprachliche Informationsverarbeitung des menschlichen Gehirns simulieren können. Sie gelten als hochentwickelte Form der sogenannten ›Künstlichen Intelligenz‹ (KI), ein Begriff, der freilich irreführend ist (Pinker 1998). ›Künstlich‹ an der KI ist die Präzisionsmaschinerie, die den Rechnern implementiert ist, ›intelligent‹ die dank 30jähriger detaillierter Vorarbeit erreichte Verarbeitung von Informationen und Zusammenhängen. Die hochgezüchteten Rechner sind mittlerweile in der Lage, Robotersysteme zu steuern und Bildinhalte zu erkennen, das heißt: sie identifizieren aufgrund ihrer Rechnerleistung visuelle Muster. Vor allem aber können sie sich selbst programmieren und komplexe Sachverhalte selbsttätig erlernen, darunter auch Sprachsysteme. Dabei geht es um das Erlernen nicht allein formaler, sondern insbesondere natürlicher Sprachen, das aufgrund von Simulationen der Informationsverarbeitung im Zentralnervensystem des Menschen ermöglicht wird. Verstehen, lernen, reagieren, ausführen entwickeln, herstellen – diese Stufenleiter menschlicher Produktivität zu reproduzieren, sind Computer bereits in der Lage. Abhängig sind sie gleichwohl vom Input der menschlichen Intelligenz geblieben, der den Output ihrer Rechenleistungen ermöglicht.

Die Vernetzung vielfältiger Lebensbereiche ist, bis ins letzte Detail, eingebettet in den Gesamtzusammenhang der digitalisierten technischen Moderne, in einen Kosmos von Schaltungen und Impulsen, der den Programmierbefehlen des nach Maßgabe der installierten Software gehorcht, unauffällig, lautlos und gefügig, soweit die Wünsche und das Geld reichen. Der wichtigste alltägliche Verwendungsbereich des Computers für Kopfarbeiter ist mit all diesen Hinweisen auf alltägliche Nutzungsmöglichkeiten noch gar nicht angesprochen: Es ist die Textverarbeitung. Es versteht sich nach allem bislang Gesagten von selbst, daß auch der Text dieses Buches auf einem Computer geschrieben wird, auf einer nach Meinung Umberto Ecos übrigens »katholischen«, weil »bebilderten« Variante eines Rechners (zit. nach Winkler 1997, S. 364 f.): ein Apple von MacIntosh, je nach Arbeitssituation ein G3 oder ein Laptop namens PowerBook 1400c/166, ausgestattet mit dem Schreibsystem der Konkurrenz (Microsoft Word 6.0). Und wenn es erlaubt ist, an dieser Stelle ein persönliches Wort einzufügen: Fast unvorstellbar, daß dieses Buch auf andere Weise als mit dem Textverarbeitungssystem eines Computers hätte entstehen können.

»Unser Schreibzeug arbeitet mit an unseren Gedanken«, so lautet Nietzsches mittlerweile viel zitiertes Wort, das zuerst Friedrich Kittler in die jüngere Poesie- und -Technik-Debatte eingebracht hat – welches »Schreibzeug« wäre hinsichtlich seiner Qualitäten und Leistungen mit diesem Wort prägnanter umrissen als der Computer? Auch wenn präzise und verläßliche Erhebungen bislang nicht vorliegen, lassen sich die Erfahrungen, die der Gedankenschreiber mit seinem ›Mitarbeiter‹ Computer machen kann, doch in einigen wenigen Punkten zusammenfassen. Das Textverarbeitungssystem, das durch die Rechenmaschine gesteuert wird, bietet eine Art Verflüssigung des Schreibprozesses. Texte lassen sich vergleichsweise einfach umbauen und neu strukturieren. Bilder und Tabellen können bei Bedarf eingefügt werden. Änderungen und Korrekturen erfordern einen nur geringen technisch-handwerklichen Aufwand. Das Planen, Entwerfen, Schreiben und Redigieren von Texten läßt sich bis zur abschließenden Druck- oder Vortragsfassung in unterschiedlichen Stufungen, Weiterungen und Neuansätzen durchführen.

Das hat Vorteile: Überarbeitungen werden kritischer, selbstkritischer in Angriff genommen, weil der Eingriff leicht zu bewerkstelligen ist, die fertigen Texte dadurch konzentrierter, knapper, womöglich besser werden. Das hat aber auch Nachteile: Es kann zu Redundanzen, Wiederholungen und Mehrfachnutzungen von Texten oder Textteilen kommen, zu einer Art ›Recycling‹ von Textelementen, denen sich auf bequeme Weise in neuen Kontexten neue Funktionen zuweisen lassen – jede Schreibkraft kennt die entsprechenden Anweisungen ihrer Vorgesetzten für Schreibvarianten von Firmenbriefen. Und auch die komfortable Visualisierung des Textes auf dem Bildschirm ist nicht nur von Vorteil: Einerseits stellt sie für die Entstehung eines Textes wie für die Formen seiner Veränderung ein permanentes Kontroll- und Korrekturangebot dar, andererseits fehlt der Schreibkraft vor dem Bildschirm jene die Redigierfreude anregende Distanz zum Text, die erst das ausgedruckte Manuskript schafft. Faßt man die Vorteile zusammen und wägt sie gegen die Nachteile ab, so läßt sich das ›Schreibzeug‹ Computer als eine heute unentbehrliche Fortentwicklung der alten Schreibmaschine verstehen: ein flüssiges System der Textproduktion und -revision, das zudem den Vorzug hat, ein unerschöpfliches Gedächtnis zu besitzen, einen Speicher für Exzerpte, Zitate und Verweise, einen Suchmechanismus für Begriffe und Daten, die der Arbeit am Text den Weg ebnen.

Immer deutlicher läßt sich erkennen, daß die computergesteuerte Struktur unseres Zeitalters die Menschen von vielerlei Zwängen befreit. Aber sie nimmt sie auch in Dienst und macht sie abhängig, indem sie sie in die vielfältigen Unwägbarkeiten des digitalen Fortschritts einbindet. Ein Ende der 90er Jahre häufig genanntes Beispiel, umschrieben mit dem US-amerikanischen Kürzel ›Y2K‹, kann hierfür zur Veranschaulichung dienen. Die Abkürzung steht für »Year Two Kilo«, also »Jahr 2000«, und bezeichnet Befürchtungen, die sich an die Umstellung älterer Computersysteme mit dem Wechsel ins dritte Jahrtausend verbinden. Da ältere Computer die Jahres-

zählung nicht mit vier-, sondern mit nur zweistelligen Endziffern durchführen, wird das Jahr 2000 als Zeichen »00« erkannt und als 1900 gelesen,
mit der Folge von unkorrekter Datenerkennung, Fehlleistungen, Systemzu-
sammenbrüchen (Kunz 1999). So wären etwa Systeme in Atomkraftwerken,
die das Kühlwasser zu kontrollieren haben, in ihrer Funktionsausübung ge-
fährdet, wenn die digitale Steuerung den Datumssprung nicht korrekt
nachvollziehen könnte. Die Schlagzeilen des Jahres 1999 – bezogen vor allem auf Computer-Entwicklungsländer wie China, Rußland, asiatische Staaten – klangen entsprechend dramatisch: Wenn Steuerungssysteme von
Computern ausfallen und digitale Kontrollen versagen, können militärische
Abwehrsysteme zusammenbrechen, Telekommunikationsbereiche funkti-
onslos werden, Währungs- und Wertpapiertransaktionen Reibungsverluste
erleiden, ganze Produktions- und Distributionsbereiche in Mitleidenschaft
gezogen werden.

Man sieht an diesem drastischen Beispiel, daß sich komplementär zur pro-
gressiven Entlastung durch den Computer eine Rückkopplung entwickelt
hat, die den Menschen in die Funktionsfähigkeit eines selbsttätig und eigen-
gesetzlich sich organisierenden Systems einbindet. Der Mensch des Computerzeitalters ist nicht nur metaphorisch, sondern ganz buchstäblich und un-
ausweichlich mit den komplexen Rechenprozessen des digitalen Zeitalters
verschaltet und vernetzt. Dies gilt nicht nur für den individuellen Umgang
mit der Rechenmaschine, sondern für die gesamte technisierte Kultur, die
sich mit der Entwicklung des Computers grundlegend verändert hat, die
Welt der Bilder und Töne eingeschlossen. Nur selten ist in der Geschichte der
Medien eine bewährte und traditionsreiche Medienkultur durch eine andere
einfach abgelöst und ersetzt worden. Medien haben – fast – immer koexi-
stiert: die Schriftkultur neben der mündlichen Sprache, die Fotografie neben
der Malerei, der Film neben dem Theater, das Fernsehen neben dem Film.
Selbst die oft beschworene Porträtmalerei ist nicht gänzlich von der Bildflä-
che verschwunden, und auch das Kunstwerk hat seine ›Aura‹, entgegen Walter Benjamins vielzitiertem Diktum, nicht verloren. Deshalb darf man vermuten, daß der Computer seine spezifischen Leistungen zusätzlich zu denen
der traditionsreichen Medienkulturen erbringen wird. Er wird als Textverarbeitungssystem die Schriftkultur in einem Maße bereichern, das mit dem
Schreiben auch das Denken verändert. Denn mit dem Computer verflüssigt
sich das Schreibsystem zu einem leichthändig konstruierbaren, kanalisierba-
ren und konvertierbaren Darstellungsvorgang von großer Transparenz. Der
Computer integriert zudem die Bildmedien in sein Design, sei es als Dokument, sei es als visuelles Symbol, sei es als Pointierung graphischer Konfigurationen. Und nicht zuletzt sind es die bereits genannten Simulationseigen-
schaften des Computers, seine Fähigkeit zur Extrapolation von Daten und
Informationen, deren optische Umsetzung in Grafiken und Tabellen und der
Entwurfscharakter, der hieraus hervorgeht, die seine Zukunft bestimmen
werden.

Auf die Frage nach der weiteren Entwicklung des Computers wird man vor
dem bislang skizzierten Hintergrund dennoch eher zurückhaltend als eu-

phorisch antworten müssen. Die Produktionslogik der Computerentwicklung bestand nicht zuletzt darin, immer aufs neue Prozessoren mit einer höheren Rechnerleistung zu entwickeln, die von den gleichzeitig neu entwik-
kelten Softwareprogrammen verschlungen wurde, so daß wiederum neue
Prozessoren entwickelt wurden, deren höhere Rechenleistung die gleichzeitig entwickelte Software wiederum verschlungen hat – und so fort. Doch
diese Spirale scheint sich ihrem Endpunkt entgegenzuschrauben. Der Bedarf
an Rechenleistungen und Softwareprogrammen scheint, zumindest im Bereich des PC, weitgehend gedeckt, weil sich eine Art Sättigungsgrenze der
sinnvoll nutzbaren technischen Möglichkeiten ergeben hat. Wer mit einem
einzigen Textverarbeitungsprogramm auszukommen gelernt hat, braucht
nicht immer neue Rechnerleistungen, und wer praktische Dinge wie Bankge-
schäfte, Buchungen bei Luftfahrtagenturen oder die Planung einer Reise erledigen will, kann inzwischen ins Internet gehen.

Neue, revolutionäre Entwicklungen in diesem Sektor sind nicht in Sicht.
Leistungsfähige Computer mit Betriebssystemen für Spezialisten, Billig-Com-
puter um 2000 DM, mit denen sich ein kostengünstiger Internet-Zugang oder
die Möglichkeit zur Beschäftigung mit Grafik-Spielen eröffnet, eine Ausdifferenzierung des Sektors für elektronische Kleinstgeräte, die beispielsweise
Funktionen eines Handys, eines Adreßbuchs und eines Mini-Computers in
handlichem Format miteinander verbinden, oder die Verbesserung von Spe-
zialinstrumenten, wie sie die ›Scanner‹ genannten Lesegeräte darstellen – das
sind die Aussichten auf die weitere Entwicklung. Im übrigen aber gilt zumindest für die elektronisch entwickelten Länder: »Es gibt einfach derzeit keine
neuen Anwendungen, für die man einen noch leistungsfähigeren PC gebrauchen würde.« (Andreessen 1998, S. 137 f.). So liegt die Zukunft des PC womöglich dort, wo seine Verknüpfung mit anderen Rechnern eine Vervielfachung
seiner Nutzungsmöglichkeiten hervorgebracht und zugleich seine Ersetzbarkeit in den Blick gerückt hat: im Internet.

Internet: Das Hypermedium

Das Internet ist eine Verknüpfung von Rechnern in globalem Maßstab, eine
Agglomeration von Computern, die sich zu einer gigantischen Datenbank
mit vielfältigen Nutzungsmöglichkeiten erweitert hat. Was der einzelne
Computer der neuen Rechnergenerationen kann – Grafiken herstellen, Photos erzeugen, Videobilder einspielen, Animationen generieren –, das leistet
das Internet in einer inzwischen unüberschaubaren, immer weiter sich aus-
dehnenden Gestalt. Die Einbindung des PC ins Internet multipliziert seine
Ressourcen und Potenzen, erweitert die Qualitäten einer perfekten Gedächt-
nis- und Scheibmaschine in eine völlig neue Dimension von Speicherung,
Kommunikation und Informationstransfer, schnell, offen und vielfältig. An
die Stelle der Linearität der Schrift und der Bipolarität des Gesprächs sind
die Knoten eines mulitmedialen und multifunktionalen Gewebes mit einer
multilinearen Struktur getreten. Globaler Marktplatz und Gerüchteküche,

Börsenzentrum und Spielwiese, Bibliothekszugang und Schmuddelecke, Wissenschaftsforum und Filmarchiv, Video- und Musikbasar und ein Experimentierfeld für Kreativitätspotentiale aller Art – Chaos und Chance zugleich. Das Internet läßt die Welt zusammenwachsen, überspringt Grenzen, verschmilzt Kulturen und verbindet eine immer größere Zahl von Menschen. Auch wenn die Technik nicht immer funktioniert und die Wartezeiten bisweilen lang sind, sprechen die Fakten für sich: 8,4 Millionen Teilnehmerinnen und Teilnehmer benutzten im Jahre 1999 allein in Deutschland das Internet, im Jahr 2002 sollen es 27,4 Millionen sein, weltweit gab es im Übergang zum neuen Jahrtausend rund 170 Millionen Internet-User (Quelle: *Der Spiegel* 11/1999).

Es versteht sich von selbst, daß die Möglichkeiten, die sich hier abzeichnen – das mit der Netz-Technologie grundsätzlich verbundene Maß an Freiheit, an unkontrollierbaren Bewegungsräumen, an ungehindertem Austausch von Daten, Informationen und Materialien – frühzeitig die Programmatiker auf den Plan rufen mußte, die Manifestautoren und Grundsatzepiker, die Utopisten, aber auch die Pragmatiker. Bereits 1994 wurde im Umkreis der ›Electronic Frontier Foundation‹ eine ›Magna Charta für das Zeitalter des Wissens‹ entworfen (Dyson u. a. 1996). Im Stil von Gründerzeit-Pamphleten hieß es hier:

>»Die Erforschung des Cyberspace birgt größere Chancen, aber auch größere Herausforderungen als alle Abenteuer, auf die sich die Menschheit bisher eingelassen hat. [...] Die neuen Informationstechnologien stellen die Ökonomie der Massenproduktion völlig auf den Kopf: Sie treiben die Kosten der Vielfalt – der Produktvielfalt und der persönlichen Vielfalt – auf diese Weise gegen Null und ›entmassen‹ unsere Institutionen und unsere Kultur. Die beschleunigte ›Entmassung‹ birgt ein Potential für eine beträchtliche Erweiterung der menschlichen Freiheit.« (Dyson u. a. 1996, S. 102)

Abgelehnt wurden dementsprechend bürokratische Organisationen wie Staat, Regierung und Verwaltung. Die Autoren sahen in den neuen Technologien die Möglichkeit zur Aufhebung jeglicher autoritativen Reglementierung und zur Privatisierung aller denkbaren Freiheitsspielräume: »Entmassung, Einrichtung auf die Bedürfnisse des einzelnen, Individualität, Freiheit – das sind die Schlüssel zum Erfolg.« (ebd., S. 108).

Diesem ebenso individualistischen wie liberalistischen Programm stand von Anfang an das der Pragmatiker gegenüber, der Informationstechnologen, der politischen und ökonomischen Strategen, die auf eine Optimierung produktiver und distributiver Abläufe setzten, auf die Expandierung von Märkten, die Erweiterung von Absatzchancen, auf den Zugewinn von Publika und Konsumenten. Ihr Stichwort hieß ›Information Superhighway‹ (Kleinsteuber 1996), eine Metapher, deren technologisch-automobile Dimension Geschwindigkeit und Dynamik signalisiert und damit ihre Essenz eher verhüllt als offenbart. »Der Cyberspace«, so hieß es in einer ›Unabhängigkeitserklärung des Cyberspace‹, »besteht aus Beziehungen, Transaktionen und dem Denken selbst, positioniert wie eine stehende Welle im Netz der Kommunikation. Unsere Welt ist überall und nirgends, und sie ist nicht dort, wo Körper leben.«

(Barlow 1996, S. 113). Auch diese Position bezog ihre Substanz aus dem Plädoyer für die im Internet liegenden Freiheitsmöglichkeiten, die zugleich polemisch gegen die Welt der Institutionen, des Staates, der Regeln und Gesetze gewendet wurde: »Wir müssen unser virtuelles Selbst Eurer Souveränität gegenüber als immun erklären, selbst wenn unsere Körper weiterhin Euren Regeln unterliegen. Wir werden uns über den gesamten Planeten ausbreiten, auf daß keiner unsere Gedanken mehr einsperren kann.« (ebd., S. 115).

Das ›virtuelle Selbst‹ als letzte Bastion eines Humanismus-Ideals, das den Körper preisgibt – man darf die Emphase dieses Pamphlets gewiß der Aufbruchsprogrammatik im Zeichen eines neuen Mediums zuschreiben. Sie macht aber zugleich deutlich, daß man die weitreichenden und gravierenden Konsequenzen der Internet-Entwicklung und der virtuellen Wirklichkeiten für das Selbstbewußtsein der Menschen in den hochtechnisierten Ländern frühzeitig erkannt hat. Nüchterner, sachlicher, doch nicht weniger nachdrücklich hat auch Nicholas Negroponte, Gründungsrektor des Media Lab am Massachusetts Institute of Technology (MIT), diese Konsequenzen beschrieben:

»Digital sein bezieht sich in seinem wörtlichen Sinn auf die computer-lesbaren Zahlen Eins und Null, aber auf globalerer Ebene hat es damit zu tun, woher man seine Informationen bekommt. Es hat mit der Präsenz des Computers im Leben eines jeden einzelnen zu tun. Digital sein handelt von Lebensstil und Weltanschauung, und dem unmittelbaren Einsatz dieser Computerpräsenz. Digital sein ist ein egalitäres Phänomen. Die Menschen sind leichter erreichbar, und es verschafft der kleinen, einsamen Stimme in diesem großen, leeren Raum Gehör. Organisationen werden dadurch flacher.« (Negroponte 1996, S. 37).

Ein Blick in Geschichte und Technik des Internet kann die Dynamik veranschaulichen, die seine Entwicklung vorangetrieben und begleitet hat. Den historischen Vorläufer dieses Datenaustauschs bildete in den sechziger Jahren ein Entwicklungsvorhaben der ›American Research and Project Agency‹ (ARPA) mit dem Ziel, einen dezentralen Verbund von untereinander verknüpften Computern – seinerzeit ganze vier Rechner – zu bilden, ein Informations- und Kommunikationssystem, das dank seiner Dezentralität auch bei einem Atomkrieg überleben, das heißt: die Kommunikation zwischen Kommandozentralen und Militärbasen aufrechterhalten könnte. Es ging also zu Beginn um die pragmatische Lösung eines praktischen Problems, um eine Aufgabe, die den Technologen des eben beginnenden Computerzeitalters von Militärstrategen überantwortet wurde. Diese pragmatische Dimension, die in neueren Darstellungen zur Geschichte des Internet erstaunlicherweise bestritten wird (Hafner/Lyons 1997), ist auch auf der nächsten Entwicklungsstufe noch erkennbar. Den nach militärstrategischen Vorgaben entstandenen Verbund dezentraler Computer hat der Software-Experte Tim Berners-Lee auf einen wiederum dezentral geplanten Datenaustausch unter Naturwissenschaftlern des Schweizer Kernforschungszentrums CERN übertragen. 1989 entwickelte Berners-Lee seine Idee dann zum World Wide Web (WWW) in sei-

ner heutigen Form weiter. 1992 wurde der jetzt gültige WWW-Standard ver-
abschiedet, das ›Internet-Protkoll‹ (IP), das den Ablauf der Übertragung von
Daten regelt, darunter die Internet-Adresse (IP-Nummer) des einzelnen ange-
schlossenen Computers, die über Ziffern und zugleich über das ›domain
name system‹, ein hierarchisch gegliedertes System von Namen, bestimmt
wird.

Die Spitze dieses Systems bilden die ›root server‹, die Informationen über
die wichtigsten Domänen bereithalten. Den Kontakt zu den einzelnen Computern stellen die ›Name server‹ her, Programme, die Informationen für den
Austausch von E-Mail, die IP-Nummern und die Domäne-Namen enthalten.
Der Informationsaustausch innerhalb dieses Systems erfolgt in Form von Da-
tenpaketen, die einen ›header‹ mit der Ziel- und Absenderadresse sowie das
zu transportierende Datenkonvolut aufnehmen. Mit Hilfe eines ›Transmis-
sion Control Protocol‹ (TCP) wird der Datentransport überwacht und im Falle
von Behinderungen oder Beschädigungen wiederholt. Der Transport erfolgt
über ›Server‹, Programme, die an sogenannten ›Ports‹ die Übertragung der
verschiedenen, gleichzeitig zu übermittelnden Informationen übernehmen.
Solche Server, inzwischen in großer Zahl im Internet präsent, erfüllen vielfältige Aufgaben: Transaktionen, Einkäufe, Vermittlung von Dienstleistungen
und Informationen. Sie bieten Dienstleistungen, die über den PC in Anspruch genommen werden können.

Die wichtigsten Nutzungsformen des Internet seien zunächst kurz dargestellt, um die spezifischen Merkmale dieses Kommunikations- und Speicher-
mediums zu charakterisieren (vgl. Neverla [Hg.] 1998). Zu ihnen zählt die
›E-Mail‹, also die elektronische Post, die eine rasche und vergleichsweise bil-
lige schriftliche Kommunikation (innerhalb von maximal 30 Minuten) zwischen zwei oder mehr Partnern ermöglicht. Mit Hilfe sogenannter ›Mailing-
Listen‹ läßt sich ein und dieselbe Nachricht gleichzeitig auch an verschiedene Adressaten senden, die an einer bestimmten Information interessiert
sein könnten. Zu diesem Zweck wird der entsprechende Brief oder Diskussi-
onsbeitrag an eine zentrale Adresse geschickt und von dieser an die auf einer Liste registrierten Teilnehmer weitergeleitet. Möglich ist eine Vorauswahl, um unerwünschte Mitteilungen oder Beiträge auszuschließen, durch
die Installation eines ›Moderators‹ der eine Sortierung vornimmt, um das
Wort ›Vorzensur‹ zu vermeiden. Rund 1100 Themen sind allein in Deutschland unter der Adresse ›www.lisde.de‹ gespeichert, international unter
›www.liszt.com‹ rund 90 000.

Die Informationen im WWW sind – hierin besteht die entscheidende Diffe-
renz zur Tradition der Schriftkultur – untereinander nicht hierarchisiert.
Vielmehr sind alle elektronischen Dokumente, soweit sie nicht innerhalb
von Websites durch Informationsanbieter in sich gegliedert werden, im Prinzip untereinander vollständig gleichberechtigt. Suchmaschinen helfen dem
Internet-Surfer auf seiner Reise durch die immense Vielfalt von Angeboten,
Produkten und Informationen. Die Suchprogramme, meist Bestandteil der
Internet-Software, durchforsten das globale oder das nationale Computer-
netz anhand von Stichworteingaben des Nutzers. Suchmaschinen von Anbie-

tern wie Netscape oder Microsoft, versehen mit wohlklingenden Etiketten wie Explorer, Mosaic, Altavista, Lycos, Excite oder Yahoo, sind freilich immer auch Sortiermaschinen, von denen die Internet-Nutzer zwar wissen, was sie für sie auswählen und was sie ihnen anbieten, nicht aber, was sie ihnen vorenthalten und welche Bereiche des Netzes sie bei ihrer Suche nach vorgegebenen Stichwörtern aussparen. Rund 320 Millionen Websites gibt es bereits, doch nur 110 bis 120 Millionen Seiten werden von den Indices eines Suchservice wie Altavista erfaßt. Die anderen Homepages sind nicht angemeldet, können also auch nicht gefunden werden.

Grundsätzlich kann sich jeder Nutzer am Austausch im Internet beteiligen, sei es durch aktive Teilhabe an den sogenannten ›Chat-Corners‹, sei es durch die Eingabe von Daten und Informationen ins WWW in Form von ›Homepages‹, die nach dem HTML-Standard (›Hypertext Markup Language‹) erstellt werden. HTML ist eine Computersprache. Sie zu lernen, um eine Homepage ins Internet zu setzen, ist nicht einmal nötig, da es Netzprogramme gibt, die dies erledigen. Allerdings: Soweit eigenhändige Korrekturen vorgenommen werden sollen, ist die Basiskenntnis dieser Sprache erforderlich. Hierfür gibt es Kurse, die Internet-Nutzer in Anspruch nehmen können (z.B. www.uni-siegen.de/help/html/barebone/), ebenso finden sich Hinweise für die Gestaltung von Internet-Seiten, für Layout und Bildpräsentation, die der Selbstdarstellung im Netz eine möglichst große Reichweite und eine angemessene Öffentlichkeit sichern sollen (z.B. www.karzaunin-kat.com/Goldhtml/goldhtml.htm). Auf diese Weise werden inzwischen Hompages hergestellt, die den Zugang zu ebenso angesehenen wie seriösen Institutionen und Publikationen eröffnen: zum Louvre, zu den Museen des Vatikans oder zum Deutschen Historischen Museum, zur *Encyclopedia Britannica* oder zum *Deutschen Wörterbuch* von Jacob und Wilhelm Grimm. Weltweit werden inzwischen Archiv- und Wissensbestände angeboten. Macht man sich klar, daß an jedem einzelnen Arbeitstag die unvorstellbare – und bei genauerem Nachdenken: entmutigende – Zahl von 20 000 wissenschaftlichen Aufsätzen erscheint und sich das Wissen der Welt alle fünf Jahre verdoppelt, dann wird die Entwicklungslogik solcher Speicherkapazitäten offenkundig. Sie dienen der Arbeitsentlastung durch die einfache Zugriffsmöglichkeit, die sie bieten. Sie helfen, Zeit und Geld zu sparen, und sie erübrigen, da jederzeit verfügbar, den Ortswechsel, den die Reise ins Archiv erfordern würde.

Die Möglichkeit, einen weltweiten Wissenstransfer und Datenaustausch ungehindert realisieren zu können, entsprach den Vorstellungen des WWW-Begründers. Der »Sinn des World Wide Web« sei, so sein Erfinder Tim Berners-Lee in einem Interview, »daß alles mit allem anderen verknüpft werden kann« (1998, S. 140). Auf diese Weise sind Kommunikationsstrukturen entstanden, die in zweifacher Hinsicht völlig neue Organisationsformen hervorbringen. Einerseits wächst die Weltgesellschaft durch die spielerisch ermöglichte Überwindung von Raum- und Zeitgrenzen zusammen, freilich mit der Tendenz zur Einebnung kultureller Unterschiede. Andererseits bilden sich Gruppen politischer, religiöser oder ethnischer Art, die dezentral untereinander kommunizieren können, ohne noch von ihren geographischen oder nationalen Voraussetzungen begrenzt zu werden. Entfallen ist damit eine zentralistische Steuerung des Datenflusses. Das Internet könnte in dem Maße, wie sich seine potentiellen Nutzer – und das sind weltweit alle Menschen, die einen Computer bedienen können – tatsächlich auch am Datenaustausch beteiligen, das demokratischste Mediums in der Geschichte der Menschheit sein.

Geographische Entfernungen spielen keine Rolle mehr, Zeitdifferenzen werden belanglos. Alle Teilnehmerinnen und Teilnehmer können zu jeder Zeit von jedem Ort aus auf alle Daten zugreifen, und alle können mit allen über alle möglichen Themen kommunizieren, E-Mails versenden, Informationen tauschen. Selbst Lehr-, Lern- und Kommunikationsprozesse von Universitäten lassen sich mit Hilfe des Internet organisieren, wie die Gründung der virtuellen University of the Highlands and the Islands (UHI) im Nordwesten Schottlands gezeigt hat. Vorlesungen und Seminare als Videokonferenzen, Diskussionen im Internet, Seminararbeiten per E-Mail, Korrekturen ebenso, Bibliotheksbestände online, die dezentral gelegenen Forschungsinstitute und Colleges auf höchstem technischen Niveau miteinander vernetzt – dafür kein persönlicher Kontakt mit Professoren und Kommilitonen. In ähnlicher Form haben die »AKAD Hochschulen für Berufstätige« in Zusammenarbeit mit der Multimediaagentur »Concept!« in Karlsruhe ein Programmangebot für virtuelle Studiengänge organisiert, ein weiterer Versuch, durch lerngerecht eingerichtete Benutzeroberflächen und mit Hilfe von CD-ROM-gespeicherten Materialien Studierenden ganze Unterrichts- und Übungseinheiten sowie ergänzende Rückkopplungsmöglichkeiten und abschließende Prüfungen anzubieten. Virtuelle Kommunikation als Ent-Menschlichung eines ganzen Realitätsbereichs.

Vergleichbar der gruppen- und themenspezifischen Informationsform funktioniert die Möglichkeit, mittels entsprechender Server ›News Groups‹ zu erreichen. Die auf diesen Servern eingehenden Beiträge werden themenspezifisch untergliedert, z.B.: ›comp‹ für Computer, ›misc‹ für Verschiedenes, ›sci‹ für Wissenschaft, ›soc‹ für Politik, Kultur und Gesellschaft, ›talk‹ für Austauschmöglichkeiten ohne Themenfestlegung, ›news‹ für Nachrichtenaustausch jeder Art, ›rec‹ für Freizeit und ›alt‹ als Kürzel für eine offene Sparte ohne Themenvorgabe, aber mit zahlreichen Untergliederungen. Die eingehenden Informationen oder Beiträge werden den Servern zugewiesen und, je nach Vorgaben, für eine begrenzte Zeit gespeichert. Das ›Internet Relay Chat‹ (IRC) bietet Diskussionsräume für Gesprächsforen, in die sich jeder Teilnahmewillige mit Hilfe von Programmen wie UNIX oder MIRC (Microsoft) einwählen kann. Über diese Programme werden Hilfen bereitgestellt, die dem Nutzer das IRC erläutern. Es handelt sich dabei um ein Netzwerk aus Servern, die einer unbegrenzten Teilnehmerzahl einen weltweiten Austausch über jede denkbare Frage erlauben. Man schätzt, daß allein im europäischen Bereich allabendlich 10 000 bis 15 000 solcher Channels genutzt werden. Schließlich sind noch die ›Multi User Dungeons‹ oder ›Multi User Dimensions‹ (MUD) zu erwähnen, die ähnlich wie die IRC funktionieren. Sie bieten

Abenteuerspiele mit Drachen oder anderen Ungetümen in virtuellen Welten, in denen die Mitspieler zugleich die Figuren der Spiele repräsentieren.

Um die entwickelten technischen Standards zu wahren, die die Netzverbindungen weltweit unabhängig von der jeweils verwendeten Hard- oder Software sichern, hat man im Massachusetts Institute of Technology (MIT) das World Wide Web Consortium (W3C) ins Leben gerufen, ein Gremium, das unter Vorsitz von Berners-Lee Interessenunterschiede unter Anbietern und Nutzern und Konkurrenzkämpfe verschiedener Computerhersteller ausgleichen soll. Eine Maßnahme, die angesichts der Zuwachsraten unumgänglich erscheint. Allein in Deutschland gab es im Jahre 1998 7,3 Millionen Internet-Surfer, der erwartete Zuwachs betrug mehr als drei Millionen für das erste Quartal 1999. Schätzungen gehen allerdings davon aus, daß der Anteil der Internet-User im Jahre 2010 bei nicht mehr als 5 bis 10 % der Weltbevölkerung liegen wird (Andreessen 1998, S. 137) – Ausdruck der Tatsache, daß die Nutzung des WWW, so simpel sie auch erscheinen mag, dennoch an Einkommens- und Bildungsvoraussetzungen gebunden ist.

Zum globalen Erfolg des Internet haben die denkbar einfachen technischen Voraussetzungen seiner Handhabung offensichtlich beigetragen. Benötigt werden lediglich ein Computer mit ausreichender Speicher- bzw. Rechenkapazität, ein Modem, also ein Verbindungsstück zum Telefonnetz, und ein Provider, der den Zugang zum Internet technisch herstellt. Ihn wählen die Benutzerinnen und Benutzer über den Computer an und besorgen sich, gegen ein entsprechendes Nutzungsentgelt, auf diese Weise eine Internet-Verbindung. Die entsprechende Software, ein sogenannter Browser – das heißt: ein Programm, das die Internet-Dokumente lesen kann (zum ›Cyber Slang‹ vgl. Abel 1999) – ist in neueren Software-Paketen fast immer enthalten. Ist die Verbindung einmal installiert, stellt sich auch die Handhabung einfach dar. Mit einem Mausklick auf ein graphisches Zeichen, ein Ikon, eines einfachen, optischen Signifikanten, der die gewünschte Funktion anzeigt, lassen sich Verbindungen, über Grenzen und Kontinente hinweg, in alle Welt öffnen, zu Stichwörtern und Themen, die sich wunschgemäß immer weiter verzweigen oder vertiefen lassen. Möglichkeiten der Verzweigung und Vertiefung bieten die sogenannten ›Links‹, Verbindungswörter oder -texte, die unterschiedliche Bereiche miteinander so verbinden, daß Internet-User sich auf eine unabschließbare Suche nach Daten und Informationen machen können, von deren Existenz sie vorab nicht notwendig etwas wissen müssen. Die Links, nicht selten farblich, durch ›tags‹ oder Sprungmarken markiert, werden bei der Programmierung von Web-Seiten hinter Texten oder Bildern eingesetzt, die angeklickt werden müssen. Auf diese Weise kann man von Seite zu Seite, von Adresse zu Adresse, von Information zu Information, von Stichwort zu Stichwort springen, ohne zu wissen, wohin man gelangt, vielleicht nicht einmal wissend, was man sucht, sich immer neuen Inhalten zuwenden oder die einmal gewählten Vorgaben weiterverfolgen, von Thema zu Thema, von Text zu Text – von nichts anderem gelockt und getragen als von einem technisch wie praktisch unaufwendigen Verfahren, das unter dem Begriff ›Hypertext‹ mittlerweile sogar seine Theoriefähigkeit unter Beweis gestellt hat (Landow 1997).

Bezieht man diesen Begriff auf das Internet, so versteht man darunter eine Verbindung von ›Websites‹, von Internet-Seiten, die durch Links miteinander verknüpft sind, aber auch den Zugang zu einer thematisch/systematisch bezeichneten Quelle im Internet, die sich über ein Link öffnen läßt. Die Hypermedien implementieren auf diese Weise ein »Wissensdesign, das Daten gleichsam frei begehbar macht; d.h. sie dekontextualisieren Informationselemente und bieten zugleich Verknüpfungsschemata der Rekombination an« (Bolz 1993, S. 207). An diese Beobachtungen zur technischen Struktur des Internet lassen sich zwei Folgerungen anschließen. Zum einen: Das Internet läßt sich – ebensowenig wie der Computer – nicht in Analogie zum individuellen menschlichen Gedächtnis deuten, weil anstelle der beim Menschen wirksamen psychologischen Faktoren technische – elektronische und digitale – Impulse wirken. Zum anderen: Aus demselben Grund ist der im Zusammenhang der Internet-Struktur häufig genannte Begriff der ›Assoziation‹ irreführend, denn die Assoziation unterscheidet sich ihrerseits als komplexer psychologischer Vorgang grundsätzlich von der digital ermöglichten, gezielt vorgenommenen »Dekontextualisierung« und »Rekombination«.

Fragwürdig wird vor diesem Zusammenhang auch die These, das Internet in seiner Gesamtheit sei als ein Medium zu verstehen, das an die Stelle des traditionsreichsten Leitmediums der Gedächtniskultur treten werde: an die Stelle der Schrift (Assmann 1999). Fragwürdig erscheint diese These, weil das Internet zu einem bedeutenden Teil selber ein Schriftmedium ist, wenn auch ein besonderes, nicht an den Buchdruck gebundenes. Schrift erscheint hier als eine medial transformierte Form der mündlichen Sprache. Die Möglichkeit der Kommunikation in Echtzeit bietet die Form des Gesprächs für den Austausch an, der Bildschirm aber verlangt die Übertragung des Gesprächscharakters in geschriebene Sprache. Es liegt also ein doppelter Transformationsprozeß vor: Das Schriftmedium wird von A als Sprache genutzt, die verschriftlichte Sprache von B als Gespräch verstanden, B's Gesprächsbeitrag aber muß wiederum ins Zeichensystem der Schrift übertragen werden, damit A sich weiterhin am Gespräch beteiligen kann. Der Begriff ›Schrift‹ als solcher kann deshalb kein hinlängliches Kriterium zur Differenzierung des Internet innerhalb der Gedächtnismedien sein. Zudem stellt sich gerade im Hinblick auf das Internet die Frage, welche Qualität und welcher Rang einer Erinnerungskultur zukommen soll, deren Medium wie kein anderes in der Geschichte der Menschheit auf der einen Seite Durchlässigkeiten herstellt, Verbindungen schafft und Speicherräume bietet, auf der anderen Seite aber potentiell alles marginalisiert und verschwinden läßt, was aus den Fluten dieses Informations- und Kommunikationsozeans nicht durch das traditionsreiche kollektive Gedächtnis des Leitmediums ›Buch‹ bewahrt wird. Ein interessantes Indiz für solche Überlegungen bietet die Beobachtung, daß die anregendsten Beiträge zum Computer und zum Internet, zur Theorie der neuen Medien und der virtuellen Realität umgehend auf dem Buchmarkt erscheinen, gespeichert durch das dreitausend Jahre alte Medium Schrift.

Das Internet kann anderes als das Buch, auch mehr als die Schrift, aber es wird Buch und Schrift nicht ersetzen. Sein Siegeszug beruht darauf, daß es den Austausch von Informationen innerhalb eines faktisch unbegrenzten Datenraums erlaubt, in dem Platz für beliebig viele Informationen ist und der sich kaum reglementieren läßt. Jede Information wird digital untergliedert, zerlegt in kleine, transportfähige Einheiten, die über die Datenbahnen von Glasfaserkabeln an den Empfänger geschickt werden. Diese Einheiten können unterschiedliche Wege nehmen und in unterschiedlicher Reihenfolge beim jeweiligen Empfänger eintreffen, wo sie in der richtigen Reihenfolge zusammengesetzt und mitgeteilt werden, gleichviel ob es sich um Texte, Grafiken oder Bilder handelt. Inzwischen wird an der Entwicklung der zweiten Internet-Generation gearbeitet, die – bedingt durch die gleichzeitige Nutzung verschiedenartiger Licht-Frequenzen – ein Vielfaches an Übertragungsleistung bei verringerter Übertragunsdauer (bis zu 2,5 Gigabit pro Sekunde) erbringt.

Definitionen

Daß ein so komplexes technologisches Phänomen wie das globale Datennetz zu theoretischer Anstrengung herausfordert, liegt auf der Hand. Nicht wenige der in diesem Zusammenhang nennenswerten Untersuchungen bemühen sich, die Metapher ›Internet‹ begrifflich stringent zu fassen, mit bisweilen erheblichem Theorieaufwand und recht unterschiedlichem Erfolg. Doch gerade die Vielfalt der mit dem Internet verbundenen Möglichkeiten des Datentransfers und Informationsaustauschs, der Kommunikation, der Interaktion und der ästhetischen Produktivität erschwert jeden Versuch, das Netz auf den Begriff zu bringen. Irene Neverla hat im Hinblick auf die bereits vorliegenden theorieorientierten Arbeiten zwischen verschiedenen Medienbegriffen differenziert, die unterschiedliche Zugänge zur Gegenstandsbestimmung eröffnen: der »naive« Medienbegriff mit seiner welterschließenden Abenteuerdimension; der »technokratische« Medienbegriff, der Natur mit Hilfe von Technik überwinden will; der »mythologische« Medienbegriff, der Gesellschaft als ›Natur‹ versteht, Technik als ›Kultur‹ und das Medium als ›Mythos‹ von schicksalhafter Kraft und Bedeutung; schließlich der »symbolische« Medienbegriff, der im Zeichen des Mediums Internet die prägenden Dichotomien (Natur-Kultur, Mensch-Maschine) auflöst und eine neue Dimension der Symbolisierung und Codierung von Subjekt und Objekt anstrebt (Neverla 1998, S. 29). Neverla ihrerseits neigt dem letztgenannten, dem »symbolischen« Medienbegriff zu, denn er impliziere »per definitionem als Symbolsystem auch Kommunikation als Ziel, Form und Ausdruck des Mediums«. Damit enthalte der »symbolische« Medienbegriff die »Substanz für eine umfassende Kommunikationstheorie, die sich nicht nur ableitet aus den gängigen Megakonzepten der Systemtheorie und des Konstruktivismus, sondern ihre Betrachtungen spezifisch am Gegenstand Kommunikation entwickelt« (ebd., S. 31).

Zwei Aspekte sind an solchen theoretischen Bemühungen von besonderem Interesse. Zunächst stimmen sie – bei aller Unterschiedlichkeit ihrer inhaltli-

chen Festlegungen – darin überein, holistische, also ganzheitliche Deutungs-
muster einzusetzen, wo die Komplexität des Phänomens doch gerade Deu-
tungsvielfalt erwarten ließe. Hier scheint ein Theoriebegehren am Werk, das
einem Universalitätsanspruch Ausdruck verleiht: alles auf einmal aus einem
Grunde zu erklären und auf ein Ziel hin zu orientieren, ein Holismus von geschichtsphilosophischer Qualität, der mit quasi-religiösen Endzeiterwartun-
gen einhergeht, Differenzkriterien preisgibt und ohne Geschichtsbegriff auskommt (Leschke 1999). Eindrucksvolles Beispiel eines solchen Theoriedesigns
ist das – auch von Neverla herangezogene – Buch der Amerikanerin Donna
Haraway mit dem programmatischen Titel *Die Neuerfindung der Natur: Prima-
ten, Cyborgs und Frauen* (1995). Die Autorin bemüht sich, die gegenwärtigen
Herausforderungen durch den Cyberspace als Chance zur Auflösung dichoto-
mischer Grenzen zu verstehen, so auch der Dichotomie zwischen Mensch
und Maschine, an deren Stelle ›Cyborgs‹ treten sollen, natürlich-soziale und
technisch-kulturelle Mischformen zwischen Mensch und Maschine, die über
keine ›Identität‹ im Sinne einer Subjekt-Begrenzung und -Abgrenzung verfü-
gen, da sie ihrer nicht mehr bedürfen. Die Maschine wird zum Menschen,
der Mensch zur Maschine. Zwischen beiden besteht nicht länger eine katego-
riale Differenz. Die Synthese hebt – im Hegelschen Sinne – beide Qualitäten
im Begriff des Mediums auf.

Zum anderen überrascht im Hinblick auf theoretische Bemühungen dieser
Art die Tatsache, daß Metaphern wie ›Internet‹ oder ›Netz‹ nicht selten lediglich durch weitere Metaphern ersetzt werden. Das bereits erwähnte technologisch-automobile Bild vom ›Information Superhighway‹ ist hierfür ein Beispiel (Kleinsteuber 1996). Ein anderes bietet die in Anlehnung an Deleuze/Gu-
attari (1977) auf das Internet übertragene Metapher ›Rhizom‹. Der Aspekt der
Natürlichkeit, der dem Rhizom bei Deleuze und Guattari anhaftet, die chao-
tisch-wirre Qualität eines veränderlichen, unterirdischen Geflechts, scheint
sich angesichts der unüberschaubaren, naturhaft sich ausbreitenden Netz-
Kultur zu deren Bestimmung geradezu aufzudrängen (Neverla 1998, S. 24).
Die Frage bleibt jedoch, was die Ersetzung einer Metapher durch eine andere
zur theoretischen Bestimmung des Phänomens ›Internet‹ tatsächlich beiträgt. Hervorgehoben wird mit der Verwendung der ›Rhizom‹-Metapher der
Aspekt der Naturwüchsigkeit, die der Ausbreitung und Ausweitung des Netzes anhaftet. Da das Internet keine semantischen Hierarchien kennt, wu-
chert es unstrukturiert in nicht bestimmbare Richtungen und Dimensionen
hinein. Antriebselemente dieser Rhizomatik bilden – das darf dabei nicht
übersehen werden – auch der technologische Eigensinn des Mediums und
seine ökonomische Dynamik, die ihm weltweit zum Erfolg verholfen haben.

In dem bislang ambitioniertesten und fundiertesten Versuch, das netzför-
mige Gebilde des computergenerierten Datenuniversums theoretisch zu fassen, hat Hartmut Winkler eine Analogie zum kollektiven Gedächtnis, zur
Struktur der Sprache und zum Phänomen der menschlichen Assoziationsfä-
higkeit konstruiert (*Docuverse*, 1997). Winkler geht aus von der Verknüpfungs-
form der Links, also von der Struktur des Hypertextes, die den Begriff des Internet und damit das Bild des ›Netzes‹ metaphorologisch ins Recht setze:

»Daß die Netzmetapher an den etablierten Begriff der Assoziation anzuschließen ist, diesen Begriff aber gleichzeitig entpsychologisiert und an das sprachliche Funktionieren bindet, daß sie die Bestimmung der Linearität einerseits relativiert und andererseits in Richtung einer komplexeren Vorstellung ausbaut, daß sie eine Signifikantenanordnung im Außenraum mit Annahmen über Strukturen im Inneren der Gedächtnisse verbindet und die irreduzible Differenz zwischen beiden Polen gleichzeitig aufrechterhält – all dies macht die Leistungsfähigkeit der Netzmetapher aus.« (Winkler 1997, S. 38 f.).

Die in diesem Zusmmenhang von Winkler im Rückgang auf die Sprachtheorie de Saussures vorgetragenen Überlegungen (S. 28 ff.) operieren freilich, um einen Zusammenhang von Sprache, Gedächtnis und Computernetzwerk herstellen zu können, mit einem hochformalisierten Begriff von Sprache. In ihm sind – trotz des Bezugs auf Freud und Lacan (S. 35 ff.) – die in der Kommunikationssituation in komplexer Weise gegenwärtigen psychologischen Faktoren nur selektiv präsent, etwa in dem Hinweis auf Lacans Beobachtung, daß man sich der vorhandenen, in den Subjekten gegenwärtigen Sprache bediene, »um alles andere als das damit zu bezeichnen, was sie sagt« (Lacan [1957] 1975, S. 29). Diese »Funktion des Sprechens« (Lacan) auf die Funktionsweise des Internet zu übertragen, kann nur dann gelingen, wenn das Zusammenspiel von Sprechen und Sprache oder Diskurs und System ohne eine angemessene Berücksichtigung des situativen Kontextes erfolgt, der den Sprachhandlungszusammenhang bedingt. Der Sprachhandlungszusammenhang unterscheidet sich vom computergenerierten Zusammenhang des Hypertextes jedoch kategorial. Man kann diesen Sachverhalt mit einigen bündigen Formulierungen des Medientheoretikers Alexander Kluge umschreiben: »Der wesentliche Unterschied zwischen Computern und dem menschlichen Nervenansatz liegt darin, daß die kleinsten Einheiten, aus denen Computer bestehen (die Chips), direkt miteinander verknüpft sind. Elektronik funktioniert als Direktleitung.« (Kluge 1985, S. 80). Eben diese Art der Direktschaltung aber gilt nicht für das menschliche Nervensystem und ebensowenig für den von diesem gesteuerten Sprachhandlungszusammenhang: »Das Nervensystem des Menschen ist nicht direkt verkabelt. Zwischen den Nervenenden (den Synapsen) befindet sich jeweils Zwischenraum, ähnlich einer schlechten Wegstrecke, einer immer wieder unterbrochenen Straße. Auf dieser besonderen, umständlichen Organisationsweise der nur *ungefähren* Verknüpfungen beruhen menschliche Eigenschaften wie Freiheit, Gefühle.« (ebd., S. 78). Solchen »*ungefähren* Verknüpfungen« entspringen die Spielräume, mit denen Sprache arbeitet. Das Internet aber ist – wie sein Basiselement, der Computer, auch – die Direktleitung par excellence.

Von seinen technischen Möglichkeiten her bietet das Internet alle Voraussetzungen, eine sich selbst organisierende, freie Informationsgesellschaft zu schaffen. Man kann Bestellungen aufgeben, telefonieren, Musik hören, Bilder ansehen, Videos betrachten, Software herunterladen, Computerspiele spielen oder jener Internet-spezifischen Leidenschaft frönen, die man mit der schönen Metapher ›surfen‹ belegt hat. Surfen – also sich treiben lassen vom Wind der Zufallsinformationen, sich wiegen lassen vom Wellengang der Hypertexte – das ist vielleicht die angemessenste Form der Fortbewegung im Internet. Dann jedenfalls, wenn man dessen Unendlichkeit ins Auge faßt, die Unabschließbarkeit der Bewegungsmöglichkeiten, die Vielfalt der Richtungen, die man einschlagen, der Winke, denen man nachgehen kann. Man muß sich freilich treiben lassen wollen und nicht auf der Kontrolle oder Überwachung des Kurses bestehen, denn die Bewegung, nicht der Weg ist das Ziel. Dieser Bewegung gilt alles gleich viel: Text, Bild, Information, U- oder E-Kultur. Sie weist nicht über sich hinaus, und sie blickt nicht zurück. Sie ist reine Gegenwart und reine Immanenz, keinem anderen Wegweiser folgend als der Neugier der Internet-User, keinem anderen Impuls gehorchend als den Signalgebern der Links. Und der Vorzug gegenüber den Möglichkeiten des Zappens beim Fernsehen liegt auf der Hand: Während sich TV-Strukturen über kurz oder lang wiederholen und überlagern, scheinen die des Internet so universell wie die Kombinationsmöglichkeiten des binären Codes. Solche Qualitäten bilden Reize, Anregungen, auch Herausforderungen für ein Publikum, das – mit dem Computer vertraut, wenn nicht aufgewachsen – im Internet auf Entdeckungsreisen gehen kann.

Das alles hat mit dem Phänomen ›Sprache‹ freilich allenfalls metaphorisch zu tun. Tatsächlich handelt es sich um eine auf der Technologie moderner Rechenmaschinen beruhende Form des Austauschs von Informationen, der Kommunikation und der Speicherung. Die Idee, das Internet – also eine Technik – statt von seinen technischen Voraussetzungen von der Sprache her zu denken, mag durch die zuvor bereits beschriebenen Anfänge des Netzes mit angeregt worden sein. Schon in den Anfängen des Internet ging es um die Herstellung eines Kommunikationsverbundes zum Zweck des Datenaustauschs. Daran hat sich, trotz der unabsehbaren Ausweitung des Netzes, im Grunde bis heute nichts geändert. Doch die konstruktive Basis des Internet ist nicht sprachlicher, sondern technischer Art. Die dem Internet implantierte Technologie prägt alle Möglichkeiten, die es eröffnet. Von seiner Technologie her wäre demnach auch seine Theorie zu entwerfen. Und ebenso wäre von ihr aus die Differenz zu anderen Phänomenen zu bestimmen, anthropologischen wie kulturellen: Sprache, Gedächtnis oder Assoziationsvermögen. Die Technologie markiert diese Differenz. Der Rest ist Hermeneutik.

Netz-Ästhetik

Der Blick auf Technik, Geschichte und hypermediale Struktur des Internet macht deutlich, daß das Netz aufgrund seiner Speicherkapazität ein Informationsmedium, aufgrund seiner Verknüpfungsmöglichkeiten ein Kommunikationsmedium ist. Beide Qualitäten ergänzen einander, gelegentlich bedingen sie sich wechselseitig. Diese Eigenschaften besitzen ihren Ursprung im seriösen Bereich jenes wissenschaftlichen Austauschs, wie er die Anfangsjahre der Netznutzung charakterisierte. Informationelle und kommunikative Struktur sind durch die Dimension der Echtzeit, durch Themenzentrierung und durch Fragen und Antworten bestimmt. Die Kommunikation dient der Information, die Information ermöglicht Kommunikation. Insoweit weisen bereits die Anfänge des Internet eine transmediale Struktur auf, die es erlaubt, eine Pluralität von Zeichensystemen miteinander zu verbinden.

Hieran hat sich im Grunde nichts geändert, nur sind die Formen des Austauschs differenzierter, die miteinander verknüpfbaren Medien vielfältiger geworden. Der kommunikative Austausch innerhalb von Nutzergruppen, Interessengemeinden oder Chat-Groups folgt einer Internet-spezifischen Ästhetik, die Gleichgesinnte anzieht, einlädt, bei Laune hält und zur Einmischung oder zum Mitspielen motiviert. Soziale Minoritäten und Randgruppen haben sich hier in besonderer Weise profiliert, weil das Internet mit seiner offenen Struktur, seiner unbegrenzten Reichweite und seiner Anonymität der Spezifik ihrer Kommunikationswünsche ersichtlich entgegenkommt. Offenbar bildet vor allem der Faktor Anonymität einen spezifischen Reiz. Soziale Daten wie Geschlecht, Alter, Rasse oder soziale Stellung und persönliche Merkmale wie Aussehen, Intonation, Gestik oder Mimik spielen, im Unterschied zur persönlichen Begegnung, bei der Kontaktaufnahme über das Internet – zumindest zunächst – keine Rolle. Das Internet lädt deshalb zu Identitätsveränderungen ein, auch zu wiederholten Rollenwechseln, die nicht nur den Reiz des Spielerischen erhöhen, der mit den Chatforen verbunden ist, sondern auch unterschiedliche Persönlichkeitsanteile und -merkmale auszuleben erlauben (Turkle 1996).

Die Möglichkeit, unerkannt, mit falschem Namen, einer entworfenen personalen und geschlechtlichen Identität Rollen zu erproben, mit unbekannten Partnern zu kommunizieren, die angenommene Rolle durchzuspielen, ihre Wirkungen zu beobachten und sich ungefährdet jederzeit wieder zurückziehen zu können – diese Vielfalt an Möglichkeiten kommt einer gesellschaftlich latent vorhandenen, doch nicht auslebbaren Neigung zur Grenzüberschreitung entgegen. Ein Spannungsmoment besteht gerade darin, nicht zu wissen, mit wem man wirklich kommuniziert. Zu vermuten ist selbstverständlich, daß auch die Kommunikationspartnerinnen und -partner unter angenommenen Identitäten kommunizieren. Die Realität der Chat-Groups ist virtuell, ihre Virtualität aber real. Diese gleichsam entstofflichte Realität in ihren sprachlichen Vermittlungen zu entziffern, ihre Codes zu entschlüsseln, im Jargon den sozialen Kontext zu entdecken, in der Wortwahl das Geschlecht und in der rhetorischen Strategie die Intention zu erkennen – diese Arbeit setzt im Grunde bei einem alten Gegensatz an: dem von Schein und Sein, Lüge und Wahrheit, Fiktion und Faktum. Eine Arbeit in der Tradition der klassischen Hermeneutik, angeregt durch die neue Konstellation Virtualität und Realität, die das Hypermedium geschaffen hat.

Entstanden ist auf diese Weise eine eigene kommunikative Sphäre mit besonderen Regeln und Ausdrucksformen (Rieken 1994). Hierzu zählt, neben der Anonymität und der Synchronität des Schrift-Gesprächs, auch die simultane Vervielfachung der Kommunikation, die gleichzeitig einen, aber auch mehrere Partner einschließen kann. Hinzu tritt die Tendenz zur ideographischen Kommunikation in Form visueller Zeichen und Kürzeln, die sich mit der Tastatur des Computers herstellen lassen, etwa der sogenannte »Smiley« – »:-)«, ein auf der Seite liegendes lachendes Gesicht, das sich zusammensetzt aus Doppelpunkt, Bindestrich und geschlossener Klammer. Das Zeichen »%-)« steht für Trunkenheit, »8-)« für Brillenträger, »:-{« für Schnurrbartträger und »:-o« für Staunen. Die Interjektionen der Comic-Sprache (»ächz«, »würg«, »stöhn«) sind hier ebenso zu Hause wie Aktionswörter (»heul«, »freu«) oder Gefühlsabbreviaturen (»*g*« für »grinsen«). Das Internet bietet mithin nicht nur vielfältige Möglichkeiten zur Entwicklung einer Krypto-Identität, sondern hat bereits eine eigene Kommunikationsstruktur ausgebildet – um nicht von ›Kultur‹ zu sprechen –, die den technologischen Vorgaben des Mediums entspringt und entspricht. Sie besitzt eine eigene Dynamik, eigenen Witz, eigene Möglichkeiten, selbstverständlich auch ihre spezifischen Grenzen. Gerade deshalb darf sie nicht an den entwickelten, elaborierten Standards schriftsprachlicher Kommunikation gemessen werden.

Wie der Ausbildung von Krypto-Identitäten und eigenständigen Kommunikationsstrukturen öffnet das Internet auch Exhibitionisten jeder Couleur seine unabschließbaren Räume. Wer sich zeigen will – auch das gehört zur Netz-Ästhetik –, kann das in vielen Facetten tun, mit unterschiedlichen Kameraperspektiven und den verschiedensten Einblicken in seine Privatsphäre. Live-Kameras (›webcams‹) dokumentieren Ausschnitte aus dem Alltag von Personen, die sich auf diese Weise eine Öffentlichkeit schaffen, einen öffentlichen Raum, in dem sich Voyeure versammeln, die mit dem Objekt ihrer Beobachtungen kommunizieren können. Peter Weir hat das Szenario in seinem Film *The Truman Show* (1998) in der eindimensionalen Fassung eines nichts ahnenden Exhibitionisten vorgeführt: das ganze Leben eines jungen Mannes, der hiervon nichts weiß, von frühester Kindheit an einem faszinierten TV-Publikum als ›reality show‹ dargeboten. Daß die Exhibitionisten des Internet von den Voyeuren wissen und daß diese wissen, daß jene von ihnen wissen, erhöht nur den beiderseitigen Reiz. Denn für den Exhibitionisten entblößt sich der Voyeur: durch Fragen, Ansprüche, Informationen, auch durch Bilder. Fraglich bleibt dennoch, welchen Grad von Anschaulickeit und damit Aussagefähigkeit briefmarkengroße Aufnahmen auf dem Computerbildschirm besitzen, die zudem nichts weiter bieten können als fixierte Kameraeinstellungen auf festgelegte Orte und Räume.

Ganz unabhängig von den jeweils gewählten Themen gilt, daß sich die Kommunikationsformen im Internet deutlich, bisweilen drastisch von den im Bereich der publizistischen Medien geübten unterscheiden. Das liegt nicht nur an den Spezialthemen der Chatforen, die in der Medienöffentlichkeit des Fernsehens oder der Presse kaum aufgenommen werden. Sondern es entwickelt sich im Internet dank der zeitlich wie räumlich nicht beschränkten Austauschmöglichkeiten vor allem auch ein Sprachgestus, der wesentlich der Fankultur zugehört. Es handelt sich bei der Sprache der Chatcorners um die Ausdrucksform einer passionierten Gemeinde, die – gleichviel, was ihre Passion im einzelnen sein mag: Kinostars, Briefmarkensammeln oder schnelle Wagen – dem Gegenstand ihrer Leidenschaft Kultstatus zuschreibt. Verehrung und Bewunderung, Akribie und Detailkenntnis gehören zu diesem Gestus, ein Insistieren auf der Einzelheit, das keine qualitativen Differenzen anerkennen will. Am Beispiel der Chat-Gemeinde des Regisseurs Quentin Tarantino kam ein sensibler Beobachter zu der Einsicht:

»Ein milder Wahn grassiert in diesen virtuellen Versammlungsplätzen, deren ›Besucher‹ sich per Modem ins weiße Rauschen begeben. Die natürliche Einstellung der e-mail-Schreiber wie der Hompagegestalter ist die eines modernen Pantheismus. Was immer auftaucht, welches Detail, welcher Ort, welcher Satz: alles ist unmittelbar zu Gott, zum Schöpfer des Universums, in dem man sich bewegt, und seine Spur muß sich noch in den unscheinbarsten seiner Schöpfungen nachweisen lassen.« (Körte, 1997).

An den skizzierten Gestus des Austauschs, an die praktizierten Formen der Darstellung und Selbstdarstellung lassen sich einige medienästhetische Überlegungen zur Sprachkultur des Internet anschließen. Das Internet ist, wie sich gezeigt hat, ein ebenso vielgestaltiger wie flexibler elektronischer Zukunftsraum. Man kann ihn als Öffentlichkeitsraum der digitalen Gesellschaft bezeichnen, als Forum zur Kommunikation und zur Selbstdarstellung, als Ersatz für den verlorenen urbanen Austausch – all das sind Facetten dieser virtuellen Welt. Geht man aus vom Ideal einer herrschaftsfreien, nicht-hierarchischen und ungelenkten Kommunikation, die den dezentral sich äußernden Interessen, Impulsen und Bedürfnissen einer prinzipiell gleichrangigen und gleichwertigen Teilnehmerschaft folgt, so kann man die Chatforen im Internet – zumal dort, wo sie sich aus den Angehörigen einer sozialen Minderheit bilden – als eine technologisch generierte und garantierte Realisierung dieses Ideals ansehen. Dieser Feststellung widerspricht nicht die Tatsache, daß sich die kommunikative Praxis der Gesprächsteilnehmer keineswegs primär durch »Solidarität« (Neverla [Hg.] 1998, S. 188) auszeichnet. Entscheidend ist die Kommunikationsmöglichkeit, nicht die Praxis, die sie jeweils kennzeichnet. Diese Möglichkeit zum Gespräch, zur Nutzung von Angeboten, zur Kompensation von Problemen, Ängsten und Schwierigkeiten macht das Internet attraktiv. Das Internet bildet insoweit eine Gegen-Öffentlichkeit zur etablierten Sphäre von Presse, Funk und Fernsehen. Es bietet Artikulationsräume, die andernorts verstellt werden. Da die Äußerungsformen, sieht man einmal von den vorgegebenen Systemen und Formaten ab, medial offen und damit intermedial nutzbar sind, bildet es zugleich ein unerschöpfliches Reservoir intellektueller und künstlerischer Produktivkräfte. Die relative Intimität und Anonymität des Internet setzt freilich den Verzicht auf Gratifikationen voraus. Die Zukunftschance solcherart digitaler Kommunikation liegt einzig in der von ihr bereitgestellten Virtualität. Diese zu einer neuen Form von Realität zu machen, ohne die Grenzen der gesellschaftlich geprägten Wirklichkeit zu installieren, würde die Entwicklung eines neuen Begriffs von Öffentlichkeit erfordern.

Vor diesem Hintergrund kann man die These wagen, daß es, wenn im Zusammenhang des Internet von Medienästhetik gesprochen werden soll, in erster Linie, wie beim Computer auch, um das Design der Nutzeroberfläche geht. Die Homepage ist zum Schaufenster geworden. Der potentielle Kunde muß durch die Vielfalt des Angebots geleitet, vor das Schaufenster gelockt und dort mit Hinweisen, Informationen, Argumenten und Anregungen der unterschiedlichsten Art zum Einkauf verführt werden. Das läßt sich auf Anhieb der Tatsache ablesen, daß Sex-Websites im Internet den lüsternen User durch eine raffinierte Verknüpfung von Verlockungen und Versprechungen bei Laune, will sagen: auf der jeweiligen Homepage halten. Immer wieder werden ihm neue Enthüllungen, Attraktionen, Sensationen versprochen, Waren, deren geschickte Verpackung von Link zu Link leitet. Da die attraktive Verkäuferin, der seriöse Verkäufer im Netz nicht existiert, bedarf es überall eines Designs, das anziehend wirkt und – im seriösen Warenhandel – Vertrauen erweckt, das Garantien gibt, persönliche Daten sichert und für die rasche Erfüllung von Wünschen steht.

Der erstaunliche Erfolg des Internet-Buchladens ›Amazon‹, der binnen zweieinhalb Jahren einen Börsenwert von 1,3 Milliarden Dollar erzielen konnte, erklärt sich aus einer geschickten visuellen Verknüpfung von visuellen und textlichen Elementen, die Vertrauenswürdigkeit, Vielfalt, Seriosität und Schnelligkeit bei der Auftragsabwicklung suggerieren. Einem vergleichbaren Prinzip folgt die Präsentation von Star-Homepages, die Entertainer wie Pamela Anderson, Cindy Crawford oder Harald Schmidt präsentieren. Auch wenn die visuelle Qualität zu wünschen übrigläßt, die Informationen zur Person meist schlichter Natur sind, die Präsentation der Lebensgewohnheiten dem Absatz von Markenartikeln dient (Kosmetik, Einrichtungsgegenstände, Devotionalien) – für Fans zählt jedes Detail.

Internet-Spezifik heißt auf Homepages dieser Art: ›Multimedialität‹, ein Begriff, der in sich eine Vielfalt von technischen Möglichkeiten vereint. Multimedia dient, so der Freiburger Telematiker Günter Müller,

»1. im künstlerischen Bereich als Sammelbegriff für elektronische Ausdrucksformen
2. bei PCs, um CD-ROM und Videofähigkeit zu bezeichnen
3. für multipel eingesetzte Medien bei Schulungen, z.B. mit Text und Videokassetten
4. in der Computer- und Nachrichtentechnik zur Bezeichnung isochroner und anisochroner Datenströme
5. bei Dokumenten, die aus Bildern und Texten bestehen« (Müller 1997, S. 272).

Diese Vielfalt der Anwendungsbereiche erschwert eine eindeutige, übergreifende Verwendung des Begriffs ›Multimedia‹ im Zusammenhang des Internet. Auch deshalb scheint es angemessener, im Hinblick auf das Internet von ›Transmedialität‹ zu sprechen. Tatsächlich ist hier jene Form des Austauschs und Übergangs von besonderem Interesse, die unterschiedliche Medien zu einem identischen Funktionszusammenhang integriert, nämlich dem der Information und Kommunikation. Die simultane, abgestimmte Nutzung verschiedener Medien wie Bild, Ton, Text, Grafik, Animation, Video, Film, Musik repräsentiert eine Ästhetik des Verweisens. Die Medien ergänzen einander im Internet, sie können ineinander übergehen oder einander ablösen. Die transmediale Struktur der Internet-Ästhetik realisiert sich haptisch. Schrift,

Bild, Ton bilden ein permanent, von Mausklick zu Mausklick sich wandelndes mosaikartiges Puzzle, dessen visuelle Elemente aufgrund des langsamen Bildaufbaus mit nahezu ironischen Retardationen arbeiten. Es bietet einen Bilderbogen mit Text- und Fotoelementen, Geschichten und Filmen, dessen unverhülltes Leitmotiv das Spiel mit dem Begehren ist, Neues zu erfahren, zu sehen, zu hören, ein Versprechen, das nicht immer erfüllt werden kann und nicht immer erfüllt werden soll und das deshalb in der Ästhetik des Internet seinen angemessenen Ort hat:

»Das Gesetz des Begehrens, nie ans Ziel zu kommen, ist der Motor des Mediums Inernet selbst. Das Internet als produktive Kraft hat dem alten Theaterspiel von Verbergen und Zeigen, Verhüllen und Entfalten das Prinzip der Erotik abgeschaut, wobei der Zuschauer stets vom sicheren Sessel des Voyeurs aus agiert.« (Trofob 1998).

Frühzeitig, bereits Mitte der neunziger Jahre, hat die Musikbranche die Chancen erkannt und genutzt, die in diesem ›Gesetz des Begehrens‹ liegen, wenn man es richtig anwendet. Da sich auch Musikfans dank der fortgeschrittenen Technik inzwischen Bilder und Töne vom Internet auf den PC holen können, dürfte die Zukunft zahlreicher Bands nicht zuletzt davon abhängen, ob und wie sie sich ›online‹ präsentieren. 1994 macht die Gruppe Aerosmith von dieser Möglichkeit Gebrauch – binnen einer Woche luden sich mehr als zehntausend Internet-User die von der Band angebotenen Titel auf den Computer (*Frankfurter Rundschau* vom 1.7.1995). Inzwischen gibt es zahlreiche Homepages von Bands, die eine Internet-spezifische Ästhetik entwikkelt haben, mit der sie ihre Gemeinden anzusprechen versuchen. So bieten auch die Homepages des Internet bei der Präsentation von Musikgruppen Texte zur Geschichte der Bands, Porträts der einzelnen Bandmitglieder, Songtexte, ein neues Album, ein neuer Soundtrack, ganze Soundsamples oder das neue Video zur neuen Single. Dergleichen steht per Mausklick zur Ansicht oder zu Gehör und läßt sich nach Belieben auf den eigenen PC überspielen. Selbst für Kommunikationsmöglichkeiten ist in Form einer ›Talk Back Line‹ gesorgt, eine Fan-Mail-Verbindung, die für Anfragen genutzt werden kann, auch wenn die Antworten im Regelfall standardisiert sein dürften. Ende der neunziger Jahre eröffnen sich weitere Möglichkeiten, Musik in der Multimedia-Ära unter die Fans zu bringen: ›Music On Demand‹ (MOD) etwa, die Möglichkeit also, mit Hilfe eines ISDN-Anschlusses einzelne Songs oder ganze CDs auf den Computer zu überspielen und dann, sofern ein CD-Brenner vorhanden ist, auch auf einer CD-ROM zu speichern; oder auch die Musikauswahl per ›Screen-Touch‹: eine Zusammenstellung von Musikstücken auf einer CD nach den individuellen Wünschen des Fans, Abrechnung per EC-Karte.

Diese Ästhetik ist eine andere als jene der Multimedialität, wie sie etwa das Handy der Zukunft bieten wird, das mit einem Farbdisplay ausgestattet ist und mit dessen Hilfe sich Videokonferenzen abhalten oder Surftouren im Internet unternehmen lassen, das Daten übertragen, elektronische Postkarten versenden, Musikangebote und sogar Videofilme anfordern kann. Die Multimedia-Ästhetik des Internet wird künftig auf einer neuen Technologie

beruhen, die Datenübertragungen mit der Geschwindigkeit und Sicherheit
wie auf der Festplatte des häuslichen PC ermöglicht und im Zusammenspiel
mit anderen Technologien eine permanente Online-Schaltung und damit
durchgehend Zugriff auf die E-Mail bietet. Handy und Computer werden auf
diese Weise ebenso komplementär wie sich die Funktionen von Festnetz und
Mobiltelefon dadurch ergänzen, daß die Benutzer weltweit nur noch eine
einzige Telefonnummer benötigen. Daten- und Sprachnetz wachsen zusammen, ein Trend der digitalen Entwicklung, von dem im Zusammenhang des
Fernsehens schon die Rede war: ›Konvergenz‹. Alle digitalen Medien lassen
sich, aufgrund ihrer technologisch identischen Struktur so miteinander verbinden, daß sie buchstäblich zusammenwachsen. Die plattformunabhängige
Programmiersprache Java bietet mit der aus ihr entwickelten Technologie
›Jini‹ (Java Intelligent Network Infrastructure) hierfür eine vereinfachte Handhabung, die den PC überhaupt nicht mehr benötigt. Mittels großer Rechner,
die beispielsweise an Telefone angeschlossen sind, lassen sich telekommuni-
kative Verbindungen durch einfache Wahlvorgänge herstellen. Internet, Festnetz, Mobilfunk, PC, Video: alles in einer Hand, in der Hand der Konsumenten – so lauten die Parolen auf dem multimedialen Telekommunikations-
markt, auf dem der Datenverkehr die Sprachübertragung zu überflügeln
beginnt.

Netz-Kommerz

Das Internet hat frühzeitig auch erkennen lassen, daß seine Vielfalt und Viel-
gestaltigkeit grundsätzlich allen Nutzungsmöglichkeiten offenstehen, auch
solchen, die den Praktikern und Programmatikern der ersten Jahre fern lagen. Am Beispiel der Investitionen, die zur Beschleunigung des Datentransfers getätigt werden, läßt sich leicht verdeutlichen, in welche Richtung die
Entwicklung geht. Die Grenzen des Internet liegen heute nicht mehr in den
Kapazitäts- oder Geschwindigkeitslimits der modernen Rechner, sondern in
der begrenzten Geschwindigkeit des Datentransports. Deshalb haben Finanz-
konsortien unterschiedlicher Zusammensetzung Ende der achtziger Jahre
damit begonnen, den Datentransfer in globalem Maßstab zu optimieren, das
heißt: zu vervielfachen und zu beschleunigen. Möglich wird diese Qualitätsverbesserung durch die Ersetzung der alten Kupferkabel, an deren Stelle
Glasfaserkabel getreten sind. Insgesamt sollen bis zum Jahr 2002 weltweit
632 000 Kilometer Glasfaserkabel verlegt sein, der größte Teil davon unter
dem Meeresspiegel, ein Finanzierungsprojekt, das mehrere Milliarden Dollar
verschlingen wird. Dafür bewirkt es, nicht zuletzt im Internet, eine erhebli-
che Erweiterung und Steigerung des Datenaustauschs. Die Übertragungska-
pazität von Glasfasern verdoppelt sich seit Jahren jeweils binnen zwölf Monaten. Sie ermöglichen inzwischen dank ihrer der Lichtgeschwindigkeit
vergleichbaren Leitfähigkeit die simultane Übertragung unvorstellbarer Datenmengen. Sie transportieren Daten nicht mehr in Form elektrischer Impulse, wie Kupferkabel dies bislang leisteten, sondern in Form von Laserblit-

zen, die über eingebaute Verstärker weitergereicht werden. Ende der neunziger Jahre betrug ihre Leistungsfähigkeit acht Gigabit, eine Kapazität, die der von 125 000 gleichzeitig geführten Telefonaten entspricht. Angenommen wird, daß sich diese Kapazität binnen weniger Jahre um ein Vielfaches wird steigern lassen (*Der Spiegel*, 19/1997, S. 184 f.). Komplementär zu dieser Leistung wird der Ausbau eines Netzes von Telekommunikationssatelliten vorangetrieben. Binnen weniger Jahre werden im Weltall Hunderte von Satelliten, die über Funk ans Internet angeschlossen sind, mit einer hohen Kapazität für Datentransfer installiert sein.

Entwicklungen dieser Art mögen den Wünschen der von Wartezeiten geplagten Internet-User entgegenkommen – einen hinreichenden Antrieb für solche Milliardeninvestitionen bieten diese alleine nicht. Den Motor hinter solchen Projekten bildet vielmehr eine Kapitallogik, die einer doppelten Strategie verpflichtet ist: der Erwirtschaftung einer Rendite für die großen Telekommunkationsgesellschaften, die mit Projekten dieser Art ihre zukünftigen Marktanteile sichern, und der Optimierung eines immer schnelleren Umsatzes von Kapital, Dienstleistungen und Produkten. Es geht um Information, Handel, Gewinn – dies sind die harten Fakten. Im Mittelpunkt steht nicht der Mensch, sondern der Computer, Keimzelle des Internet wie des Geschäftsbetriebs, der sich künftig um ihn zentrieren wird. Denn die Fortschritte in der Informationstechnologie vervielfachen sich exponentiell. In ihrem Sog steigt die Nachfrage nach verbesserten Dienstleistungen. Die gestiegene Nachfrage schafft ihrerseits ein erhöhtes Angebot im Internet. Die Präsenz dort, auf dem virtuellen Markt, erübrigt einen personalintensiven Geschäftsbetrieb hier, auf dem reellen Markt. Kompetenz und Fähigkeiten lassen sich längst digital, durch Software also, implementieren. Der Personalbestand sinkt, der Umsatz steigt, die Rendite auch – und so fort, nach dem Muster progressiver Spiralwirkungen, die selbstverständlich auch die einzelne Nutzerin und den einzelnen Nutzer des weltweiten Computer-Netzes in ihren Wirbel einschließen. Wenn die Schätzungen zutreffen, so wird es im Jahr 2000 etwa 170 Millionen, im Jahr 2002 rund 200 Millionen Netz-Surferinnen und -Surfer geben, Zahlen, die eine Andeutung auf die künftigen Gewinnmargen im Telekommunikationsbereich enthalten. Der Umsatz im Internet könnte im Jahre 2002 die Marke von 500 Milliarden Dollar erreichen. Das Angebot im Netz schafft auf vertrackte Weise die Nachfrage nach sich selbst. Denn der Zugang zu den rapide sich entwickelnden Technologien, die die Realisierung des Nachfragepotentials ermöglichen, wird sich in dem Maß verbilligen, wie die Zahl der Nutzer zunimmt und die Datenübertragung sich vervielfacht und beschleunigt. Eine Erhöhung des Anteils an Internet-Usern wird möglicherweise dadurch erreicht, daß die Zugangsgeräte zum Internet in Zukunft nahezu kostenlos abgegeben werden, während der Internet-Service oder die Internet-Werbung den Gewinn erwirtschaften sollen.

Die Vorteile für Industrie und Wirtschaft liegen auf der Hand: Schnelligkeit geht vor Größe. Personalkosten lassen sich einsparen, Reibungsverluste im produktiven und distributiven Bereich lassen sich minimieren. Zumal kleine Anbieter können sich, technologische Kompetenz vorausgesetzt, als

Konkurrenten der großen Unternehmen profilieren. Vertriebsnetze werden zunehmend überflüssig, Bestellungen werden ad hoc erledigt. Das hat für einzelne Branchen geradezu umwälzende Konsequenzen: Analysen gehen davon aus, daß beispielsweise 18 % des Buchverkaufs in den USA bis zum Jahre 2003 über das Internet erfolgen werden, daß sich die ortsgebundene Präsenz von Anbietern zum Teil erübrigt und zunehmend ins Internet verlagert, daß sich durch den global ermöglichten Preisvergleich die Markttransparenz erhöht und die Angebote sich verbilligen werden (Downes/Mui 1999). Nicht zuletzt kann von dieser Entwicklung die Software-Branche profitieren, die mit der Entwicklung immer neuer Programme immer neue Horizonte der kommerziellen Internet-Nutzung erschließen wird.

Dies gilt grundsätzlich auch für das Verhältnis von Angebot und Nachfrage im Internet selbst, für Waren und Dienstleistungen, für die Multiplikation von Ideen und Initiativen – und hier tritt der Zusammenhang mit Aspekten der Medienästhetik zutage. Online-Kaufhäuser, Online-Auktionshäuser, Online-Lottozentralen bieten ihre Dienste ebenso an wie Online-Reiseagenturen, Buchverkäufer oder Veranstalter von kommerziellen Spielen. Schlagendes Beispiel für diese kommerzielle Internet-Praxis ist die Entwicklung des Online-Auktionshauses ›eBay‹ (www.ebay.com), das binnen weniger Jahre den Aufstieg aus einer kleinen Homepage mit Tauschangeboten zum milliardenschweren Börsenunternehmen erlebte. Selbst der Arbeitsmarkt wird über das Internet in Anspruch genommen, weltweit, 24 Stunden täglich, von öffentlichen Institutionen ebenso wie von einzelnen Jobsuchenden. Binnen weniger Jahre hat sich auf diese Weise im Internet eine Fülle von Branchen etabliert, die es erlaubt, von einer spezifischen Online-Wirtschaft mit unterschiedlichen Spezialisierungen und Profilen zu sprechen. Die Konsequenzen für die traditionellen Dienstleistungsbereiche und Warenanbieter liegen auf der Hand: Buchhandlungen, CD-Läden, Spielzeugvermarkter, selbst Kaufhausketten müssen um ihre Zukunft fürchten, sollte sich der elektronische Markt als fester, womöglich bevorzugter Einkaufsplatz der Konsumenten durchsetzen.

›E-Commerce‹ heißt die gängige amerikanische Vokabel für den neuen Wirtschaftszweig, der sich auf die Visualisierung wirtschaftlicher Interessen, auf die optische und akustische Präsentation von Waren auf dem Computer-Monitor spezialisiert hat. In seinem Vorfeld sind Multimedia-Agenturen und Software-Firmen entstanden, die Programme für den elektronischen Warenverkehr bereitstellen. Beratungsfirmen organisieren den Aufbau von firmeninternen Kommunikationsstrukturen (›Intranet‹). Sicherheitssysteme für den elektronischen Geldverkehr müssen installiert, Planungssysteme für betriebliche Abläufe erstellt werden. Ganz neue Berufsprofile mit der Sammelbezeichnung ›Webdesigner‹ entstehen auf diese Weise, hochspezialisierte Arbeitsbereiche wie beispielsweise die des Screendesigners, des Multimedia-Programmierers, des Netzwerkers oder des Online-Texters und -Grafikers. Zu Beginn des neuen Jahrhunderts werden knapp 300 000 ›Kreativjobs‹ geschaffen sein, deren Inhaber den Internet-Zugang nicht nur technisch realisieren, sondern den Angebotsplatz im Internet auch ›mediengerecht‹ gestalten und organisatorisch betreuen. Dazu zählt beispielsweise die visuelle Vereinfachung des Zugangs zu den jeweils angebotenen Fachgebieten, die übersichtliche Gestaltung der Stichwörter, die Schnelligkeit der Verbindung, mit einem Wort: eine ›Benutzerführung‹, die schon allein durch ihre graphische Untergliederung Aufmerksamkeit erregt, die den Blick leitet und Interesse am angebotenen Gegenstand, sogar Neugier auf Informationen über diesen weckt und – nicht zuletzt – Vertrauen zu den Anbietern herstellt.

Das Internet ist also nicht nur ein neutraler technologischer Verbund von Rechnern, sondern ein Massenmedium von eigener Qualität und Dynamik. In dem Maß, wie sich seine technisch ermöglichte Qualität zu einem ästhetisch eigenständigen Programmprofil – und das heißt: Informationsprofil – geschärft hat, beginnen sich Spezialisierungen herauszubilden, die das Fernsehen zumindest phasenweise in den Hintergrund treten lassen könnten. Die Konkurrenzsituation stellt sich über die Vervielfachung des Informationsangebots her, über Texte und Bilder, die das Fernsehen als öffentlich präsenter Datenschaukasten weder der Quantität noch der Qualität nach bieten kann.

Kommunikationsprobleme

Das Netz ist – unter anderem – ein Kommunikationssystem. Auch deshalb ist es für medienästhetische Überlegungen von Interesse. Doch mit dieser einfachen Feststellung verbinden sich eine Fülle von Problemen, die nicht nur kommunikationstheoretischer Art sind. Da im Internet praktisch alles möglich ist, was sich mit einem weiten Begriff von Kommunikation definieren läßt, gibt es, beispielsweise, mit dem Hinweis auf kriminelle Nutzungsmöglichkeiten immer wieder Versuche staatlicher Stellen, den Zugang zu reglementieren, zu überwachen und unter Strafe zu stellen.

Systeme – dies hat die Theoriebildung über sie mittlerweile hinlänglich erwiesen – generieren und regenerieren sich selbst. Mit wachsender Komplexität wachsen die Anwendungsbereiche, die sie bieten, ebenso wie die Probleme, die sie aufwerfen, aber auch die Möglichkeiten – und Unmöglichkeiten – zu deren Lösung. So ist in dem Maß, wie das Internet sich zum Universalkommunikator erweitert hat, ein Problem hervorgetreten, das mit dem Stichwort ›Kinderpornographie im Internet‹ hinreichend umschrieben sein mag: »ein profitträchtiger, ausbeutender Markt mit der Ware Kind« (Ruschmeier 1998, S. 172). Immer wieder stöbern staatliche Fahnder im IRC Internet-Nutzer auf, die in vermeintlich sicheren Nischen obszöne Bild- und Textmaterialien austauschen, in deren Mittelpunkt Kinder stehen. Da die User eine verdeckte Kennziffer besitzen, von der sie häufig selber nichts wissen, ist es relativ einfach, sie zu identifizieren, auch – nach entsprechend verbesserter Zusammenarbeit – in globalem Maßstab. Nach den Kinderschänder- und mörder-Skandalen in Belgien reagiert die Öffentlichkeit – außerhalb des Internet – auf solche Vorfälle vergleichsweise aufgeregt. Doch man muß sich deutlich machen: Es ist nicht das Internet, das diesen Markt hervorgebracht hat. Er existierte – wie Pornographie und Sexualdelikte generell – bereits vor dessen Erfindung, er existiert auch ohne das Internet. Kinderpornographie und sexuelle Ausbeutung von Kindern sind nicht ein Problem der Medien und ihrer technischen Evolution, sondern ein soziales Problem.

Immerhin ist als Internet-interne Lösung solcher und ähnlich gelagerter Konflikte inzwischen eine ›Platform for Internet Content Selection‹ (PICS) entwickelt worden. Sie soll dafür Sorge tragen, daß unerwünschte Programme aufgrund einer elektronischen Markierung auf dem Bildschirm gar nicht erst erscheinen. Es handelt sich um ein dezentrales System, mit dessen Hilfe die Empfänger von Netzwerk-Informationen unerwünschte Materialien ausschalten können. Die Nutzer können eine Art Filter einbauen, der die eingegebenen Markierungen, z.B. für Sex oder Gewalt, erkennt. Die Anbieter der Web-Seiten können ihrerseits solche elektronischen Markierungen vornehmen. Das Ergebnis wäre ein gleichsam gesäuberter Bildschirm, befreit von allen denkbaren Unreinheiten, mit dem Vorzug individueller Regulierbarkeit. Denn die Markierungen sind flexibel handhabbar. Niemand muß einem Indizierungslevel generell zustimmen, aber jeder kann den seinen so restriktiv wählen, wie er es für richtig hält. Das Zensurproblem beginnt dort, wo über staatliche oder industrielle Interventionen Eingriffe in Form einer ›Content Selection‹ vorgenommen werden, die hierarchische Strukturen in die offene Flächigkeit des Internet implementieren.

Bedenkenswert sind solche Phänomene vor allem deswegen, weil sie an den symbolischen Zusammenhang erinnern, den der neutrale binäre Universalcode des Computers immer aufs neue generiert. Der Rechner macht Probleme und löst Probleme, insoweit diese ihm aufgegeben werden, er erzeugt sie nicht selbst. Als Universalcode aber ist er geradezu prädestiniert, alles an sich zu ziehen und auf sich zu nehmen, was sich in symbolische Formen übertragen läßt, vornehmlich also alle visuell, sprachlich und textuell darstellbaren Formen der Symbolisierung. Das gilt auch für das Beispiel PICS, in dem sich nichts anderes repräsentiert als eine wirkungsvolle Form symbolischer Zensur. Deren materielle Effekte dürften spürbar werden, sobald die Computerindustrie im Zusammenspiel mit Softwareproduzenten und Online-Diensten diesen Standard übernommen, also eingebaut hat und Suchmaschinen ihn regelmäßig in den Selektionsmechanismus ihrer Serviceleistungen integrieren. Hierzu neigen die Computerproduzenten und Online-Anbieter, weil sie das Internet vom Geruch der elektronischen Pornoecke frei halten möchten. Hätten sie Erfolg, dann wäre der Universalcode des Rechners durch die technisch mit seiner Hilfe ermöglichten symbolischen Codierungen eingeschränkt, wenn nicht partiell außer Kraft gesetzt. Universell wirksam wäre auf diese Weise die Restriktion, die ihrerseits nahezu schrankenlos funktionalisiert werden könnte, politisch, religiös, moralisch, ethnisch: Das grenzenlose Netz im Bann selbsterzeugter Schranken.

Zu ihnen gehört auch das quantitative Verhältnis der Website-Sparten untereinander. Schätzungen gehen davon aus, daß es im Jahr 2000 etwa 4 Millionen Internet-Seiten gibt. Die weit überwiegende Zahl hat kommerziellen Charakter. Rund 50% des Datenstroms fließen über weniger als 1000 Websites. Die Suchmaschinen, ebenso die in Windows 98 installierte Push-Technik tragen das Ihre zu einer die User festlegenden Vorauswahl bei. Hier werden –

oder sind schon – Claims abgesteckt, die dem Handel mit Daten, Informationen, Bildern, Tönen dienen. Politik und Kultur erscheinen vor diesem Hintergrund als Marginalbereiche des Internet. Und doch sind politische Aktivitäten wie die Appelle und Dokumentationen der mexikanischen Zapatisten keine Ausnahmen mehr. Deren Internet-Stratege ›Subcommandante Marcos‹ (Pseudonym für Rafael Sebastián Guillén Vicente) verstand es, mit Witz, Humor und Camouflage weltweit Interesse und Engagement für die politische Lage der ländlichen Regionen in Chiapas zu wecken, ein Exempel dafür, daß das Netz nicht allein ein neutrales Speicher- und Datenübertragungsmedium, sondern auch Instrument politischer Aufklärung sein kann. Auch die weltweit entstandenen ›Nicht-Regierungs-Organisationen‹ (›Non Government Organizations‹ – NGO) bedienen sich dieses Mediums, um ihre organisationsinterne Kommunikationsstruktur zu optimieren, ihre Informationsstrategien beschleunigt umsetzen zu können, ihre politischen Kampagnen mit Bürgerinitiativen abzustimmen und Einfluß auf die Politik von Regierungen zu nehmen. Umweltorganisationen wie Greenpeace, WWF oder BUND haben ihre Aktivitäten längst um die Dimensionen des Netzes erweitert, um mit den großen Konzernen und der Politik staatlicher Institutionen Schritt halten zu können. Ziel all dieser oppositionellen oder nicht-staatlichen Organisationen ist es, in einer immer mehr zusammenwachsenden Welt den Informationsvorsprung der globalen Konzerne zu verringern, die Kriterien politischen Handelns durchsichtig zu machen, größeren Einfluß auf ökonomische Entscheidungen und ökologische Entwicklungen zu nehmen und staatliches Handeln zu ergänzen, zu korrigieren oder zu konterkarieren. Kein Instrument wäre besser geeignet, die hierfür notwendigen Voraussetzungen in Form von Datentransfer und Kommunikation zu schaffen, als das Internet.

Das Internet, die prominenteste, komplexeste und zukunftsträchtigste Erscheinungsform der digitalen Medien im Übergang zum Jahr 2000, wird unsere Wirklichkeit einem Veränderungsprozeß unterwerfen, der den Wirkungen der Elektrizität in nichts nach steht. Die Aufhebung der Grenzen von Raum und Zeit, die Kommunikation in ›Echtzeit‹, das Leben in und mit virtuellen Welten, der Informationstransfer als Basis einer künftigen Wissensgesellschaft, die permanente Umwälzung von Datenströmen, der mediale Transfer von Waren und Dienstleistungen, die qualitative Verlagerung und Umschichtung traditionell industrieller Produktionsstrukturen auf Informationssysteme und auf Bereiche der Telekommunikation, das Internet als personenunabhängiger Serviceleister und Softwareverkäufer und die Entstehung völlig neuer Berufsprofile – diese heute nicht mehr nur absehbaren, sondern bereits Realität gewordenen Veränderungen werden auch unsere Vorstellungen von Wirklichkeit umwälzen, unsere fünf Sinne und deren Zusammenspiel, unsere visuellen und akustischen Wahrnehmungsformen, die kulturellen Traditionsbildungen und die persönlichen Beziehungen der Menschen, die Struktur unserer Arbeitsplätze, unser Verständnis von Freizeit und Freiheit und unsere Raum- und Zeiterfahrung. Dieser Veränderungsprozeß weist nicht die Form eines grundlegenden Umsturzes auf, die Plötzlichkeit eines abrupten Veränderungssprungs, der keine Lerneffekte erlaubt. Er vollzieht sich fließend, geschmeidig und offen. Aber er vollzieht sich rapide und umfassend. Entscheidend ist auch hier für Reichweite und Intensität des Umschmelzungsvorgangs, daß sich ihm, auf Dauer gesehen, niemand wird entziehen können.

Mit den sich abzeichnenden Möglichkeiten entstehen deshalb weltweit konkrete Probleme. In Afrika, Asien und Lateinamerika, so zeigt eine Studie (Baum/Boldt/Ghawami 1999), können eine Milliarde Menschen weder lesen noch schreiben, rund 130 Millionen Kinder haben keine Möglichkeit zum Schulbesuch, viele verlassen die Schule, ohne die grundlegenden Kulturtechniken wie Lesen, Schreiben oder Rechnen zu beherrschen. Vor dem Hintergrund solcher Zahlen besitzt die Überlegung, die Bevölkerung in den Entwicklungsländern in die weltweite digitale Entwicklung einzubinden, utopischen Charakter. Auf der einen Seite müssen unter Einsatz erheblicher Investitionsmittel Basiskenntnisse in den elementaren Kulturtechniken vermittelt, Ausbildungsstrukturen verändert, Qualifikationsstrukturen neu geschaffen werden, und das in Ländern, in denen der Zugang zu Ausbildungs- und Qualifikationsinstitutionen nicht eben politische Priorität genießt. Auf der anderen Seite gibt es zum ›Anschluß ans Internet‹ – als pars pro toto für die digitale Revolution verstanden – keine historische Alternative, wenn die Entwicklungsländer nicht abermals einem Kolonisierungsprozeß unterworfen werden sollen, in der historisch neuen Form der autopoeietischen und autonomen Dynamik des Digitalisierungsprozesses und der neuen Kolonialherren in Gestalt westlicher ›skills‹.

Die unterschiedlichen kulturellen Voraussetzungen sind in der von der Hardware vorgegebenen individualitätsorientierten Arbeitsplatzstruktur ebenso präsent wie in den konzeptionellen Voraussetzungen der Softwareproduktion (Alphabet, Dominanz der englischen Sprache). Evident ist, daß der Umgang mit den neuen Technologien die Überwindung solcher Zugangserschwernisse voraussetzt, mithin eine unmerkliche Amalgamierung unterschiedlicher Kulturen die Folge wäre, mit zunehmender Dominanz der westlichen Zivilisation. Doch man muß diese Probleme abwägen gegen die Vorteile, die die Computerisierung unterentwickelter Länder und die Einbindung ihrer Kommunikationsstruktur in die Dynamik der digitalen Technologien mit sich bringt. Die Benutzeroberfläche weist mit den ikonischen Zeichen eine Kommunikationsstruktur auf, die sprachunabhängig funktioniert und überall verständlich ist. Sie unterscheidet sich im Prinzip nicht von den Piktogrammen kartographischer Entwürfe, der Notensprache der Musik oder der Verwendung von Symbolen und Zeichen in Mathematik und Naturwissenschaften. Ihr medienästhetischer Vorzug ist die Universalität der piktographischen Sprache. Erst ihre Verwendung erlaubt es, an Aspekte wie Qualifikation und Kompetenzerweiterung auch in unterentwickelten Ländern überhaupt zu denken: Qualifikation im Sinne einer technischen Fertigkeit, die den Umgang mit den digitalen Medien gestattet; Kompetenz im Sinne einer selbstbestimmten Fähigkeit, über die erworbenen Qualifikationen in Entwicklungen planend, handelnd und gestaltend einzugreifen. Einfluß auf politische Entscheidungen durch Informationsaustausch, Datentransfer und die Intensivierung kommunikativer Prozesse zu nehmen, ist auch in Entwicklungsländern nur mit Hilfe eines Bewußtseins möglich, das politisch ›up to date‹ ist und sich technologisch ›updaten‹ läßt.

IX. Reale Virtualität

Die Versuchung, die Bedeutung des Bildes für Computer und Internet an der Entwicklungsgeschichte der audiovisuellen Wahrnehmungsformen zu messen, insbesondere an den Stationen, die durch Fotografie und Film repräsentiert werden – diese Versuchung liegt nahe. Gäbe man ihr nach, fiele das Urteil über die Bildschirmbilder vernichtend aus. Das Kleinformat des Computerbildes, der langsame Bildaufbau, die Kontextualisierung durch andere visuelle Elemente, die Reduktion eines Bildes auf die Dimension des Bildinhalts – all das sind signifikante Merkmale der Bildwiedergabe durch den Computer und das Internet. Sie stellen – so könnte man sagen – die Zerstörung visueller Komplexität dar, nicht deren Weiterentwicklung, sie sind ein Rückschritt in der Geschichte audiovisueller Wahrnehmungsformen, keine Fortschreibung seiner Möglichkeiten. Im Zeichen der Digitalisierung – könnte man deshalb vermuten – triumphieren Kleinteiligkeit, Segmentierung und Parzellierung, das Partikulare und das Nicht-Repräsentative. Alles, was zu sehen ist, ist jederzeit verfügbar, deshalb ist es auch in alles konvertierbar und eben dadurch auch durch alles ersetzbar. Die bunte Oberfläche ist ohne Substanz, und die Universalität des rechnergestützten Tauschsystems schlägt alles mit Gleichheit.

Wer so argumentieren wollte, könnte sich auf zahlreiche Phänomene und Evidenzen stützen – und erläge doch einem fundamentalen Irrtum. Zwar bildet das Foto auf dem Bildschirm kein ästhetisches Äquivalent für den Originalabzug. Zwar ist der miniaturisierte Bewegungsablauf auf dem Monitor kein Kinofilm. Nur ist beides auch kein Anspruch, der sich legitimerweise stellen ließe oder den das Medium erhöbe. Es verhält sich dabei wie mit den Paradigmenwechseln in der Geschichte der Kulturtechniken, die in der Einleitung zu diesem Buch geschildert wurden: Man kann die Qualitäten eines neu aufkommenden Mediums nicht an denen eines gesellschaftlich bereits akzeptierten messen, eben weil es ihm an dessen Qualitäten ersichtlich gebricht. Es bringt andere Voraussetzungen mit sich, und deshalb sind auch seine Möglichkeiten andere. Und nur an diesen ist es zu messen.

Ein Versuch dazu soll im folgenden unternommen werden. Gegenstand der Untersuchung sind ästhetische Variationen auf die technischen Leitmotive des Computerzeitalters. Den Auftakt bilden Spiel- und Lernformen, die sich mit den Verfahren der Digitalisierung entwickelt haben. Sie repräsentieren mittlerweile eine einzigartige Erfolgsgeschichte, aber sie werden gleichwohl – oder deswegen – von den Kulturwissenschaften noch kaum zureichend wahrgenommen. Weiter geht es um die Umsetzung und Anwendung von Rechenkapazitäten und Speichermöglichkeiten für jene Bezirke produktiver, auch künstlerischer Phantasie, die geisteswissenschaftliche Disziplinen traditionell der Genieästhetik zuzuschreiben pflegen. Vokabeln wie Mikroprozessor, Datentransfer und Hypermedialität deuten an, daß es damit ein

Ende hat. Künstler, die sich mit neuen medialen Transformationsverfahren für ihre ästhetische Energien befassen, müssen sich auf die Eigenlogik jener Apparaturen einlassen, die über das analoge Zeitalter medialer Reproduktivität und Referentialität hinaus- und in die virtuellen Sphären der Digitalisierung hineinweisen. Abschließend wird am Beispiel der Großstadt nach dem Status der neuen Medien in komplexen sozialen Zusammenhängen gefragt. Medien existieren weder abstrakt noch für sich selbst. Deshalb wäre nichts falscher als die Vorstellung, die virtuelle Realität sei weniger stofflich, weniger faßlich, weniger ›real‹ als die uns vertraute. Es existiert, wie der Titel dieses Kapitels signalisiert, ebenso eine Realität des Virtuellen, die ihre eigenen Voraussetzungen und Regularien hat. In den Metropolen der Welt zeigt sie ihr Gesicht.

Computerspiele

Eine Nutzungsmöglichkeit des Computers, die auf ihre Weise den Abhängigkeitsgrad von seinen Leistungen und Qualitäten verdeutlichen kann, umschreibt das Stichwort ›Computerspiele‹. Das ist ein heute lukratives Geschäft mit Milliardenumsätzen, das vor allem von japanischen Computer- und Softwareherstellern wie Nintendo, Sega, Matsushita, Sony und Toshiba betrieben wird. Begonnen hat die Geschichte dieser Computernutzung 1970, mit der Entwicklung des ›Computer Space‹, einem Vorläufer der heutigen Video-Spielhallen, durch den späteren Atari-Computerhersteller Nolan Bushnell. Im Umkreis dieser ersten Generation von Computerspielen wurden unter anderem die ans Fernsehgerät anschließbaren ›Ball-und-Schläger‹-, ›Ping-Pong‹- oder ›Paddle‹-Spiele vertrieben, dazu Spielkonsolen mit Software für rund 500 Spiele, für die der Typus ›Space-Shooter‹ repräsentativ war: das Abschießen von Lichtpunkten, die als ›Raumschiffe‹ identifizierbar sind. An diese Entwicklung schloß sich im Übergang zu den achtziger Jahren eine zweite Welle von Computerspielen an, die auf dem Bildschirm des PC benutzt werden konnten (Apple, Radio Shack, Texas Instruments, Commodore). Sie brachten den Tpus ›Maze-Game‹ hervor mit »Pac Man« als beliebtestem Spiel dieser Generation: eine von den Usern gelenkte Figur, die sich zahlreichen Attacken mordlüsterner Monster ausgesetzt sieht, sich aber mit Hilfe von Kraftfutter zur Wehr zu setzen weiß.

Den Durchbruch für die japanischen Hersteller brachte 1983 das Nintendo-System, das in den USA und Japan zum Massenerfolg wurde, zu Beginn der neunziger Jahre gefolgt von Sega, das eine auch auf CD-Rom verfügbare Computerspiel-Generation auf den Markt brachte. Dieses System begründete den Typus der ›Comic Adventures‹ mit dem Spiel »Donkey Kong« – die Geschichte vom bösen Gorilla, der die schöne Jungfrau geraubt hat – und der zur Identifikation einladenden Figur »Super Mario« als repräsentativen Beispielen. Mitte der neunziger Jahre konkurrierten Spielsysteme von Nintendo, Sega, Sony und Atari miteinander, die bereits mit modernsten Mikroprozessoren ausgestattet waren und interaktive Spielmöglichkeiten zuließen. Als vorerst

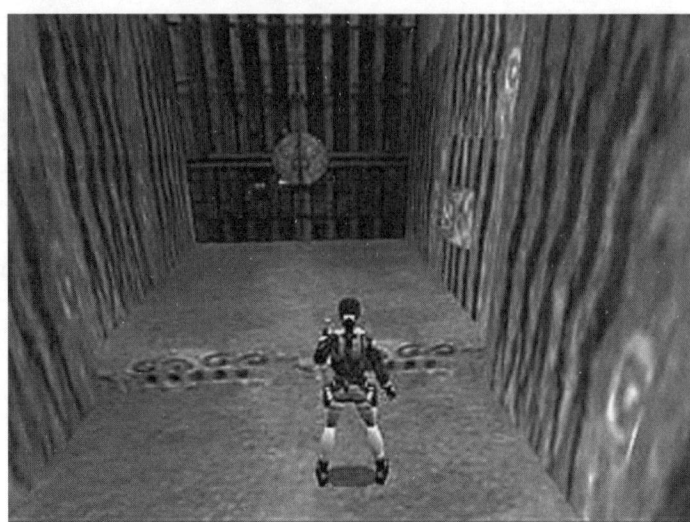

Abb. 49:
Computerspiel

letzte Erfolgsstation zeichnete sich 1999 eine Kooperation zwischen Sony
und Toshiba ab, die das multifunktionale System ›PlayStation2‹ entwickelten,
eine ›joint venture‹-Produktion des Nachfolgemodells für das erfolgreiche So-
ny-Modell PlayStation, von dem weltweit 50 Millionen Einheiten verkauft
wurden. Neben solchen Computerspielen im engeren Sinne finden sich die
›Arcade-Games‹, d.h. Spielautomaten im Bereich von Spielhallen; ferner Videospiele, die im allgemeinen an Fernsehgeräte angeschlossen werden, also
keinen eigenen Monitor benötigen; nicht zuletzt die populären tragbaren Videospiele wie etwa der ›Game Boy‹, die mit aller notwendigen Rechnersub-
stanz auf kleinstem Raum ausgestattet sind. Und ebenso zählen die compu-
tergestützten Ausweitungen audiovisueller Medien hierzu. Mit Walkman,
CD-Player und Videorecorder bilden die ans Fernsehen anschließbaren Konsolen für Computerspiele – 3,5 Millionen Einheiten 1998 allein in Deutschland – heute ein Ensemble von Digitalgeräten, das bereits Kindern zur Verfügung steht, einer inzwischen zweiten und dritten Generation junger
Menschen, die wie selbstverständlich mit den modernen Technologien aufgewachsen sind und mit ihnen in einer Weise umzugehen gelernt hat, die den
Vorgängergenerationen fremd ist.

Es gibt Computer für Kinder, die Lernprogramme enthalten, ebenso wie
Angebote für den spielerischen Zeitvertreib. 1998 wurden rund 3,5 Milliarden Mark auf dem deutschen Markt umgesetzt, auf dem Weltmarkt rund 17
Milliarden Dollar. Lernen in unterhaltsamer Form (Edutainment) und Information in unterhaltsamer Form (Infotainment) verbinden sich auf offenbar
attraktive Weise mit Spielen, die raffiniert ausgetüftelte Interaktionsmög-
lichkeiten bieten, zu einem flexiblen Vergnügungsangebot, das in Kinder-

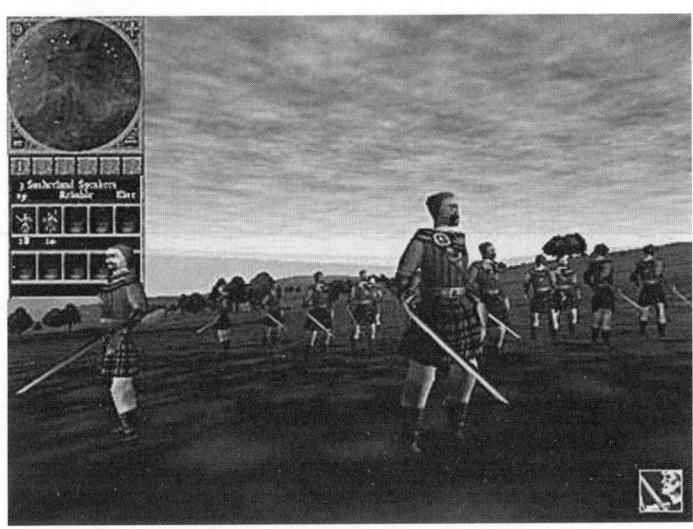

zimmern wie in Freizeitparks zu Hause ist, in den USA und Japan ebenso wie in Europa. Immer neue Generationen von fiependen ›Gameboys‹ und quirligen ›Playstations‹ werden den Kids angeboten, Spiele mit einer großen Variation von Software, mit dem Anreiz zum Training von Leistung und Beharrungsvermögen. Geschwindigkeit ist Trumpf, Reaktionsschnelligkeit wird gefordert, Rekorde müssen überboten werden. Den farbigen Abenteuergeschichten der virtuellen Computerspiel-Welten ist ihr Inhalt prinzipiell gleichgültig. Autofahren, Prügeln oder Töten – das Design der Schnittstellen transformiert jedes Zeichensystem, ob Bilder, Töne, Farben oder Texte, in jedes gewünschte andere.

An Produkten wie den Computerspielen zeigt sich, daß die Rechenmaschine auch als Bild-Medium fungieren kann. Auch wenn der Bildaufbau durch den Rechner relativ langsam vor sich geht, auch wenn das erzeugte Bild im Vergleich mit analogen Verfahren gelegentlich unscharf erscheint – die Bilderzeugung gehört zu den genuinen Möglichkeiten des Computers. Um diese für digitale Spiel- und Lernformen nutzbar zu machen, bedarf es freilich einer Verabschiedung linearer und hierarchischer Denk- und Vorstellungsmuster, wie sie das literarische Zeitalter in Jahrhunderten hervorgebracht hat. Es geht um Bilder, um nicht-sprachliche Symbolisierungen, um nicht-lineare Erzählverläufe, um Splitter einer Geschichte mit Abschweifungen, Umwegen, Sackgassen und Labyrinthen. Es geht um Verknüpfungen, die auch aus Einwirkungsmöglichkeiten der Spielerinnen und Spieler auf die Figuren und Konflikte der Spiele resultieren können. Es sind Phänomene einer Hybridkultur (I. Schneider 1994), die in diesem Bereich der digitalen Welt ihren Platz haben, Multimedia-Produkte, in denen sich Farben und Formen,

Töne und Texte, Sprache und Musik zu einem neuen Ganzen verbinden, dessen Teile sich fortwährend aufeinander beziehen.

Entscheidend für die Umsetzung kreativer Storys und Konzepte in diesem komplexen und zeitaufwendigen Prozeß (Landbeck 1997, S. 175 ff.) ist die gewählte Programmiersprache. Die Bilder lassen sich auf unterschiedliche Weise erzeugen, durch Video-, 3D- und Computeranimationen oder ganz traditionell durch Handzeichnungen, und selbstverständlich ist die erzeugte Bilderwelt entscheidend für die Faszination, die Computerspiele für ihre Nutzerinnen und Nutzer besitzen. Die Faszination geht von der ›Grafik‹ genannten Oberfläche des Bildschirms aus, die sich mit Hilfe ausgefeilter Programme (»Macromedia Director«, »Bryce 3D« oder »MacCinema 4D« beispielsweise) erzeugen läßt. Solche Programme arbeiten – wie die fertigen Spiele auch – mit Symbolisierungen, Bildsignalen also, die eine Art Metasprache zwischen Programmierer und User darstellen. Mit Hilfe solcher Symbole läßt sich auf dem Bildschirm eine räumliche Dimension für grafische Darstellungen erzeugen, in der verschiedene Objekte, etwa geometrische Figuren wie Kugel oder Würfel, in Form von Drahtgeflechten plaziert werden können. Diese Objekte lassen sich ›rendern‹, d.h. grafisch auffüllen und variieren, in räumliche Zusammenhänge einpassen, mit anderen Objekten in Beziehung setzen. Sie können aus unterschiedlichen Perspektiven wahrgenommen und in verschiedenartige funktionelle Zusammenhänge eingepaßt werden. Die simulierte Wahrnehmungsperspektive ist mit der des Films identisch, denn es ist die der Kamera. Aus ihrem Blickwinkel lassen sich die Objekte vergrößern und verkleinern, verzerren und dynamisieren. In ›Nano-Vorschauen‹ lassen sich ganze Szenen nach vorgegebenen Mustern entwerfen und durchspielen, revidieren, in neue Zusammenhänge einpassen, räumlich, zeitlich und grafisch differenzieren. All das geschieht buchstäblich auf Knopfdruck, mit Hilfe von Mauspfeil und Mausklick, durch das Öffnen eines Symbols, das Spielerzeugungsräume bietet, die der Rechner, angeleitet durch ein für ihn passendes Softwareprogramm, bereitstellt.

Selbstverständlich erfordert die Arbeit mit solchen Programmen ein hohes Maß an handwerklichem Können. Doch die Software, mit deren Hilfe Objekte in einem dreidimensionalen Raum plaziert werden – von vier Dimensionen kann man sprechen, wenn man den Faktor Zeit einbezieht –, hat ihre Grenzen. So vielfältig die Arbeitsmöglichkeiten auf den ersten Blick erscheinen – sie bilden lediglich Variationen von Basismustern. Das hat seinen guten Grund in den simplen Vorgängen, um die es sich eigentlich handelt. Das Computerprogramm, durch Codierung erzeugt, wird in Pixel aufgelöst. Jedes dieser Pixel ist nur eine kleine Informationseinheit innerhalb eines komplexen Ganzen, das der digitalen Verarbeitung nach dem Schema ›0/1‹ gehorcht. Die Visualisierung an der Oberfläche der Computerspiele arbeitet insoweit mit den immer gleichen Mitteln nach den immer gleichen Mustern für den immer gleichen Zweck: ein Handlungsgeschehen in einem Raum auf dem Bildschirm darzustellen. Die erzeugten Bilder stehen dabei in einem engen Verweisungszusammenhang, der durch die computerspezifischen Symbolisierungen immer neu aktualisiert wird. Auch deshalb ist ein

Ausspielen computergenerierter Ästhetik gegen die Potentialitäten auratischer Kunst unproduktiv.

Um zunächst bei den Computerspielen zu bleiben: Was sie mit Hilfe der entwickelten Software immer besser zu leisten vermögen, ist die räumliche Dimensionierung eines visuellen Bewegungsablaufs. Hier finden sich animierte Figuren, die sich im Zusammenspiel mit anderen Figuren bewegen, auf die über ›Menüleisten‹, Texte oder Schaubilder eingewirkt werden kann, die sich perspektivisch variieren, verschieben, vergrößern oder verkleinern lassen. Hier finden sich die virtuellen Welten des Abenteuers, des Konflikts, der Geschwindigkeit, die sich zu Geschichten zusammensetzen und ihr Publikum an den ›Joysticks‹, der Maus oder der Tastatur zu Herrschern im Reich der Pixel machen. Hier findet sich auch die akustische Welt, die jene der visuellen Zeichen durch Sprache, Musik und situativ motivierte Geräusche plastisch macht. Geboten wird den Spielerinnen und Spielern der Reiz, der von Kampf und Macht, Herrschaft und Kontrolle ausgeht. Gefragt sind, wie gesagt, Schnelligkeit, Geschicklichkeit und Reaktionsfähigkeit, technische Fertigkeiten und taktile Qualitäten. Der Faktor ›Zeit‹ spielt dabei eine entscheidende Rolle. Spiele in ›Echtzeit‹ ziehen die Beteiligten in die Realzeit des Spielverlaufs hinein, der unmittelbare Reaktionen auf wechselnde Impulse verlangt. Je nach Spieltyp – Abenteuer oder Action beispielsweise – müssen sich die Beteiligten auf vorgegebene Abläufe einlassen, auf die sie im Rahmen der jeweils genutzten Softwareprogramme strukturierend und modifizierend, destruktiv oder produktiv einwirken können. Anders verhält es sich bei den Spielen im sogenannten ›Turn-Modus‹, bei denen über das Zeitbudget verlangsamend oder beschleunigend, reflektierend und intervenierend verfügt werden kann Es geht dabei um strategische Entscheidungen und um die Steuerung von Prozessen, nicht allein um Reflexe oder um Interventionen ad hoc.

Entscheidend für ein erfolgreiches Bestehen der Spielanforderungen sind Geschicklichkeit und Kombinationsfähigkeit, Gedächtnisleistung, die Koordinierung von Körperfunktionen und Einsicht in die Eigenlogik der visualisierten Handlungsverläufe. ›Verständnis‹ für Zusammenhänge im hermeneutischen Sinne ist nicht vonnöten, ihre Erschließung kann für die Spielerinnen und Spieler sogar hinderlich sein, weil sie die Raktionsschnelligkeit herabsetzt:

»Das Computerspiel ist kein ›semantisches‹, sondern ein ›syntaktisches‹ Spiel. Bei ihm kommt es nicht auf die Bedeutung an, sondern auf die Wirkzusammenhänge. Der Bedeutungsgehalt ist eine Bilderwelt ohne Bedeutung. Die Spieler erlangen keine Macht über die Bedeutungsgehalte, sondern über die Funktionsabläufe. Die Bilder bedeuten nichts; erst im Akt des Denkens können sie bedeutungsvoll werden. Wer deutet, sieht Bedeutungen und hat Zeit dafür. Diese Zeit fehlt dem Computerspieler. Für ihn ist das Computerspiel kein Film, dessen Deutungsmustern zu folgen wäre, sondern funktional angelegte Handlungssequenzen, die zu bewältigen sind. Die Reizkonfiguration des Spiels wird nach Hinweisreizen überprüft, die das ›Überleben‹ und Vorankommen in der virtuellen Welt sichern.« (Fritz 1997, S. 82 f.).

Mit dieser Differenzierung läßt sich eine entscheidende Grenzlinie zu den analogen Bildmedien bis hin zum Fernsehen ziehen: Die ›reale Welt‹ stellt keine Referenz der Computerspiele dar. Wo im Film interpretiert, gedeutet, mitgedacht und mitgelitten werden kann, muß im Computerspiel nur reagiert werden. Wer sich dennoch in Handlungskonstellationen oder Figuren einfühlt, leistet einen Beitrag zum Spiel, den das Spiel nicht fordert. Weder sind die Figuren der Computerspiele in einer dem Film vergleichbaren Weise als lebendige Wesen oder differenzierte Persönlichkeiten vorzustellen noch lassen die unterkomplexen, auf rein funktionale Muster zugeschnittenen Handlungsstrukturen Übertragungen in die Wirklichkeit zu. Auch dort, wo ›Gewalt‹ angewendet oder von den Spielerinnen und Spielern ›Gewaltanwendung‹ gefordert wird, bleibt diese funktional auf den Impuls-Reaktions-Zusammenhang des jeweiligen Spiels bezogen. Der Erfolg eines Computerspiels wie »DOOM« (Schindler/Wiemken 1997, S. 289 ff.) läßt sich nicht aus der ins Bild gesetzten, vom Bild geforderten Gewalt allein erklären. Der Kultstatus, den dieses Spiel erreichen konnte, hat vielmehr mit den Identifikationsangeboten für die Spieler, mit der eingearbeiteten 3D-Perspektive und dem reichen Angebot an Spannungsintensitäten, Herausforderungen und Schwierigkeiten des Spiels zu tun. Dementsprechend bestehen die Gratifikationen für eine erfolgreiche Interaktivität nicht lediglich in der Abstraktion gesammelter Leistungspunkte oder in der Lizenz, den begonnenen Spielverlauf fortsetzen zu dürfen, wenn man erfolgreich spielt, um endlich das vom Spiel gesetzte ›Ziel‹ zu erreichen. Die »eigentliche Herausforderung« ist vielmehr »die Gestaltung eines eigenen Levels« für die Phantasien der Spieler geworden (ebd., S. 293).

Der eigentliche Leistungsanreiz liegt insoweit nur bedingt in der Erreichung des Spiel-Ziels selber. Er liegt vor allem in jenem ›Ziel‹, das der ›Weg‹ ist, in diesem Fall also: im Spielen des Spiels, einem immer schnelleren, perfekteren, besseren Spielen des Spiels. Wer ein Computerspiel spielen will, weiß häufig nicht einmal, worauf er sich einläßt. Die User müssen selber herausfinden, welchen Regeln und Impulsen ihr Spiel folgt, und sie werden dabei Verzögerungen und Umwege in Kauf nehmen müssen. Das wissen sie, und sie wollen es, weil dies der Reiz ist. Die Option, sich auf die Realität der virtuellen Spielwelt überhaupt einlassen zu wollen, folgt den Impulsen, Lockungen und Verheißungen eines Zeichensystems, das mit einer schier unendlichen Kombination von Möglichkeiten operiert. Für diese stellt der Rechner mit seiner gleichförmigen Taktzeit die Voraussetzungen bereit. Mit seiner Hilfe lassen sich Geschichten und Konflikte, auch in Form von narrativen Komplexionen, entwickeln, die ihre Muster in der Kultur- und Literaturgeschichte besitzen. »Gerade die Literatur liefert die Modelle, nach denen die Netzkommunikationen vorgedacht und umgesetzt werden«, so Peter Gendolla: »Ganz offensichtlich erscheinen die Produktionen der Telematik in Metaphern der Literatur, auf jeder Ebene« (Gendolla 1998, S. 7). Diese These läßt sich anhand von Video- und Computerspielen nachdrücklich bestätigen. Versteht man unter »Modellen der Literatur« auch die narrativen Muster, so darf man den digitalen Spielangeboten ein hohes Maß an literarischem Traditionsbewußtsein zubilligen, das sich mit der innovativen Technologie des

Computers zu immer weiteren, abgestuften und sich verzweigenden Erzähl-kreisen und Erzählschichten verbindet.

Zwar sind die Handlungsmuster strukturell simpel gewählt, ebenso finden sich vielfältige Klischees und Stereotypen, ja Trivialitäten in der Figuren-zeichnung. Doch die Helden und die narrativen Muster, die ihre Geschichten wiedergeben, erschöpfen das Potential nicht, das in den Spielmöglichkeiten verborgen liegt. Es handelt sich um eine historisch neue Spiel-Qualität, die den Reiz dieser Spiele ausmacht und ihren Erfolg erklärt. Eben deshalb kann man sagen, daß die audiovisuellen und elektronischen Medien den »Radius der Literatur« erweitern (Gendolla). Der Rechner eröffnet den Usern auf-grund seiner Speicherkapazitäten bislang ungeahnte Möglichkeiten des Rea-gierens und Einwirkens. Das hochkomplexe Spiel »Sim City« von Nintendo lädt beispielsweise dazu ein, sich an der Planung, Entwicklung und dem Bau virtueller Städte zu beteiligen, mit der Aufgabe, die unterschiedlichen auf-einander einwirkenden Faktoren (Arbeitsplätze, Umwelt, Steuern etc.) im Spielprozeß zu berücksichtigen. Die Differenz zu einem Traditionsspiel wie »Monopoly« liegt auf der Hand: Der Rechner stellt eine sehr viel breitere Skala und eine erheblich differenziertere Hierarchie von Kombinationsmög-lichkeiten bereit, als die Verbindung von Würfel und Spielanweisungen dies vermag. Mit Link, dem Helden der Spielserie »Zelda« lassen sich ganze Tage bei der Erforschung unbekannter Abenteuerwelten zubringen. Andere Spiele erlauben den Spielern, die von ihnen selber entworfenen Figuren in Bewe-gung zu versetzen und damit selber kleine Animationsfilme herzustellen, einschließlich akustischer und musikalischer Untermalung (Rudolph 1997, S. 167 ff.).

Kinder werden, wie man weiß, von den Computerspielen, von ihren Far-ben, Tönen und Interaktivitätsangeboten geradezu aufgesogen. Über Stun-den hinweg sitzen sie vor den Spielen, vergessen Zeitgefühl und Umgebung, lassen sich in die Abenteuer und Kämpfe, Niederlagen und Siege der Anima-tionshelden hineinziehen. Zu Beginn der Entwicklung von Computerspielen waren die Spiele kurz und die Muster simpel: Kleine Monster mußten erlegt werden – ein Treffer zerlegte sie in farbige Pünktchen. Je weiter aber die Computertechnologie mit der Entwicklung von Mikroprozessoren voran-schritt, desto perfekter wurde die Simulation von Kriegen zu Land, zu Wasser und in der Luft. Speziell entwickelte Grafikchipsätze erhöhten die Attraktivi-tät der neuen Spiele-Generationen. Gleichzeitig hat sich auch die Digitale Versatile Disc (DVD) entwickelt, äußerlich eine CD-Rom, die aber eine viel-fach erhöhte Speicherkapazität, sogar für ganze Filme, besitzt. Immer mehr wird die visuell geschulte Computergeneration heute in die spielerischen Vorgänge hineingezogen und von ihnen affiziert. Schon sind dreidimensio-nale Raumsimulationen auf dem Markt, optisch und akustisch von Realitäts-wiedergaben kaum mehr zu unterscheiden, nur farblich schöner und in der Präsentation opulenter: Wirklichkeitsentwürfe, nicht Mimesis. Ein Zeitver-treib, der eine Alternative zur literarischen Begegnung mit dem Abenteuer der Vorgängergenerationen darstellt. 1000 Titel werden von den Softare-Her-stellern pro Jahr neu angeboten – mehr, als die User nutzen können.

Ein Fluchtprogramm – so lautet angesichts solcher Erfolgszahlen das gängige Vorurteil. Die Gefahren, die in einer solch verführerisch bunten, vielfältigen, abwechslungs- und spannungsreichen Spielstruktur verborgen sind, werden deshalb immer wieder hervorgehoben. Schon Ende der achtziger Jahre warnten Kinder-Psychotherapeuten »vor der ›elektronischen Droge‹, die Realitätsflucht oder Aggressivität fördere« (Horn 1989, S. 1). Die Computer selber sind freilich nicht das Problem – es sind die familialen und sozialen Voraussetzungen, die zu einem introvertierten und identifikatorischen Umgang mit den Animationsangeboten des Rechners führen. Anfällig für eine extensive Inanspruchnahme durch den Computer sind offenbar vor allem Kinder, die in zerrütteten Familienverhältnissen leben oder unter Problemen sozialer Isolierung zu leiden haben. Die kann selbstverständlich auch der Computer nicht lösen. Zudem besitzt die Warnung vor solchen Spielen selbst eine kontraproduktive Nuance. Nicht nur sind Computerspiele keineswegs durchweg rassistisch, sexistisch oder Loblieder der Gewalt und des Tötens. Sie können vielmehr anregend sein, die Reaktionsschnelligkeit, die Lernbereitschaft und die Problemlösungsfähigkeit derjenigen Jugendlichen fordern und fördern, die mit ihnen intensiv spielen.

Die Vielfalt des Angebots spricht unterschiedliche Spielertypen und Spielinteressen an. Softwarehersteller präsentieren zudem marktgerecht jede gewünschte Anpassung bereits vorhandener Programme für die vorhandene Hardware. Selbst digitale Erweiterungen, so eine Digitalkamera für den ›Game Boy‹ von Nintendo, sind auf dem Computermarkt zu erhalten, ein Instrument, das nur eine bescheidene Bildqualität erzeugt, doch immerhin bereits Kindern ermöglicht, die neueste Fototechnologie auf unkomplizierte Art zu erproben. Einem der kleinen Taschen-Spielcomputer des Herstellers muß lediglich ein Steckmodul mit einer um 180 Grad drehbaren Linse implementiert werden, und schon ist der Eintritt in das Zeitalter der digitalen Fotografie perfekt. Die spielerisch verfügbaren Vorzüge liegen buchstäblich auf der Hand: Das Bild kann sofort angeschaut, gespeichert und gedruckt werden, die Aufnahme läßt sich nötigenfalls umgehend wiederholen und zudem mit der Verarbeitungssoftware in jeder Weise manipulieren, all das ohne großen Instruktions- oder Vorbereitungsaufwand. Und dies ist der im Zusammenhang mit Video- und Computerspielen entscheidende Gesichtspunkt: Sie faszinieren zwar, aber sie passivieren nicht, wie ihnen immer wieder nachgesagt wird. Sondern sie bereiten auf spielerische Weise auf ein Zeitalter vor, in dem ohne Computer ohnehin nichts mehr gehen wird.

CD-ROM

Das gilt in vergleichbarer Weise auch für die CD-ROM (= Compact Disk Read Only Memory, wörtlich: Nur-Lese-Speicher-CD), einen Datenträger aus Silicium, der, einmal beschrieben, nicht wieder beschreibbar ist. Die CD-ROM unterscheidet sich von Compact Disc (CD) zur Wiedergabe von Tonaufnahmen dadurch, daß sie alle computerlesbaren Daten, also optische Signale, akustische Signale, selbst Fotos und Videos und ebenso Daten von Computerprogrammen in digitalisierter Form speichern, die über das CD-ROM-Laufwerk eines Computers ›lesbar‹, also abspielbar sind. Die CD-ROM eignet sich gut für die reine Wiedergabe von Daten, weil sie über eine außerordentlich hohe Speicherkapazität verfügt. Diese liegt im allgemeinen bei etwa 650 Megabytes, seit Einführung der HD (= High Density) -ROM sogar bei 165 Gigabytes (= 253fache Datenmenge). Das ›Beschreiben‹ der CD-ROM erfolgt mittels eines CD-›Brenners‹, der auch für privaten Gebrauch zu akzeptablen Preisen erhältlich ist und die Erstellung beispielsweise von Sicherungskopien erlaubt, aber auch die illegale Kopierung urheberrechtlich geschützter CD-ROMs.

So beachtlich die Speicherkapazitäten der CD-ROM sind – im Vergleich zu den Abspielmöglichkeiten von Kassetten auf den Konsolen für Videospiele hat sie ein Handicap. Die auf der CD-ROM gespeicherten Daten müssen immer zuerst gelesen und dann verarbeitet werden, bevor sie fürs Spiel zur Verfügung stehen, so daß es im Bildaufbau und bei den Spielverläufen zu Verlangsamungen kommen kann. Videospiele hingegen, die auf Kassette gespeichert sind und über eine Konsole abgespielt werden, kennen den Engpaß nicht, der zwischen CD-ROM und Arbeitsspeicher entstehen kann. Zudem werden die gewaltigen Speichermöglichkeiten für ein normales Computerspiel nicht einmal benötigt, da die Datenmenge die verfügbare Kapazität im allgemeinen deutlich unterscheidet. Das bevorzugte Einsatzfeld für die CD-ROM ist dementsprechend nicht das Spiel am Computer, sondern die Speicherung und Wiedergabe von Daten, beispielsweise im Informations- und Ausbildungssektor.

Hier zeichnen sich für die künftige Arbeit mit Texten und Bildern Möglichkeiten ab, von denen Anfang der neunziger Jahre noch kaum etwas zu ahnen war. Nachschlagewerke, Wörterbücher, Werkausgaben und multimediale Anwendungen vielfältigster Art lassen sich speichern und als Fundus für alle denkbaren Formen der Weiterverarbeitung nutzen. Ganze Klassikerausgaben sind auf die Weise bereits erschienen, Werkeditionen der Literatur wie der Philosophie – von Goethe bis Heine, von Platon über Kant und Fichte bis zu Max Weber –, die den Vorzug haben, nicht nur das mittels Scanner eingelesene Textkonvolut zu bieten, sondern auch Verknüpfungen, die über die eingearbeiteten Navigationselemente spezielle Textsegmente, Zitate und Begriffe erschließen. Reizvoll erscheint insbesondere die Tatsache, daß die auf diese Weise entstehenden Hybridausgaben – d. h. digital verarbeitete Versionen von Werkausgaben – sich zu Forschungszwecken nutzen lassen. Über Suchbegriffe lassen sich Materialien erschließen, über Formen der Interaktivität weitere Zugänge eröffnen und Verzweigungen verfolgen (Schanze/Kammer 1998). Originalhandschriften lassen sich abbilden, und statistische Auswertungen, etwa zum Wortgebrauch oder zur Stilkunde, können vorgenommen werden. Ganze Lehr- und Lernprogramme sind mittlerweile auf CD-ROM erhältlich, darunter Einführungen in Grundlagenfächer wie etwa die Literaturwissenschaft, deren interaktives Design auf ein Selbst-, Ergänzungs- oder Aufbaustudium orientiert ist (Braungart u. a. 1999).

Medienästhetisch entscheidend ist bei der Konzeption der CD-ROM für solche Zwecke die Instanz derjenigen, die mit den Programmen arbeiten sollen. Es geht – wie beim Bildschirm des Computers auch – um die Gestaltung einer benutzerfreundlichen Oberfläche, die zur Mitarbeit anregt und zugleich eine hohe Vermittlungsleistung bietet. Das entscheidende dramaturgische Instrument bildet in diesem Zusammenhang die Struktur des Hypertextes, der sich über ›Links‹, also im fortlaufenden Text markierte Verbindungswörter oder Suchbegriffe, erschließen läßt. Diese Hyperstruktur muß in die auf CD-ROM gespeicherten Daten bereits eingearbeitet sein, um die lernstrategischen Verknüpfungen innerhalb des Textes nutzbar zu machen. Es geht dabei um eine Ausbalancierung der unterschiedlichen Leistungen, die einerseits die Technik, andererseits die Texte kennzeichnen. Technik lenkt ab, dezentriert, ist inkohärent. Texte hingegen verlangen Linearität, Kontinuität und Konzentration. Beide Qualitäten müssen miteinander so in Übereinstimmung gebracht werden, daß sie optimale Lerneffekte ermöglichen. Das kann beispielsweise gelingen, indem die Muster von Videospielen, etwa der ›Adventure Games‹, genutzt werden, um abenteuerliche Spielsituationen in effektive Sprachlernsituationen zu verwandeln. So bietet eine kleine Abenteuerepisode in dem interaktiven Lernspiel »Who is Osar Lake?« die Möglichkeit, bei der Enträtselung einer spannenden Kriminalgeschichte mitzuwirken, und fordert zugleich zum Studium der englischen Sprache heraus, zum Erwerb von Vokabular, zur Erarbeitung von grammatischen Elementen und zur Überprüfung des erworbenen Wissens. Eine reizvolle Variante stellt das »Learning bei Movie« (Systhema) dar, das alte TV-Serienhelden wie Peter Falk alias ›Columbo‹ in den Mittelpunkt eines Kriminalgeschehens rückt und den Studierenden Gelegenheit gibt, sich anhand der Originalfilmdialoge und -bilder ins amerikanische Englisch einzuüben.

Das Problem der Retardierungen im Bildaufbau und bei den Spielverläufen, das die CD-ROM grundsätzlich kennzeichnet, bleibt freilich auch bei solchen Nutzungen bestehen, wenngleich es bei Lernprogrammen naturgemäß weniger ins Gewicht fällt als bei authentischen Computerspielen. Das Charakteristikum der CD-ROM, das ihr im Vergleich zu allen anderen digitalen Medien einen entscheidenden Vorteil verschafft, ist und bleibt ihre Speicherkapazität. Lexika und Wörterbücher – in diesem Bereich bietet die digitale Enzyklopädie Möglichkeiten, die der Tradition des gebundenen Nachschlagebuchs ernsthaft Konkurrenz macht. Nicht nur räumliche Ausdehnung, quantitatives Gewicht und Anschaffungspreis sind von vernachlässigenswerten Dimensionen, sondern auch die Arbeitsmöglichkeiten mit einem auf CD-ROM gespeicherten enzyklopädischen Werk sind, wenngleich gewöhnungsbedürftig, vielfältiger und benutzerfreundlicher als bei Handbüchern. Die Suche nach Begriffen und Verweisstichwörtern funktioniert reibungslos und in Sekundenschnelle. Die Informationen können jederzeit aktualisiert werden. Bilder bieten anschauliche Ergänzungen zu den lexikalischen Texten.

Zehn solcher Nachschlagewerke auf CD-ROM wurden 1999 in deutscher und englischer Sprache angeboten, darunter Standardwerke wie die *Encyclo-*

pedia Britannica. Doch nicht alle diese Editionen nehmen die Möglichkeiten des neuen Mediums so in Anspruch, daß von einer Transformation der Daten in eine CD-ROM-spezifische Ästhetik gesprochen werden kann. Häufig wird lediglich das lexikographische Material eingescannt, so daß zwar die Texte zur Verfügung stehen, die multimedialen und interaktiven Verwendungsmöglichkeiten des Zielmediums jedoch nicht genutzt werden. Opulente Gegenbeipiele bilden der *Brockhaus in Wort und Bild* mit 66 000 Artikeln und 140 000 Stichwörtern und die von Microsoft hergestellte *Encarta 99,* die – zeitgleich ins Deutsche, Französische, Spanische und Japanische übersetzt – auf der 29bändigen *New Encyclopedia* von Funk and Wagnall beruht. Die *Encarta* kann als Exempel für einen medienästhetisch innovativen Umgang mit lexikalischen Datenmassen stehen. Auf insgesamt 3 CDs finden sich 38 000 Artikel mit Tausenden von Medienelementen wie Abbildungen, Audios, Videos, interaktive Diagramme; dazu mehr als 2000 Links zu den gewünschten Informationen im Internet; Zugriff auf monatliche Aktualisierungen über das Internet; Recherchemöglichkeiten und Rechercheplaner für wissenschaftliche Arbeiten; Quellentexte aus literarischen Dokumenten und geographischen Berichten zu Artikeln; Multimediaelemente wie virtuelle Reisen mit Stadtansichten, Themenreisen und Interaktivitäten; ein zeitlicher Überblick über die Weltgeschichte.

Über diese inhaltliche Vielfalt hinaus finden sich Vorteile für die Benutzerinnen und Benutzer, die keine Buchfassung bieten kann. Das Titelfenster gibt den Zugang zu fünf unterschiedlichen Sachbereichen frei (Stichwortverzeichnis, Medien, Online, Wörterbuch, Überblick), die sich mittels Mauszeiger und Mausklick öffne lassen. Ebenso kann man die in Symbolen repräsentierten Schaltflächen aktivieren, die Animationen, Diagramme, Interaktivitäten, geographische Karten, Quellentexte, Abbildungen, Audios, Tabellen, virtuelle Reisen, Videos, 360-Grad-Ansichten, WebLinks oder Chronik-Aktualisierungen bereitstellen. Die Artikel werden in Artikelfenstern angezeigt, die ihre Gliederung auflisten, den Text enthalten, vergrößerbare Abbildungen bieten, weiterführende Stichwörter nennen, all das verbunden mit Arbeitserleichterungen, die weiterführende Optionen anbieten, beispielsweise Schaltflächen für Recherchen und Informationserweiterung. Ferner finden sich Navigationsfenster, die per Mausklick Bereiche wie Anatomie, Kultur und Gesellschaft oder Naturwissenschaften erschließen helfen. Die entsprechenden Stichwörter verfärben sich beim Vorbeigleiten des Mauszeigers, um ihre Ansprechbereitschaft zu signalisieren. Das Stichwortverzeichnis in alphabetischer Folge kann entweder nach einem Begriff abgesucht werden, oder es sucht selbsttätig, nachdem der entsprechende Begriff eingegeben wurde. Der reichhaltige Fundus an Medien stellt auf Wunsch Bildmaterial, soweit vorhanden, zur Illustration gesuchter Stichwörter oder virtueller Reiseziele bereit. Spielerisch und interaktiv können sich die User zum Teil in die Textorganisation einschalten, Vertiefungen der Informationen verlangen, themenverwandte Artikel anfordern und Originaltexte auf den Bildschirm bringen. Nicht zuletzt kann man über die *Encarta* ins Internet gehen, zur ›Encarta Online Library‹, die für einen Zuschlag von sieben Dollar pro Monat rund eine

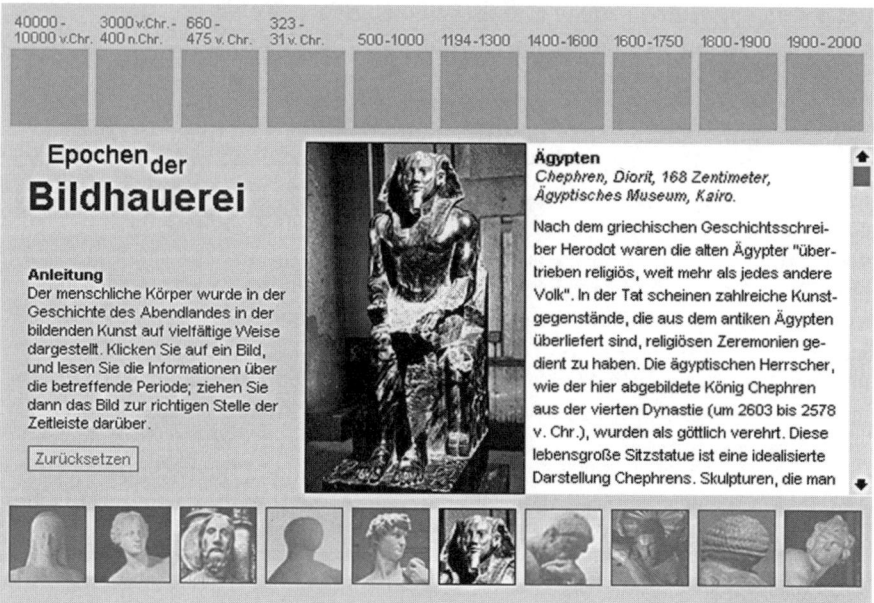

Abb. 50 und 51:
Encarta

Million Artikel aus rund 800 Zeitungen, Zeitschriften und Nachschlagewerken bereithält.

Die genannten Beispiele mögen hinreichen, um die Verwendungsmöglichkeiten der CD-ROM im Bereich einer Datenspeicherung zu veranschaulichen, die über die Text- und Bildkonfigurationen ans Buch gebundener Lexika hinausführen. Es versteht sich, daß nicht alle Artikel der *Encarta* nach Diktion und Informationsgehalt jede Benutzerin, jeden Benutzer gleichermaßen zufriedenstellen. So enthält ein – hier willkürlich ausgewähltes – Stichwort wie »Ironie« kaum jenes Mindestmaß an Information, das durchschnittliche Lexikonkunden von dem Medium ihres Vertrauens erwarten dürfen. Demgegenüber bietet ein – ebenfalls willkürlich ausgewähltes – Stichwort wie »Quantentheorie« einen komplexen und umfassenden Abriß der Materie, ergänzt durch ein Videoelement, das die physikalischen Vorgänge anschaulich darstellt, und ein Audioelement, das in Text und Tonlage auf das Ohr der Rezipienten abgestimmt ist. Zudem lassen sich die Einstellungen der *Encarta* den Bedürfnissen der User anpassen, Textverarbeitungsprogramme sind in die Arbeit mit dem Lexikon integrierbar, und selbstverständlich sind alle Text- und Bildelemente ausdruckbar. Man kann ein solches Produkt, ohne zu übertreiben, ein Meisterstück des Programmierhandwerks im digitalen Zeitalter nennen. Daß es die Patina des alten – bei seinem Neuerscheinen immer schon veralteten – Buchlexikons nicht besitzt, auch den taktilen Reiz des Blätterns in Tausenden von Seiten nicht bietet, können wohl nur jene Fossile des Buch-

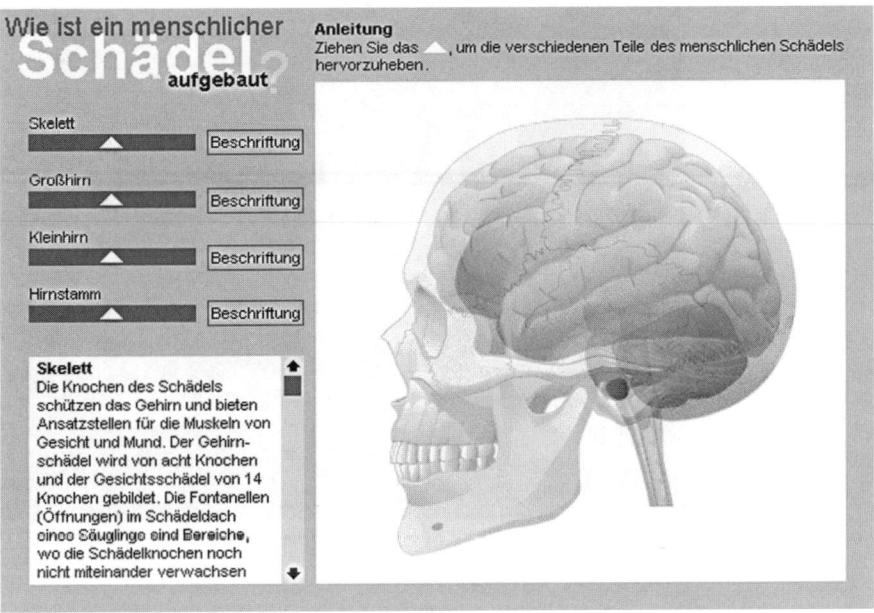

Wie ist ein menschlicher Schädel aufgebaut?

zeitalters monieren, die jede Neuerung als Bedrohung ihres Leitmediums, jede mediale Bereicherung nur als Verarmung eines Traditionsbestandes wahrzunehmen vermögen. Dergleichen Einwände sind ohnehin vernachlässigenswert angesichts der Chance, jüngeren Generationen den Zugang zu Traditionsbeständen des Wissens zu eröffnen, die ihnen ohne die Medienästhetik der CD-ROM womöglich ganz verschlossen geblieben wären.

Zu prognostizieren, inwieweit die Speicher-CD in der Lage sein wird, ein eigenes medienästhetisches Profil auszubilden, ist freilich ein schwieriges Unterfangen. Immerhin gibt es Beispiele für gelungene CD-ROM-spezifische multimediale Produktionen. Eine von ihnen ist die CD-ROM-Version von Jostein Gaarders philosophiegeschichtlichem Bestseller *Sofies Welt,* der in elf Weltsprachen übersetzt ist und von dem über zwölf Millionen Exemplare verkauft wurden, ein populär gehaltenes Buch über die wichtigsten abendländischen Philosophen und Denkströmungen, ein Buch, in dem eine Fülle von Materialien zusammengetragen wird. Doch nicht allein wegen ihrer Speicherkapazität bot sich die CD-ROM zur Nutzung an. Vor allem zeigt sich, daß Gaarders Buch mit seinen hypotaktischen Konstruktionen, den Gesprächen über Gespräche, den Exkursen in die Geschichte der Philosophie und dem postmodern anmutenden perspektivierenden Zuschnitt eine dem Hypermedium CD-ROM und seinen interaktiven Möglichkeiten kongeniale Struktur aufweist. Sofie spricht im Buch mit Alberto, Alberto sucht nach Antworten, und die Philosophen, von Sokrates bis Sartre, geben Antworten auf Albertos Fragen. Das

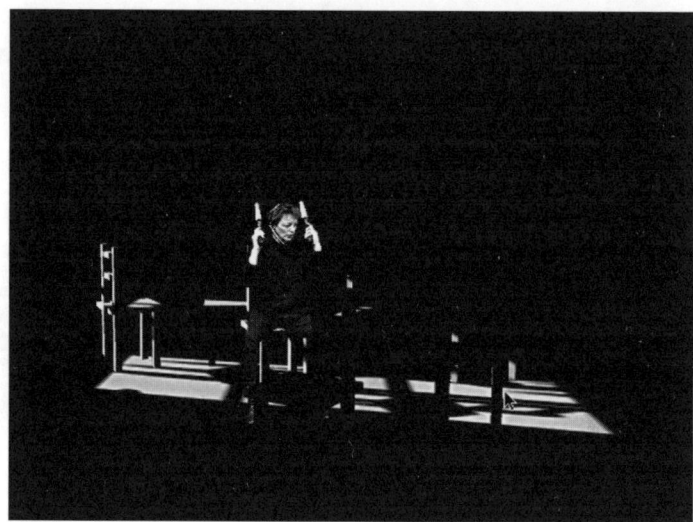

Abb. 52 und 53:
Laurie Anderson: Puppet-Motel

gibt Anlaß zu Exkursen und Illustrationen, zur visuellen Nachzeichnung philosophischer Lehrmeinungen und Denkbeispiele, die in Grafiken und virtuelle Figuren umgesetzt werden, zur Skizzierung historischer Parallelentwicklungen in Kunst und Architektur, zu Überblicksdarstellungen und Einflußdiagrammen, an denen sich Wirkungen und Entwicklungen ablesen lassen. Auch von dieser CD-ROM aus ist eine Verbindung ins Internet herstellbar, die den Usern erlaubt, ihrerseits Fragen zu stellen und nach Antworten zu suchen. Auf diese Weise wird die auf der CD-ROM realisierte Verbindung von Diskursivität und visueller Präsentation in ein neues Medium transformiert.

Ein Beispiel für die artistischen Möglichkeiten der CD-ROM bietet das Werk von Laurie Anderson, der avantgardistischen Pop-Künstlerin, die als Autorin, Komponistin, politische Kommentatorin, Fotografin und Filmregisseurin gearbeitet hat. Nach ersten Erfolgen mit künstlerisch anspruchsvollen Performances auf der Bühne zu Beginn der achtziger Jahre (Naumann 1994, S. 262ff.), die mit der Produktion origineller, ästhetisch innovativer Popvideos verbunden waren, wechselte sie in die Rockmusik, legte 1989 eine fünfjährige schöpferische Pause ein und trat 1995 mit der CD-ROM *Puppet Motel* an die Öffentlichkeit. Der Titel entstammt einem Song aus ihrem 1994 aufgelegten Album *Bright Red*. Die gemeinsam mit dem Computer-Künstler Hsin-Chien Huang hergestellte Digitalversion ihrer mulitmedialen Performances bietet ein ebenso verführerisches wie verwirrendes Labyrinth aus synästhetischen Reizen. Optisch, akustisch und atmosphärisch werden ganze Welten aus Licht, Perspektiven, Symbolen, Masken, Texten und Tönen entworfen, denen die Rezipienten auf dem Monitor folgen können, ohne dem Zwang einer abstrakten künstlerischen Ökonomie zu unterliegen. Chronologie oder nar-

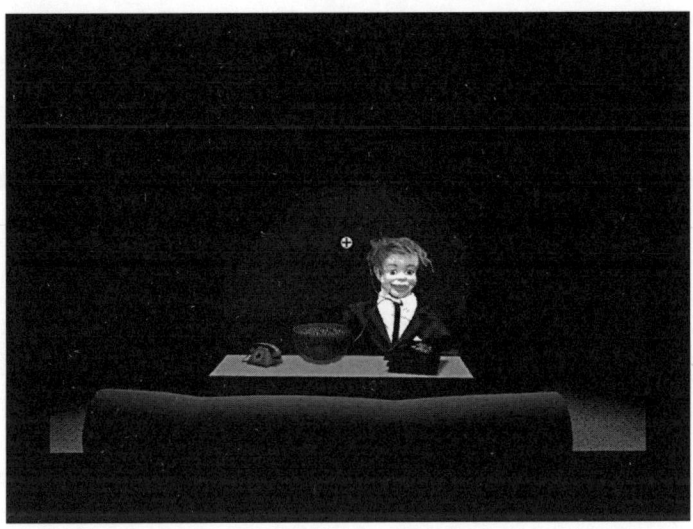

rative Logik, kausale Verknüpfungen oder konstruierten Sinn gibt es hier
nicht. Statt dessen findet sich eine Fülle von Zeichen, denen man nachgehen
kann, Wegweiser und Hinweise, die in Symbolen versteckt sind, die mit dem
Mauspfeil, der sich in einen Lichtkegel verwandelt, angeleuchtet und geöffnet werden können: elektronische Geräte wie Telefone, Faxmaschinenen,
Fernsehapparate, Schreibmaschinen, die Botschaften senden und annehmen.
Gelegentlich tritt die Künstlerin in Erscheinung und wendet sich an ihr Publikum. Die User können sich ihrerseits produktiv auf vier elektronischen
Violinen versuchen. Die Musikvideos sind ebenso beiläufig in die CD-Perfor-
mance integriert, wie die intertextuellen Anspielungen auf die Weltliteratur.
Daß diese Fülle optischer und akustischer Reize nicht den Eindruck der Beliebigkeit hervorruft, des Austauschbaren und Verwechselbaren, hat gerade
damit zu tun, daß hier kein diskursiver Zusammenhang hergestellt wird, der
in der Tradition der Textgeschichte stünde. Die ästhetische Organisation der
Vielfalt aus Reizen und Impulsen folgt vielmehr einem musikalischen Muster: Es handelt sich um eine digitale Komposition, die aus Licht, Farben, Tönen, Texten und Figuren ein spannungsreiches Hybrid-Kunstwerk schafft,
das seinen Wert in sich hat.

Video- und Computerkunst

Die drei zuletzt genannten Beispiele – *Encarta, Sofies Welt, Puppet Motel* – sind
medienästhetische Glücksfälle. Sie sind geglückt, weil die Transformationslo-
gik ihrer Ästhetik der ihres Zielmediums, der CD-ROM, folgt. Inhaltlich, dem

Entstehungszusammenhang und der jeweils voraufgehenden Tradition nach völlig unterschiedlich konstituiert, bildet ihre Gemeinsamkeit die CD-ROM-Technik, mit deren Mitteln sie jeweils auf neue und auf je andere Weise realisiert werden. Sie müssen sich, mit anderen Worten, technisch wie ästhetisch anpassen, müssen sich dem digitalen Eigensinn fügen, um auf diese Weise zu eigenem Ausdruck, zu einer eigenen Ästhetik zu finden. Insofern gilt für die multimedialen und interaktiven Möglichkeiten der CD-ROM dasselbe, was auch für das Verhältnis von Literatur und Film schon gesagt wurde: Das Zielmedium setzt kraft seiner technologischen Eigengesetzlichkeit das ästhetische Maß. Es handelt sich, recht verstanden, nicht um Medienkonkurrenz, sondern um Medienkoevolution.

Das gilt in anderer Weise auch für jene Formen visueller Kunst, die sich mit dem Computer entwickelt haben. Der Computer ist kein Medium, sondern eine Rechenmaschine. Aber mit Hilfe dieser Maschine lassen sich alle Arten von Daten generieren, transportieren und transformieren. Der Computer ist auch kein genuines Bildmedium, aber er kann Daten, auch die von Bildern, speichern und umwandeln, so daß Figuren, Objekte, Farben, Formen und Bewegungen entstehen. Auf diese Weise läßt sich der Rechner als Medium nutzen. Voraussetzung ist, daß Computerkünstler ein Minimum an Theoriekenntnissen über die Wirkungsweise und die technikgeschichtliche Bedeutung von Computern besitzen und daß sie zumindest eine der für ihre Arbeit notwendigen Programmiersprachen beherrschen. Die Künstler werden auf diese Weise zu Herrschern im Reich der Schnittstellen, deren Design ist ihr Metier. Unter dieser Voraussetzung läßt sich der Computer zur Bildherstellung nutzen, mit Möglichkeiten, die der zeichnerischen, fotografischen oder filmischen Bildproduktion nicht zur Verfügung stehen. Diese sind an die Bedingungen der perspektivischen Wahrnehmung gebunden. Sie verlangen einen Wahrnehmungsstandort, der ihre Position im zweidimensionalen Raum festlegt. Der Computer hingegen erlaubt eine Art der Bilderzeugung, die sich aus der Sukzession des Produktionsprozesses ergibt. Dieser Prozeß bedeutet die Umwandlung von visuellen Impulsen in Taktzeiten des Rechners, ein Prozeß, der variabel, nicht statisch ist, Veränderungsmöglichkeiten bietet, Verschiebungen und Verräumlichungen erlaubt, Farben, Bilder, Töne, Texte erzeugt, alle diese Elemente in alle anderen verwandeln und nicht zuletzt mit Hilfe des 3D-Verfahrens suggestive, sogartige Dimensionen der Tiefe eröffnen kann.

Künstler wie Bruce Nauman und Klaus von Bruch haben sich diese Möglichkeiten bereits seit Mitte der achtziger Jahre für ihre Videoproduktionen und -installationen zunutze gemacht. Der Regisseur Robert Wilson und der Komponist Phil Glass haben sie in ihrer Ko-Produktion *Einstein on the Beach* für die Oper fortentwickelt. Nam June Paik, der technologieversessene Koreaner mit Wohnsitz in New York und Düsseldorf, ist der wohl bekannteste Repräsentant dieser elektronischen Avantgarde. Er hat in den fünfziger Jahren in Tokio Kunst- und Musikgeschichte studiert und dort auch in den sechziger Jahren seine ersten Experimente mit elektromagnetischen Installationen und Farbfernseh-Monitoren durchgeführt. In seinen Ausstellungen finden sich bisweilen Hunderte von Monitoren, Bildprojektionen und Video-Installationen zu permanenten visuellen und akustischen Wahrnehmungsreizen konfiguriert. Eine Präsentation videographischer Reproduktionskunst, deren ästhetische Organisation durch Gegensätze bestimmt wird. Bewegung und Ruhe, Hektik und Stillstand, Impuls und Kontemplation heißen die Pole, welche die Ausstellungen Nam June Paiks untergliedern, teils voneinander getrennt, teils ineinander übergehend und aufeinander verweisend.

Zwei grundsätzliche Möglichkeiten, mit Computer und Video zu arbeiten, vernetzen sich in Paiks Werk: auf dem Bildschirm oder als Projektion. Eine monumentale, keilförmige Installation verbindet beispielsweise zwei in spitzem Winkel aufeinander zulaufende Teilwände mit jeweils 36 Monitoren. Auf diesen flirrt ein verwirrendes Nebeneinander unterschiedlichster Bildschirmmotive, die sich aus Filmaufnahmen, Laserdiscs, elektronisch bearbeiteten Videos und Computergrafiken zusammensetzen. Die Motive, an den Monitorwänden als diagonale Bildreihen arrangiert, reproduzieren in aberwitziger Geschwindigkeit Material aus der Rock- und Popszene, farbige Video-Tricks, computergesteuerte Collagen sowie – Leitmotiv des ganzen Unternehmens – einen Auftritt von Joseph Beuys. All das findet sich verbunden zu einem hektischen, kontrastreichen Zusammenspiel, ohne Halt und ohne Stillstand. Gleich daneben ein wahres Still-Leben: eine einzelne Kerze, aufgenommen von einer einzigen Kamera, mit Hilfe dreier elektronischer Farbprojektoren und zusätzlicher Lichtquellen an die Wand geworfen und in Blau, Grün und Rot zerlegt. Ein einfaches, fast schlichtes Arrangement, das, aller eingesetzten Technik zum Trotz, eine Art Poesie ausstrahlt – Einladung zur Meditation inmitten der audiovisuell manipulierten Medienhektik.

So wie hier arbeitet Paik auch in anderen Werkkomplexen mit polaren Konstellationen aus Reizimpulsen und Ruhezonen. So in Form einer »Hommage à Joseph Beuys«, in der sich jenes aus der Monitorwand schon bekannte Paik-Video von einer Beuys-Performance inmitten eines Raumarrangements mit Materialien aus Taschkent wiederfindet. Es ist das Arrangement einer Welt ungleichzeitiger Zeichen, das der Künstler hier geschaffen hat: handgewebte Kleider, Stoffe, Mützen, Fahnen, dazu Filzstiefel und Verpackungsmaterial aus der Vor-Plastik-Zeit, alles auf dem Boden ausgebreitet neben einem Dutzend Fernsehmonitore, auf denen Joseph Beuys, begleitet von dissonanten Klavierimprovisationen, Urlaute und Alliterationsetüden zelebriert. ›Ungleichzeitigkeit‹ heißt das Stichwort auch für das Environment, das Paik in Form eines Waldes aus wenigen, dünnen, hochgewachsenen Bäumen geschaffen hat, in dem abermals Dutzende von Farbmonitoren plaziert sind, halb versteckt, größere und kleinere, hängend, stehend, liegend, wiederum mit den unterschiedlichsten Programmen bestückt. Paiks Arrangements benutzen den Computer als Installationselement, und sie nutzen ihn als Reproduktionsinstrument. Auf diese Weise entstehen Kontraste der unterschiedlichsten Art, Kontraste von Alltagsreliquien und Elektronik, man könnte auch sagen: von Atavismus und Avantgarde. Diese Kontraste eröffnen dem Betrachter einen Raum, der aus der Perspektive der fortgeschrittensten Technik die Frage nach der Bedeutung von Geschichte und Tradition in der mo-

dernen Medienwelt aufwirft. Paiks Arrangements stellen diese Frage nicht affirmativ, sondern als Problem unserer Wahrnehmungsfähigkeit: Was davon
ist auf der Strecke des elektronischen Fortschritts geblieben?

Ähnliche Fragen werfen auch die Arbeiten des Amerikaners Bill Viola auf,
dessen Werke 1998 und 1999 in Retrospektiven nacheinander in Los Angeles,
New York, Amsterdam und Frankfurt zu sehen waren. In seinen frühen Arbeiten hat Viola eine heute schon ›klassische‹ Funktion des Videos genutzt: die
Möglichkeit der Selbstbeobachtung, die Einbindung eines Subjekts in einen
räumlichen und zeitlichen Kontext, in dem sich dieses Subjekt zugleich als
Objekt elektronisch aufzeichnen, speichern, wiedergeben und entwerfen
kann. Die technischen Qualitäten des Mediums Video, das die optischen Hell-
Dunkel-Werte eines Bildes in elektrische Signale umwandelt, sind hierfür
deshalb besonders geeignet, weil es eine Simultaneität von Aufzeichungs-
und Wiedergabevorgang gibt. Wer sich aufnimmt, kann sich bei der Aufnahme selber zusehen. Selbstreferentialität und Selbstreflexion fallen tendenziell zusammen. Es handelt sich mediengeschichtlich um den Zwittertyp-
pus einer ambiguen Bildtechnik. Ihre Besonderheit besteht zum einen darin,
»daß die elektronische Erfassung und Ausstrahlung von Bildsignalen einen
Bildtyp simuliert, der wie beim Film auf einer optischen Aufzeichnung beruht« (Spielmann 1998 b, S. 17). Zum anderen aber tendiert die Videotechnik
durch den »Zeilenaufbau des elektronischen Bildes und die Möglichkeiten
von Rückkopplungen und Closed Circuit [...] in Richtung auf die Simulation
ohne Vorbild, wie sie für die digitale Bildgestaltung wesentlich ist« (ebd.).

Viola nutzt diese Möglichkeiten der Videoaufzeichnung in seinen späteren
Arbeiten im Zusammenspiel mit der Computersynchronisation, um mittels
Bild- und Klanginstallationen Gegensätze visueller und akustischer Art aufeinander zu beziehen. In seiner Video/Klanginstallation »The Crossing« (1996)
beispielsweise werden über zwei Kanäle Farbvideos von den gegenüberliegenden Seiten eines riesigen dunklen Klangraums auf zwei große, Rücken an
Rücken stehende Leinwände projiziert, die von der Decke hängen und am Boden befestigt sind. Beide Videos haben eine Länge von exakt 10,5 Minuten,
auf beiden bewegt sich eine männliche Figur in extremer Zeitlupe – aufgenommen mit einer 300 Bilder pro Sekunde erfassenden ›High Speed‹-Kamera
– auf das Publikum zu, auf beiden kommt diese Figur nach etwa fünf Minuten zum Stehen, mit leicht ausgebreiteten Armen: die Gebärde des Segnens
oder die Armhaltung der Kreuzigung. Jetzt erst beginnen die bis dahin nahezu identischen Sequenzen eine unterschiedliche Chiffrensprache zu entfalten. In einer der beiden Installationen flackert an den Füßen der Figur
eine kleine Flamme, lodert auf, breitet sich immer weiter aus, in immer in-
tensiveren Farbtönen, mit immer stärker anschwellendem Geräuschpegel,
umschließt die Figur, verzehrt deren Bild wie in einem Sog, der die Grenzen
der Installation zu sprengen scheint, entwickelt sich langsam zurück, ebbt
schließlich ab, wird immer kleiner und verlischt. In der anderen der beiden
Installationen beginnen – exakt zeitgleich mit der aufflackernden Flamme –
Wassertropfen zu fallen, erst spärlich, dann immer dichter, immer schneller,
eine Wasserflut, die sich in Wasserströme, dann in einen Wasserfall verwan-

delt, der die Füße, den ganzen Körper der Figur umspült, überspült, auflöst
in einer Gischt aus Tropfen, Schaum und Wellen, die das ganze Bild besetzt
hält, wobei der visuelle Vorgang auch hier begleitet wird von einer stetig an-
wachsenden Geräuschkulisse, deren Höhepunkt mit dem vollständigen Verschwinden der Figur in den Wassermassen zusammenfällt, um dann langsam, wie diese, abzuebben, sich zurückzuziehen, schließlich zu verstummen.
Was bleibt, in beiden Installationen, ist ein leerer, dunkler Raum. Eine Choreographie aus dem Geist des Minimalismus, aus optischen und akustischen
Signalen der Reduktion und Einfachheit, eine Konfiguration des buchstäblich Elementaren, die mit traditionsreichen Signifikanten arbeitet. Ein
Mann, eine extreme Verlangsamung der Bewegung, Feuer und Wasser, die
überwältigende Macht der Elemente, am Ende das Nichts – diese Bildersprache bedient sich offensichtlich aus dem Arsenal der Archetypen, des Pathos
und der Erhabenheit.

Das gilt auch für andere Video/Klanginstallationen des Künstlers (vgl. Viola
1999). »He Weeps for You« (1976): die mittels einer Live-Farbkamera realisierte
Videoprojektion eines Wassertropfens, der aus einem Kupferrohr auf eine
klangverstärkte Trommel fällt – die Wiedergabe eines Bewegungsablaufs in
›Echtzeit‹, der, an zwei Orten wahrnehmbar: dem Originalschauplatz und
dem Videobild, eine extreme Verfremdung des Vorgangs bewirkt. »Room for
St. John of the Cross« (1983): in einem großen dunklen Raum mit einer
schwarzweißen Videoprojektion auf eine Leinwand befindet sich eine
schwarze Kabine mit Fenster, in deren erleuchtetem Innern ein Holztisch,
ein Glas mit Wasser, ein Metallkrug und ein kleiner Monitor mit einem Farb-
videobild stehen. »Threshold« (1992): drei Schwarzweißvideoprojektionen mit
den Großaufnahmen von Gesichtern Schlafender in einem kleinen, schwarzen Raum, akustisch begleitet von den verstärkten Atemgeräuschen der
Schlafenden. »Nantes Triptych« (1992): drei Kanäle mit Farbvideoprojektionen
von vorne und hinten, angeordnet als Triptychon, dessen linke Tafel (Rückprojektionswand) eine Geburt, dessen rechte Tafel (Rückprojektionswand)
eine sterbende Frau, dessen Mittelteil (durchscheinendes Vorhangsmaterial
vor einem leeren, geschlossenen Raum) einen im Wasser treibenden oder
taumelnden leblosen Männerkörper zeigt. »The Greeting« (1995): eine Farbvi-
deoprojektion auf eine große Leinwand in einem dunklen Raum, die in extremer Zeitlupe in einer städtischen Umgebung zwei Frauen mit leuchtend-
farbiger Kleidung im Gespräch (ohne Ton) zeigt, zu denen sich eine dritte ge-
sellt.

Man erkennt an diesen einfachen Bildinhaltsbeschreibungen, daß hier ein
sehr bewußter künstlerischer Wille daran arbeitet, optisch und akustisch
Konstellationen des Elementaren, der Einfachheit, der Polarität, der Verlangsamung und der Langsamkeit herzustellen. Auf diese Weise zeigt sich die
Konventionalität von Gestik, Mimik und Bewegungsabläufen (»The Greeting«), rückt das alltäglich Vertraute in die Dimension einer Grenzsituation
(»Threshold«), treten perspektivische Verfremdungen im Verhältnis von Bild
und Bildwiedergabe hervor (»Room for St. John of the Cross«), wird mit der Er-
wartungshaltung des Publikums gearbeitet (»Nantes Triptych«) und eine Ver-

dichtung von Vorgängen und Klängen hervorgerufen (»He Weeps for You«). Violas Verfahren ist synästhetisch angelegt, so daß Bild und Ton einander verstärken oder, in Form von Disjunktionen, widersprechen. Die Zeichen der von ihm verwendeten Bilderwelten und technischen Systeme verweisen aufeinander und gehen ineinander über, aber sie stehen auch kontrapunktisch in Spannung zueinander. Phasenverschiebungen und Phasenzerlegungen kreieren Pathos und Erhabenheit der Bilder und Töne, die in ihrer Suggestivität auf die Erregung von Spannung und Faszination angelegt sind. Das technisch hochentwickelte Instrumentarium Violas arbeitet auf diese Weise der Beschleunigungsästhetik der neueren audiovisuellen Medien, vom Fernsehen bis zu den Computeranimationen, entgegen.

Einen technischen Schritt weiter als die durch das Medium Video angeregten Arbeiten gehen Versuche zur Nutzung der Digitalisierung. Ihr Gegenstand stellt, im Unterschied zu analogen Verfahren, nicht etwas dar, was ist oder war. Ihr Verfahren ist keines der Re-Präsentation von Objekten. Ihr Gegenstand ist immateriell, etwas, das nicht ist. Ihr Verfahren generiert die Simulation von etwas, was sein könnte. Es hat seine Realität in seiner Virtualität. Die stets vorhandene Möglichkeit, etwas Geschaffenes zu etwas Anderem zu verändern, gehört zu ihren konstitutiven Voraussetzungen. Vorhanden sind nur Datenmengen. Erarbeitet werden müssen Codes, die aus diesen Datenmengen Programme bilden. Damit unterscheidet sich das, was der digitalen Medienkunst technologisch zur Verfügung steht, in nichts von dem, was auch Wirtschaft, Industrie oder Militär zur Verfügung haben. Was aus den Datenmengen mit Hilfe von Programmen entsteht, ist immateriell und reell zugleich, ubiquitär einsetzbar und neutral. Es läßt sich bearbeiten und umformen und den unterschiedlichsten Nutzungsmöglichkeiten zuführen. Ob man dafür den Begriff ›Kunst‹ bemühen sollte oder nicht, ist von sekundärer Bedeutung. Wichtig erscheint allenfalls, daß diese Art ›Kunst‹ eine andere Qualität besitzt als die Kunst der analogen Bildmedien, von der Schrift zu schweigen.

Ein Beispiel: Jeffrey Shaw, Leiter des Instituts für Bildmedien am Zentrum für Kunst und Medientechnologie (ZKM) in Karlsruhe, hat Formen digitaler Kunst erprobt und entwickelt, die der Interaktivität Entfaltungs- und Spielräume bieten. Shaws *The Legible City* (1989) ermöglicht die Benutzung eines Fahrrads zur buchstäblichen Er-Fahrung virtueller Stadt-Räume, die den Modellen Manhattan, Amsterdam und Karlsruhe nachgebildet sind. Das Publikum kann sich auf das Fahrrad setzen, einen der virtuellen Stadt-Räume wählen und sich dann mittels Pedaltritt und Lenkrad durch die aus Riesenlettern gebildete Häuserkulisse bewegen. Richtung wie Geschwindigkeit lassen sich dabei frei bestimmen. Shaw hat diesen Vorgang folgendermaßen beschrieben:

»In *The Legible City* fährt der Betrachter auf einem Fahrrad durch eine virtuelle Stadt, die durch eine urbane Architektur aus Buchstaben und Texten dargestellt wird. Die körperliche Anstrengung, in der realen Welt Fahrrad zu fahren, wird über die Schnittstelle in die virtuelle Welt übertragen, in der sie eigentlich überflüssig ist, und die ab-

surde, jedoch euphorische Verbindung mit dem aktiven Körper wird im Virtuellen bestätigt. Das kann mit gewöhnlichen Schnittstellen – Tastatur, Maus, Joystick etc. –
verglichen werden, die minimale Verschiebungen des Körpers in mediale Koordinaten
übersetzen. Unsere Präsenz im Virtuellen wird durch eine wachsende Zahl empfindli-
cher Prothesen unterstützt, die uns einen pseudotaktilen Zugang zum Unberührba-
ren eröffnen.« (Shaw 1997, S. 156).

Entscheidend für die Konstituierung dieser Installation ist die Interaktivität,
die die reale Körperlichkeit des Publikums mit der virtuellen Realität der
Stadtszene verbindet. Daß der Begriff ›Kunstwerk‹ für eine solche Arbeit entweder nicht taugt oder aber einer Neuakzentuierung im Sinne einer Erweiterung bedarf, ist evident. Werkcharakter, Originalität, Handwerk, Subjekt-Ob-
jekt-Konstellation, ›interesseloses Wohlgefallen‹ – solche Kategorien aus dem
Arsenal der klassischen Ästhetik genügen im Zeitalter der audiovisuellen Medien schon lange nicht mehr. Sie erweisen sich als gänzlich unbrauchbar vor
ästhetischen Produkten, die unterschiedlichste Herkunfts- und Einflußberei-
che in sich verbinden. Mit den Worten der französischen Medientheoretike-
rin Anne-Marie Duguet:

»Interaktive Installationen sind grenzüberschreitende Werke, die sich zwischen verschiedenen Bereichen entwickeln: Kommunikation, Wissenschaft, Unterhaltung, Er-
ziehung. Sie sind ›unrein‹ im besten Sinne durch die Vermischung von Medien, Technik und einer ganzen Palette von Elementen (der menschliche Körper eingeschlossen),
wobei sie gleichzeitig ganz heterogene Codes, Haltungen und Fertigkeiten in die
Kunst miteinbeziehen.« (Duguet 1996, S. 36).

Das Interface bezieht das Publikum als aktives, handelndes, eingreifendes
Element in die Materialität der Installation ein. Der Status des Betrachters
verändert sich zu dem eines Teilhabers und Mitwirkenden. Im Unterschied
zum Video- oder Computerspiel ist aber der Bewegungsraum in der *Legible
City* Shaws nicht definiert, also endlich, sondern er ist offen, buchstäblich
›virtuell‹ erfahrbar als eine unendliche Vielfalt von Bewegungsmöglichkeiten. Das ›Werk‹ entsteht, indem es er-fahren wird. Es bietet sich der Exploration an, und es wird es selbst, das heißt: es entsteht in eben dem Maße, wie
die Möglichkeit zur Exploration genutzt wird. Das Interface, die Schnittstelle
der Installation, stellt die Substanz und die Pointe dar, weil es den realen Körper und die virtuelle Welt integriert. Nicht allein der Körper paßt sich der Installation an, sondern diese verändert sich auch ihrerseits entsprechend den
Anforderungen, die der Körper stellt. Geschwindigkeit und Richtung bestimmt das Publikum, und die virtuellen Stadtwirklichkeiten öffnen und erweitern sich nach dem Rhythmus und dem Zeittakt, der ihnen vorgegeben
wird. Zudem ist das Interface die Verknüpfungsstelle synästhetischer Qualitäten: Visualität, Taktilität, Motorik, Sensorik werden miteinander in Verbindung gebracht. Potentiell sind alle Körperfunktionen in die Installation einbezogen.

Festzuhalten bleibt im Hinblick auf Arbeiten wie die eben skizzierten vor allem, daß sie nicht einer abgeschlossenen, sondern einer eben erst begründeten Tradition angehören. Dies anzumerken scheint auch deswegen nicht überflüssig zu sein, weil in den Geistes- und Kulturwissenschaften die Suche nach Traditionsbildungen zu den wirkmächtigen Selbstbegründungs- und Selbstlegitimierungstechniken der jeweiligen Fachdisziplinen gehört. Wo aber keine Traditionen sind, gibt es auch keinen Untersuchungsgegenstand, der sich wissenschaftlich hinreichend ausweisen ließe – Ausnahmen jüngeren Datums bestätigen die Regel (vgl. Schade/Tholen [Hg.] 1999). Dies muß erst Recht im Blick auf die Entstehung und Entwicklung einer digitalen Medienkunst betont werden, deren Konturen, zentriert um wenige Schwerpunkte wie etwa das ZKM in Karlsruhe, erst in Ansätzen erkennbar sind. Es handelt sich um avantgardistische Ansätze, die ihren Hang zum Spielerischen, ihre Neigung zum Experiment, ihren Mut zur Unabgeschlossenheit des künstlerischen Prozesses an keiner Stelle verleugnen. Um so schwerer für sie, gesellschaftlich Anerkennung zu finden, künstlerisch den Durchbruch zu schaffen und im Bereich der Wissenschaft Aufmerksamkeit zu erregen. Kommt erschwerend hinzu, daß ihre Geschichte noch kurz und ihre Zukunftsperspektiven ungewiß sind. Solche Einschränkungen und Bedenken gelten einem Medium, das in der Geschichte der Künste den Glücksfall einer ästhetischen Offenheit repräsentiert, die technologisch fundiert ist.

X. Epilog: In ›Platons Höhle‹?

Auf Platons ›Höhlengleichnis‹ kommen medienästhetische Überlegungen immer wieder zurück. Das hat seinen Grund in jener die Theorieproduktion offenbar immer faszinierenden und beflügelnden Szenerie, in die Platon seine Höhlenbewohner versetzt, namentlich im Aspekt der mangelnden Wahrnehmungsfähigkeit, die er ihnen zuschreibt:

»Nächstdem, sprach ich, vergleiche dir unsere Natur in bezug auf Bildung und Unbildung folgendem Zustande. Sieh nämlich Menschen wie in einer unterirdischen, höhlenartigen Wohnung, die einen gegen das Licht geöffneten Zugang längs der ganzen Höhle hat. In dieser seien sie von Kindheit an gefesselt an Hals und Schenkeln, so daß sie auf demselben Fleck bleiben und auch nur nach vornhin sehen, den Kopf aber herumzudrehen der Fessel wegen nicht vermögend sind. Licht aber haben sie von einem Feuer, welches von oben und ferne her hinter ihnen brennt. Zwischen dem Feuer und den Gefangenen geht obenher ein Weg, längs diesem sieh eine Mauer aufgeführt, wie die Schranken, welche die Gaukler vor den Zuschauern sich erbauen, über welche herüber sie ihre Kunststücke zeigen. – Ich sehe, sagte er. – Sieh nun längs dieser Mauer Menschen allerlei Geräte tragen, die über die Mauer herüberragen, und Bildsäulen und andere steinerne und hölzerne Bilder und von allerlei Arbeit; einige, wie natürlich, reden dabei, andere schweigen. – Ein gar wunderliches Bild, sprach er, stellst du dar und wunderliche Gefangene. – Uns ganz ähnliche, entgegnete ich. Denn zuerst, meinst du wohl, daß dergleichen Menschen von sich selbst und voneinander je etwas anderes gesehen haben als die Schatten, welche das Feuer auf die ihnen gegenüberstehende Wand der Höhle wirft?« (Platon 1958 b, S. 224)

Was die gefesselten Menschen im Raum der Höhle, eingeschränkt in ihrer Bewegungsfähigkeit, wahrnehmen können, sind notwendigerweise nur »vorübergehende Schatten«, die sie aber, ebenso notwendig, für »das Wahre« halten. Medientheoretisch orientierte Deutungen von Platons Höhlengleichnis haben die Aktualität des Gleichnisses darin sehen wollen, daß die Menschen angesichts der epochalen Bilderfluten in jüngster Zeit in einem Zustand der Erkenntnisunfähigkeit verharren, den sie für ›die Wirklichkeit‹ halten. Das setzt voraus, die Welt der kinematographisch, televisuell und digital erzeugten Bilder als Scheinwelten zu deuten. Ihre Betrachter vermögen, so die Interpreten, die eigentliche, wahre Welt nicht zu erkennen. In diesem Sinne hat Norbert Bolz die These vertreten: »Wenn wir uns diese berühmte Geschichte heute noch einmal anhören, kommen wir zu dem Schluß: Was die Höhlenbewohner eigentlich fesselt, sind die bewegten Schatten ihrer Scheinwelt – also Kinematographie, Film, das Spiel auf dem Bildschirm!« (Bolz 1994, S. 190). Eine Vorform dieses Gedankens hat Susan Sontag schon 1980 in ihrem Essay *Über Fotografie* zu der bündigen Einsicht zusammengefaßt: »Noch nicht zu höherer Einsicht gelangt, hält die Menschheit sich immer noch in Platons

Höhle auf und ergötzt sich – nach uralten Gewohnheiten – an bloßen Abbildern der Wahrheit.« (Sontag 1978, S. 9). Der Filmtheoretiker Jean Baudry hat den Zustand der Regression, in den der Kinobesucher durch die Dunkelheit und seine Unbeweglichkeit versetzt werde, mit der Behaglichkeit im Mutterleib verglichen, um das Kino als eine Art »Simulationsmaschine« auf die Sehnsucht nach dem infantilen Stadium zurückzuführen, in dem Wahrnehmung, Wunsch und halluzinatorische Wunscherfüllung – wie in Platons Höhlengleichnis – noch zusammenfallen (Baudry 1975; dt. 1994). Und Dietmar Kamper hat den status quo als visuelle Totalität mit Unentrinnbarkeitsdimensionen beschrieben:

»Die Menschen leben heute nicht in der Welt. Sie leben nicht einmal in der Sprache. Sie leben vielmehr in ihren Bildern, in den Bildern, die sie sich von der Welt, von sich selbst und von den anderen Menschen gemacht haben, die man ihnen von der Welt, von sich selbst und von den anderen Menschen gemacht hat. [...] Also wäre es an der Zeit, aus der selbstproduzierten Bilderhöhle auszubrechen. Das ist nicht einfach.« (Kamper 1994, S. 7.)

Gewiß ist das nicht einfach – die Frage ist aber, ob das überhaupt notwendig, ob der ›Ausbruch‹ nicht längst vollzogen ist. Die Begriffspolarität, die den zuvor zitierten Deutungen der medienbestimmten Wirklichkeit zugrundeliegt, beruht auf einer jahrhundertealten Tradition. Man findet sie in Gegensatzpaaren wie Wahrheit und Lüge, Faktum und Fiktion, Realität und Abbild variiert. Ihr liegt die Gewißheit zugrunde, zwischen Sein und Schein prinzipiell noch unterscheiden und das Reich der Illusionen von dem der Wirklichkeit kategorial abheben zu können. Damit scheint es zu Ende zu sein. Medientheorien des digitalen Zeitalters gehen mittlerweile von einer Ubiquität der Bilderwelten aus, die nicht nur alles mit Gleichheit schlage, sondern auch alles aufsauge, was vordem Substanz als *ens realissimum* habe beanspruchen können. Doch es gibt gegen solche und ähnliche Deutungen, die unter der Flagge *Platons Höhle* (Fehr/Krümmel/Müller [Hg.] 1995) segeln, Einwände grundsätzlicher Art.

Fragwürdig ist ja nicht nur die universalistische und eurozentrische Verfügung über soziale und kulturelle Verhaltensmuster, die mit Vokabeln wie ›die Menschheit‹ und ›die Menschen‹ betrieben wird. Nicht weniger problematisch ist die erkenntnistheoretische Attitüde, die mit solchen Inanspruchnahmen des Höhlengleichnisses einherzugehen pflegt: daß nämlich die Differenzierung zwischen Sein und Schein mit dem Zeitalter der digitalen Medien historisch obsolet geworden sei. Norbert Bolz hat diese Sicht der Dinge mit dem Hinweis pointiert, die digitale Ästhetik führe uns »am Ariadnefaden des Möglichkeitssinns in ein Jenseits von Zeichenbedeutung, Sinn und *sujet*« – ein verführerisches Bild, das freilich das platonische Gleichnis nur weitertreibt: »Doch dieser Ariadnefaden führt nicht aus dem Labyrinth des Möglichen heraus, sondern immer tiefer in die Welt des Kombinatorischen, Multiplen und der permutationellen Ereignisse hinein.« (Bolz 1991, S. 134). Das entscheidende Argument gegen diese Supposition liegt in einer prägnanten Formulierung vor: »Die Prozesse der Digitalisierung verändern das Verfahren unseres Erkennens und schaffen neue Möglichkeiten der Wahrnehmung, die zu siginfikanten Veränderungen in der menschlichen Lebenswelt führen, aber sie stellen nicht die *Begriffe* der Wahrheit und der Wirklichkeit insgesamt auf den Kopf.« (Seel 1993, S. 783).

Des weiteren läßt sich ein Argument gegen den totalisierenden Gestus anführen, mit dem die gegenwärtige Welt der Bilder als epochaler Paradigmenwechsel gegenüber dem traditionsreichen Universum der Texte stilisiert wird. Die Geschichte der Bilder ist älter als die der Texte, und die der audiovisuellen, zumal der kinematographischen Wahrnehmungsformen besteht seit mehr als hundert Jahren neben und mit der des Textes. So steht heute auch nicht die *Ablösung* der Schrift durch das Bild zur Diskussion. Sondern es findet eine Neubestimmung ihres Verhältnisses zueinander statt, so, wie es in der jahrtausendealten Geschichte des wechselvollen Zusammenspiels von ›Text‹ und ›Bild‹ immer wieder der Fall war, wenn ein neues Medium auf den Plan trat. Hinzu kommt, daß die Reklamierung der Digitalmedien für die Welt der Bilder höchst fragwürdig ist. Sie besitzen, soweit sie Hypermedien sind, eine transmediale Struktur, mit einer deutlichen Prädominanz der Textanteile. Und nicht zuletzt: Alle Empire – wenn Empirie denn ein Argument gegen theoretische Positionen sein kann – widerlegt den Satz von den Menschen, die »heute nicht in der Welt – vielmehr in ihren Bildern leben«, es sei denn, dieser Satz wäre rein metaphorisch gemeint.

Die aktualisierende Pointe aus Platons Gleichnis liegt denn auch nicht in der Alternative, ›die Menschen‹ oder ›die Menschheit‹ philosophisch weiterhin im Erkenntnisdunkel einer Bilder- oder Schattenhöhle zu belassen oder sie daraus zu befreien. Sondern es käme darauf an, die Bedeutung der Bilder für die Wirklichkeit, ihre Stellung in dieser und den Bezug zu ihnen an einem signifikanten Schnittpunkt unterschiedlicher Gravitationsfelder gegenwärtiger Realität abzulesen. Dies soll im folgenden anhand eines Paradigmas geschehen, das mittlerweile selber eine eigene Art ›realer Virtualität‹ ausgebildet hat: die Großstadt. Am Schnittpunkt der Großstadt, der ›Metropole‹ im wörtlichen Sinne, läßt sich – so die Hypothese – überprüfen, welchen Status das Emsemble der Medien, von denen in diesem Buch bislang die Rede war, gegenwärtig gewonnen hat. Dabei geht es, wohlgemerkt, um den Aspekt ›Weltstadt‹, um ein Konglomerat aus Steinwüsten, Menschenfluten, Verkehrsströmen und Lichtermeeren, wie es uns in New York, Rio de Janeiro, Mexiko City, Manila oder Tokio begegnet. Welche Bedeutung, so ist zu fragen, kommt der Fotografie, dem Film, den visuellen Künsten in der großen Stadt heute zu? Und welche Bedeutung besitzt die Literatur, jene traditionell den ästhetischen Diskurs der Moderne regulierenden und definierenden Kunstform, im Blick auf das Sujet ›Großstadt‹?

Um mit dem traditionsreichen Beispiel der Literatur zu beginnen: Die Antwort fällt so schlicht wie enttäuschend aus. Sieht man von John Dos Passos, James Joyce und Alfred Döblin ab, so hat die literarische Moderne eine dem Sujet ›Großstadt‹ kongeniale Tradition nicht aufzuweisen, und zumal der Gegenwartsliteratur ermangelt es eines solchen Entwurfs gänzlich. Wo Großstadt erscheint – wie in Uwe Johnsons *Jahrestage* (1971 ff.), Hugh Selbys *Last*

Exit to Brooklyn (1975), Ignacio de Lloyola Brandaos *Zero* (1975) oder in Romanen der Amerikaner Thomas Pynchon, Paul Auster und Tom Wolfe, da bildet sie zwar den Erzählhintergrund für ein komplexes Handlungsgefüge, doch prägt sie nicht dessen Struktur. Zieht man, auf der Suche nach Gründen für diesen Befund, die einschlägige sozialkritische Literatur zum Themenkomplex ›Großstadt‹ heran, so ergibt sich ein irritierendes Bild. Übereinstimmend wird – von den sozialpsychologischen Arbeiten Alexander Mitscherlichs (1965) über die marxistische Stadt-Kritik Murray Bookchins (1977) bis zu den soziologischen Analysen Heide Berndts (1978) – Großstadt charakterisiert als ein komplexes Sozialsystem, in das die Sinne der Städtebewohner, ihr gesamter physischer, psychischer und intellektueller Haushalt, unauflöslich verflochten sind. Die Realität der großen Städte – ihre Architektur wie ihre Verkehrswege, die Lebensformen ihrer Bewohner wie die Sphären von Produktion, Distribution und Konsumption, die warenfetischisierenden Formen ihrer Selbstrepräsentation wie das Nebeneinander von Amüsement und Armut, Vergnügen und Terror, Lebenslust und Verelendung – prägt die Menschen, die in ihrem Schatten leben, bis hinein in die feinsten Regulierungen ihrer alltäglichen Existenz. Es handelt sich offenbar um einen universellen Vergesellschaftungsprozeß der Individuen.

Die Stadt beherrscht ihre Bewohner. Sie zwingt ihnen ihren Rhythmus auf. Sie verfügt über ihre Zeitbudget. Sie kontingentiert ihre Wahrnehmungsfähigkeit. Sie dosiert ihre Empfindungsmöglichkeiten. *Ihr* Tempo ist das ihrer Menschen. *Ihre* Betonburgen prägen das Bild der steinernen Landschaft, die uns umgibt. *Ihre* Teil-Wirklichkeiten, selber Resultate der arbeitsteilig organisierten industriellen Gesellschaft, produzieren jene Wahrnehmungsparzellen, die sich ihre Bewohner als soziale Totalität imaginieren. Die Konsequenzen aus diesem Entwicklungszusammenhang sind ebenso bekannt wie das Vokabular, das zu ihrer kritischen Beschreibung aufgeboten wird: Auflösung der familialen Wohn- und Produktionsgemeinschaft, Entindividualisierung, Anonymisierung und Atomisierung städtischer Lebensformen, abstraktes Massenvergnügen und kulturindustrielle Gleichschaltung, Boulevard- und Massenpresse, nicht zuletzt: die Vergesellschaftung und medialisierte Vernetzung von Phantasiepotentialen. All das ist opinio communis kritischer Großstadtsoziologie – Argumente zuhauf für deren literarische Aneignung und Verarbeitung. Warum mangelt es an dieser gleichwohl?

Eine These zur Deutung könnte lauten: Ein ästhetisches Subsystem wie die Literatur ist darauf angelegt, in sich selber einen – wie immer auch fragmentierten – Kosmos auszubilden. Das Sujet ›Großstadt‹ aber, begreift man es als ein eigenständiges, prozessuales, pulsierendes System von Texten und Subtexten, steht den ästhetischen Subsystemen nicht als ganzes, sondern allenfalls als Arsenal zur Verfügung. Aus diesem Arsenal können sich die Künste bedienen, aber sie können seiner nicht mehr Herr werden. Die Komplexität der großen Stadt entzieht sich, so ließe sich sagen, der Subsumierung unter dominante Kategorien, auch solche der Ästhetik, es sei denn, diese bekennten sich ihrerseits zu Fragmentierung, Auswahl, Subjektivität, Formbestimmtheit. Damit aber müßten Kunst und Literatur eingestehen, daß die

Realität der großen Stadt selber eine Komplexität ausgebildet hat, die sich keinem hegemonialen ästhetischen Diskurs mehr fügt.

Vor diesem Hintergrund nach Eigenleben und Eigenständigkeit einer großstädtischen Ästhetik zu fragen, liegt nahe, dann jedenfalls, wenn man den Komplex Großstadt selber als *Text* verstehen kann (Smuda [Hg.] 1992). Und zwar keineswegs metaphorisch, sondern ganz buchstäblich: Großstadt als ein dichtes semiotisches Gewebe, mit einer eigenen Semantik, mit genuiner Bildlichkeit und mit einer spezifischen Diskursebene, die sich aus unterschiedlichen Diskurselementen, -fragmenten und -segmenten zusammensetzt. Der Begriff ›Diskurs‹, der vom ›Text‹-Begriff genau zu unterscheiden ist, bezeichnet dabei im Sinne Michel Foucaults eine symbolische Ordnung ritualisierten oder institutionalisierten Charakters, die den in ihrem Einflußbereich und unter ihrer Geltung sozialisierten und sozial organisierten Gruppen und Individuen erlaubt, miteinander kommunikative Beziehungen aufzunehmen, zu erhalten und fortzuentwickeln (Foucault 1974). Versucht man, im Rückgriff auf diesen Diskurs-Begriff das komplexe Sozialsystem Großstadt als einen ›Text‹ zu lesen, so kann man erkennen, daß in diesem Text, auf der Ebene seiner Sprache und seiner Semantik, verschiedene Diskurse simultan nebeneinander bestehen, auf- und gegeneinander wirken und miteinander kommunizieren. Diskurse solcher Art finden sich in all jenen Alltagsphänomenen, aus denen die große Stadt unserer Zeit sich zusammensetzt: Architektur, Verkehrsorganisation, Verwaltung, Kulturpolitik, Freizeitangebot, Presse und Medien; selbst Abfall und Müll wären in diesem Zusammenhang zu nennen.

Erhellend, im doppelten Sinne des Wortes, scheint in diesem Zusammenhang der Diskurs der Medien in der Großstadt, dann jedenfalls, wenn man in deren technologisch am weitesten fortgeschrittenen Aggregatzustand sich illuminieren läßt: in der japanischen Megalopolis Tokio. Hier finden sich Entwicklungen, deren Spuren auch andernorts zu leuchten beginnen, ausgeformt und voll entfaltet, so hypertroph wie polyvalent – ein Lehrbeispiel für die Zukunft der Metropolenbewohner. Schon ein erster Blick macht deutlich: Innerhalb der komplexen Medienrealität der Großstadt gibt es einen hegemonialen Diskurs nicht, man muß in historischer Stadt-Perspektive wohl genauer sagen: Es gibt einen solchen hegemonialen Diskurs *nicht mehr*. Vielmehr integrieren sich die unterschiedlichen medialen Diskursformationen – von Leuchtreklamen über Video-Produktionen und Laser-Installationen bis zu den akustischen und optischen Inszenierungen der Warenästhetik – zu einem vielfach in sich aufgesplitterten ›Inter-Diskurs‹, dem es nicht mehr gelingen kann, noch irgend Einzelinformationen, Wertpäferenzen oder Detailqualitäten zu vermitteln. Dieser ›Inter-Diskurs‹ fungiert vielmehr als eine Art Gesamtbotschaft, die sich nurmehr auf seiner Strukturebene entziffern läßt. Deren Inhalt lautet: Beliebigkeit, Austauschbarkeit, Verwechselbarkeit, Geschwindigkeit. Und man könnte pointierend hinzufügen: Wenn – nach dem Verständnis der kritischen Sozialphilosophie – Öffentlichkeit der Ort ist, an dem die bürgerliche Gesellschaft sich informiert und austauscht, um, derart aufgeklärt, in einem demokratischen Prozeß rationaler Entscheidungsfin dung Freiheit zu realisieren, dann ist – inmitten der medialen Interdiskursivität der großen Stadt – dieses Ideal auf paradoxe Weise hypertrophiert: Information allenthalben, doch nirgendwo Aufklärung, permanenter Austausch der Massen, aber keine Demokratie, Rationalität nur in Form reflektierter Konsumptionslust und Freiheit allenfalls als Bedingung der Möglichkeit, sich ungehemmt überallhin bewegen zu können. Tatsächlich befinden wir uns nicht mehr in einem postmodernen, sondern – immer im Blick auf die Medienrealität der Großstadt gesprochen – in einem trans- oder ultramodernen Zeitalter. Wenn das große Projekt der Moderne die Vollendung der Aufklärung gewesen sein sollte, so befänden wir uns heute im objektiv-ironischen Stande ihrer Übervollendung: Alle Ansprüche sind realisiert – nichts hat sich erfüllt.

Man kann diesen Tatbestand mit dem Blick auf das Schicksal der avanciertesten künstlerischen Technik des 20. Jahrhunderts illustrieren, der Montage nämlich (vgl. Kap. III). Im Blick auf die Metropolen muß man dann sagen: Es gibt nichts, was anachronistischer, genauer: klassischer wirkte als Montagekunst angesichts der Ästhetik der neondurchsetzten Realmontage in der großen Stadt. Und warum dieser Unmündigkeit, wenn nicht Ohnmacht indizierende Tatbestand nicht etwa zur *rebelión de las masas* führt, um mit Ortega y Gasset zu sprechen, sondern womöglich deren Art der ›rebelión‹ gerade ist, in der sie, aller Revolutionstheorie zum Trotz, sich begegnen und wiedererkennen, das hat mit der Quelle zu tun, aus dem die Medienrealität der Großstadt sich speist: mit dem Licht nämlich, das heißt mit der blendenden Helligkeit und fluoreszierenden Farbigkeit, die das integrierende Medium dieses Interdiskurses bilden. »Man darf nicht vergessen«, so der Geschwindigkeitstheoretiker Paul Virilio in einem Gespräch, »daß am Beginn all dieser neuen Wahrnehmungstechnologien die Erfindung des Kunstlichtes steht.« (Virilio 1987 a, S. 410). Stadtbeleuchtung, Kunstlicht, neue Medien – die Nacht wird zum Tag, die Stadt zum Meer aus Lichtern. Bilder überschwemmen die Augen, das Schauen wird zur Lust. Im Medium des abendlichen Kunst-Lichts verwandelt sich selbst die Häßlichkeit einer Stadt wie Tokio in ein glitzerndes, vibrierendes, fluoreszierendes und oszillierendes Meer an Leuchtkraft, in einen Rausch aus Farbe und Bewegung, voller Nervosität und Hektik, Geschwindigkeit und Reizintensität. Eine alte Utopie aus der Stummfilmzeit scheint in der Großstadt der Gegenwart ihr Ziel gefunden zu haben: die Utopie der Bilderflut. Der Filmregisseur Abel Gance zitierte, wie Paul Virilio berichtet, gern Napoleon mit dem Wort: »Um die Massen zu fesseln, muß man vor allem zu ihren Augen sprechen.« (zit. nach Virilio 1987 b, S. 61). Abel Gance selber hat das mit seinem in den Jahren 1926/27 entstandenen Napoleon-Film in ganz unvergleichlicher und voluminöser Weise getan. Eingedenk seiner eigenen Prognose, daß »im Film der Zukunft in jedem Bilde die Sonne aufgehen wird«, hat er, wie er gestand die Absicht verfolgt, »das Auge des Zuschauers mit Bildern geradezu ein(zu) decken« (ebd.). Simultanprojektionen von 16 Filmbildern gleichzeitig auf der Leinwand schienen ihm die eigene ästhetische Maxime bis zur Obergrenze der Wahrnehmungsmöglichkeiten des Zuschauers zu erschöpfen. Ein Besuch in Tokio, in den Neondschungeln von Shibuya, Shinjuku oder Ikebukuro, hätte ihn gewiß eines besseren belehrt. Was der Film sollte – und worauf er nach seiner eigenen Technik und Ästhetik auch angelegt ist, nämlich das Auge des Zuschauers durch betrügerische Reize ›eindecken‹ und fesseln –, das ist wohl erst im medialen Interdiskurs der großen Städte ganz eingelöst worden.

Das Publikum, die Zuschauer werden denn auch geradezu magnetisch angezogen von diesem buchstäblichen Kinematographen: Sie suchen die Farbe, die Helligkeit, die Leuchtkraft, weil sie im Medium des Lichts einander in einer Art permanenter Reizästhetik begegnen können. Der Film selber, der Kinofilm, wird in dieser Umgebung zu einer medialen Veranstaltung unter und neben unzähligen anderen, wenn auch von eigener Qualität. Denn nun ist er eine Art Retardationsmedium geworden: An seinen Bildern gelingt den Augen allenfalls noch, was der Realfilm außerhalb des Schonraums Kino schon nicht mehr erlaubt: sich auszuruhen. Es ist Sehnsucht nach großen Bildern, nicht etwa deren flüchtiger Reiz, was die Menschen dem Diskurs des Kinofilms zutreibt. Im Lichtermeer der Großstadt ist der Film auf diese Weise wieder zu sich selber gekommen – und zugleich, als eine Art neuer ›Entdeckung der Langsamkeit‹, auf der Strecke der medienästhetischen Akzeleration geblieben.

Auf der Strecke aber bleibt auch und nicht zuletzt die Architektur. Tatsächlich verschwinden die Silhouetten selbst der bestimmenden Bauwerke hinter dem nächtlichen Feuerwerk des medialen Interdiskurses. Die Farbigkeit der Neonkaskaden, der unablässige Reiz der Videosignale, das Auf und Ab der permanenten Lichteffekte verschlingt geradezu die architektonische Eigenästhetik der Großstadt, saugt sie auf, macht sie verschwinden und installiert an ihrer Statt die Bewegungsimpulse der avancierten elektronischen Technik. Die Lichter der Großstadt sind nichts anderes als ein aktualisierter Ausdruck der Akzelerationsbewegungen innerhalb der Warenzirkulation, die seit dem 19. Jahrhundert zu beobachten sind. Die Licht-Zeit der Reklamewelten vernichtet jenen Raum, in dem sie selber sich realisiert. Sie enträumlicht den Raum, in dem sie existiert, indem sie ihn dynamisiert. Die zentralen erleuchteten Versammlungsplätze der Metropolenbewohner bilden einen einzigen, riesigen Markt, dessen Bewegungen – die der Menschen und der Waren – in sich selber kreisen. Die Kategorien von Raum und Zeit verlieren damit ihre traditionelle, in Erfahrung gründende, orientierende Funktion. Raum besteht nicht länger als statische Einheit eines Orts, sondern löst sich auf in eine Vielfalt von Perspektivierungen, in wechselnde Fluchtpunkte mit unterschiedlichen Wahrnehmungsinhalten und Substanzen. Zeit hingegen, faßbar im wechselnden Reiz der Lichteffekte, verliert jene Linearität, die ihr der abstrakt messende Chronometer zuschreibt, indem sie sich zu einer vibrierenden und zirkulierenden Flächigkeit verflüssigt, die aus dem Verschwinden des Raumes sich nährt. Paul Virilio hat diesen Zusammenhang mit den Worten beschrieben: »Die Ästhetik der Gebäude verschwindet in den *special effects* der Kommunikations- und Verkehrsmaschine, in ihren Transport- und Übertragungsapparaten. Die Kunst verschwindet mehr und mehr im grellen Licht der Bildwerfer und Bildschirme. Auf die Architektur als Skulptur folgt die Künstlichkeit der Kinematographie, im eigentlichen wie im übertragenen Sinne: *die Architektur ist nun selbst zum Film geworden.*« (Virilio 1987 b, S. 72).

Was aber erklärt die offenbar grenzenlose Attraktivität solcher Licht-Räume für die Passantenströme, die sich in ihnen begegnen? Geht eine magische Wirkung von den Lichtspiel-Arenen der Metropolen aus? Besitzen sie insgeheim eine kultische Dimension? Eine These Virilios nimmt die Bildelemente des platonischen Höhlengleichnisses noch einmal auf:

>»Die gewohnte Stadt wird abgelöst von einer ungewöhnlichen Motorik, einem riesigen dunklen Vorführraum zur Begeisterung der Massen, wo das Licht der (audiovisuellen und automobilen) Fahrgeschwindigkeit das Sonnenlicht ersetzt. Nicht mehr das Theater (Agora, Forum) ist Stadtkern, sondern *das Lichtspiel der Stadtbeleuchtung.* Damit sind wir nach Ur (zum Licht) zurückgekehrt, als wäre die Wüste ohne Horizont.« (Virilio 1987 b, S. 72).

Diese letzte These bedarf der kritischen Nachfrage: Kann es ein ›Ur‹ in Virilios Sinne je wieder geben? Gewiß hat die Vermutung einiges für sich, daß die Lichter der Großstadt eine Art Sakralität ausstrahlen. Vielleicht kann man sogar sagen, daß sie die Funktion der Lichteffekte mittelalterlicher Kathedralen übernommen haben: Erhöhung des Einzelnen durch göttliche Lichtgestalt und Leuchtkraft. Was Kunst und Religion miteinander verbindet, der Aspekt des Sakralen, ließe sich mithin auch in den Leuchtspuren der Neonfassaden noch aufspüren: als eine Sakralität, die in die Funktionale gerutscht scheint, eine profanierte und säkularisierte, spielerisch sich gebende ›Realpräsenz‹, freilich die eines sehr weltlichen Gottes mit dem Namen Konsum. Anzunehmen ist jedoch, daß die Bewegungsrichtung der Bilder- und Medienwelten und zumal ihre Beschleunigung sich aus sich selbst heraus dynamisieren und in stets neue und jeweils reizintensivere elektronische Aggregatzustände sich ausdehnen kann. Das aber heißt: Es gibt keine Rückkehr zu irgendwelchen ›Ur‹-Zuständen, sondern nur die Entdeckung immer attraktiverer künstlicher Paradiese, vermittelt über das ›Ur‹-Signal Licht, das Wärme verheißt, ein Art Willkomm heimatlicher Art, das eine Wiederbegegnung suggeriert, die es doch nicht geben wird, nicht geben kann. Denn jeder Fortschritt auf dieser Linie heißt im Grunde: nicht Rückkehr zu, sondern Entfernung von den ›Ur‹-Sprüngen. So verstanden, bilden die Citylights der Metropolen eine Art ›Interface‹, ein technologisches Mittelstück und Bindeglied zwischen der Großstadt und ihren Bewohnern.

In diesem Zusammenhang scheint ein Begriff von Belang, den Jean Baudrillard zur Bezeichnung der psychischen Struktur von Subjektivität im Fernseh-, Video- und Computerzeitalter eingeführt hat. Baudrillard spricht von einem »fraktalen Subjekt«, das heißt einem Subjekt, »das in eine Vielzahl von winzigen gleichartigen Egos zerfällt, die sich gleichsam auf embryonaler Ebene vermehren und durch fortdauernde Teilung ihre Umgebung besetzen« (Baudrillard 1987, S. 113). Schlagendes Beispiel für diesen

Zustand des ›fraktalen Subjekts‹ ist für Baudrillard das Individuum am PC, eingeschlossen in einen integrierten Schaltkreis, in dem es sich fortwährend mit sich selber befaßt, verdinglicht und vergegenständlicht in jenem Bildschirm, der die Probleme, Systeme und Entwürfe des ›fraktalen Subjekts‹ unendlich reproduziert. Die Lichterwelt der Großstadt nun, das Meer der elektronisch installierten Neonkonglomerate, kehrt diesen Zustand in paradoxer Weise um: indem es ihn nämlich hypertrophiert. Das ›fraktale Subjekt‹ des Video- und Computerzeitalters erlebt im Lichterglanz der großen Stadt seine elektronische Rückkopplung an alle anderen ›fraktalen Subjekte‹ durch einen Prozeß, den man im Umkehrschluß ›Refraktion‹ nennen könnte: Aufhebung jener Form »äußerster, verzweifelter Selbstreferenz« (ebd., S. 120) des Computerzeitalters durch ihre oberflächliche Integration in den virtuellen Schaltkreis aller elektronischen Netzwerke und Verbundsysteme. Wer aber auf diese Weise sich anschließen läßt ans Netzwerk der elektronischen Installationen, darin also sich wiederfindet und wiedererkennt, der ist mit den traditionellen Kategorien der aufklärerisch inspirierten Ideologiekritik kaum mehr zu erreichen. »Ob der unglaubliche Erfolg der Videokultur und der künstlichen Intelligenz«, so fragt Baudrillard mit Recht, »nicht von dieser exorzistischen Funktion herrührt, von der Tatsache, daß sich endlich das ewige Problem der Freiheit nicht mehr stellt?« (ebd., S. 126). Wollte man diese Frage bejahen, so wäre der Bewohner des Computerzeitalters wohl der Realisierung eines utopischen Menschheitstraumes nahe: glücklich zu sein.

Daß sich so schlicht die Dinge nicht verhalten, dürfte evident sein. Eine ›Refraktion‹, auch wo sie in einem technisch-strukturellen Sinne vorstellbar sein mag, löst nicht die komplexen sozialpsychologischen Probleme, die mit dem reziproken Prozeß von Agglomeration und Ausdifferenzierung in den großen Städten verbunden sind. Zweifellos bilden Anonymisierung und Atomisierung Begleiterscheinungen und Bestandteile eines Verstädterungsprozesses, dem das moderne Subjekt irreversibel unterworfen bleibt. Und dennoch vermag gerade der Aspekt der ›Differenz‹, den Richard Sennett in seinen Überlegungen zur *Civitas* hervorgehoben hat, einen Hinweis zur Orientierung innerhalb des Großstadtdschungels zu geben. Auch Sennett betont den ›Text‹-Charakter der Großstadt, wenn er »die Beziehung zwischen Orten und Ereignissen analog zu einer Erzählung begreift, einer Erzählung, in der es um das Überschreiten von Grenzen und das Wiederkennen geht, einer Erzählung, die vorankommt, indem Personen Grenzen überqueren« (Sennett 1991, S. 256). »Verschiebung statt Linearität« lautet deshalb sein Rezept zur Großstadtwahrnehmung und -planung, eine »Verknüpfung des Visuellen mit dem Sozialen« (Sennett), die auf Perspektivierung statt auf Totalität setzt, Unvollkommenheit in Kauf nimmt, statt für Dauer zu plädieren, Vielfalt und Unschärfe akzeptiert, um der Ausbildung neuer, urbaner Eigenschaften willen: »ein Sich-Einlassen auf den Unterschied, eine Bereitschaft, das Unfeste, das Nicht-Dauerhafte, den Zufall zu akzeptieren« (ebd., S. 256 f.). Wenn es schon keine verallgemeinerbaren Lebensentwürfe mehr geben kann – so darf man diesen Gedanken weiterdenken – und auch die Ausbildung von Identi-

tät fragwürdig geworden ist, dann läßt sich doch die Vielfalt der konkurrierenden Großstadtphänomene auch als Möglichkeit begreifen, noch in deren
äußerster Komplexität Topoi und Korrespondenzen zur eigenen Lebenserzäh-
lung zu entdecken. Vielleicht besitzt die Offenheit, deren es hierzu bedarf, in
der myriadenfachen Lichtgestalt der großstädtischen Medien-Diskurse ihr eigenes Maß, das sich einer Theoriebildung im Geiste Platons widersetzt.

Verzeichnis der zitierten Literatur

Abel, Jürgen: *Cyber Sl@ng. Die Sprache des Internet von A bis Z*, München 1999.

Adorno Theodor W. /Hanns Eisler: *Komposition für den Film*, in: Theodor W. Adorno, *Gesammelte Schriften*, Bd. 15, Frankfurt/M.: Suhrkamp 1976.

– : *Ästhetische Theorie. Gesammelte Schriften*, Bd. 7, Frankfurt/M.: Suhrkamp 1970.

– : »Der wunderliche Realist. Über Siegfried Kracauer«, in: *Noten zur Literatur. Gesammelte Schriften*, Bd. 11, Frankfurt/M.: Suhrkamp 1974.

– : »Musik im Fernsehen ist Brimborium«, in: ders.: *Musikalische Schriften IV. Gesammelte Schriften 19*, Frankfurt/M. 1984.

Albersmeier, Franz-Josef und Volker Roloff (Hg.): *Literaturverfilmungen*, Frankfurt/M.: Suhrkamp 1989.

– : »Literatur und Film. Entwurf einer praxisorientierten Textsystematik«, in: Peter V. Zima: *Literatur intermedial. Musik, Malerei, Photographie, Film*, Darmstadt: Wissenschaftliche Buchgesellschaft 1995.

Albrecht, Gerd: *Der Film im Dritten Reich*. Karlsruhe: Schauburg 1979.

Anders, Günther: *Die Antiquiertheit des Menschen. Band 1: Über die Seele im Zeitalter der zweiten industriellen Revolution*, München: Beck 1987.

Andreessen, Marc: »›Der Rest bleibt draußen vor‹«, in: *Der Spiegel* 1/1998.

Anz, Thomas und Michael Stark: *Expressionismus. Manifeste und Dokumente zur deutschen Literatur*, Stuttgart: Metzler 1982.

Arnheim, Rudolf: *Film als Kunst* (1932), Frankfurt/M.: Fischer Taschenbuch Verlag 1979.

Assmann, Aleida: *Erinnerungsräume. Formen und Wandlungen des kulturellen Gedächtnisses*, München: Beck 1999.

Aumont, Jacques: »Projektor und Pinsel. Zum Verständnis von Malerei und Film«, in: *Montage/AV*, 1/1992.

Baecker, Dirk: *Oszillierende Öffentlichkeit*, in: Maresch, Rudolf (Hg.): *Medien und Öffentlichkeit. Positionierungen Symptome Simluationsbrüche*, München: Boer 1996.

Bahill, A. Terry und Lawrence Stark: »Sakkadische Augenbewegungen«, in: *Wahrnehmung und visuelles System*. Mit einer Einführung von Manfred Ritter. Heidelberg: Spektrum der Wissenschaft, 2. Aufl. 1987.

Baier, Wolfgang: *Geschichte der Fotografie: Quellendarstellungen zur Geschichte der Fotografie*, München: Schirmer/Mosel 1977.

Balázs, Béla: *Der Geist des Films* (1930), München: Hanser 1984.

– : *Der sichtbare Mensch oder die Kultur des Films* (1924), München: Hanser 1982.

Barlow, John Perry: »Unabhängigkeitserklärung des Cyberspace«, in: Bollmann, Stefan und Christiane Heibach: *Kursbuch Internet. Anschlüsse an Wirtschaft und Politik, Wissenschaft und Kultur*, Mannheim: Bollmann 1996.

Barthes, Roland: *Mythen des Alltags*, Frankfurt/M.: Suhrkamp 3. Aufl. 1974.

– : *Die helle Kammer. Bemerkungen zur Photographie*, Frankfurt/M.: Suhrkamp 1985.

Baudrillard, Jean: »Videowelt und fraktales Subjekt«, in: *Ars electronica* (Hg.): *Philosophien der neuen Technologie*, Berlin 1987.

Baudry, Jean: »Das Dispositiv: Metapsychologische Betrachtungen des Realitätseindrucks«, in: *Psyche*, 48. Jg. (1994), H. 11.

Bazin, André: *Was ist Kino? Bausteine zu einer Theorie des Films*, Köln: DuMont Schauberg 1975.

Bell, Daniel: »Die dritte technologische Revolution und ihre möglichen sozioökonomischen Konsequenzen«, in: *Merkur 491,* 44. Jg. (1990), H. 1.

Benjamin, Walter: »Das Kunstwerk im Zeitalter seiner technischen Reproduzierbarkeit« (1936), in: *Gesammelte Schriften I.2,* Frankfurt/M.: Suhrkamp 1974.

– : »Kleine Geschichte der Photographie« (1931), in: *Gesammelte Schriften II.1,* Frankfurt/M.: Suhrkamp 1977.

– : »Dolf Sternberger, *Panorama oder Ansichten vom 19. Jahrhundert,* in: *Gesammelte Schriften III,* Frankfurt/M.: Suhrkamp 1972.

Berners-Lee, Tim: »Interview«, in: *Der Spiegel,* 30/1998.

Berndt, Heide: *Die Natur der Stadt,* Frankfurt/M. 1978.

Beyer, Marcel: *Flughunde,* Frankfurt/M.: Suhrkamp 1995.

Bloch, Ernst: *Erbschaft dieser Zeit* (1935), Frankfurt/M.: Suhrkamp 1973.

Boehm, Gottfried: *Studien zur Perspektivität. Philosophie und Kunst in der frühen Neuzeit,* Heidelberg: Carl Winter 1969.

Bolz, Norbert: *Eine kurze Geschichte des Scheins,* München 1991.

– : *Am Ende der Gutenberg-Galaxis. Die neuen Kommunikationsverhältnisse,* München: Fink 1993.

– , Friedrich Kittler und Christoph Tholen (Hg.): *Computer als Medium,* München: Fink 1998.

– : *Das kontrollierte Chaos. Vom Humanismus zur Medienwirklichkeit,* Düsseldorf, Wien u. a.: Econ 1994.

– : »Weltkommunikation. Über die Öffentlichkeit der Werbung«, in: Maresch, Rudolf (Hg.): *Medien und Öffentlichkeit. Positionierungen Symptome Simulationsbrüche,* Wien: Boer 1996.

Bookchin, Murray: *Die Grenzen der Stadt,* Berlin 1977.

Bourdieu, Pierre: *Über das Fernsehen,* Frankfurt/M.: Suhrkamp 1998.

Braungart, Georg: »Mit Lessing ins Multimedia-Zeitalter«, in: *nfd Information – Wissenschaft und Praxis,* 48. Jg. (1997), Nr. 6.

– /Eva Mittermaier und Thomas Schnetzer: »LesARTen. Eine multimediale Einführung in die Literaturwissenschaft«, in: Franz Lehner, Georg Braungart und Ludwig Hitzenberger: *Multimedia – Informationssysteme zwischen Bild und Sprache,* Wiesbaden: Gabler 1999.

Brecht, Bertolt: *Der Dreigroschenprozeß. Ein soziologisches Experiment,* in: *Gesammelte Werke,* Bd. 18, Frankfurt/M.: Suhrkamp 1967.

– : *Dreigroschenbuch. Texte Materialien Dokumente,* Frankfurt/M.: Suhrkamp 1960.

Bruch, Walter: *Kleine Geschichte des deutschen Fernsehens,* Berlin: Haude & Spener 1967.

Bullivant, Keith und Hugh Ridley (Hg.): *Industrie und deutsche Literatur 1830 –1914,* München 1976.

Busch, Bernd: *Belichtete Welt. Eine Wahrnehmungsgeschichte der Fotografie,* Frankfurt/M.: Fischer Taschenbuch Verlag 1995.

Clair, René: *Kino. Vom Stummfilm zum Tonfilm. Kritische Notizen zur Entwicklungsgeschichte des Films 1920–1950,* Zürich: Diogenes 1995.

Couchot, Edmond: »Die Spiele des Realen und des Virtuellen«, in: Rötzer, Florian (Hg.): *Digitaler Schein. Ästhetik der elektronischen Medien,* Frankfurt/M.: Suhrkamp 1991.

Crary, Jonathan: *Techniken des Betrachters. Sehen und Moderne im 19. Jahrhundert,* Dresden, Basel: Verlag der Kunst 1996.

Daguerre, Louis Jacq. Mandè: *Das Daguerrotyp und das Diorama* (1839). Reprint. Stuttgart: Metzler 1989.

Deleuze, Gilles und Felix Guattari: *Rhizom,* Berlin: Merve 1977.

– : *Das Bewegungs-Bild. Kino 1,* Frankfurt/M.: Suhrkamp 1989.

– : *Das Zeit-Bild. Kino 2*, Frankfurt/M.: Suhrkamp 1991.

Dithmar, Reinhard: *Industrieliteratur*, München: dtv 1973.

Downes, Larry und Chunka Mui: *Auf der Suche nach der Killer-Applikation. Mit digitalen Strategien neue Märkte erobern*, Frankfurt/M.: Campus 1999.

Duguet, Anne-Marie: »Führt Interaktivität zu neuen Definitionen in der Kunst?«, in: ZKM/Zentrum für Kunst und Medientechnologie Karlsruhe (Hg.): *Perspektiven der Medienkunst. Museumspraxis und Kunstwissenschaft antworten auf die digitale Herausforderung*, Karlsruhe: Cantz 1996.

Dyson, Esther, George Gilder, George Kenyworth und Alvin Toffler: »Magna Charta für das Zeitalter des Wissens«, in: Bollmann, Stefan und Christiane Heibach: *Kursbuch Internet. Anschlüsse an Wirtschaft und Politik, Wissenschaft und Kultur*, Mannheim: Bollmann 1996.

Eco, Umberto: *Im Wald der Fiktionen. Sechs Streifzüge durch die Literatur*, München: Hanser 1994.

Eder, Josef Maria: *Geschichte der Photographie* (1932), Reprint, New York: Arno Press 1979.

– /Alexander Kluge (Hg.): *Ulmer Dramaturgien. Reibungsverluste*, München: Hanser 1980.

Eicher, Thomas und Ulf Bleckmann (Hg.): *Intermedialität. Vom Bild zum Text*, Bielefeld: Aisthesis 1994.

Eisenstein, Sergej M.: *Schriften 1: Streik*, hrsg. von Hans-Joachim Schlegel, München: Hanser 1974.

– : *Schriften 2: Panzerkreuzer Potemkin*, hrsg. von Hans-Joachim Schlegel, München: Hanser 1973.

– : *Schriften 3: Oktober*, hrsg. von Hans-Joachim Schlegel, München: Hanser 1975.

– : *Schriften 4: >Das Alte und das Neue< (>Die Generallinie<)*, hrsg. von Hans-Joachim Schlegel, München: Hanser 1984.

– : *Eine nicht gleichmütige Natur*, Berlin: Henschel 1980.

– : *YO. Ich selbst. Memoiren*, hrsg. von Naun Klejman und Walentina Korschunowa, 2. Bde., Wien: Löcker 1984.

Eisner, Lotte: *Die dämonische Leinwand* (1952), Frankfurt/M.: Fischer 1980.

– : *Murnau*, Frankfurt/M.: Kommunales Kino 1979.

Engels, Friedrich: *Dialektik der Natur*, MEW 20, Berlin: Dietz 1972.

Faulstich, Werner (Hg.): *Grundwissen Medien*, München: Fink 1994.

Fehr, Michael, Clemens Krümmel und Markus Müller (Hg.): *Platons Höhle. Das Museum und die elektronischen Medien*, Köln: Wienand 1995.

Foucault, Michel: *Die Ordnung des Diskurses. Inauguralvorlesung am Collège de France – 2. Dezember 1970*, München: Hanser 1974.

Flusser, Vilém: *Gedächtnisse*, in: Ars Electronica (Hg.): *Philosophien der neuen Technologie*, Berlin: Merve 1989.

Freston, Tom: »Ich finde uns ziemlich cool«, in: *Der Spiegel* 42/1998.

Friedländer, Saul: *Kitsch und Tod. Der Widerschein des Nazismus*, München: Hanser 1984.

Fritz, Jürgen: »Was sind Computerspiele?«, in: Fritz, Jürgen und Wolfgang Fehr (Hg.): *Handbuch Medien: Computerspiele*, Bonn: Bundeszentrale für politische Bildung 1997.

Gendolla, Peter: »Brücken in einen noch kaum überschaubaren Raum«, in: *Frankfurter Rundschau* vom 7. Februar 1998.

Gibson, J.J.: *Wahrnehmung und Umwelt*, München: Urban & Schwarzenberg 1982.

Gladziejeski, Claudia: *Dramaturgie der Romanverfilmung. Systematik der praktischen Analyse und Versuch zur Theorie*, Alfeld: Coppi 1998.

Godard, Jean-Luc: *Einführung in eine wahre Geschichte des Kinos*, München: Hanser 1981.

Goebel, Gerhart: »Das Fernsehen in Deutschland bis zum Jahre 1945«, in: *Archiv für das Post- und Fernmeldewesen*, 5. Jg. (1953), Nr. 5.

Goll, Iwan: »Der Kino-Direktor« (1917), in: *Die Aktion*, 7. Jg. (1917), Nr. 51/52, zit. nach: Literatur im Industriezeitalter, Marbach am Neckar: Dt. Schillerges. 1987.

– : *Dichtungen*, Darmstadt, Berlin, Neuwied 1960, zit. nach: *Literatur im Industriezeitalter*, Marbach am Neckar: Dt. Schillerges. 1987.

Göttert, Karl-Heinz: *Geschichte der Stimme*, München: Fink 1998.

Gregor, Ulrich und Enno Patalas: *Geschichte des Films 1: 1895–1939*, Reinbek bei Hamburg: Rowohlt 1986.

Großklaus, Götz und Eberhard Lämmert (Hg): *Literatur in einer industriellen Kultur*, Stuttgart 1989.

– : *Medien-Zeit Medien-Raum. Zum Wandel der raumzeitlichen Wahrnehmung in der Moderne*, Frankfurt/M.: Suhrkamp 1995.

Gruber, Bettina und Maria Vedder: *DuMont's Handbuch der Video-Praxis: Technik, Theorie und Tips*, Köln: DuMont 1982.

Habermas, Jürgen: *Strukturwandel der Öffentlichkeit* (1962), Frankfurt/M.: Luchterhand 1990.

– : *Theorie des kommunikativen Handelns. Band 2: Zur Kritik der funktionalistischen Vernunft*, 3., durchges. Aufl., Frankfurt/M.: Suhrkamp 1985.

Hachmeister, Lutz: »Der Gesamtschuldner. Das Fernsehen als Antipode intellektueller Orthodoxie«, in: *Merkur 534/535*, 47. Jg. (1993), H. 9/10.

Hagen, Wolfgang: »Die verlorene Schrift. Skizzen zu einer Theorie der Computer«, in: Kittler, Friedrich A. und Georg Christoph Tholen: *Arsenale der Seele. Literatur und Medienanalyse seit 1870*, München 1989.

Hauser, Arnold: *Sozialgeschichte der Literatur und Kunst*, München: Beck 1973.

Hafner, Katie und Metthew Lyons: *ARPA Kadabra. Die Geschichte des Internet*, Heidelberg: d. 1997.

Henderson, Robert M.: *D. W. Griffith. His Life and Work*. New York Garland 1972.

Hick, Ulrike: *Geschichte der optischen Medien*, München: Fink 1999.

Hickethier, Knut und Irmela Schneider (Hg.): *Fernsehtheorien*, Berlin: edition sigma 1992.

– : »Fernsehästhetik. Kunst im Programm oder Programmkunst?« in: Paech, Joachim (Hg.): *Film, Fernsehen, Video und die Künste. Strategien der Intermedialität*, Stuttgart: Metzler 1994.

– : *Geschichte des deutschen Fernsehens*, Stuttgart, Weimar: Metzler 1998.

– : »Das ›Medium‹, die ›Medien‹ und die Medienwissenschaft«, in: Rainer Bohn/Eggo Müller/Rainer Ruppert (Hg.): *Ansichten einer künftigen Medienwissenschaft*, Berlin: edition sigma 1988.

– : »Die Beschleunigung und Illusionssteigerung in der darstellenden Kunst«, in: *Medienzeit – Beschleunigung und Verlangsamung*, hrsg. vom Forschungsschwerpunkt Massenmedien und Kommunikation an der Universität-Gesamthochschule Siegen (= *MuK 41*), Siegen 1986.

Hofmannsthal, Hugo von: »Ein Brief«, in: *Gesammelte Werke Werke. Prosa II*, Frankfurt/M.: Fischer 1951.

Horkheimer, Max und Theodor W. Adorno: *Dialektik der Aufklärung*, Amsterdam: Querido 1947.

Horn, Hartmut: *Neue Medien. Jugendlicher Medienkonsum und seine möglichen Folgen. Eine kommentierte Auswahlbibliographie*, Bielefeld: Aisthesis 1989.

Hubel, David H. und Torsten N. Wiesel: »Die Verarbeitung visueller Information«, in: *Wahrnehmung und visuelles System*, 2. Aufl., Heidelberg: Spektrum der Wissenschaft 1987.

Ingold, Felix Philipp: *Literatur und Aviatik. Europäische Flugdichtung 1909–1927*, Basel, Stuttgart: Borkhäuser 1978.

Innis, Harold Adams: *The Bias of Communication*, Toronto: University of Toronto Press 1950.

Ivens, Joris: *Die Kamera und Ich. Autobiographie eines Filmers*, Reinbek: Rowohlt 1974.

Jürgens-Kirchhoff, Annegret: *Technik und Tendenz der Montage in der Bildenden Kunst des 20. Jahrhunderts. Ein Essay*, Gießen: Anabas 1984.

Kamper, Dietmar: *Bildstörungen. Im Orbit des Imaginären*, Stuttgart: Cantz 1991 a.

– : »Januskopf der Medien. Ästhetisierung der Wirklichkeit, Entrüstung der Sinne. Eine metatheoretische Skizze«, in: Rötzer, Florian (Hg.): *Digitaler Schein. Ästhetik der elektronischen Medien*, Frankfurt/M.: Suhrkamp 1991 b.

Kant, Immanuel: *Die Metaphysik der Sitten*, in: *Werke VIII*, hrsg von Wilhelm Weischedel, Frankfurt/M.: Suhrkamp 1968.

Kaufmann, Stefan: *Kommunikationstechnik und Kriegführung 1815–1945. Stufen telemedialer Rüstung*, München 1996.

Kemp, Wolfgang: *Theorie der Fotografie I. 1839–1912*, München: Schirmer/Mosel 1980.

Kittelmann, Udo: »Videoclips« (Vortragsmanuskript, unveröffentlicht), München 1999.

Kittler, Friedrich: *Grammophon Film Typewriter*, Berlin: Brinkmann & Bose 1986.

– /Manfred Schneider und Samuel Weber (Hg.): *Diskursanalysen 1 – Medien*, Opladen: Westdeutscher Verlag 1987.

– : *Die künstliche Intelligenz des Weltkriegs: Alan Turing*, in: Kittler, Friedrich A. und Georg Christoph Tholen: *Arsenale der Seele. Literatur und Medienanalyse seit 1870*, München: Fink 1989.

– : »Computeranalphabetismus«, in: Dirk Matejovski und Friedrich Kittler (Hg.): *Literatur im Informationszeitalter*, Frankfurt/New York: Campus 1996.

Kleinsteuber, Hans J. (Hg.): *Der »Information Superhighway«, Amerikanische Visionen und Erfahrungen*, Opladen: Westdeutscher Verlag 1996.

Klostermann, Vittori E.: »Text und Hypertext. Das Buch in der Konkurrenz mit den Online-Medien«, in: Jochum, Uwe und Gerhard Wagner: *Am Ende des Buchs. Semiotische und soziale Aspekte des Internet*, Konstanz: UVK 1998.

Kluge, Alexander: *Die Patriotin. Texte/Bilder 1–6*, Frankfurt/M.: Zweitausendeins 1979.

– (Hg.): *Bestandsaufnahme: Utopie Film. Zwanzig Jahre neuer deutscher Film/Mitte 1983*, Frankfurt/M.: Zweitausendeins 1983.

– : *Der Angriff der Gegenwart auf die übrige Zeit: abendfüllender Spielfilm, 35 mm, Farbe mit s/w-Teilen, Format: 1:1,37; Drehbuch*, Frankfurt/M.: Syndikat 1985.

– /Heiner Müller: *Ich schulde der Welt einen Toten*, Hamburg: Rotbuch 1995.

Koch, Gertrud/Heide Schlüpmann: »›Nur Trümmern trau ich...‹. Ein Gespräch mit Alexander Kluge«, in: Reck, Hans Ulrich (Hg.): *Kanalarbeit. Medienstrategien im Kulturwandel*, Basel und Frankfurt/M.: Stroemfeld/Roter Stern 1988.

Koch, Gertrud: *Kracauer zur Einführung*, Hamburg: Junius 1996.

Koebner, Thomas: »Der Film als neue Kunst. Reaktionen der literarischen Intelligenz«, in: Kreuzer, Helmut (Hg.): *Literaturwissenschaft – Medienwissenschaft*, Heidelberg: Quelle & Meyer 1977.

Koeppen, Wolfgang: »New York«, in: *Gesammelte Werke*, Bd. 3, Frankfurt/M.: Suhrkamp 1986.

Körte, Peter: »Im Koffer von Marsellus Wallace. Kino als Hypertext: Eine Surftour durch die virtuellen Welten des ›Tarantino-Versum‹«, in: *Frankfurter Rundschau* vom 31. Mai 1997.

Köster, Werner: »›Schockierende Bilder‹. Gegen die Texttheorie des Films«, in: Link-

Heer, Ursula und Volker Roloff (Hg.): *Luis Buñuel. Film – Literatur – Intermedialität,* Darmstadt: Wissenschaftliche Buchgesellschaft 1994.

Kracauer, Siegfried: *Von Caligari zu Hitler* (1947; dt. 1958), Frankfurt/M.: Suhrkamp 1979 a.

– : *Theorie des Films* (1960; dt. 1964), Frankfurt/M.: Suhrkamp 1979 b.

Kreimeier, Klaus: *Lob des Fernsehens,* München: Hanser 1995.

Kreuzer, Helmut (Hg.): *Literarische und naturwissenschaftliche Intelligenz. Dialog über die »zwei Kulturen«,* Stuttgart Klett 1969.

– /Karl Prümm (Hg.): *Fernsehsendungen und ihre Formen. Typologie, Geschichte und Kritik des Programms in der Bundesrepublik Deutschland,* Stuttgart: Reclam 1979.

Krovoza, Alfred: »Gesichtssinn, Urbanität und Alltäglichkeit«, in: *Sehsucht. Über die Veränderung der visuellen Wahrnehmung,* hrsg. von der Kunst- und Ausstellungshalle der Bundesrepublik Deutschland GmbH, Göttingen: Steidl 1995.

Kubaczek, Martin: »Zur Entwicklung der Imaginationsmaschinen. Der Text als virtuelle Realität«, in: Fürnkäs, Josef, Peter Richter, Ralf Schnell, Shigeru Yoshijima (Hg.): *Das Verstehen von Hören und Sehen. Aspekte der Medienästhetik,* Bielefeld: Aisthesis 1993.

Kulešov, Lev V.: »Künstlerischer Eindruck und Montage«, in: Peter Wuss: *Kunstwert des Films und Massencharakter des Mediums. Konspekte zur Geschichte der Theorie des Spielfilms,* Berlin: Henschel 1990.

Kunz, Martin: *Der 2000 Crash. Wenn die Computer verrückt spielen. Der Survival Guide,* München: dtv 1999.

Lacan, Jacques: »Das Drängen des Buchstabens im Unbewußten oder die Vernunft seit Freud« (1957), in: *Schriften,* Bd. 2, Olten: Walter 1975.

Landbeck, Barbara: »Die Herstellung eines Edutainment-Titels. Von der Konzeption bis zur Auslieferung«, in: Fritz, Jürgen und Wolfgang Fehr (Hg.): *Handbuch Medien: Computerspiele,* Bonn: Bundeszentrale für politische Bildung 1997.

Landow, George P.: *Hypertext 2.0. The Convergence of Contemporary Critical Theory and Technology,* Baltimore: John Hopkins Univ. Pr. 1997.

Leroi-Gourhan, André: *Hand und Wort. Die Evolution von Sprache, Technik und Kunst,* Frankfurt/M.: Suhrkamp 1988.

Leschke, Rainer: »Zerstreuung der Vernunft. Überlegungen zum Diskurs postmoderner Medientheorien«, in: *Medienfiktionen. Illusion – Inszenierung – Simulation. Festschrift für Helmut Schanze,* hrsg. von Sibylle Bolik, Manfred Kammer, Thomas Kind und Susanne Pütz, Frankfurt/M., Bern: Lang 1999.

Lessing, Gotthold Ephraim: »Laokoon: oder über die Grenzen der Malerei und Poesie«, in: *Werke. Sechster Band: Kunsttheoretische und kunsthistorische Schriften,* München: Hanser 1974.

Lichtenstein, Alfred: »Retter des Theaters« (1913), in: Thomas Anz und Michael Stark: *Expressionismus. Manifeste und Dokumente zur deutschen Literatur 1910–1920,* Stuttgart: Metzler 1982.

Lindberg, David C.: *Auge und Licht im Mittelalter: die Entwicklung der Optik von Alkindi bis Kepler,* Frankfurt/M.: Suhrkamp 1987.

Link, Jürgen: *Versuch über den Normalismus: Wie Normalität produziert wird,* Opladen: Westdeutscher Verlag 1997.

Link-Heer, Ursula und Volker Roloff (Hg.): *Luis Buñuel. Film – Literatur – Intermedialität,* Darmstadt: Wissenschaftliche Buchgesellschaft 1994.

Luhmann, Niklas: *Die Realität der Massenmedien,* 2., erw. Aufl., Opladen: Westdeutscher Verlag 1996.

– : *Die Gesellschaft der Gesellschaft,* Frankfurt/M.: Suhrkamp 1998.

Lukács, Georg: *Die Eigenart des Ästhetischen,* 2. Halbband, Darmstadt und Neuwied: Luchterhand 1963.

– : »Gedanken zu einer Ästhetik des Kinos«, (1913), in: *Schriften zur Literatursoziologie,* hrsg. von Peter Christian Ludz, Neuwied/Berlin: Luchterhand 1963.

Mandelkow, Karl Robert: »Orpheus und Maschine«, in: Segeberg, Harro (Hg.): *Technik in der Literatur,* Frankfurt/M.: Suhrkamp 1987.

Manthey, Dirk (Hg.): Making of ... Wie ein Film entsteht. 2 Bde., Reinbek 1998.

McLuhan, Marshall: *Die Gutenberg-Galaxis. Das Ende des Buchzeitalters* (1962), Düsseldorf, Wien: Econ 1968.

– : *Die Magischen Kanäle. Understanding Media* (1964), Dresden, Basel: Verlag der Kunst 1994.

Merz, Reinhard und Dieter Findeisen: *Fotografieren mit der selbstgebauten Lochkamera,* Augsburg 1998.

Metz, Christian: *Semiologie des Films,* München: Fink 1972.

Mitscherlich, Alexander: *Die Unwirtlichkeit unserer Städte. Anstiftung zum Unfrieden,* Frankfurt/M.: Suhrkamp 1965.

Modick, Klaus: »Elektronische Nervosität. Über ein Motiv im amerikanischen Gegenwartsroman«, in: *Merkur 494,* 44. Jg. (1990), H. 4.

Monaco, James: *Film verstehen. Kunst, Technik, Sprache, Geschichte und Theorie des Films und der Medien. Mit einer Einführung in Multimedia,* Überarbeitete und erweiterte Neuausgabe, Reinbek: Rowohlt 1995.

Morris, Charles William: *Zeichen, Sprache und Verhalten,* Frankfurt/M., Berlin und Wien 1981.

Müller, Günter: »Das Internet als Experimentierfeld für moderne Telekommunikationsinfrastrukturen«, in: Münker, Stefan und Alexander Roesler (Hg.): *Mythos Internet,* Frankfurt/M.. Suhrkamp 1997.

Münsterberg, Hugo: *The Photoplay. A psycological study.* Nachdruck, hrsg. von Richard Griffith: *The Film: A psychological study. The silent photoplay in 1916.* New York 1916/1970.

Musil, Robert: *Ansätze zu neuer Ästhetik. Bemerkungen über eine Dramaturgie des Films* (1925), in: *Gesammelte Werke,* Bd. 8, Reinbek: Rowohlt 1978.

Naumann, Barbara: »Bildermusik. Laurie Anderson in ihren Kunstfiguren«, in: Paech, Joachim (Hg.): *Film, Fernsehen, Video und die Künste. Strategien der Intermedialität,* Stuttgart, Weimar: Metzler 1994.

Negroponte, Nicholas: »Vernetzt sein«, in: Bollmann, Stefan und Christiane Heibach: *Kursbuch Internet. Anschlüsse an Wirtschaft und Politik, Wissenschaft und Kultur,* Mannheim: Bollmann 1996.

Neisser, Ulrich: *Kognition und Wirklichkeit,* Stuttgart: Klett-Cotta 1979.

Neumann, John von: *Die Rechenmaschine und das Gehirn,* München: Oldenbourg 1986.

Neverla, Irene: *Zeitrationalität der Fernsehnutzung als Zwang und Emanzipation,* in: Sandbothe, Mike und Walter Ch. Zimmerli (Hg.): *Zeit – Medien – Wahrnehmung,* Darmstadt: Wissenschaftliche Buchgesellschaft 1994.

– (Hg.): *Das Netz-Medium. Kommunikationswissenschaftliche Aspekte eines Mediums in Entwicklung,* Opladen: Westdeutscher Verlag 1998.

Niehaus, Michael: »Das Fernsehen in seiner Sichtbarkeit«, in: Tietze, Wolfgang und Manfred Schneider (Hg.): *Fernsehshows. Theorie einer neuen Spielwut,* München: Raben-Verlag 1991.

Niver, Kemp R.: *D. W. Griffith. His Biograph Films in Perspective.* Los Angeles 1974.

Nöth, Winfried: *Handbuch der Semiotik,* Stuttgart, Weimar: Metzler 2000.

Oettermann, Stephan: *Das Panorama. Die Geschichte eines Massenmediums,* Frankfurt/M.: Syndikat 1980.

– : »Das Panorama – Ein Massenmedium«, in: *Sehsucht. Über die Veränderung der visuellen Wahrnehmung,* hrsg. von der Kunst- und Ausstellungshalle der Bundesrepublik Deutschland GmbH, Göttingen: Steidl 1995.

Paech, Joachim (Hg.): *Film, Fernsehen, Video und die Künste. Strategien der Intermedialität,* Stuttgart: Metzler 1994.

– : *Literatur und Film,* 2. Aufl., Stuttgart: Metzler 1997.

Panofsky, Erwin: *Die Geburt des Films, ein Stück Kulturgeschichte. Versuch einer zeitgeschichtlichen Darstellung des Lichtspiels in seinen Anfangsjahren,* Würzburg-Aumühle 1940.

– : »Die Perspektive als ›symbolische Form‹«, in: ders., *Aufsätze zu Grundfragen der Kunstwissenschaft,* hrsg. von Hariolf Oberer und Egon Verheyen, Berlin: Volker Spiess 1985.

Pasolini, Pier Paolo: *Die Sprache des Films,* in: Friedrich Knilli (Hg.): *Semiotik des Films. Mit Analysen kommerzieller Pornos und revolutionärer Agitationsfilme,* Frankfurt/M.: Athenäum 1971.

– : *Freibeuterschriften,* Berlin: Wagenbach 1978.

Pinthus, Kurt: »Das Kinostück« (1913), in: ders. (Hg.): *Das Kinobuch* (1914), Zürich: Die Arche 1963.

Platon: *Briefe,* in: *Sämtliche Werke,* Bd. I, Hamburg: Rowohlt 1957.

– : *Politeia,* in: *Sämtliche Werke,* Bd. III, Hamburg: Rowohlt 1958.

– : *Phaidros,* in: *Sämtliche Werke,* Bd. IV, Hamburg: Rowohlt 1958.

Plessner, Helmuth. *Philosophische Anthropologie,* Frankfurt/M.: S. Fischer 1970.

Postman, Neil: *Das Verschwinden der Kindheit,* Frankfurt/M.: S. Fischer 1983.

– : *Wir amüsieren uns zu Tode. Urteilsbildung im Zeitalter der Unterhaltungsindustrie,* Frankfurt/M.: S. Fischer 1985.

Prokop, Dieter: *Medien-Macht und Massen-Wirkung. Ein geschichtlicher Überblick.* Freiburg: Rombach 1995.

Pudovkin, Vsevolod: *Die Zeit in Großaufnahme. Erinnerungen/Aufsätze/Werkstattnotizen,* Berlin: Henschel 1983.

Rademacher, Gerhard: *Technik und industrielle Arbeitswelt in der deutschen Lyrik des 19. und 20. Jahrhunderts. Versuch einer Bestandsaufnahme,* Frankfurt/M. und Bern: Lang 1976.

Riefenstahl, Leni: *Hinter den Kulissen des Reichsparteitag-Films.* München 1935.

Rieken, Martina: *Kommunikation im Internet am Beispiel von Muds,* Bielefeld, Dresden, Basel: Verlag der Kunst 1994.

Ritter, Manfred: »Einführung«, in: *Wahrnehmung und visuelles System,* 2. Aufl., Heidelberg: Spektrum der Wissenschaft 1987.

Rötzer, Florian (Hg.): *Digitaler Schein. Ästhetik der elektronischen Medien,* Frankfurt/M.: Suhrkamp 1991.

Rötzer, Hans G. (Hg.): *Literaturverfilmung,* Bamberg: Buchner 1993.

Roloff, Volker: »Film und Literatur. Zur Theorie und Praxis der intermedialen Analyse am Beispiel von Buñuel, Truffaut, Godard und Antonioni«, in: Zima, Peter V. (Hg.): *Literatur intermedial. Musik – Malerei – Photographie – Film,* Darmstadt: Wissenschaftliche Buchgesellschaft 1995.

– /Helmut Schanze und Dietrich Scheunemann (Hg.): *Europäische Kinokunst im Zeitalter des Fernsehens,* München: Fink 1998.

Rudolph, Werner: »Erfolgreiche Videospiele. Charakterisierungen aus der Sicht der Software-Industrie am Beispiel Nintendo«, in: Fritz, Jürgen und Wolfgang Fehr (Hg.): *Handbuch Medien: Computerspiele,* Bonn: Bundeszentrale für politische Bildung 1997.

Ruschmeier, Sibylle: »Schattenseiten: Kinderpornographie und -prostitution im Internet«, in: Neverla, Irene (Hg.): *Das Netz-Medium. Kommunikationswissenschaftliche Aspekte eines Mediums in Entwicklung,* Opladen: Westdeutscher Verlag 1998.

Sachsse, Hans (Hg.): *Technik und Gesellschaft.* Bd. 1–3, Pullach/München 1974–1976.

Sadoul, Georges: *Geschichte der Filmkunst* [1955], Frankfurt/M.: Fischer 1982.

Schachtner, Christel: *Geistmaschine. Faszination und Provokation am Computer*, Frankfurt/M.: Suhrkamp 1993.

Schade, Sigrid und Georg Christoph Tholen (Hg.): *Konfigurationen. Zwischen Kunst und Medien*, München: Fink 1999.

Schanze, Helmut (Hg.): *Fernsehgeschichte der Literatur. Voraussetzungen – Fallstudien – Kanon*, München: Fink 1996.

– /Manfred Kammer (Hg.): *Interaktive Medien und ihre Nutzer*. Band 1: *Voraussetzungen, Anwendungen, Perspektiven*; Band 2: *Zugangsoberflächen: Türen zum Netz*, Baden-Baden: Nomos 1998.

Schestag, Uda: »›Literaturverfilmung‹ oder ›literarischer Film‹? Überlegungen zum Verhältnis von Literatur und Film am Beispiel von Rainer Werner Fassbinders ›Effi Briest‹-Verfilmung«, in: Josef Fürnkäs/Peter Richter/Ralf Schnell/Shigeru Yoshijima (Hg.): *Das Verstehen von Hören und Sehen. Aspekte der Medienästhetik*, Bielefeld 1993.

Scheunemann, Dietrich: »Kinoästhetik – Fernsehästhetik. Vom Wandel des Kinofilms unter dem Eindruck des Fernsehens«, in: Roloff, Volker, Helmut Schanze und Dietrich Scheunemann (Hg.): *Europäische Kinokunst im Zeitalter des Fernsehens*, München: Fink 1998.

Schindler, Friedemann und Jens Wiemken: »›DOOM is invading my dreams‹. Warum ein Gewaltspiel Kultstatus erlangte«, in: Fritz, Jürgen und Wolfgang Fehr (Hg.): *Handbuch Medien: Computerspiele*, Bonn: Bundeszentrale für politische Bildung 1997.

Schipperges, Heinrich: *Welt des Auges. Zur Theorie des Sehens und Kunst des Schauens*, Freiburg-Basel-Wien 1978.

Schlöndorff, Volker: »Der Verlust der Liebe«, in: *Der Spiegel*, 7/1999,

Schmid, Eva M.J.: »War Effi Briest blond? Bildbeschreibungen und kritische Gedanken zu vier Effi Briest-Verfilmungen«, in: Albersmeier, Franz-Josef und Volker Roloff (Hg.): *Literaturverfilmungen*, Frankfurt/M.: Suhrkamp 1989.

Schneider, Irmela: *Der verwandelte Text. Wege zu einer Theorie der Literaturverfilmung*, Tübingen: Niemeyer 1981.

– : »Hybridkultur. Eine Spurensuche«, in: Thomsen, Christian W. (Hg.): *Hybridkultur. Bildschirmmedien und Evolutionsformen der Künste*, Siegen: Arbeitshefte Bildschirmmedien, DFG-Sonderforschungsbereich 240, 1994.

Schneider, Manfred: *Die erkaltete Herzensschrift. Der autobiographische Text im 20. Jahrhundert*, München: Hanser 1986.

Schneider, Manfred: »Die Erotik des Fernsehsports«, in: *Merkur 534/535*, 47. Jg. (1993), H. 9/10.

Schnell, Ralf (Hg.): *Gewalt im Film*. Bielefeld: Aisthesis 1987.

Schulte, Krischan: »Volker Schlöndorff, ein filmischer Literat«, in: Roloff, Volker, Helmut Schanze und Dietrich Scheunemann (Hg.): »*Europäische Kinokunst im Zeitalter des Fernsehens*, München: Fink 1998.

Schumm, Gerhard: *Der Film verliert sein Handwerk. Montagetechnik und Filmsprache auf dem Weg zur elektronischen Postproduction*, Münster: MAkS Publikationen 1989.

Seel, Martin: »Vor dem Schein kommt das Erscheinen«, in: *Merkur 534/535*, 47. Jg. (1993), H. 9/10.

Segeberg, Harro (Hg.): *Technik in der Literatur*, Frankfurt/M.: Suhrkamp 1987.

– : *Literarische Technik-Bilder. Studien zum Verhältnis von Technik und Literaturgeschichte im 19. und frühen 20. Jahrhundert*, Tübingen: Niemeyer 1987.

Sennett, Richard: *Civitas. Die Großstadt und die Kultur des Unterschieds*, Frankfurt/M.: S. Fischer 1991.

Shaw, Jeffrey: »Der entkörperte und der wiederverkörperte Leib«, in: ZKM/Zentrum für

Kunst und Medientechnologie Karslruhe (Hg.): *Jeffrey Shaw – eine Gebrauchsanweisung. Vom Expanded Cinema zur Virtuellen Realität*, Karslruhe: Cantz 1997.

Shilo, Sev: *Vom Licht zur Sicht. Die Evolution des Sehens*, Frankfurt/M.: Harri Deutsch 1996.

Sichtermann, Barbara: *Fernsehen*, Berlin: Wagenbach 1994.

Simmel, Georg: *Soziologie. Untersuchungen über die Formen der Vergesellschaftung*, Leipzig: Duncker und Humblot 1908.

Smuda, Manfred (Hg.): *Die Großstadt als ›Text‹*, München: Fink 1992.

Snow, C.P.: *Die zwei Kulturen. Literarische und naturwissenschaftliche Intelligenz*, Stuttgart: Klett 1967.

Soeffner, Hans-Georg und Jürgen Raab: »Sehtechniken. Die Medialisierung des Sehens: Schnitt und Montage als Ästhetisierungsmittel medialer Kommunikation«, in: Rammert, Werner (Hg.): *Technik und Sozialtheorie*, Frankfurt/M./New York 1998.

Sontag, Susan: *Über Fotografie*, Frankfurt/M.: Fischer 1980.

Spielmann, Yvonne: *Intermedialität. Das System Peter Greenaway*, München: Fink 1998 a.

– : »Selbstreflexion im Videobild« (Antrittvorlesung Universität-GH Siegen, 14. Oktober 1998; unveröffentlicht), 1998 b.

Steinborn, Bion: »Das audiovisuelle Bild und das Wirkliche«, in: Hager, Frithjof und Hermann Schwengel (Hg.): *Wer inszeniert das Leben? Modelle zukünftiger Vergesellschaftungen*, Frankfurt/M.: Fischer 1996.

Sternberger, Dolf: *Panorama oder Ansichten vom 19. Jahrhundert* (1938), Neuauflage, Frankfurt/M.: Suhrkamp 1974.

Stollmann, Rainer: *Alexander Kluge zur Einführung*, Hamburg: Junius 1998.

Strautz, Evelyn: *Probleme der Literaturverfilmung. Dargestellt am Beispiel von James Ivorys A room with a view*, Alfeld: Coppi 1996.

Syberberg, Hans Jürgen: *Hitler, ein Film aus Deutschland*, Reinbek: Rowohlt 1977.

Theweleit, Klaus: *Männerphantasien 2. Männerkörper – zur Psychoanalyse des Weißen Terrors*, Frankfurt/M.: Roter Stern 1978.

Thurn, Hans Peter: *Der Mensch im Alltag. Grundrisse einer Anthropologie des Alltagslebens*, Stuttgart: Enke 1980.

Trofob, Klaus: »Queering the Internet«, in: *Frankfurter Rundschau* vom 22. August 1998.

Turing, Alan: *Intelligence Service. Schriften*, Berlin: Brinckmann & Bose 1987.

Turkle, Sherry: *Life on the Screen*, New York: Simon & Schuster 1996.

Uecker, Matthias: »Der Autor in der Medienindustrie – Hans Magnus Enzensberger und Alexander Kluge«, in: Erb, Andreas (Hg.): *Baustelle Gegenwartsliteratur. Die neunziger Jahre*, Opladen: Westdeutscher Verlag 1998.

Vertov, Dziga: *Schriften zum Film*, München: Hanser 1973.

Vief, Bernhard: »Digitales Geld«, in: Florian Rötzer (Hg.), *Digitaler Schein. Ästhetik der elektronischen Medien*, Frankfurt/M.: Suhrkamp 1991.

Viola, Bill: *Europäische Einsichten/European Insights*, hrsg. von Rolf Lauter, München, London, New York: Prestel 1999.

Virilio, Paul: *Geschwindigkeit und Politik*, Berlin: Merve 1980.

– : »Leben in Cinecittà. Ein Gespräch mit Ulrich Raulff«, in: *Bauwelt*, 1987, H. 12.

– : *Ästhetik des Verschwindens*, Berlin: Merve 1986.

– : *Krieg und Fernsehen*, München: Hanser 1993.

– : *Revolutionen der Geschwindigkeit*, Berlin: Merve 1993.

Wenders, Wim: *Interview mit Michael Freitag*, in: *FAZ-Magazin* vom 22. 1. 1999, H. 986.

Wiegerling, Klaus: *Medienethik*, Stuttgart, Weimar: J.B. Metzler 1998.

Winkler, Eugen Gottlob: »Maschinen-Lyrik« (1937), in: *Literatur im Industriezeitalter*, hrsg. vom Marbacher Literaturarchiv, Marbach am Neckar: Dt. Schillerges. 1987.

Winkler, Hartmut: *Docuverse. Zur Medientheorie der Computer*, München: Boer 1997.

Witte, Karsten: »Gehemmte Schaulust. Momente des deutschen Revuefilms«, in: *Wir tanzen um die Welt. Deutsche Revuefilme 1933–1945*, München: Hanser 1995.

Wolff, Jürgen: »Verfahren der Literaturrezption im Film, dargestellt am Beispiel der Literaturverfilmungen von Luderer und Fassbinder«, in: *Der Deutschunterricht*, Jg. 1981, H. 4.

Wulf, Joseph: *Theater und Film im Dritten Reich. Eine Dokumentation*. Reinbek: Rowohlt 1966.

Zglinicki, Friedrich von: *Der Weg des Films*, 2. Aufl., Hildesheim: Olms 1979.

Zima, Peter V. (Hg.): *Literatur intermedial. Musik – Malerei – Photographie – Film*, Darmstadt: Wissenschaftliche Buchgesellschaft 1995.

Auswahlbibliographie

(zusammengestellt von Carsten Thomas)

1. Bibliographien, Nachschlagewerke

Bauer, Alfred: *Deutscher Spielfilmalmanach Bd. 1: 1929-1950*. Erw. Neuausgabe. München: Filmladen 1976

Bawden, Liz-Anne/Wolfram Tichy (Hg.): *Buchers Enzyklopädie des Films*. 2. erw. Ausgabe. 2 Bde. München: Bucher 1983.

Bock, Hans-Michael (Hg.): *CineGraph - Lexikon zum deutschsprachigen Film*. München: edition text + kritik 1984 ff.

Dahlke, Günther/Günter Karl (Hg.): *Deutsche Spielfilme von den Anfängen bis 1933. Ein Filmführer*. 2. Aufl. Berlin: Henschel 1993.

epd Film. 10-Jahres-Register 1984-1993. Frankfurt/M.: GEP 1994.

Filmkritik. 1957-1963. 2 Bde. Frankfurt/M.: Zweitausendeins 1975.

Filmkritik 1964-1965. 2 Bde. München: Filmkritiker Kooperative 1976.

Film-Kurier-Index. Hg. v. CineGraph – Hamburgisches Centrum für Filmforschung, Berlin: Stiftung Deutsche Kinemathek 1992 ff.

Gerlach, John C./Lana Gerlach: *The Critical Index*. New York: Teachers' College Press 1974.

Halliwell, Leslie: *Halliwell's Filmgoer's Companion*. 10. Aufl. Hg. v. John Walker. London: Harper Collins 1993.

Halliwell, Leslie: *Halliwell's Film Guide.*. 10. Aufl. Hg. v. John Walker. London: Harper Collins 1994.

Katz, Ephraim (Hg.): *The Film Encyclopedia*. 2. erw. Ausgabe. New York: Harper Collins 1994.

20 Jahre internationales forum des jungen films berlin. Index 1971-1989. Berlin: Freunde der Deutschen Kinemathek 1989.

Just, Lothar: *Heyne Filmlexikon. 10000 Filme aus 100 Jahren Filmgeschichte*. München: Heyne 1996.

Klaus, Ulrich J.: *Deutsche Tonfilme. Filmlexikon der abendfüllenden deutschen und deutschsprachigen Tonfilme nach ihren deutschen Uraufführungen*. 1. Jahrgang 1929/30 ff. Berlin: Klaus 1988 ff.

Klünder, Achim/Hans Wilhelm Lavies: *Fernsehspiele in der ARD 1952-1972.*. 2 Bde. Frankfurt/M.: Deutsches Rundfunkarchiv 1978.

– : *Die Fernsehspiele 1973-1977*. 2 Bde. Frankfurt/M.: Deutsches Rundfunkarchiv 1986.

– : *Lexikon der Fernsehspiele 1978-1987*. 3 Bde. München: Saur 1991.

– : *Lexikon der Fernsehspiele 1988 ff..* München: Saur 1992 ff.

Knorr, Günter: *Deutscher Kurz-Spielfilm 1929-1940. Eine Rekonstruktion.* Ulm: Action 1977.

Lamprecht, Gerhard: *Deutsche Stummfilme.* 10 Bde. Berlin/West: Deutsche Kinemathek 1967–1970.

Lexikon des Internationalen Films. Das komplette Angebot in Kino und Fernsehen seit 1945. Red.: Klaus Brühne. 10 Bde. Reinbek: Rowohlt 1987. Ergänzungsbände 1987/88, 1989/90, 1991/92.

Thomas, Nicholas: *International Dictionary of Films and Filmmakers.* 2. erw. Ausgabe. 5 Bde. Detroit: St. James Press 1991-94.

Tulard, Jean: *Guide des Films.* 2 Bde. Paris: Laffont 1990.

Winterberg, Christoph (Hg.): *Deutscher Spielfilmalmanach. Band 2: 1946–1955.* Alfred Bauer. München: Winterberg 1981.

Zey, René: *Lexikon Neue Medien. Informations- und Unterhaltungselektronik von A bis Z.* Reinbek: Rowohlt 1995.

2. Handbücher, Jahrbücher

Baumert, Heinz/Hermann Herlinghaus u.a. (Hg.): *Jahrbuch des Films 1958 - 1962.* 5 Bde. Berlin/DDR: Henschelverlag 1959-64.

Cowie, Peter: *International Film Guide 1964 ff.* London: Tantivy 1963 ff. Ab 1990: *Variety International Film Guide,* London: Deutsch 1989 ff.

Faulstich, Werner (Hg.): *Grundwissen Medien.* München: Fink 1994.

Fischer Film Almanach 1980ff. Filme - Festivals -Tendenzen. Wechselnde Herausgeber. Frankfurt: Fischer 1980 ff.

Fischer, Robert: *Kino. Bundesdeutsche Filme auf der Leinwand 1978-82/83.* München: Monika Nüchtern 1978-82.

Fritz, Jürgen/Wolfgang Fehr (Hg.): *Handbuch Medien: Computerspiele.* Bonn: Bundeszentrale für politische Bildung 1997.

Gartenberg, Jon: *Glossary of Filmographic Terms. Lexikalisches Handbuch für Film.* Brüssel: FIAF 1985.

Gruber, Bettina/Maria Vedder: *DuMont's Handbuch der Video-Praxis: Technik, Theorie und Tips.* Köln: DuMont 1982.

Handbuch Medienarbeit. Medienanalyse – Medieneinordnung – Medienwirkung. Leverkusen: Leske + Budrich 1991.

Internationales Handbuch für Hörfunk und Fernsehen 1994/95. 22. Aufl. Hg. v. Hans-Bredow-Institut Hamburg. Baden-Baden: Nomos 1994.

Just, Lothar R. (Hg.): *Film-Jahrbuch 1987 ff.* München: Heyne 1987 ff. .

Kessler, Frank/Sabine Lenk u.a. (Hg.): *KINtop. Jahrbuch zur Erforschung des frühen Films.* Frankfurt: Stroemfeld 1992 ff.

Knietzsch, Horst (Hg.): *Prisma. Kino- und Fernseh-Almanach 1- 19.* 19 Bde. Berlin/DDR: Henschelverlag 1970-90.

Monaco, James: *Film verstehen. Kunst, Technik, Sprache, Geschichte und Theorie des Films und der Medien. Mit einer Einführung in Multimedia.* Überarbeitete und erweiterte Neuausgabe. Reinbek: Rowohlt 1995.

Pflaum, Hans Günther (Hg.): *Jahrbuch Film 77/78-85/86. Berichte/Kritiken/Daten.* 9 Bde. München: Hanser 1977-85.

Prinzler, Hans Helmut/Dorothea Gebauer u.a. (Hg.): *Verleihkatalog Nr. 1.* Frankfurt/M.: Deutsches Institut für Filmkunde und Berlin/West: Stiftung Deutsche Kinemathek 1986.

Statistisches Jahrbuch. Filmindustrie, Fernsehen, Video und Neue Medien in Europa. Baden-Baden: Nomos 1997.

Vielmuth, Ulrich: *Fachwort-Lexikon. Film, Fernsehen, Video.* Köln: DuMont 1982.

3. Technik

Alton, John: *Painting with Light.* New York: Macmillan 1949.

Ariel, Pete (Hg.): *Ariel Cinematographica Register. Handbuch der Filmtechnik.* Frankfurt/M.: Deutsches Filmmuseum 1981-89.

Armes, Roy: *On Video.* New York: Routledge 1988.

Auer, Hermann (Hg.): *Chancen und Grenzen moderner Technologien im Museum.* München 1986.

Baacke, Rolf-Peter: *Lichtspielhausarchitektur in Deutschland. Von der Schaubude bis zum Kinopalast.* Berlin/West: Frölich & Kaufmann 1982.

Belach, Helga/Wolfgang Jacobsen (Hg.): *CinemaScope. Zur Geschichte der Breitwandfilme.* Berlin: Spiess 1993.

Brosnan, John: *Movie Magic. The Story of Special Effects in the Cinema.* London: Macdonald 1974.

Campbell, Russell (Hg.): *Photographic Theory for the Motion Picture Cameraman.* Cranbury: Barnes 1970.

Ceram, C.W.: *Eine Archäologie des Kinos.* Reinbek: Rowohlt 1965.

Coe, Brian: *The History of Movie Photography.* London: Ash & Grant 1981.

Dickson, W./Antonia Dickson: *History of Kinetograph, Kinetoscope, and Kinetophonograph.* 1895. Reprint. New York: Arno Press 1970.

Ellis, John: *Visible Fictions. Cinema, Television, Video.* New York: Routledge 1992.

Fielding, Raymond (Hg.): *A Technological History of Motion Pictures and Television.* Berkeley: University of California Press 1967.

Freier, Felix: *DuMont's Lexikon der Fotografie. Technik, Geschichte, Kunst.* Köln: DuMont 1992.

Giesen, Rolf: *Special Effects. Die Tricks im Film. Vom Spiegeleffekt bis zur Computeranimation.* Ebersberg: Edition 8 1/2 1985.

Hagemann, Peter A. (Hg.): *Der 3-D-Film.* München: Monika Michtern 1980.

Holtgreve, Sabine: *Programmstörung: Quantum – Werkstatt für ein anderes Fernsehen.* Hamburg: Lit 1998.

Jossé, Harald: *Die Entstehung des Tonfilms. Beitrag zu einer faktenorientierten Mediengeschichtsschreibung.* Freiburg: Alber 1984.

Kawin, Bruce E.: *How Movies Work.* Berkeley: University of California Press 1992.

Konigsberg, Ira: *The Complete Film Dictionary.* New York: New American Library 1987.

Melmert, Hilmar: *Das Bild in Film und Fernsehen.* Leipzig: Fotokinoverlag 1986.

Neale, Steve: *Cinema and Technology. Image, Sound, Colour.* London: Macmillan 1985.

Seeber, Guido: *Arbeits-Gerät und Arbeits-Stätten des Kameramannes. Geschichte der Aufnahmetechnik und des Aufnahmeapparates. Die moderne Apparatur des Kameramannes. Lampen und Ateliers einst und jetzt.* Berlin: Lichtbildbühne 1927 (Der praktische Kameramann 1). Reprint. Frankfurt/M.: Deutsches Filmmuseum 1980.

Seeber, Guido: *Der Trickfilm in seinen grundsätzlichen Möglichkeiten. Eine praktische und theoretische Darstellung der photographischen Filmtricks.* Berlin: Lichtbildbühne 1927 (Der praktische Kameramann 2). Reprint. Frankfurt/M.: Deutsches Filmmuseum 1979.

Smith, Thomas G.: *Industrial Light & Magic. The Art of Special Effects.* NewYork: Ballantine 1986.

Umbehr, Heinz: *Der Tonfilm. Grundlagen und Praxis seiner Aufnahme, Bearbeitung und Vorführung.* 2. erw. Ausgabe. Hg. v. Hans Wollenberg. Berlin: Lichtbildbühne 1932.

4. Film- und Mediengeschichte

Albrecht, Gerd: *Der Film im Dritten Reich.* Karlsruhe: Schauburg 1979.
Allen, Robert C./Douglas Gomery: *Film History. Theory and Practice.* New York: Knopf 1985.
Alst, Theo van (Hg.): *Millionenspiele. Fernsehbetrieb in Deutschland.* München: edition text + kritik 1972.
Baier, Wolfgang: *Geschichte der Fotografie: Quellendarstellungen zur Geschichte der Fotografie.* München: Schirmer/Mosel 1977.
Balio, Tino: *Hollywood in the Age of Television.* Boston: Unwin Hyman 1990.
Barnouw, Erik: *Tube of Plenty. The Evolution of American Television.* 2. erw. Ausgabe. New York: Oxford UP 1990.
Bausch, Hans: *Rundfunkpolitik nach 1945.* 2 Bde. München: dtv 1980.
Becker, Wolfgang/Norbert Schöll: *In jenen Tagen... Wie der deutsche Nachkriegsfilm die Vergangenheit bewältigte.* Opladen: Leske + Budrich 1995.
Behrens, Tobias: *Die Entstehung der Massenmedien in Deutschland. Ein Vergleich von Film, Hörfunk und Fernsehen und ein Ausblick auf die Neuen Medien.* Frankfurt: Lang 1986.
Belting, Hans: *Bild und Kult. Eine Geschichte des Bildes vor dem Zeitalter der Kunst.* München: Beck 1990.
Berger, Jürgen/Hans-Peter Reichmann u.a. (Red.): *Zwischen Gestern und Morgen. Westdeutscher Nachkriegsfilm 1946–1962.* Frankfurt/M.: Deutsches Filmmuseum 1989.
Bessler, Hansjörg: *Hörer- und Zuschauerforschung.* München: dtv 1980.
Bleicher, Joan Kristin: *Chronik zur Programmgeschichte des deutschen Fernsehens.* Berlin: Edition Sigma 1993.
Boehm, Gottfried: *Studien zur Perspektivität, Philosophie und Kunst in der frühen Neuzeit.* Heidelberg: Carl Winter 1969.
Braudy, Leo/Morris Dickstein: *Great Film Directors. A Critical Anthology.* New York: Oxford UP 1978.
Brooks, John: *Telephone. The First Hundred Years.* New York: Harper & Row 1976.
Brown, Les: *Television. The Business Behind the Box.* New York: Harcourt Brace Jovanovich 1972.
Bruch, Walter: *Kleine Geschichte des deutschen Fernsehens.* Berlin/West: Haude & Spener 1967.
Busch, Bernd: *Belichtete Welt. Eine Wahrnehmungsgeschichte der Fotografie.* Frankfurt/M.: Fischer 1995.
Clair, René: *Kino. Vom Stummfilm zum Tonfilm. Kritische Notizen zur Entwicklungsgeschichte des Films 1920-1950.* Neuausgabe. Zürich: Diogenes 1995.
Cook, David A.: *A History of Narrative Film.* 2. Auflage. New York: Norton 1990.
Courtade, Francis/Pierre Cadars: *Geschichte des Films im Dritten Reich.* München: Hanser 1975.
Crary, Jonathan: *Techniken des Betrachters. Sehen und Moderne im 19. Jahrhundert.* Dresden: Verlag der Kunst 1996.
Der deutsche Heimatfilm. Bildwelten und Weltbilder. Bilder, Texte, Analysen zu 70 Jahren deutscher Filmgeschichte. Tübingen: Tübinger Vereinigung für Volkskunde 1989.
Dickinson, Thorold: *A Discovery of Cinema.* New York: Oxford UP 1971.
Diller, Ansgar: *Rundfunkpolitik im Dritten Reich.* München: dtv 1980.

Drewniak, Boguslaw: *Der deutsche Film 1938–1945. Ein Gesamtüberblick.* Düsseldorf: Droste 1987.

Eder, Josef Maria: *Geschichte der Photographie.* 1932. Reprint. New York 1979.

Ellis, Jack C.: *A History of Film.* 3. erw. Aufl. Englewood Cliffs: Prentice Hall 1990.

Elsaesser, Thomas: *Der Neue Deutsche Film. Von den Anfängen bis zu den neunziger Jahren.* München: Heyne 1994.

Engell, Lorenz: *Sinn und Industrie. Einführung in die Filmgeschichte.* Frankfurt/M.: Campus 1992.

– : *Bewegen Beschreiben. Theorie zur Filmgeschichte.* Weimar: VDG 1995. (Auch: CD-ROM-Ausgabe Weimar: VDG 1996.)

Erlinger, Hans Dieter/Hans-Friedrich Foltin (Hg.): *Unterhaltung, Werbung und Zielgruppenprogramme.* München: Fink 1994.

Fassler, Manfred/Wulf Halbach (Hg.) *Geschichte der Medien.* Stuttgart: Fink 1997.

Faulstich, Werner/Helmut Korte (Hg.): *Fischer Filmgeschichte. 100 Jahre Film 1895-1995.* 5 Bde. Frankfurt/M.: Fischer 1990-95.

– (Hg.): *Medien und Kultur. Beiträge zu einem interdisziplinären Symposium der Universität Lüneburg.* Göttingen: V & R 1992. (LiLi, Beiheft 16)

– /Corinna Rückert: *Mediengeschichte in tabellarischem Überblick von den Anfängen bis heute.* 2 Bde. Bardowick: Wissenschaftler Verlag 1993.

– : *Die Kultur der Pornografie: Kleine Einführung in Geschichte, Medien, Ästhetik, Markt und Bedeutung.* Bardowick: Wissenschaftler-Verlag 1994

– (Hg.): *Vom »Autor« zum Nutzer. Handlungsrollen im Fernsehen.* München: Fink 1994.

– : *Die Geschichte der Medien.* 2 Bde. Göttingen: Vandenhoeck & Ruprecht 1997.

Fell, John L.: *A History of Films.* New York: Holt, Rinehart and Winston 1979.

Godard, Jean-Luc: *Einführung in eine wahre Geschichte des Kinos.* München: Hanser 1983.

Göttert, Karl-Heinz: *Geschichte der Stimme.* München: Fink 1998.

Gornery, Douglas: *Movie History. A Survey.* London: Wadsworth 1991.

Großklaus, Götz/Eberhard Lämmert (Hg): *Literatur in einer industriellen Kultur.* Stuttgart 1989.

Gregor, Ulrich: *Geschichte des Films ab 1960.* München: Bertelsmann 1978.

– /Enno Patalas: *Geschichte des Films.* Gütersloh: Bertelsmann 1962.

Heinrich, Herbert: *Deutsche Medienpolitik.* Nauheim: Koch 1990.

Herrmann, Ulrich (Hg.): *Formative Ästhetik im Nationalsozialismus: Intentionen, Medien und Praxisformen totalitärer ästhetischer Herrschaft und Beherrschung.* Weinheim: Beltz 1993.

Hick, Ulrike: *Geschichte der optischen Medien.* München: Fink 1999.

Hickethier, Knut (Hg.): *Institution, Technik und Programm. Rahmenaspekte der Programmgeschichte des Fernsehens.* München: Fink 1994.

– : *Geschichte des deutschen Fernsehens.* Stuttgart, Weimar: Metzler 1998.

Hoffmann, Hilmar (Hg.): *Gestern begann die Zukunft. Entwicklung und gesellschaftliche Bedeutung der Medienvielfalt.* Darmstadt: Wissenschaftliche Buchgesellschaft 1994.

– : *100 Jahre Film von Lumière bis Spielberg 1894-1994. Der deutsche Film im Spannungsfeld internationaler Trends.* Düsseldorf: Econ 1994.

Jacobsen, Wolfgang u. a. (Hg.): *Geschichte des deutschen Films.* Stuttgart: Metzler 1993.

Joerges, Bernward/Ingo Braun: »Große technische Systeme – erzählt, gedeutet, modelliert«, in: Ingo Braun/Bernward Joerges (Hg.): *Technik ohne Grenzen.* Frankfurt/M.: Suhrkamp 1994.

Jürgens-Kirchhoff, Annegret: *Technik und Tendenz der Montage in der Bildenden Kunst des 20. Jahrhunderts. Ein Essay.* Gießen: Anabas 1984.

Jung, Uli (Hg.): *Der deutsche Film. Aspekte seiner Geschichte von den Anfängen bis zur Gegenwart.* Trier: WVT 1993.

Kaufhold, Enno: *Bilder des Übergangs. Zur Mediengeschichte von Fotografie und Malerei in Deutschland um 1900*. Marburg: Jonas 1986.

Kaufmann, Stefan: *Kommunikationstechnik und Kriegführung 1815–1945. Stufen telemedialer Rüstung*. München 1996.

Kemp, Wolfgang: *Theorie der Fotografie I. 1839–1912*, München: Schirmer/Mosel 1980.

Kittler, Friedrich: *Grammophon, Film, Typewriter*. Berlin: Brinkmann & Bose 1986.

– : *Aufschreibesysteme. 1800–1900*, 2., erw. u. korr. Aufl., München: Fink 1987.

– : »Geschichte der Kommunikationsmedien«, in: Jörg Huber/Alois Martin Müller (Hg.): *Raum und Verfahren. Interventionen/Museum für Gestaltung Zürich*, Basel-Frankfurt/M.: Stroemfeld/ Roter Stern 1993.

Kracauer, Siegfried: *Von Caligari zu Hitler (1947; dt. 1958)*. Frankfurt/M.: Suhrkamp 1979.

Kreimeier, Klaus: *Kino und Filmindustrie in der BRD. Ideologieproduktion und Klassenwirklichkeit nach 1945*. Kronberg: Scriptor 1973.

– : *Die Ufa-Story – Geschichte eines Filmkonzerns*. München: Hanser 1992.

– (Hg.): *Die Metaphysik des Dekors. Raum, Architektur und Licht im klassischen deutschen Stummfilm*. Marburg: Schüren 1994.

Kreuzer, Helmut/Karl Prümm (Hg.): *Fernsehsendungen und ihre Formen. Typologie, Geschichte und Kritik des Programms in der Bundesrepublik Deutschland*. Stuttgart: Reclam 1979.

Lerg, Winfried B./Rolf Steininger (Hg.): *Rundfunk und Politik 1923-1973*. Berlin/West: Spiess 1975.

Lerg, Winfried B.: *Rundfunkpolitik in der Weimarer Republik*. München: dtv 1980.

Leroi-Gourhan, André: *Hand und Wort. Die Evolution von Sprache, Technik und Kunst*. Frankfurt/M.: Suhrkamp 1988.

Lindberg, David C.: *Auge und Licht im Mittelalter: die Entwicklung der Optik von Alkindi bis Kepler*. Frankfurt/M.: Suhrkamp 1987.

Ludes, Peter/Heidemarie Schuhmacher u. a. (Hg.): *Informations- und Dokumentarsendungen*. München: Fink 1994.

MacDonald, J. Fred: *One Nation Under Television. The Rise and Decline of Network Television*. New York: Pantheon 1990.

MacGowan, Kenneth: *Behind the Screen. The History and Techniques of Motion Pictures*. New York: Delta Books 1965.

McLuhan, Marshall: *Die Gutenberg-Galaxis. Das Ende des Buchzeitalters*. Düsseldorf, Wien: Econ 1968.

Mellencamp, Patricia/Philip Rosen (Hg.): *Cinema Histories, Cinema Practices*. Frederick: University Publications of America 1984.

Montague, Ivor: *Film World*. Harmondsworth: Penguin 1964.

Müller, Corinna: *Frühe deutsche Kinematographie. Formale, wirtschaftliche und kulturelle Entwicklungen 1907–1912*. Stuttgart: Metzler 1994.

Murray, Bruce A./Christopher J. Wickham (Hg.): *Framing the Past. The Historiography of German Cinema and Television*. Carbondale: Southern Illinois UP 1992.

Oettermann, Stephan: *Das Panorama. Die Geschichte eines Massenmediums*. Frankfurt/M.: Syndikat 1980.

Peulings, Birgit (Hg.): *Das Ende der Euphorie: das deutsche Fernsehspiel nach der Einigung*. Münster: Lit 1997.

Pflaum, Hans Günther/Hans Helmut Prinzler: *Film in der Bundesrepublik Deutschland. Der neue deutsche Film von den Anfängen bis zur Gegenwart. Mit einem Exkurs über das Kino der DDR*. Ein Handbuch. Erw. Ausgabe. München: Hanser 1992.

Pratt, George C.: *Spellbound in Darkness. A History of the Silent Film*. Erw. Ausgabe. Greenwich: New York Graphic Society 1973.

Prokop, Dieter: *Medien-Macht und Massen-Wirkung. Ein geschichtlicher Überblick.* Freiburg: Rombach 1995.

Reimers, Karl Friedrich/Monika Lerch-Stumpf u. a. (Hg.): *Von der Kino-Wochenschau zum aktuellen Fernsehen.* München: Ölschläger 1983.

Rhode, Eric: *A History of Cinema. From Its Origins to* 1970. Harmondsworth: Penguin 1978.

Riha, Karl: *Fundgrube Mediengeschichte.* Frankfurt/M.: Lang 1997.

Robinson, David: *The History of World Cinema.* London: Eyre Methuen 1973.

Roloff, Volker/Helmut Schanze und Dietrich Scheunemann (Hg.): *Europäische Kinokunst im Zeitalter des Fernsehens.* München: Fink 1998.

Rotha, Paul/Richard Griffith: *The Film Till Now.* 6. erw. Aufl. London: Spring Books 1967.

Sadoul, Georges: *Geschichte der Filmkunst.* Frankfurt/M.: Fischer 1982.

Schanze, Helmut/Bernhard Zimmermann (Hg.): *Das Fernsehen und die Künste.* München: Fink 1994.

– (Hg.): *Fernsehgeschichte der Literatur. Voraussetzungen – Fallstudien – Kanon.* München: Fink 1996.

Schaudig, Michael: *Positionen deutscher Filmgeschichte. 100 Jahre Kinematographie: Strukturen, Diskurse, Kontexte.* München: diskurs film 1996.

Scheurer, Hans J.: *Zur Kultur- und Mediengeschichte der Fotografie. Die Industrialisierung des Blicks.* Köln: DuMont 1987.

Segeberg, Harro (Hg.): *Technik in der Literatur.* Frankfurt/M.: Suhrkamp 1987.

– : *Literarische Technik-Bilder. Studien zum Verhältnis von Technik und Literaturgeschichte im 19. und frühen 20. Jahrhundert.* Tübingen: Niemeyer 1987.

– : *Mediengeschichte des Films.* 2 Bde. München: Fink 1996

Shilo, Sev: *Vom Licht zur Sicht. Die Evolution des Sehens.* Frankfurt/M.: Harri Deutsch 1996.

Sklar, Robert: *Film. An International History of the Medium.* New York: Abrams 1993.

Thompson, Kristin/David Bordwell: *Film History. An Introduction.* New York: McGraw-Hill 1994.

Toeplitz, Jerzy: *Geschichte des Films.* 5 Bde. Berlin/DDR: Henschelverlag 1975-1991.

Uricchio, William (Hg.): *Die Anfänge des Deutschen Fernsehens. Kritische Annäherungen an die Entwicklung bis 1945.* Tübingen: Niemeyer 1991.

Wenzel, Horst: *Hören und Sehen, Schrift und Bild. Kultur und Gedächtnis im Mittelalter.* München: Beck 1995.

Wilharm, Irmgard (Hg.): *Geschichte in Bildern. Von der Miniatur bis zum Film.* Pfaffenweiler: Centaurus 1995.

Wright, Basil: *The Long View. An International History of Cinema.* St. Albans: Granada 1976.

Wulf, Joseph: *Theater und Film im Dritten Reich. Eine Dokumentation.* Reinbek: Rowohlt 1966.

Zglinicki, Friedrich von: *Der Weg des Films.* 2. Aufl., Hildesheim: Olms 1979.

5. Medienkunst, Medienästhetik

Albersmeier, Franz-Josef/Volker Roloff (Hg.): *Literaturverfilmungen.* Frankfurt/M.: Suhrkamp 1989.

Andrew, J. Dudley: *Film in the Aura of Art.* Princeton: Princeton UP 1984.

Arijon, Daniel: *Grammar of the Film Language.* Los Angeles: Silman-James Press 1976.

Armes, Roy: *Film and Reality. A Historical Survey.* Harmondsworth: Penguin 1974.

Arnheim, Rudolf: *Anschauliches Denken. Zur Einheit von Bild und Begriff.* Köln: DuMont Schauberg 1974.

– : *Kunst und Sehen. Eine Psychologie des schöpferischen Auges.* Berlin: de Gruyter 1978.

– : *Film als Kunst* (1932). Frankfurt/M.: Fischer 1979.

- : *Rundfunk als Hörkunst.* München: Hanser 1979.

Barck, Karlheinz/Peter Gente u.a. (Hg.): *Aisthesis. Wahrnehmung heute oder Perspektiven einer anderen Ästhetik.* Leipzig: Reclam 1990.

Barsaq, Léon: *Caligari's Cabinet and Other Grand Illusions. A History of Film Design.* Boston: New York Graphic Society 1976.

Barthes, Roland: *Die helle Kammer. Bemerkungen zur Photographie.* Frankfurt/M.: Suhrkamp 1985.

Beller, Hans (Hg.): *Handbuch der Filmmontage. Praxis und Prinzipien des Filmschnitts.* München: TR-Verlagsunion 1993.

Benjamin, Walter: »Das Kunstwerk im Zeitalter seiner technischen Reproduzierbarkeit« (1936). *Gesammelte Schriften I, 2.* Frankfurt a. M: Suhrkamp 1974.

Berger, John: *Sehen. Das Bild der Welt in der Bilderwelt.* Reinbek: Rowohlt 1975.

Bluestone, George: *Novels into Film.* Berkeley: University of California Press 1968.

Bordwell, David/Janet Staiger u.a.: *The Classical Hollywood Cinema. Film Style & Mode of Production to 1960.* New York: Columbia UP 1985.

Bordwell, David/Kristin Thompson: *Film Art. An Introduction.* 4. erw. Ausgabe. New York: McGraw-Hill 1993.

Braudy, Leo: *The World in a Frame.* New York: Anchor 1976.

Brinkmann, Rolf Dieter: *Der Film in Worten. Prosa Erzählungen Essays Hörspiele Fotos Collagen 1965–1974.* Reinbek: Rowohlt 1982.

Brunette, Peter/David Wills: »The Spatial Arts: An Interview with Jacques Derrida«, in: dies. (Hg.): *Deconstruction and the Visual Arts. Art, Media, Architecture,* Cambridge: Cambridge University Press 1994, S. 9–32.

Cook, Pam (Hg.): *The Cinema Book.* London: British Film Institute 1985.

Eichner, Thomas/Ulf Bleckmann (Hg.): *Intermedialität. Vom Bild zum Text.* Bielefeld: Aisthesis 1994.

Färber, Helmut: *Baukunst und Film. Aus der Geschichte des Sehens.* 2. Auflage. München: Färber 1994.

Faulstich, Werner: *Medienästhetik und Mediengeschichte: mit einer Fallstudie zu »The war of the worlds« von H.G. Wells.* Heidelberg: Winter 1982.

Fell, John L.: *Film and the Narrative Tradition.* Berkeley: University of California Press 1986.

Fiske, John/John Hartley: *Reading Television.* London: Methuen 1978.

- : *Television Culture.* London: Methuen 1987.

- : *Reading the Popular.* Boston: Unwin Hyman 1989.

Flusser, Vilém: *Für eine Philosophie der Fotografie.* Göttingen: Europ. Photography 1983.

Freier, Felix: *DuMont's Lexikon der Fotografie. Technik, Geschichte, Kunst.* Köln: DuMont 1992.

Frith, Simon/Andrew Goodwin (Hg.): *Sound & Vision. The Music Video Reader.* London: Routledge 1993.

Gehr, Herbert (Hg.): *Sound & Vision - Musikvideo und Filmkunst.* Frankfurt/M.: Deutsches Filmmuseum 1994.

Gersch, Wolfgang: *Film bei Brecht. Bertolt Brechts praktische und theoretische Auseinandersetzung mit dem Film.* Berlin/DDR: Henschelverlag 1975.

Gombrich, E.H.: *Art and Illusion.* 2. Aufl. Princeton: Princeton UP 1961.

Gouldner, Alvin W.: *The Dialectic of Ideology and Technology.* New York: Seabury Press 1976.

Gregor, Joseph: *Das Zeitalter des Films.* 3. erw. Aufl. Wien - Leipzig: Reinhold 1932.

Hattendorf, Manfred: *Dokumentarfilm und Authentizität. Ästhetik und Pragmatik einer Gattung.* Konstanz: UVK Medien 1994.

Hausheer, Cecilia/Annette Schönholzer (Hg.): *Visueller Sound. Musikvideos zwischen Avantgarde und Populärkultur.* Luzern: Zyklop 1994.

Heller, Heinz-B.: *Literarische Intelligenz und Film. Zur Veränderung der ästhetischen Theorie und Praxis unter dem Eindruck des Films 1910-1930 in Deutschland.* Tübingen Niemeyer 1985.

Heller, Heinz-B./Knut Hickethier: *Bilderwelten – Weltbilder. Dokumentarfilm und Fernsehen.* Marburg: Hitzeroth 1990.

Hickethier, Knut (Hg.): *Trailer, Teaser, Appetizer: zu Ästhetik und Design der Programmverbindungen im Fernsehen.* Hamburg: Lit 1997

Höllerer, Walter (Hg.): *Die Rolle des Worts im Film.* Stuttgart: Kohlhammer 1965.

Hollander, Anne: *Moving Pictures.* Cambridge, MA: Harvard UP 1989.

Kaes, Anton (Hg.): *Kino-Debatte. Texte zum Verhältnis von Literatur und Film 1909-1929.* München: dtv 1978.

Kaplan, E. Ann: *Rocking Around the Clock. Music Television, Postmodernism, & Consumer Culture.* New York: Routledge 1987.

Lenssen, Margrit/Elke Stolzenburg (Hg.): *Schau-Lust. Erotik und Pornographie in den Medien.* Leverkusen: Leske + Budrich 1996.

Manvell, Roger: *Theatre and Film.* London: Tantivy 1980.

McRobbie, Angela: *Postmodernism and Popular Culture.* London: Routledge 1994.

Medien – Kunst – Aktion. Geschichte der Medienkunst in Deutschland: Die 60er und 70er Jahre. Hg. vom Goethe-Institut München u. vom Zentrum f. Kunst u. Medientechnologie Karlsruhe. Wien: Springer 1997.

Mesthene, Emmanuel: *Technological Change: Its Impact on Man and Society.* New York: New American Library 1970.

Müller-Doohm, Stefan/Klaus Neumann-Braun: *Kulturinszenierungen.* Frankfurt/M.: Suhrkamp 1995.

Mumford, Lewis: *Technics and Civilization.* 1934. Reprint. New York: Harcourt Brace Jovanovich 1966.

Nagel, Josef: *Frühe Entwicklungstendenzen einer medienspezifischen Filmsprache.* Erlangen: Erlanger Beiträge 1988.

Newhall, Beaumont: *The History of Photography.* New York: Museum of Modern Art/London: Secker & Warburg 1964.

Nicoll, Allardyce: *Film and Theatre.* London 1936. Reprint. New York: Arno Press 1972.

Nilsen, Vladimir: *Cinema as Graphic Art.* 1937. Reprint. New York: Hill and Wang 1973.

Paech, Joachim (Hg.): *Film, Fernsehen, Video und die Künste. Strategien der Intermedialität.* Stuttgart: Metzler 1994.

Panofsky, Erwin: *Die ideologischen Vorläufer des Rolls-Royce-Kühlers & Stil und Medium im Film.* Frankfurt/M.: Campus 1993.

Pape, Walter/Frederick Burwick (Hg.): *Reflecting Senses. Perception and Appearance in Literature, Culture, and the Arts.* Berlin, New York: de Gruyter 1995.

Perkins, V. E: *Film as Film. Understanding and Judging Movies.* Harmondsworth: Penguin 1972.

Pick, Erika (Hg.): *Schriftsteller und Film. Dokumentation und Bibliographie.* Berlin/DDR: Akademie der Künste 1979.

Pildas, Ave: *Movie Palaces.* New York: Potter 1979.

Reif, Monika: *Film und Text. Zum Problem von Wahrnehmung und Vorstellung in Film und Literatur.* Tübingen: Narr 1984.

Reisz, Karel/Gavin Millar: *Geschichte und Technik der Filmmontage.* München: Filmland Presse 1988.

Renner, Rolf Günter: *Die postmoderne Konstellation. Theorie, Text und Kunst im Ausgang der Moderne*. Freiburg: Rombach 1988.

Rötzer, Florian/Peter Weibel (Hg.): *Strategien des Scheins. Kunst, Computer, Medien*. München: Boer 1991.

Rötzer, Hans G. (Hg.): *Literaturverfilmung*. Bamberg: Buchner 1998.

Rosenblum, Ralph/Robert Karen: *When the Shooting Stops... the Cutting Begins. A Film Editor's Story*. New York: Viking 1979.

Sandbothe, Mike/Walter Ch. Zimmerli (Hg.): *Zeit – Medien – Wahrnehmung*. Darmstadt: Wissenschaftliche Buchgesellschaft 1994.

Schade, Sigrid/Christoph Tholen (Hg.): *Konfigurationen. Zwischen Kunst und Medien*. München: Fink 1999.

Schumm, Gerhard: *Der Film verliert sein Handwerk. Montagetechnik und Filmsprache auf dem Weg zur elektronischen Postproduction*. Münster: MAkS Publikationen 1989.

Schwarz, Hans-Peter/Jeffrey Shaw (Hg.): *Perspektiven der Medienkust*. Ostfildern: Cantz 1996

Schweinitz, Jörg (Hg.): *Prolog vor dem Film. Nachdenken über ein neues Medium 1909-1914*. Leipzig: Reclam 1992.

Stam, Robert u.a.: *New Vocabularies in Film Semiotics. Structuralism, Post-Structuralism, and Beyond*. New York: Routledge 1992.

Stemmrich, Gregor (Hg.): *Minimal Art. Eine kritische Retrospektive*. Dresden: Verlag der Kunst 1995.

Tynan, Kenneth: *Show People*. New York: Simon & - Schuster 1980.

Vardac, A. Nicholas: *From Stage to Screen*. Reprint. New York: Blorn 1968.

Virilio, Paul: *Ästhetik des Verschwindens*. Berlin: Merve 1986.

Wetzel, Michael: *Die Wahrheit nach der Malerei*. München: Fink 1997.

Williams, Raymond: *Keywords. A Vocabulary of Culture and Society*. New York: Oxford UP 1976.

Wyss, Beat: *Die Welt als T-Shirt: zur Ästhetik und Geschichte der Medien*. Köln: DuMont 1997.

Zielinski, Siegfried (Hg.): *Video – Apparat/Medium, Kunst, Kultur. Ein internationaler Reader*. Frankfurt/M.: Lang 1992.

6. Medientheorie, Medienkritik

Albersmeier, Franz-Josef (Hg.): *Texte zur Theorie des Films*. Stuttgart: Reclam 1979.

– /Volker Roloff (Hg.): *Literaturverfilmungen*. Frankfurt/M.: Suhrkamp 1989.

Améry; Jean: *Cinéma. Arbeiten zum Film*. Hg. v. Joachim Kalka. Stuttgart: Cotta 1994.

Anders, Günther: *Die Antiquiertheit des Menschen. Band 1: Über die Seele im Zeitalter der zweiten industriellen Revolution*. München 1987.

Andrew, J. Dudley: *André Bazin*. New York: Oxford UP 1978.

– : *Concepts in Film Theory*. New York: Oxford UP 1984.

– : *The Major Film Theories. An Introduction*. 2. erw. Ausgabe. New York: Oxford UP 1989.

Arbeitsgemeinschaft der Filmjournalisten (Hg.): *Jahrbuch der Filmkritik*. 8 Bde. Emsdetten: Lechte 1959-1969.

Aristarco, Guido: *Marx, das Kino und die Kritik des Films*. München: Hanser 1981.

Arnheim, Rudolf. *Kritiken und Aufsätze zum Film*. Hg. v. Helmut H. Diederichs. Frankfurt/M.: Fischer 1979.

Assmann, Aleida: *Erinnerungsräume. Formen und Wandlungen des kulturellen Gedächtnisses*. München: Beck 1999.

Bachmann-Medick, Doris (Hg.): *Kultur als Text. Die anthropologische Wende in der Literaturwissenschaft*, Frankfurt/M.: Fischer 1996.

Balázs, Béla: *Der Geist des Films* (1930). München: Hanser 1984.

– : *Der sichtbare Mensch oder die Kultur des Films* (1924). München: Hanser 1982.

Barsam, Richard: *Non-Fiction Film Theory*. New York: Dutton 1980.

Bazin, André: *Was ist Kino? Bausteine zur Theorie des Films*. Hg. v. Hartmut Bitomsky u.a. Köln: DuMont Schauberg 1975.

– : *Filmkritiken als Filmgeschichte*. Hg. v. Helmut Färber. München: Hanser 1981.

Beilenhoff, Wolfgang (Hg.): *Poetik des Films*. München: Fink 1974.

Bellour, Raymond/Thierry Kuntzel (Hg.): *Psychoanalyse et cinéma*. Paris: Seuil 1975.

Bente, G./B. Fromm: *Affektfernsehen: Motive, Angebotsweisen, Wirkungen*. Opladen: Leske & Budrich 1997.

Bentele, Günter/Manfred Rühl (Hg.): *Theorien öffentlicher Kommunikation. Problemfelder, Positionen, Perspektiven*. München: Ölschläger 1993.

Bismarck, Klaus von/Günter Gaus u.a.: *Industrialisierung des Bewußtseins. Eine kritische Auseinandersetzung mit den »neuen« Medien*. München: Piper 1985.

Bitomsky, Hartmut: *Die Röte des Rots von Technicolor. Kinorealität und Produktionswirklichkeit*. Neuwied: Luchterhand 1972.

Blumenberg, Hans Christoph: *Kino-Zeit. Aufsätze und Kritiken zum modernen Film. 1976-1980*. Frankfurt/M.: Fischer 1980.

– : *Gegenschuß. Texte über Filmemacher und Filme. 1980-1983*. Frankfurt/M.: Fischer 1984.

Bolz, Norbert: *Theorie der neuen Medien*. München: 1990.

Bourdieu, Pierre: *Über das Fernsehen*. Frankfurt/M.: Suhrkamp 1998.

Brauneck, Manfred (Hg.): *Film und Fernsehen. Materialien zur Theorie, Analyse und Soziologie der audiovisuellen Massenmedien*. Bamberg: Buchner 1980.

Buchka, Peter: *Ansichten des Jahrhunderts. Film und Geschichte in zehn Porträts*. München: Hanser 1988.

Burnett, Ron (Hg.): *Explorations in Film Theory. Selected Essays From Ciné-Tracts*. Bloomington: Indiana UP 1991.

Caughic, John (Hg.): *Theories of Authorship. A Reader*. London: Routledge 1981

Cavell, Stanley: *The World Viewed. Reflections on the Ontology of Film*. New York: Viking 1971.

Collins, Jim/Hilary Radner u.a. (Hg.): *Film Theory Goes to the Movies*. New York: Routledge 1993

Cooke, Alistair (Hg.): *Garbo & the Night Watchmen*. 1937. Reprint. London: Secker & Warburg 1971.

Coy, Wolfgang: »Automat – Werkzeug – Medium«, in: *Informatik Spektrum* 18 (1995).

Deleuze, Gilles: *Das Bewegungs-Bild. Kino 1*. Frankfurt/M.: Suhrkamp 1989.

– : *Das Zeit-Bild. Kino 2*. Frankfurt/M.: Suhrkamp 1991.

Denk, Rudolf (Hg.): *Texte zur Poetik des Films*. Stuttgart: Reclam 1978.

Dervin, Brenda u.a. (Hg.): *Rethinking Communication, Vol. 1: Paradigm Issues*. Newbury Park-London-New Delhi: Sage 1989.

Deutelbaum, Marshall: *»Image« on the Art and Evolution of the Film*. New York: Dover 1979.

Diederichs, Helmut H.: *Anfänge deutscher Filmkritik*. München: Robert Fischer + Uwe Wiederoither 1986.

Dirscherl, Klaus (Hg.): *Bild und Text im Dialog*. Passau: Wissenschaftsverlag Rothe 1993.

Donner, Wolf: *Gegenkurs. Ausgewählte Kino-Texte (1983 -1992)*. Berlin: Stemmler 1993.

Eco, Umberto: *Einführung in die Semiotik*. München: Fink 1972.

– : *Zeichen. Einführung in einen Begriff und seine Geschichte*. Frankfurt/M.: Suhrkamp 1977.

– : *Semiotik. Entwurf einer Theorie der Zeichen*. 2. erw. Ausgabe. München: Fink 1991.

– : *Apokalyptiker und Integrierte. Zur Kritik der Massenkultur*. Frankfurt/M.: Fischer 1992.

– im Gespräch mit Elisabeth Schemla: »Kulturmutation. Über den Konflikt zwischen Schrift und Bild«, in: *Neue Rundschau* 103, H.2, 1992.

Eicher, Thomas/Ulf Bleckmann (Hg.): *Intermedialität. Vom Bild zum Text.* Bielefeld: Aisthesis 1994.

Eisenstein, Sergej M.: *Ausgewählte Aufsätze.* Berlin/DDR: Henschelverlag 1960.

– : *Das dynamische Quadrat. Schriften zum Film.* Hg. v. Oksana Bulgakova und Dietmar Hochmuth. Leipzig: Reclam 1988.

Eisner, Lotte H.: *Ich hatte einst ein schönes Vaterland. Memoiren.* Geschrieben von Martje Grohmann. Heidelberg: Wunderhorn 1984.

Engell, Lorenz: *Das Gespenst der Simulation. Ein Beitrag zur Überwindung der »Medientheorie« durch Analyse ihrer Logik und Ästhetik.* Weimar: VDG 1994.

Faßler, Manfred: *Mediale Interaktion. Speicher – Individualität – Öffentlichkeit.* München 1996.

Fiske, John: *Introduction to Communication Studies.* London 1982.

– : *Television Culture.* London: Verso 1987.

Fish, Stanley: *There's No Such Thing as Free Speech, and it's a Good Thing, Too.* New York-Oxford: Oxford University Press 1994.

Flusser, Vilém: *Lob der Oberflächlichkeit.* Mannheim: Bollmann 1995.

Friedberg, Anne: *Window Shopping. Cinema and the Postmodern.* Berkeley: University of California Press 1993.

Fürnkäs, Josef u. a. (Hg.): *Das Verstehen von Hören und Sehen. Aspekte der Medienästhetik.* Bielefeld: Aisthesis 1993.

Herrmann, Hans-Christian von: *Sang der Maschinen: Brechts Medienästhetik.* München: Fink 1996.

Gad, Urban: *Der Film. Seine Mittel - Seine Ziele.* Berlin: Schuster & Loeffler 1921.

Gandert, Gero (Hg.): *Der Film der Weimarer Republik 1929. Ein Handbuch der zeitgenössischen Kritik.* Berlin: de Gruyter 1993.

Gidal, Peter (Hg.): *Structural Film Anthology.* 2. Aufl. London: British Film Institute 1978.

Godard, Jean-Luc: *Godard/Kritiker. Ausgewählte Kritiken und Aufsätze über Film (1950-1970).* Hg. v. Frieda Grafe. München: Hanser 1971.

– : *Einführung in eine wahre Geschichte des Kinos.* München: Hanser 1981.

Gottgetreu, Sabine: *Der bewegliche Blick. Zum Paradigmenwechsel in der feministischen Filmtheorie.* Frankfurt/M.: Lang 1992.

Grafe, Frieda/Enno Patalas: *Im Off. Filmartikel.* München: Hanser 1974.

Grafe, Frieda: *Beschriebener Film 1974-1985.* Salzhausen-Luhmühlen: Die Republik 1985.

– : *Filmtips.* München: KinoKonTexte 1993.

Groll, Gunter: *Magie des Films. Kritische Notizen über Film, Zeit und Welt.* München: Süddeutscher Verlag 1953.

– : *Lichter und Schatten. Filme in dieser Zeit.* München: Süddeutscher Verlag 1956.

Großklaus, Götz: *Medien-Zeit. Medien-Raum. Zum Wandel der raumzeitlichen Wahrnehmung in der Moderne.* Frankfurt/M.: Suhrkamp 1995.

Gumbrecht, Hans Ulrich/K. Ludwig Pfeiffer (Hg.): *Materialität der Kommunikation.* Frankfurt/M.: Suhrkamp 1988.

Haas, Willy: *Der Kritiker als Mitproduzent. Texte zum Film 1920-1933.* Hg. v. Wolfgang Jacobsen u. a. Berlin: Hentrich 1991.

Hagemann, Walter: *Der Film. Wesen und Gestalt.* Heidelberg: Vowinckel 1952.

Hammond, Paul (Hg.): *The Shadow and Its Shadow. Surrealist Writings on Cinema.* London: British Film Institute 1978.

Harms, Rudolf: *Philosophie des Films. Seine ästhetischen und metaphysischen Grundlagen.* 1926. Reprint. Zürich: Rohr 1970

Harms, Wolfgang (Hg.): *Text und Bild, Bild und Text. DFG-Symposion 1988.* Stuttgart: Metzler 1990.

Hartmann, Frank: *Cyber Philosophy. Medientheoretische Auslotungen. Elemente einer Theorie der Neuen Medien.* Wien: Passagen 1996.

Helbig, Jörg (Hg.): *Intermedialität. Theorie und Praxis eines interdisziplinären Forschungsgebiet.* Berlin: Erich Schmidt 1998.

Heller, Heinz B.: *Literarische Intelligenz und Film. Zu Veränderungen der ästhetischen Theorie und Praxis unter dem Eindruck des Films 1910–1930 in Deutschland.* Tübingen: Niemeyer 1985.

Hess-Lüttich, Ernest W.B.: (Hg.): *Text Transfers: Probleme intermedialer Übersetzung,* Münster: Nodus 1987.

– /Roland Posner (Hg.): *Code-Wechsel: Texte im Medienvergleich.* Opladen: Westdeutscher Verlag 1990.

Hickethier, Knut: »Das ›Medium‹, die ›Medien‹ und die Medienwissenschaft«, in: Rainer Bohn u. a. (Hg.): *Ansichten einer künftigen Medienwissenschaft.* Berlin: Edition Sigma 1988.

– (Hg.): *Aspekte der Fernsehanalyse: Methoden und Modelle.* Münster: Lit 1994.

– /Siegfried Zielinski (Hg.): *Medien/Kultur. Schnittstellen zwischen Medienwissenschaft, Medienpraxis und gesellschaftlicher Kommunikation.* Berlin: Wissenschaftsverlag Volker Spiess 1991.

– /Irmela Schneider (Hg.): *Fernsehtheorien.* Berlin: edition sigma 1992.

Hirsch, Alfred (Hg.): *Übersetzung und Dekonstruktion,* Frankfurt/M.: Suhrkamp 1997.

Hoffmann-Axthelm, Dieter: »Über die Schnittstelle. Halb Ding, halb Metapher«, in: *Ästhetik und Kommunikation.* H. 74, 19. Jg., 1989.

Hiegemann, Susanne/Wolfgang H. Swoboda (Hg.): *Handbuch der Medienpädagogik. Theorieansätze - Traditionen - Praxisfelder - Forschungsperspektiven.* Opladen: Leske + Budrich 1994.

Hillier, Jim (Hg.): *Cahiers du Cinéma. Vol. 1. The 1950s - Neorealism, Hollywood, New Wave.* Cambridge, MA: Harvard UP 1985.

– (Hg.): *Cahiers du Cinéma. VoL 2. 1960-1968 - New Wave, New Cinema, Reevaluating Hollywood.* Cambridge, MA: Harvard UP 1986.

Holland-Moritz, Renate: *Die Eule im Kino. Filmkritiken.* Berlin/DDR: Eulenspiegel 1981.

– : *Die Eule im Kino. Neue Filmkritiken.* Berlin: Eulenspiegel 1994.

Holländer, Hans/Christian W. Thomsen (Hg.): *Besichtigung der Moderne. Bildende Kunst, Architektur, Musik, Literatur, Religion. Aspekte und Perspektiven.* Köln: DuMont 1987.

Ihering, Herbert: *Von Reinhardt bis Brecht. Vier Jahrzehnte Theater und Film. 3 Bde. Hg. v. d. Deutschen Akademie der Künste zu Berlin.* Berlin/DDR: Aufbau 1958 - 61.

Iros, Ernst: *Wesen und Dramaturgie des Films.* Neuausgabe Zürich: Niehans 1957.

Jäger, Ludwig/Bernd Switalla (Hg.): *Germanistik in der Mediengesellschaft.* München: Fink 1994.

Jameson, Fredric: *Signatures of the Visible.* New York: Routledge 1990.

– : *Postmodernism, or the Cultural Logic of Late Capitalism.* Durham: Duke UP 1991.

Jenks, Chris (Hg.): *Visual Culture.* London: Routledge 1995.

Kamper, Dietmar: *Bildstörungen. Im Orbit des Imaginären.* Stuttgart: Cantz 1991.

Kaplan, E. Ann: *Postmodernism and its Discontents. Theories, Practices.* London: Routledge 1988.

– : *Psychoanalysis and Cinema.* New York: Routledge 1990.

Kauffmann, Stanley: *A World on Film.* New York: Harper & Row 1966.

– : *Figures of Light.* New York: Harper & Row 1971.

– : *Living Images.* New York: Harper & Row 1975.

Keppler, Angela: *Wirklicher als die Wirklichkeit? Das neue Realitätsprinzip der Fernsehunterhaltung.* Frankfurt/M.: Fischer 1994.

Kersting, Rudolf: *Wie die Sinne auf Montage gehen. Zur ästhetischen Theorie des Kinos/Films.* Frankfurt/M.: Stroemfeld 1989.

Kittler, Friedrich: *Grammophon Film Typewriter.* Berlin: Brinkmann & Bose 1986.

– /Manfred Schneider u.a. (Hg.*): Diskursanalysen 1 – Medien.* Opladen: Westdeutscher Verlag 1987.

– /Georg Christoph Tholen (Hg.): *Arsenale der Seele. Literatur und Medienanalyse seit 1870.* München: Fink 1989.

– : *Draculas Vermächtnis. Technische Schriften.* Leipzig: Reclam 1993.

Klingler, Walter u.a. (Hg.): *Fernsehforschung in Deutschland: Themen – Akteure – Methoden.* 2 Bde. Baden-Baden: Nomos 1998.

Knilli, Friedrich (Hg.): *Zeichensystem Film.* Stuttgart: Kohlhammer 1968.

– (Hg.): *Semiotik des Films. Mit Analysen kommerzieller Pornos und revolutionärer Agitationsfilme.* München: Hanser 1971.

Kötz, Michael: *Der Traum, die Sehnsucht und das Kino. Film und Wirklichkeit des Imaginären.* Frankfurt/M.: Syndikat 1986.

Kracauer, Siegfried: *Kino. Essays, Studien, Glossen zum Film.* Hg. v. Karsten Witte. Frankfurt/M.: Suhrkamp 1974.

– : *Von Caligari zu Hitler.* Frankfurt/M.: Suhrkamp 1979.

– : *Theorie des Films.* Frankfurt/M.: Suhrkamp 1979.

Kreimeier, Klaus: *Lob des Fernsehens.* München: Hanser 1995.

Kulm, Annette: *Women's Pictures. Feminism and Cinema.* New York: Routledge 1982.

Langlois, Henri: *Trois cents ans de cinéma. Ecrits.* Hg. v. Jean Narboni. Paris: Cinémathèque française 1986.

Lapsey, Robert/Michael Westlake: *Film Theory. An Introduction.* Manchester: Manchester UP 1989.

Lindsay, Vachel: *The Art of the Moving Pictures.* Reprint. New York: Liveright 1970.

Link-Heer, Ursula/Volker Roloff (Hg.): *Luis Buñuel. Film – Literatur – Intermedialität.* Darmstadt: Wissenschaftliche Buchgesellschaft 1994.

Lotman, Jurij M.: *Probleme der Kinoästhetik. Einführung in die Semiotik des Films.* Frankfurt/M.: Syndikat 1977.

Luhmann, Niklas: *Die Realität der Massenmedien.* 2. erw. Aufl. Opladen: Westdeutscher Verlag 1996.

MacCann, Richard D. (Hg.): *Film. A Montage of Theories.* New York: Dutton 1966.

Macdonald, Dwight: *On Movies.* New York: Berkley 1971.

Mander, Jerry: *Schafft das Fernsehen ab!* Reinbek: Rowohlt 1981.

Maresch, Rudolf (Hg.): *Medien und Öffentlichkeit. Positionierungen Symptome Simluationsbrüche.* München: Boer 1996.

Mast, Gerald/Marshall Cohen (Hg.): *Film Theory and Criticism.* New York: Oxford UP 1974.

Matejovski, Dirk/Friedrich Kittler (Hg.): *Literatur im Informationszeitalter.* Frankfurt/M./New York: Campus 1996.

Matzker, Reiner: *Das Medium der Phänomenalität. Wahrnehmungs- und erkenntnistheoretische Aspekte der Medientheorie und Filmgeschichte.* München: Fink 1993.

McConnell, Frank: *Storytelling and Mythmaking. Images from Film and Literature.* New York: Oxford UP 1979.

McLuhan, Marshall: *Die Magischen Kanäle. Understanding Media* (1964). Dresden, Basel: Verlag der Kunst 1994.

Mekas, Jonas: *Movie Journal. The Rise of a New American Cinema, 1959-1971.* New York: Collier 1972.

Metz, Christian: *Semiologie des Films*. München: Fink 1972.
– : *Sprache und Film*. Frankfurt/M.: Athenäum 1973.
– : *L' Énonciation impersonelle ou le site du film*. Paris: Klincksieck 1992.
Mitry, Jean: *Esthétique et psychologie du cinéma*. 2 Bde. Paris: Éditions universitaires 1963.
Muckenhaupt, Manfred: *Text und Bild. Grundfragen der Beschreibung von Text-Bildkommunikationen aus sprachwissenschafticher Sicht*. Tübingen: Narr 1986.
Müller, Jürgen: »Intermedialität als Provokation der Medienwissenschaft«, in: *Eikon*, H.4 (1992), S. 13–21.
– : *Intermedialität. Formen moderner kultureller Kommunikation*. München: Noldus 1996.
Münsterberg, Hugo: *The Film: A Psychological Study. The Silent Photoplay in 1916*. Reprint. New York: Dover 1970.
Neale, Steven: *Genre*. London: British Film Institute 1980.
Nichols, Bill (Hg.): *Movies and Methods*. 2 Bde. 2. Ausgabe. Berkeley: University of California Press 1985.
Nöth, Winfried: *Handbuch der Semiotik*. Stuttgart, Weimar: Metzler 1999.
Oshima, Nagisa: *Die Ahnung der Freiheit. Schriften*. Berlin/West: Wagenbach 1982.
Paech, Joachim: *Literatur und Film*. 2. Aufl. Stuttgart: Metzler 1997.
– : [Statement] in: Tom Holer/David Link: »Konjunktur zwischen den Fächern. Zur Lage der Medienwissenschaft in Deutschland«, in: *Texte zur Kunst*, 6. Jg., Nr. 21, März 1996.
– : »Intermedialität«, in: *Medienwissenschaft*, 1997, H. 1.
– »Intermedialität. Mediales Differenzial und transformative Figurationen«, in: Jörg Helbig (Hg.): *Intermedialität. Theorie und Praxis eines interdisziplinären Forschungsgebiets*. Berlin: Erich Schmidt 1998.
Palmer, R. Barton: *The Cinema Text. Methods and Approaches*. New York: AMS Press 1989.
Pasolini, Pier Paolo: *Freibeuterschriften. Die Zerstörung der Kultur des Einzelnen durch die Gesellschaft*. Berlin/West: Wagenbach 1978.
– : *Lutherbriefe*. Wien - Berlin: Medusa 1983.
– : *Ketzererfahrungen. »Empirismo eretico«. Schriften zu Sprache, Literatur und Film*. München: Hanser 1979.
Penley, Constance (Hg.): *Feminism and Film Theory*. New York: Routledge 1988.
Pfeiffer, K. Ludwig/Michael Walter: *Kommunikationsformen als Lebensformen*. München: Fink 1990.
Pinthus, Kurt: *Der Zeitgenosse. Literarische Portraits und Kritiken*. Hg. v. Reinhard Tgahrt. Marbach: Deutsches Literaturarchiv 1971.
Postman, Neil: *Das Verschwinden der Kindheit*. Frankfurt/M.: Fischer 1983.
– : *Wir amüsieren uns zu Tode. Urteilsbildung im Zeitalter der Unterhaltungsindustrie*. Frankfurt/M.: Fischer 1985.
Prokop, Dieter: *Medien-Wirkungen*. Frankfurt/M.: Suhrkamp 1981.
– (Hg.): *Massenkommunikationsforschung 1. Produktion*. Frankfurt/M.: Fischer 1972.
– (Hg.): *Massenkommunikationsforschung 2. Konsumption*. Frankfurt/M. Fischer 1973.
– (Hg.): *Massenkommunikationsforschung 3. Produktanalysen*. Frankfurt/M.: Fischer 1973.
Prümm, Karl: »Lektüre des Audiovisuellen. Film und Fernsehen als Gegenstände einer erweiterten Theaterwissenschaft«, in: Renate Möhrmann (Hg.): *Theaterwissenschaft heute. Eine Einführung*. Berlin: Reimer 1990.
– : »Intermedialität und Multimedialität. Eine Skizze wissenschaftlicher Forschungsfelder«, in: Rainer Bohn/Eggo Müller (Hg.): *Ansichten einer künftigen Medienwissenschaft*. Berlin: Ed. Sigma Bohn 1988.
Pudovkin, Vsevolod: *Filmregie und Filmmanuskript*. Mit Beiträgen von Thea von Harbou, L. Heilborn-Körbitz, Carl Mayer, S. Timoschenko. Berlin: Lichtbildbühne 1928.

Reck, Hans U.: *Zugeschriebene Wirklichkeit. Alltagskultur, Design, Kunst, Film und Werbung im Brennpunkt von Medientheorie.* Würzburg: Königshausen u. Neumann 1994.

Richter, Hans: *Filmgegner von heute - Filmfreunde von morgen.* 1929. Reprint. Zürich: Rohr 1968.

– : *Der Kampf um den Film. Für einen gesellschaftlich verantwortlichen Film.* Hg. v. Jürgen Römhild. München: Hanser 1976.

Rosen, Philip (Hg.): *Narrative, Apparatus, Ideology. A Film Theory Reader.* New York: Columbia UP 1986.

Rülicke-Weiler, Käthe (Hg.): *Beiträge zur Theorie der Film- und Fernsehkunst. Gattungen, Kategorien, Gestaltungsmittel.* Berlin/DDR: Henschelverlag 1987.

Rutschky, Michael: »Was heißt und zu welchem Ende betreibt man Kulturpessimismus?« in: ders.: *Reise durch das Ungeschick und andere Meisterstücke.* Zürich: Haffmans 1990.

Salmon, Heinz: *Die Kunst im Film. Die Theorie der reinen Filmkunst, auf der Grundlage ihrer Mittel.* Dresden-Weinböhla: Aurora 1921.

Sarris, Andrew: *Politics and Cinema.* New York: Columbia UP 1979.

Schklowskij, Viktor: *Schriften zum Film.* Frankfurt/M.: Suhrkamp 1966.

Schmidt, Wolf/Wolf-Dieter Stempel (Hg.): *Dialog der Texte. Hamburger Kolloquium zur Intertextualität.* Wien 1983.

Schneider, Irmela: *Der verwandelte Text. Wege zu einer Theorie der Literaturverfilmung.* Tübingen: Niemeyer 1981.

Scholz, Oliver R.: *Bild, Darstellung, Zeichen: philosophische Theorien bildhafter Darstellung.* Freiburg: Alber 1991.

Seeßlen, Georg: *Liebe, Sehnsucht, Abenteuer. Essays.* Frankfurt/M.: Ullstein 1988.

Sehsucht. Über die Veränderung der visuellen Wahrnehmung. Hg. von der Kunst- und Ausstellungshalle der Bundesrepublik Deutschland GmbH. Göttingen: Steidl 1995.

Sichtermann, Barbara: *Fernsehen.* Berlin: Wagenbach 1994.

Siegrist, Hansmartin: *Textsemantik des Spielfilms. Zum Ausdruckspotential der kinematographischen Formen und Techniken.* Tübingen: Niemeyer 1986.

Smolka-Koerdt, Gisela u. a. (Hg.): *Der Ursprung von Literatur. Medien, Rollen, Kommunikationssituationen zwischen 1450–1650.* München: Fink 1988.

Sontag, Susan: *Kunst und Antikunst.* München: Hanser 1980.

Spielmann, Yvonne: *Intermedialität. Das System Peter Greenaway.* München: Fink 1994.

– : »Intermedialität als symbolische Form«, in: *Ästhetik & Kommunikation* 24, 1995, H. 88.

Staiger, Janet: *Interpreting Film. Studies in the Historical Reception of American Cinema.* Princeton: Princeton UP 1992.

Stanitzek, Georg: »Medien: Kulturen der Kommunikation«, in: *Mitteilungen des Deutschen Germanistenverbandes,* 42, 4, Dezember 1995.

Thompson, Kristin: *Breaking the Glass Armor. Neoformalist Film Analysis.* Princeton: Princeton UP 1988.

Truffaut, Francois: *Die Filme meines Lebens. Aufsätze und Kritiken.* München: Hanser 1976.

Tudor, Andrew: *Film-Theorien.* Frankfurt/M.: Kommunales Kino 1977.

Tyler, Parker: *Classics of the Foreign Film.* Secaucus: Citadel 1962.

– : *Magic and Myth in the Movies.* London: Secker & Warburg 1971.

Vertov, Dziga: *Aufsätze, Tagebücher, Skizzen.* Hg. v. Sergej Drobaschenko. Berlin/DDR: Institut für Filmwissenschaft 1967.

– : *Schriften zum Film.* Hg. v. Wolfgang Beilenhoff. München: Hanser 1973.

Virilio, Paul: *Geschwindigkeit und Politik.* Berlin: Merve 1980.

– : *Krieg und Kino. Logistik der Wahrnehmung.* München: Hanser 1986.

– : *Krieg & Fernsehen.* München: Hanser 1993.

Weber, Samuel: *Mass Mediauras: Essays on Form, Technics and Media.* Stanford: 1996.

Wetzel, Kraft (Red.): *Neue Medien contra Filmkultur?* Hg. v. der Arbeitsgemeinschaft der Filmjournalisten, Hamburger Filmbüro. Berlin/West: Spiess 1987.

Wetzel, Michael: *Die Enden des Buches oder die Wiederkehr der Schrift. Von den literarischen zu den technischen Medien.* Weinheim: VCH Acta Humaniora 1991.

Wiegerling, Klaus: *Medienethik.* Stuttgart, Weimar: Metzler 1998.

Winkels, Hubert: *Leselust und Bildermacht. Literatur, Fernsehen und Neue Medien.* Köln: Kiepenheuer und Witsch 1997.

Wilden, Anthony: *System and Structure. Essays in Communication and Exchange.* London: Tavistock Publications Limited 1972.

Winn, Marie: *Die Droge im Wohnzimmer.* Reinbek: Rowohlt 1990.

Witte, Karsten (Hg.): *Theorie des Kinos. Ideologiekritik der Traumfabrik.* Frankfurt/M.: Suhrkamp 1972.

– : *Im Kino. Texte vom Sehen & Hören.* Frankfurt/M.: Fischer 1985.

Wollen, Peter: *Signs and Meaning in the Cinema.* 2. erw. Ausgabe. London: Secker & Warburg 1972.

– : *Readings and Writings.* London: Verso 1982.

Wood, Robin: *Personal Views. Explorations in Film.* London: Gordon Frazer 1976.

Wuss, Peter: *Die Tiefenstruktur des Filmkunstwerks. Zur Analyse von Spielfilmen mit offener Komposition.* Berlin/DDR: Henschel 1986.

– : *Kunstwert des Films und Massencharakter des Mediums. Konspekte zur Geschichte der Theorie des Spielfilms.* Berlin: Henschel 1990.

Zima, Peter V. (Hg.): *Literatur intermedial. Musik – Malerei – Photographie – Film.* Darmstadt: Wissenschaftliche Buchgesellschaft 1995.

7. Multimedia und Internet

Alsdorf, A./E. Bannwart: »Virtuelle Realität: Erfahrbare Informationen im Cyberspace«, in: L.J. Issing & P. Klimsa (Hg.): *Informationen und Lernen mit Multimedia.* Weinheim: Beltz, PVU 1995.

Ascott, Roy: »Das digitale Museum«, in: Hans Peter Schwarz/Jeffrey Shaw (Hg.): *Perspektiven der Medienkunst.* Ostfildern, 1996.

Benedikt, Michael: *Cyberspace. First Steps.* Cambridge, MA: MIT Press 1991.

Bickenbach, Matthias/Maye Harun: »Zwischen Fest und Flüssig. Das Medium Internet und die Entdeckung seiner Metaphern«, in: Lorenz Gräf/Markus Krajewski (Hg.): *Soziologie des Internet.* New York, Frankfurt/M.: Campus 1997.

Birkerts, Sven: *Die Gutenberg-Elegien. Lesen im elektronischen Zeitalter.* Frankfurt/M.: Fischer 1997.

Bollmann, Stefan/Christiane Heibach (Hg.): *Kursbuch Internet. Anschlüsse an Wirtschaft und Politik, Wissenschaft und Kultur.* Mannheim: Bollmann 1996.

Bolz, Norbert: *Am Ende der Gutenberg-Galaxis. Die neuen Kommunikationsverhältnisse.* München: Fink 1993.

– /u.a. (Hg.): *Computer als Medium.* München: Fink 1994.

Brauner, Josef/Roland Bickmann: *Cyber Society: das Realszenario der Informationsgesellschaft: die Kommunikationsgesellschaft.* Düsseldorf: Metropolitan 1996.

Braungart, Georg/Ludwig Hitzenberger: *Multimedia – Informationssysteme zwischen Bild und Sprache.* Wiesbaden: Gabler 1999.

Bolter, Jay D.: *Writing Space. The Computer, Hypertext, and the History of Writing.* Hilsdale 1991.

Coy, Wolfgang: »Après Gutenberg: Über Texte und Hypertexte«, in: *Technik und Gesellschaft. Jahrbuch 5: Computer, Medien, Gesellschaft* (1989).

Downes, Larry/Chunka Mui: *Auf der Suche nach der Killer-Applikation. Mit digitalen Strategien neue Märkte erobern.* Frankfurt/M.: Campus 1999.

Forester, Tom: *Die High-Tech-Gesellschaft.* Stuttgart: DVA Oktogon 1990.

form + zweck. Zeitschrift für Gestaltung. H. 14: *Zur Anpassung des Designs an die digitalen Medien.* Hg. von Angelika Petruschat. Berlin: form + zweck 1997.

Fröbisch, Dieter (u. a.): *MultiMediaDesign. Das Handbuch zur Gestaltung interaktiver Medien. Benutzerführung, Text, Bild, Sound & Grafik.* München: Laterna magica 1997.

Gloor, P. A./N.A. Streitz (Hg.): *Hypertext und Hypermedia. Von theoretischen Konzepten zur praktischen Anwendung.* Heidelberg 1990.

Graf, Joachim/Daniel Treplin: *Multimedia. Das Handbuch für interaktive Medien.* Augsburg: Interest 1997.

Hafner, Katie/Metthew Lyons: *ARPA Kadabra. Die Geschichte des Internet.* Heidelberg: dpunkt 1997.

Hemken, Kai-Uwe (Hg.): *Im Bann der Medien: ein elektronisches Handbuch; Texte zur virtuellen Ästhetik in Kunst und Kultur.* Weimar: VDG 1997.

Hoffacker, Gabriele: *Online. Telekommunikation von A-Z.* Hamburg: Reinbek 1995.

Kehoe, Brendan R: *Zen und die Kunst des Internet. Kursbuch für Informationssüchtige.* München: Prentice Hall 1994.

Landow, George P. (Hg.): *Hyper/Text/Theory.* Baltimore-London: John Hopkins University Press 1994.

– .: *Hypertext 2.0. The Convergence of Contemporary Critical Theory and Technology.* Baltimore: John Hopkins University Press 1997.

Levy, Steven: *Insanely Great. The Life and Times of Macintosh, the Computer that Changed Everything.* New York: Viking 1994.

Luther, Arch C.: *Digital Video in the PC Environment.* New York: McGraw-Hill 1991.

Mitchell, William J.: *City of bits. Leben in der Stadt des 21. Jahrhunderts.* Basel: Birkhäuser 1996.

Morrison, Mike: *The Magic of Interactive Entertainment.* Indianapolis: Sams 1994.

Münker, Stefan/Alexander Roesler (Hg.): *Mythos Internet.* Frankfurt/M.: Suhrkamp 1997.

Neumann, John von: *Die Rechenmaschine und das Gehirn.* München: Oldenbourg 1986.

Neverla, Irene (Hg.): *Das Netz-Medium. Kommunikationswissenschaftliche Aspekte eines Mediums in Entwicklung.* Opladen: Westdeutscher Verlag 1998.

Rheingold, Howard: *Virtuelle Welten. Reisen im Cyberspace.* Reinbek: Rowohlt 1992.

– : *Virtuelle Gemeinschaft. Soziale Beziehungen im Zeitalter des Computers.* Bonn: Addison-Wesley 1994.

Rieken, Martina: *Kommunikation im Internet am Beispiel von Muds.* Bielefeld: Verlag der Kunst 1994.

Rötzer, Florian (Hg.): *Digitaler Schein. Ästhetik der elektronischen Medien.* Frankfurt/M.: Suhrkamp 1991.

– /Peter Weibel (Hg.): *Cyberspace. Zum medialen Gesamtkunstwerk.* München: Boer 1993.

– : *Digitale Weltentwürfe: Streifzüge durch die Netzkultur.* München: Hanser 1998.

Schachtner, Christel: *Geistmaschine. Faszination und Provokation am Computer.* Frankfurt/M.: Suhrkamp 1993.

Schanze, Helmut/Manfred Kammer (Hg.): *Interaktive Medien und ihre Nutzer. Bd. 1: Voraussetzungen, Anwendungen, Perspektiven; Bd. 2: Zugangsoberflächen: Türen zum Netz.* Baden-Baden: Nomos 1998.

Schulze, Hans Herbert: *PC-Lexikon. Fachbegriffe schlüssig erklärt.* Reinbek: Rowohlt 1993.

Smith, Anthony: *Books to Bytes. Knowledge and Information in the Post Modern Era.* London: British Film Institute 1993.

Telepolis. Die Zeitschrift der Netzkultur. Bd. 2: *Hollywood goes Digital. Neue Medien und neues Kino.* Köln: Bollmann 1997.

Thomsen, Christian W. (Hg.): *Hybridkultur. Bildschirmmedien und Evolutionsformen der Künste.* Siegen: Arbeitshefte Bildschirmmedien, DFG-Sonderforschungsbereich 240, 1994.

Waffender, Manfred/Ludwig Moos (Hg.): *Cyberspace. Ausflüge in virtuelle Wirklichkeiten.* Reinbek: Rowohlt 1991.

Wallace, James/Jim Erickson: *Hard Drive. Bill Gates and the Making of the Microsoft Empire.* New York: John Wiley & Sons 1992.

Warnke, Martin u.a. (Hg.): *HyperKult. Geschichte, Theorie und Kontext digitaler Medien.* Frankfurt/M.: Stroemfeld 1997.

Wetzel, Michael/Herta Wolf (Hg.): *Der Entzug der Bilder. Visuelle Realitäten.* München: Fink 1994.

Wilke, Dietrich: *Multimedia und Kultur. Auswirkungen der Digitalisierung auf Ethik, Kommunikation und Kunst.* Bonn: Hardtberg 1998.

Winkler, Hartmut: *Docuverse. Zur Medientheorie der Computer.* München: Boer 1997.

Woolley, Benjamin: *Die Wirklichkeit der virtuellen Welten.* Basel: Birkhäuser 1994.

Personenregister

Bildquellenverzeichnis:

Die Bildzitate stammen aus folgenden Quellen:

Bernd Busch: Belichtete Welt. Eine Wahrnehmungsgeschichte der Fotografie. Frankfurt a.M.: Fischer1995 S. 25, 27

Jean-Luc Godard: Einführung in eine wahre Geschichte des Kinos. München: Hanser 1981 S. 51

Meyers Lexikon, 3. Bd. Leipzig: Bibliographisches Institut 1937 S. 185

James Monaco: Film verstehen. Reinbek: Rowohlt 1995 S. 106

Stiftung Deutsche Kinemathek, Berlin S. 61, 90

Wahrnehmung und visuelles System. Mit einer Einführung von Manfred Ritter. Heidelberg: Spektrum der Wissenschaft [2]1987 S. 14, 15

weitere Abbildungen stammen aus dem Archiv des Autors